全国医学高等专科教育"十三五"规划教材
编审委员会

全国医学高等专科教育"十三五"规划教材

供护理类专业使用

病理学与
病理生理学

吴义春　付玉环　主编

化学工业出版社

·北京·

本教材分为上、下两篇共 24 章。上篇为病理学，共 12 章，包括病理学绪论，细胞和组织的适应、损伤与修复，局部血液循环障碍，炎症，肿瘤，心血管系统常见疾病，呼吸系统常见疾病，消化系统常见疾病，泌尿系统常见疾病，内分泌系统常见疾病，生殖系统和乳腺常见疾病以及常见传染病和寄生虫病；下篇为病理生理学，共 12 章，包括病理生理学绪论，疾病概论，水、电解质代谢紊乱，酸碱平衡失调，发热，缺氧，休克，弥散性血管内凝血，呼吸衰竭，心力衰竭，肾衰竭，肝性脑病。

本教材每章前有学习目标，正文设有案例导入，重点内容后有考点提示，并辅以一定的知识拓展，使教材内容更加完整、合理和适用，有利于教学与学习。本教材还穿插应用数字媒体，重要知识点的微课、思考题答案等都以数字化形式展现。本教材贴近学生、贴近岗位，突出技能，融知识性、科学性、先进性于一体，是医学院校护理学专业学生的专业基础课程教材，也可作为医院护士业务提升的参考书。

图书在版编目(CIP)数据

病理学与病理生理学/吴义春，付玉环主编. —北京：化学工业出版社，2018.2（2025.1重印）
全国医学高等专科教育"十三五"规划教材
ISBN 978-7-122-31175-7

Ⅰ.①病…　Ⅱ.①吴…　②付…　Ⅲ.①病理学-高等学校-教材②病理生理学-高等学校-教材　Ⅳ.①R36

中国版本图书馆 CIP 数据核字（2017）第 307749 号

责任编辑：邱飞婵　郎红旗　　　　　　　　装帧设计：关　飞
责任校对：边　涛

出版发行：化学工业出版社（北京市东城区青年湖南街 13 号　邮政编码 100011）
印　　装：北京建宏印刷有限公司
787mm×1092mm　1/16　印张 24　彩插 13　字数 620 千字　2025 年 1 月北京第 1 版第 4 次印刷

购书咨询：010-64518888　　　　　售后服务：010-64518899
网　　址：http://www.cip.com.cn
凡购买本书，如有缺损质量问题，本社销售中心负责调换。

定　　价：62.00 元

出版说明

为服务于我国医学高等专科教育护理专业高素质技能型人才的培养，贯彻教育部对"十三五"期间高职高专医药卫生类教材建设的要求，适应现代社会对护理人才岗位能力和职业素质的需要，遵照国家卫生和计划生育委员会关于职业资格考试大纲修订的要求，化学工业出版社作为国家规划教材重要出版基地，在对各院校护理专业的教学情况进行了大量调研和论证的基础上，于2016年12月组织60多所医学高等院校和高职高专院校，共同研讨并编写了这套高等专科教育护理专业"十三五"规划教材。

本套教材包括基础课程、专业课程和公共课程27种，其编写特点如下：

① 在全国广泛、深入调研的基础上，总结和汲取"十二五"教材的编写经验和成果，顺应"十三五"数字化教材的特色，充分体现科学性、权威性，同时考虑其全国范围的代表性和适用性。

② 遵循教材编写的"三基""五性""三特定"的原则。

③ 充分借鉴了国内外有关护理专业的最新研究成果，汲取国内不同版本教材的精华，打破了传统空洞、不实用的研究性知识写作思想，做到基础课程与专业课程紧密结合，临床课程与实践课程紧密对接，充分体现行业标准、规范和程序，把培养高素质技能型人才的宗旨落到实处。

④ 适应教学改革要求。本套教材大部分配有数字资源，部分学科还配有微课，以二维码形式与纸质版教材同期出版。

⑤ 教材出版后，化学工业出版社通过教学资源网（www.cipedu.com.cn）同期配有数字化教学内容（如电子教案、教学素材等），并定期更新。

⑥ 本套教材注重系统性和整体性，力求突出专业特色，减少学科交叉，避免相应学科间出现内容重复甚至表述不一致的情况。

⑦ 各科教材根据院校实际教学学时数编写，精炼文字，压缩篇幅，利于学生对重要知识点的掌握。

⑧ 在不增加学生负担的前提下，提高印刷装帧质量，根据学科需要部分教材采用彩色印刷，以提高教材的质量和可读性。

本套教材的编写与出版，得到了广大医学高等院校和高职高专院校的大力支持，作者均来自全国各学科一线，具有丰富的临床、教学、科研和写作经验。希望本套教材的出版，能够推动我国高职高专护理专业教学改革与人才培养的进步。

附：全国医学高等专科教育"十三五"规划教材书目

书　名	主　编		
《人体解剖学与组织胚胎学》	刘　扬	乔跃兵	金昌洙
《医用化学》	江　勇	郭梦金	
《生物化学》	梁金环	徐坤山	王晓凌
《生理学》	景文莉	董泽飞	叶俊颖
《病理学与病理生理学》	吴义春	付玉环	
《病原生物学与免疫学》	栾希英	马春玲	
《药理学》	王　卉	王垣芳	张　庆
《护理学导论》	张连辉	徐志钦	
《基础护理学》	田芬霞	高　玲	
《健康评估》	孙国庆	刘士生	宋长平
《内科护理学》	余红梅	吕云玲	
《外科护理学》	李远珍	吕广梅	李佳敏
《妇产科护理学》	王巧英	冯　蓉	张　露
《儿科护理学》	董荣芹	陈　梅	
《急救与灾难护理学》	储媛媛	许　敏	
《眼耳鼻喉口腔科护理学》	唐丽玲		
《中医护理学》	温茂兴	康凤河	
《社区护理学》	闫冬菊	杨　明	马连娣
《老年护理学》	刘　珊	王秀清	
《精神科护理学》	雷　慧	孙亚丽	
《康复护理学》	姜贵云	李文忠	
《护理心理学》	汪启荣	乔　瑜	
《护理礼仪与人际沟通》	季　诚		
《预防医学》	王祥荣		
《护理管理学》	唐园媛		
《医学统计学》	郭秀花		
《就业指导》	袁金勇	周文一	

全国医学高等专科教育"十三五"规划教材
编审委员会

《病理学与病理生理学》编写人员名单

主　编　吴义春　付玉环

副主编　孟桂霞　张俊会　聂雪丽　刘　硕

编　者（以姓氏笔画为序）

付玉环（唐山职业技术学院）

邢安凤（首都医科大学燕京医学院）

刘　硕（首都医科大学燕京医学院）

李迎娟（邢台医学高等专科学校）

杨　翠（皖西卫生职业学院）

吴　蒙（唐山职业技术学院）

吴义春（安徽医学高等专科学校）

张俊会（邢台医学高等专科学校）

孟桂霞（首都医科大学燕京医学院）

赵春歌（天津医学高等专科学校）

聂雪丽（周口职业技术学院）

涂静宜（唐山职业技术学院）

前 言

为服务于我国医学高等专科教育护理专业人才培养，进一步推动专业教学改革，充分发挥教材建设在提高人才培养质量中的基础作用，顺应"互联网＋"的时代发展潮流，我们力邀全国 8 所医学院校的多位教育专家，编写了这本"纸质＋数字"教材。

在教材纸质部分的编写过程中，坚持"三基"（基本知识、基本理论和基本技能）、"五性"（思想性、科学性、先进性、启发性和适用性）、"三特定"（特定的对象、特定的要求和特定的限制）的编写宗旨，充分考虑护理专业的特点，紧扣最新版执业护士考试大纲，立足服务于护理专业的后继课程，以"必需、够用"为度。编写内容对接岗位标准，紧贴护士岗位工作过程，以培养专业技术应用能力和职业素养为主线，删减了与护士岗位工作关联低的学科内容，力求做到详略适度、图文并茂、工学结合、容易理解和接受。

本教材具有以下特点：

① 强化理论，服务实践。本教材以护理专业的岗位需求为方向，对病理学与病理生理学的知识进行梳理，并且增加了"考点提示"和"思考题"等模块，通过对理论知识的强化，以更好地服务临床护理。

② 顺应需求，工学结合。本教材在传授知识的同时，设有"案例导入""知识拓展""临床应用"等特色模块，赋予理论知识、形象化和实践化，激发学生的学习兴趣，具有较强的理论联系实际的应用价值。

③ "纸""数"结合，形象生动。除了纸质形式，本教材还穿插应用数字媒体。数字资源是通过扫描纸质教材相应页面的二维码，在移动终端上实现教材内容的拓展学习与练习。重要知识点的微课、思考题答案等都以数字化形式展现，使得病理学与病理生理学知识点变得有趣、生动和更易理解，既方便教师的"教"，也有利于学生的"学"和"自我检测"。

本教材适合三年制高职高专院校的在校护理学专业学生使用，也可作为医院在职护士的参考书。本教材的编写，得到了安徽医学高等专科学校以及编委所在院校的大力支持，在此表示衷心的感谢！

考虑到全国不同院校之间的发展不平衡性，本版教材仍以纸质教材为主。尽管编委在编写过程中尽了最大的努力，但限于时间和水平，不当或不足之处在所难免，敬请各位同道与读者提出批评与建议，我们不胜感激！

吴义春　付玉环
2018 年 4 月

目录

下篇　病理生理学/233

第十三章　病理生理学绪论 ·· 234

第十四章　疾病概论 ·· 238

上 篇

病 理 学

第一章

病理学绪论

○○○
○○○
○○○

【学习目标】

掌握：病理学、活体组织检查、细胞学检查的概念。

熟悉：病理学的研究方法、临床应用及观察方法。

了解：病理学在医学教育、临床诊疗和科学研究中都有重要作用。

案例导入

案例回放：

患者，女，36岁，单位健康体检子宫颈刮片查见核异质细胞，建议活体组织检查。随后妇科就诊医生切除其局部子宫颈组织，将切除的组织送做病理检查。病理诊断：子宫颈上皮低级别上皮内瘤变，建议随访。

思考问题：

1.医生为什么局部切取患者的子宫颈组织？

2.细胞学检查后为什么还要做活检？

3.病理诊断在临床处于什么地位？

第一节 概 述

病理学（pathology）是研究疾病发生、发展规律的一门学科。通过对疾病的病因、发病机制、病理变化、临床病理联系及转归和预后的研究，揭示疾病的本质，为临床诊断、治疗、护理和疾病的预防提供科学的理论依据。

★**考点提示：病理学的概念**

1.教学内容

病理学侧重从形态变化的角度研究疾病的本质；病理生理学则侧重从功能、代谢的角度研究疾病的本质。因此，本教材分为上下两篇，上篇为病理学，下篇为病理生理学。病理学主要分为总论和各论两部分。第一至五章为病理学总论，又称普通病理学，主要阐述疾病发生、发展过程中普遍的、共同的规律和基本病理变化，包括病理学绪论，细胞和组织的适应、损伤与修复，局部血液循环障碍，炎症和肿瘤。第六至十二章为病理学各论，又称系统病理学，主要是在总论的基础上阐述各系统常见疾病的特殊规律，包括心血管系统常见疾病、呼吸系统常见疾病、消化系统常见疾病、泌尿系统常见疾病、内分泌系统常见疾病、生殖系统和乳腺常见疾病以及常见传染病和寄生虫病。总论和各论之间密切相关，是共性和个性之间的关系。学习时应互相参考，不可偏废。

2. 在医学中的地位

病理学是一门重要的医学基础学科，也是沟通基础医学（解剖学、组织学与胚胎学、生理学、生物化学、微生物学、寄生虫学及免疫学等）与临床医学（内科学、外科学、妇产科学、儿科学、中医学、危急重症监护等）之间的桥梁课程，具有承前启后的作用。病理学在临床上具有重要的地位。临床常用的尸体剖验、活体组织检查、细胞学检查等病理学检查方法，对诊断疾病、指导疾病的治疗及预后判断等方面起着十分重要的作用。病理诊断能为临床的最后诊断提供可靠的依据，是临床上的宣判性诊断，国外将病理医生称为医生的医生。

★考点提示：临床最具权威的诊断方法

第二节　研究方法及临床应用

病理学从研究方法上可分为人体病理学研究方法和实验病理学研究方法两部分。前者通过尸体剖验、活体组织检查和细胞学检查等所获得的材料对疾病做出最后诊断；后者则以疾病的动物模型或在体外培养的组织或细胞为材料进行医学研究。

一、人体病理学研究方法

1. 尸体剖验

尸体剖验（autopsy）简称尸检，是指对死亡者的遗体进行病理解剖，其主要方法是通过大体和组织学观察死亡者全身各组织器官，结合生前的各种医学信息做出全面、准确的病理诊断，查明死因。尸检在临床医学和法医学方面都具有十分重要的意义，体现在：①验证临床诊断与治疗的正确性，总结经验教训，提高医疗技术水平；②积累大量而系统的病理资料，为科研、教学和临床服务；③深入认识疾病（某些传染病、地方病、流行病等）和发现新的病种；④确定死亡原因、判断死亡时间。由此可见，尸检是研究、认识和诊断疾病的重要手段和方法，也是法医学常用的侦破手段。但目前我国的尸检率还不高，而且有进一步下降的趋势，十分不利于我国病理学和整个医学科学的发展，因此要提高对尸检的认识，以更有利于疾病的研究和发展。

2. 活体组织检查

活体组织检查（biopsy）简称活检，是指通过局部手术切除、内镜钳取和穿刺吸取等方法取出患者病变部位的组织进行病理检查（图 1-1）。近年来由于各种内镜（如纤维胃镜、纤维结肠镜、纤维支气管镜等）和影像诊断技术的不断改进，不但可以直

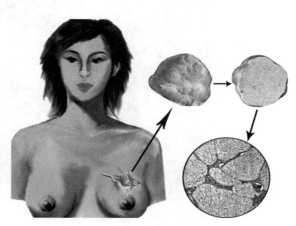

图 1-1　活体组织检查示意图

接观察某些体内肿瘤的外观形态，还可在其指引下准确地取材，进一步提高了早期诊断的阳性率。活体组织检查对及时诊断疾病、评价疗效、分析预后等都具有重要作用，尤其是对良、恶性肿瘤及某些疑难疾病的鉴别诊断具有决定性作用。必要时可做冷冻切片，快速诊断，为临床医生决定手术方式提供依据。因此，活体组织检查目前仍然是临床上重要的、常用的诊断方法之一。

★考点提示：临床上常用的检查方法

3. 细胞学检查

细胞学检查是通过各种方法采集人体病变部位的细胞，制成细胞涂片，利用显微镜进行病理学观察，并做出细胞学诊断。常用的细胞学检查如下。

①脱落细胞学检查：如痰涂片，尿沉渣涂片，胸腔积液、腹水涂片及阴道分泌物涂片等。

②刷刮细胞学检查：如支气管内镜刷片、子宫颈刮片、食管拉网等涂片。

③穿刺细胞学检查：如甲状腺肿块穿刺、肝穿刺、淋巴结穿刺涂片。

④印片细胞学检查：如体表溃疡、新鲜切取组织等用玻璃片直接粘取病变细胞进行检查。

细胞学检查主要用于疾病诊断、健康普查、激素水平测定及为细胞培养提供标本等。

★考点提示：细胞学检查的概念

二、实验病理学研究方法

1. 动物实验

动物实验是指在各种实验动物身上复制某些人类疾病的模型，有针对性地研究疾病的病因、发病机制及治疗效果等，动态观察其形态、功能和代谢的改变以及疾病的整个发展过程和临床表现，验证治疗效果等（图 1-2）。动物实验可以弥补人体观察的不足和局限性，提供丰富的研究资料，为人类医学的发展作出了重要贡献。但是，由于动物和人类之间的存在差异，因此不能把动物实验的结果简单地运用于人体。

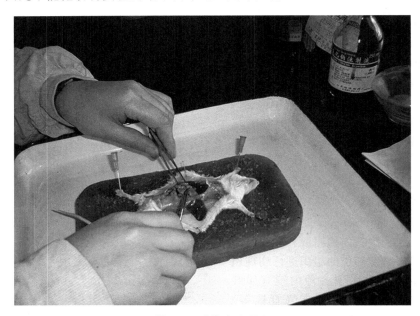

图 1-2 动物实验研究

2. 组织培养和细胞培养

将人体或动物体内取出的某种组织或细胞，在体外适宜的环境下进行培养，动态地观察在各种因素作用下细胞、组织发生的变化，来研究疾病的病因、发病机制、病理变化、治疗效果、预后等（图1-3）。近年来通过体外培养建立了不少人体和动物肿瘤的细胞系，对研究肿瘤细胞的分子生物学特性起到了重要作用。这种研究方法的优点是周期短、见效快、节省开支，体外实验条件容易控制，可以避免体内复杂因素的干扰。缺点是孤立的体外环境与复杂的体内整体环境有很大的不同，故不能将体外研究结果与体内过程简单地等同看待。

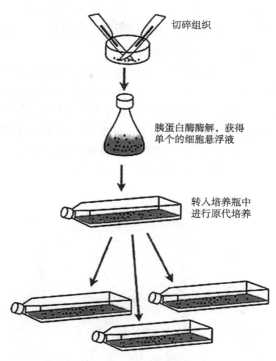

切碎组织

胰蛋白酶酶解，获得单个的细胞悬浮液

转入培养瓶中进行原代培养

将原代细胞分装到多个培养瓶中进行继代培养

图 1-3　细胞培养示意图

三、病理学常用的观察方法

1. 大体观察

大体观察也称肉眼观察，是主要通过肉眼、各种衡量器具对所检标本的大小、形状、色泽、重量、质地、表面及切面、病灶特性及与周围组织的关系等进行细致的观察及检测的方法（图1-4）。大体观察能够了解病变的整体形态，是病理学检查必不可少的步骤，有经验的病理医师往往能够通过对病变部位的大体观察即可初步确定病变性质。

病理学的基本观察方法

★**考点提示：肉眼观察的方法**

2. 组织学观察

组织学观察也称镜下观察，是指从大体标本具有代表性的病变部位切取组织，制作成厚 $3\sim5\mu m$ 的组织切片，并经过 HE 或特殊染色后，用光学显微镜观察其病变（图1-5）。组织学观察虽然是传统的病理学研究方法，但是到目前为止仍然是最基本、最可靠、最常用的病理学研究和诊断方法，具有不可替代的地位。

3. 超微结构观察

运用透射、扫描电子显微镜对细胞的内部及表面超微结构进行更加细微的观察，即从亚细胞（细胞器）和大分子水平上了解细胞的病变。

4. 组织化学和细胞化学观察

运用化学试剂与组织、细胞中某种化学成分起特异性反应而显色的方法，从而显示组织细胞中的化学成分，如蛋白质、酶类、核酸、糖类以及脂类等。组织化学和细胞化学观察对某些疾病有一定的诊断价值。

5. 免疫组织化学检查

免疫组织化学检查是最近十多年来迅速发展起来的一门新兴技术，已被广泛运用于肿瘤研究和诊断。其原理是利用抗原与抗体的特异性结合反应来检测组织中的未知抗原或者抗体，主要是肿瘤相关抗原（肿瘤分化抗原和肿瘤胚胎抗原），借以判断肿瘤的来源和分化程度，协助肿瘤的病理诊断和鉴别诊断。目前已广泛用于疾病的诊断与鉴别诊断。

6. 分子生物学技术

十余年来分子生物学肿瘤研究领域引起了一场革命。重组 DNA 技术、核酸分子杂交技术、聚合酶链反应（polymerase chain reaction，PCR）和 DNA 测序等新技术在肿瘤的基因分析和基因诊断上已经开始应用。例如对恶性淋巴瘤，利用 Southern 印迹杂交技术和 PCR 方法，可以对样本淋巴组织中是否存在单克隆性的增生作出判断，从而协助形态学诊断。这些技术还被用于肿瘤的病因和发病学研究，使人们对疾病发生、发展规律的认识更深入，也使病理学的发展快速进入新时期。

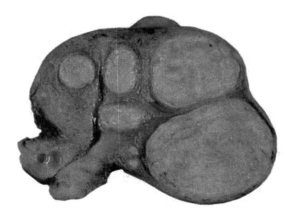

图 1-4　大体观察

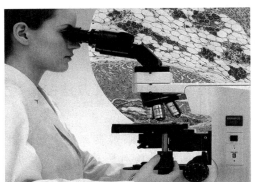

图 1-5　组织学观察

第三节　学习方法

1. 用运动、发展的观点认识疾病

任何疾病在发生、发展的过程中，不同阶段，其病理变化、临床表现各不相同。我们所观察的大体标本、组织学切片、患者的症状，只是疾病在某一时段的暂时病变和表现，对于疾病的整个发生、发展过程来说是局部的，并非是疾病的全貌。因此，在认识疾病时，必须观察疾病发生、发展的全过程，而不能用片面、静止的观点去认识疾病。

2. 注意局部与整体的关系

人体是一个有机的整体，全身各个系统和器官是相互联系，密切相关的，通过神经体液的调节，以维持正常的生命活动。所以局部病变常常影响全身，而全身的疾病也可引起局部病变。局部与整体二者之间相互影响，因此在认识和治疗疾病时，既要注意局部又要重视整体。

3. 注意功能、代谢与形态三者之间的关系

疾病过程中，机体表现为不同的功能、代谢和形态的变化，而功能、代谢和形态的变化又相互联系、互相影响。代谢改变常常是形态和功能改变的基础，形态改变必然影响功能和代谢。如风湿性心脏病伴二尖瓣狭窄和（或）关闭不全，这种形态变化导致心乃至全身血流动力学改变，引起组织器官淤血、缺氧等代谢和功能的改变。所以，在学习时，通过形态改变去联想机体功能、代谢变化，再由功能、代谢改变去联系形态的变化，全面认识疾病，学好病理学与病理生理学。

4. 注意总论与各论的联系

学习总论部分内容是为了认识和掌握疾病的一般规律，对认识和掌握疾病的特殊规律具有指导作用；认识和掌握各论每个具体疾病的特殊规律，又可加深对疾病一般规律的理解。二者相辅相成，不可偏废。

5. 注意理论与实践的联系

在学习过程中，结合大体标本、组织切片、动物实验、临床病理讨论等，做到理论联系实际。

6. 注意病理变化与病理临床护理的联系

在学习病理学与病理生理学时，应由病理变化推导到与临床护理的联系，再由临床表现联系到病理变化。将病理变化与临床护理紧密地结合在一起。

知识拓展

外周血循环稀有上皮细胞检测——全新的肿瘤检测与研究工具

近年来，细胞分子生物学的进步为肿瘤患者的早期精确诊断提供了巨大支持，一种全新的检测方法——循环稀有肿瘤上皮细胞检测已成为肿瘤检测与研究的热点并进入临床应用。

上皮组织包括覆盖上皮、腺上皮和导管上皮，人体的恶性实体肿瘤基本上全部来源于上皮组织。在正常人血液循环系统中极少存在上皮细胞。循环稀有上皮细胞是外周血中一群非常稀少的特殊细胞，绝大部分为循环肿瘤细胞（Circulating Tumor Cell，CTCs），而其中相当数量的 CTCs 是循环肿瘤干细胞（Circulating Tumor Stem Cell，CTSCs）。

大量实验证明外周血循环稀有上皮细胞与癌症患者的临床分期、转移、复发以及预后均密切相关。其检测将有助于肿瘤早期诊断、转移及复发监测、疗效及预后评估、耐药监测及个体化治疗的指导等。与淋巴结、骨髓相比，外周血标本易获得、创伤性小、可反复采集，从而大大提高了这一方法的临床应用价值。外周血循环稀有上皮细胞检测的优势在于：比传统的影像学手段（如 CT）更加敏感，比传统的血液肿瘤标示物检测更加特异，能更加准确地预测患者生存期，且是目前监测肿瘤复发的唯一有效手段。其应用价值在于肿瘤治疗即阻断肿瘤细胞入血转移的唯一有效检测指标。

思考题

一、名词解释

病理学　活体组织检查　细胞学检查

二、填空题

1.临床的宣判性诊断是_____。

2.病理学最常用的研究方法是_____。

三、简答题

1.简述病理学在医学中的地位。

2.简述病理学常用研究方法。

四、病例分析题

患者，男性，72 岁，刺激性咳嗽伴痰中带血 2 周入院。痰找脱落细胞学检查发现癌细胞，遂做纤维支气管镜检查，病理诊断为肺鳞状细胞癌。行择期手术，住院治疗 1 个月后出院随诊。

请问：

1.痰细胞学检查结果阳性时进一步做纤维支气管镜检查的目的是什么？

2.纤维支气管镜检查结果可作为手术依据，为什么？

（付玉环）

第二章

细胞和组织的适应、损伤与修复

【学习目标】

掌握：适应的概念；萎缩、肥大、增生和化生的病变特点；常见变性的类型及病变特点；坏死的概念，各种坏死的形态特点；细胞的再生；肉芽组织的概念、形态特征和功能。

熟悉：熟悉各种组织的再生过程，创伤愈合的类型和基本过程。

了解：细胞和组织损伤的原因和机制。

案例导入

案例回放：

患者，男性，75 岁。患高血压 20 多年，半年前开始双下肢发凉、发麻，走路时常出现阵发性疼痛，休息后缓解。近 1 个月右足剧痛，感觉渐消失，足趾发黑伴恶臭。双下肢逐渐变细。3 天前生气后，突然昏迷，失语，右半身瘫，渐出现抽泣样呼吸。后经抢救无效死亡。尸检见心脏明显增大伴心腔扩张。主动脉、下肢动脉及冠状动脉等内膜不光滑，有散在大小不等黄白色斑块。右胫前动脉及足背动脉，管壁不规则增厚，有处管腔阻塞。左股动脉及胫前动脉有不规则黄白色斑块。右足趾变黑，糟脆，无光泽。双下肢肌肉萎缩明显变细，左大脑内囊区有大片状出血。

思考问题：

1. 患者右趾发黑伴恶臭的原因是什么？属于什么病变？
2. 心脏增大伴心腔扩张及双下肢变细的成因是什么？
3. 死亡原因是什么？

正常细胞的结构和功能受到基因的严密调控，保持相对稳定，称为体内平衡。若细胞和组织的内外环境改变或受到某些刺激时，可通过改变自身的功能和代谢乃至形态结构进行反应性调整。在生理负荷过多或过少时，或遇到轻度持续的病理性刺激时，细胞、组织和器官可表现为适应性变化。若上述刺激超过了细胞、组织和器官的耐受与适应能力，则可引起损伤性变化。轻度的细胞损伤，大部分是可逆的，即当刺激因子消除后，受损伤细胞的形态结构和功能仍可恢复正常。严重的损伤最终引起细胞死亡，是不可逆性损伤。正常细胞、适应细胞、损伤细胞和死亡细胞是连续的变化过程（图 2-1），在一定条件下可以相互转化。一种具体的刺激引起细胞变化是适应还是损伤，不仅由刺激的性质和强度决定，还与受累细胞的易感性、分化、血供、营养及以往的状态有关。适应性变化和损伤性变化是大多数疾病发生发展过程中的基础性病理变化。

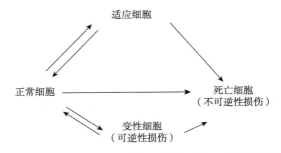

图 2-1　正常细胞、适应细胞、损伤细胞和死亡细胞间的关系

第一节　细胞、组织的适应

细胞和由其构成的组织、器官，对于内、外环境中各种有害因子和刺激作用而产生的非损伤性应答反应，称为适应（adaptation）。适应是一切生物对内外环境变化所作的一种反应，其目的在于使自身能在新的环境中得以生存。适应在形态学上一般表现为萎缩、肥大、增生和化生，涉及细胞数目、细胞体积或细胞分化的改变。适应实质上是细胞生长和分化受到调整的结果，可以认为它们是介于正常与损伤之间的一种状态。

一、萎缩

萎缩（atrophy）是指已发育正常的细胞、组织或器官的体积缩小。组织器官的未曾发育或发育不全不属于萎缩范畴。萎缩的组织与器官，除了其自身实质细胞体积缩小外，还可以伴有实质细胞数量的减少。萎缩的组织和器官的实质细胞蛋白质合成降低和（或）分解增加，代谢降低，甚至停止，使细胞体积缩小甚至死亡，导致细胞数目减少，细胞和器官功能下降，使之在营养、激素、生长因子的刺激及神经递质的调节之间达成了新的平衡。

（一）萎缩的类型

萎缩可分为生理性萎缩和病理性萎缩两类。

1. 生理性萎缩

生理性萎缩常与年龄有关，是生命过程中的正常现象。如青春期胸腺萎缩；妇女绝经后生殖系统中卵巢、乳腺及子宫内膜的萎缩；老年人各器官的萎缩，尤以脑、心、肝、皮肤、骨骼等为明显。

2. 病理性萎缩

病理性萎缩按其发生原因分为以下几种。

（1）营养不良性萎缩（malnutrition atrophy）　因蛋白质摄入不足、消耗过多和血液供应不足引起。

①全身性萎缩：如长期饥饿、慢性消耗性疾病（糖尿病、结核病、恶性肿瘤）时，由于长期营养不良，引起全身性萎缩，一般首先是脂肪组织渐进性累及肌肉、骨骼、各内脏器官，最终累及心脏及脑组织。

②局部性萎缩：如脑动脉粥样硬化后，血管腔变窄，脑组织缺乏足够血液供应，引起

脑萎缩。

（2）失用性萎缩（disuse atrophy）　可因器官组织长期工作负荷减少和功能代谢低下所致。如肢体骨折石膏固定后，由于肢体长期不活动，局部血液供应减少、代谢降低，肌肉萎缩，肢体变细。

（3）压迫性萎缩（pressure atrophy）　因组织与器官长期受压而导致的萎缩。如尿路梗阻时，由于尿液排泄不畅，大量尿液蓄积在肾盂，引起肾盂积水，压迫周围肾组织，引起肾实质萎缩（图2-2，见书末彩图）。这种萎缩除由于压迫的直接作用外，尚有营养不良和失用两因素的作用。引起萎缩的压力并不需要过大，关键在于一定的压力持续存在。

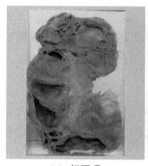

(a) 切面观　　　　　　　　(b) 表面观

图2-2　肾压迫性萎缩（肉眼观）

肾盂积水，压迫周围肾组织，肾实质变薄呈囊泡状

（4）去神经性萎缩（denervation atrophy）　骨骼肌的正常功能需要神经的营养和刺激，当运动神经元或轴突损害就会引起效应器的萎缩。如脊髓灰质炎患者因脊髓前角运动神经元损伤致所支配的肢体肌肉发生麻痹而后逐渐萎缩。

（5）内分泌性萎缩（endocrine atrophy）　由于内分泌腺功能下降引起靶器官细胞萎缩。如垂体功能低下引起的肾上腺、甲状腺、性腺等器官的萎缩。

★考点提示：萎缩的概念，病理性萎缩的类型

（二）病理变化

肉眼观，萎缩器官体积减小，重量减轻，色泽变深呈褐色。如心肌萎缩又称心肌褐色萎缩，萎缩心脏表面的冠状动脉迂曲呈蛇行状；萎缩大脑的脑回变窄，脑沟变深；肾盂积水肾压迫性萎缩的肾脏外观体积增大，外形不规则，切面肾盂扩张，肾实质变薄。光镜下萎缩器官的实质细胞体积变小，胞质减少，胞质内常可见脂褐素，萎缩的肝细胞及神经细胞，脂褐素位于核周，萎缩的心肌细胞脂褐素位于核两端（图2-3，见书末彩图）。萎缩器官的实质细胞数目也可减少。在实质细胞萎缩的同时，间质纤维组织和脂肪组织却可以增生，以维持器官的原有体积，甚至造成器官和组织的体积增大，此时称为假性肥大。

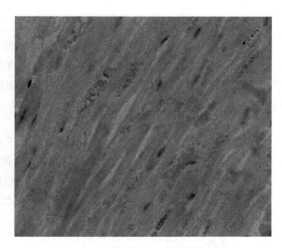

图2-3　心肌萎缩（镜下观）

萎缩的心肌纤维变窄，在核两端可见棕黄色脂褐素颗粒

脂褐素是什么？

脂褐素（lipofuscin）是一种蓄积在细胞质内的黄褐色微细颗粒，其中脂质含量占50%。电镜下显示是自噬溶酶体内未被消化的细胞器碎片残体，可能由于细胞代谢降低而不能被排泄，故又称消耗性色素。脂褐素常见于萎缩的脏器，使其颜色加深呈褐色，所以萎缩的脏器又有褐色萎缩之称，如心肌褐色萎缩。

（三）后果

萎缩一般是可复性的，即去除病因后，轻度病理性萎缩的细胞有可能恢复常态。但持续性萎缩的细胞最终可死亡。

二、肥大

细胞、组织或器官体积增大，称为肥大（hypertrophy）。组织和器官的肥大通常是由于实质细胞体积增大引起的，而细胞体积增大的基础主要是其细胞器增多。发生肥大的细胞线粒体总体积增大，细胞的合成功能升高。

（一）肥大的类型

在性质上，肥大可分为生理性和病理性肥大两种；在原因上，则可分为代偿性肥大和内分泌性肥大。

1. 代偿性肥大

因器官和组织功能负荷过重所引起的肥大，称为代偿性肥大（compensatory hypertrophy）或功能性肥大。生理状态下，如体力劳动者和运动员的肌肉肥大；病理状态下，如高血压病时为适应外周阻力的增加，心肌细胞发生的肥大。一侧肾脏摘除后，另一侧肾脏发生代偿性肥大。

代偿性肥大是有限的，负荷超过一定的极限就会使器官功能发生衰竭（失代偿），如心力衰竭。

2. 内分泌性肥大

因内分泌激素作用于效应器所致的肥大，称为内分泌性肥大（endocrine hypertrophy）或激素性肥大。如生理状态下，妊娠期子宫平滑肌肥大、哺乳期乳腺的肥大；病理状态下，甲状腺素分泌增多引起的甲状腺滤泡上皮细胞肥大等。

（二）病理变化

肥大的组织、器官体积均匀增大。镜下肥大器官的实质细胞体积增大，细胞核肥大深染，DNA和细胞器（如微丝、线粒体内质网、高尔基复合体及溶酶体等）数量增多，结构蛋白合成活跃，细胞功能增强。再生能力差的细胞如心肌细胞和骨骼肌细胞常为单纯性肥大，即细胞体积增大而数目不增加。再生能力强的组织如肾小管、乳腺、前列腺等，其肥大常伴细胞数目增多。

三、增生

组织或器官内实质细胞数目增多，称为增生（hyperplasia），常导致组织或器官的体积增大。增生是细胞有丝分裂活跃的结果，也与细胞凋亡受到抑制有关，通常受到增殖基因、凋亡基因、激素和各种肽类生长因子及其受体的精细调控。

（一）增生的类型

增生根据其性质，亦可分为生理性增生和病理性增生两种。根据其原因，可分为代偿性增生（compensatory hyperplasia，或称为功能性增生）和内分泌性增生（endocrine hyperplasia，或称为激素性增生）。

1. 生理性增生

（1）代偿性增生　如部分肝脏被切除后残存肝细胞的增生，是代偿性增生的典型。

（2）内分泌性增生　正常女性青春期乳房小叶腺上皮以及月经周期中子宫内膜腺体的增生。

2. 病理性增生

（1）代偿性增生　在组织损伤后的创伤愈合过程中，成纤维细胞和毛细血管内皮细胞因受到损伤处增多的生长因子刺激而发生增生，以修复受损伤的组织；慢性炎症或长期暴露于理化因素，也常引起组织细胞，特别是皮肤和某些脏器被覆细胞的增生。

（2）内分泌性增生　如因激素过多或生长因子过多（如雌激素水平增高）引起子宫内膜腺体过度增生，由此导致功能失调性子宫出血；甲状腺功能亢进时，甲状腺滤泡上皮的过度增生。

（二）病理变化

细胞增生通常为弥漫性，导致相应的组织器官呈弥漫性均匀增大；有些激素性增生（如前列腺、乳腺、甲状腺等增生）在有关激素的作用下常呈结节状（图2-4，见书末彩图），在相应的组织器官中形成单发或多发性增生性结节，也可能是这类器官中有的靶细胞对于激素的作用更为敏感。增生时细胞数量增多，细胞和细胞核形态正常或稍大。

无论是生理性还是病理性增生，皆由刺激引起，一旦刺激消除，则增生停止。虽然肥大和增生是两种不同的病理过程，但引起细胞、组织和器官的肥大与增生的原因，往往十分类同，因此两者常相伴存在。

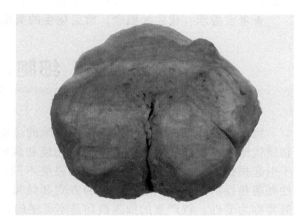

图2-4　前列腺增生（肉眼观）
前列腺体积增大，切面呈灰白色结节状

四、化生

一种分化成熟的细胞或组织转化成另一种分化成熟的细胞或组织的过程，称为化生（metaplasia）。化生并不是由原来的成熟细胞直接转变所致，而是该处具有分裂增殖和多向分化能力的幼稚未分化细胞、储备细胞或干细胞横向分化的结果。化生通常发生在同源性细胞之间，即上皮细胞之间或间叶细胞之间。

（一）化生的类型

化生有多种类型，一般是由特异性较低的细胞类型取代特异性较高的细胞类型。

1. 上皮组织的化生

（1）鳞状上皮化生（squamous metaplasia） 简称鳞化，最为常见。气管和支气管黏膜的纤毛柱状上皮，在长期吸烟或慢性炎症损害时，可转化为鳞状上皮；慢性子宫颈炎时子宫颈管的柱状上皮可化生为鳞状上皮。

（2）肠上皮化生（intestinal metaplasia） 也较常见。如慢性胃炎时，胃黏膜上皮转变为含有潘氏细胞或杯状细胞的小肠或大肠上皮组织，称为肠上皮化生，简称肠化；胃窦胃体部腺体由幽门腺所取代，则称为假幽门腺化生。

2. 间叶组织的化生

化生亦可发生于间叶组织。如在正常不形成骨的部位，成纤维细胞可转变成骨母细胞或软骨母细胞，形成骨或软骨。这类化生多见于局部受损伤的软组织（如骨化性肌炎）以及一些肿瘤的间质。老年人的喉及支气管软骨可化生为骨。

（二）影响和结局

化生是机体对不利环境和有害因素损伤的一种适应性改变，增强了对环境因素的抵抗力，但却丧失了原来组织的固有功能，如呼吸道黏膜柱状上皮鳞状上皮化生后，可强化局部抵御外界刺激的能力，但因鳞状上皮表面不具有柱状上皮的纤毛结构，故而减弱了黏膜自净能力。上皮组织的化生在原因消除后或可恢复，但间叶组织的化生则大多不可逆。此外，如果引起化生的因素持续存在，则可能引起细胞恶变。例如，支气管鳞状上皮化生和胃黏膜肠上皮化生，分别与肺鳞状细胞癌和胃腺癌的发生有一定关系。

★考点提示：化生的概念，常见化生的类型和意义

第二节　细胞、组织的损伤

当机体内外环境改变超过组织和细胞的适应能力后，可引起受损细胞和细胞间质发生物质代谢、组织化学、超微结构乃至光镜和肉眼可见的异常变化，称为损伤（injury）。由于引起损伤因素的性质、持续时间和强度不同，也由于受损细胞的种类、所处状态、适应性和遗传性的不同，决定了损伤的方式和结果。较轻的细胞损伤是可逆性的，其形态改变通常称为变性；较严重的细胞损伤是不可逆的，最终引起细胞死亡。

一、变性

变性（degeneration）是指由于细胞物质代谢障碍，细胞或细胞间质内出现异常物质或正常物质异常蓄积的现象，通常伴有细胞功能低下。细胞损伤后其自身缺乏相应的代谢、清除或转运利用机制，使这些正常或异常物质的产生过多或产生速度过快，聚积在细胞器、细胞质、细胞核或细胞间质中。此类损伤去除病因后可恢复正常，故也称可逆性损伤（reversible injury）。

★考点提示：变性的概念

（一）细胞水肿

细胞水肿（cellular swelling），或称水变性（hydropic degeneration），是细胞损伤中最常见的改变。常见于肝、肾、心等器官的实质细胞。产生原因主要是缺氧、感染、中毒、

高热等。正常情况下，细胞内外的水分子互相交流，协调一致，保持着机体内环境的稳定。在损伤因素作用下线粒体受损，ATP 生成减少，细胞膜 Na^+-K^+ 泵功能障碍，使细胞内 Na^+ 和水的过多积聚导致细胞水肿。之后，无机磷酸盐、乳酸和嘌呤核苷酸等代谢产物的蓄积，可增加渗透压负荷，进一步加重细胞水肿。

1. 病理变化

光镜下，病变初期细胞体积增大，胞质内可见红染细颗粒状物（颗粒变性），电镜下观察为肿胀的线粒体和内质网；若水、Na^+ 进一步积聚，则细胞肿大明显，胞质高度疏松呈空泡状，细胞核也可肿胀（胞质疏松化）；甚至整个细胞膨大如气球，故有气球样变（ballooning change）之称（图 2-5，见书末彩图），可见于病毒性肝炎时的肝细胞。有时细胞水肿的改变不易在光镜下识别，而整个器官的改变却可能较明显。肉眼观察受累器官体积增大，包膜紧张，切面外翻，颜色变淡，失去正常组织的光泽，也称之为浑浊肿胀（图 2-6，见书末彩图）。

★考点提示：水变性的病理变化

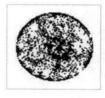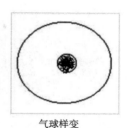

正常细胞　　　　颗粒变性　　　　胞质疏松化　　　　气球样变

图 2-5　细胞水肿模式图

2. 结局

轻度的细胞水肿，在病因消除后可以恢复，但较重的细胞水肿使细胞功能下降。如心肌细胞水肿致心肌收缩力减弱；肾小管上皮细胞水肿除影响功能外，可致细胞膜破裂，细胞内的蛋白成分进入管腔，随尿排出，因而尿液中可检出少量蛋白。

（二）脂肪变性

正常情况下，除脂肪细胞外的实质细胞内一般不见或仅见少量脂滴。如这些细胞中出现脂滴或脂滴明显增多，则称为脂肪变性（fatty degeneration）。多发生于肝、心、肾等实质器官，与感染、酗酒、中毒、缺氧、营养不良、糖尿病及肥胖有关。

肝脏是脂肪代谢的重要场所，所以肝脂肪变最为常见。正常时，血液中的脂肪酸进入肝细胞后经多条途径代谢，其中任何一条途径发生异常，均可引起肝脂肪变。

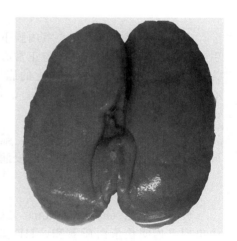

图 2-6　肾水肿（肉眼观）

肾体积增大，包膜紧张，颜色变淡，失去正常组织的光泽（或称肾浑浊肿胀）

①肝细胞质内脂肪酸增多：如高脂饮食或营养不良时，体内脂肪组织分解，过多的游离脂肪酸经由血液入肝；或因缺氧致肝细胞乳酸大量转化为脂肪酸；或因氧化障碍使脂肪酸利用下降，脂肪酸相对增多。

②甘油三酯合成过多：如酗酒可改变线粒体和滑面内质网的功能，促进α-磷酸甘油合成新的甘油三酯。

③脂蛋白、载脂蛋白减少：缺氧中毒或营养不良时，肝细胞中脂蛋白、载脂蛋白合成减少，细胞输出脂肪受阻而堆积于细胞内。

1. 病理变化

轻度脂肪变，肉眼观受累器官可无明显变化。随着病变的加重，脂肪变的器官体积增大，淡黄色，边缘圆钝，触之有油腻感（图2-7，见书末彩图）。电镜下，细胞质内脂肪聚集为脂肪小体，进而融合成脂滴。光镜下见脂肪变的细胞质中出现大小不等的球形脂滴，大者可充满整个细胞而将胞核挤至一侧。在石蜡切片中，因脂肪被有机溶剂溶解，故脂滴在HE切片中呈空泡状（图2-8，见书末彩图）。在冰冻切片中，应用苏丹Ⅲ或锇酸等特殊染色，可将脂肪与其他物质区别开来，前者将脂肪染成橘红色，后者将其染成黑色。

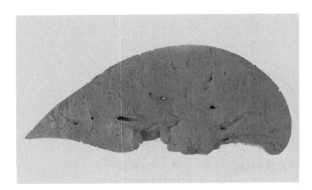

图 2-7 脂肪肝（肉眼观）

肝体积增大，淡黄色，切面有油腻感

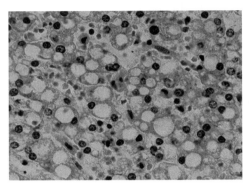

图 2-8 肝细胞脂肪变性（镜下观）

肝细胞质中见大小不等的空泡，部分细胞核偏向细胞一侧

心肌脂肪变常累及左心室内膜下和乳头肌部位，慢性酒精中毒或缺氧可引起。脂肪变心肌呈黄色，与正常心肌的暗红色相间，形成黄红色斑纹，称为"虎斑心"。有时心外膜增生的脂肪组织可沿间质伸入心肌细胞间，称为心肌脂肪浸润（fatty infiltration），并非心肌脂肪变性。

脂肪肝

2. 结局

轻度肝脂肪变通常是可复性。显著弥漫性肝脂肪变称为脂肪肝（fatty liver），可进展为肝坏死和肝硬化。重度心肌脂肪浸润可致心脏破裂，引发猝死。

（三）玻璃样变性

玻璃样变性（hyalinization）又称透明变性（hyaline degeneration），是指细胞内或间质中出现半透明状蛋白质蓄积，HE染色呈现嗜伊红均质状。玻璃样变仅是形态学的描述，不同的组织，发生玻璃样变的原因、机制有所不同。它可以发生在血管壁、结缔组织，有时也可见于细胞内。

1. 血管壁玻璃样变性

血管壁玻璃样变性常见于缓进型高血压和糖尿病的肾、脑、脾等脏器的细动脉壁，又称细动脉硬化（arteriolosclerosis）。高血压时，全身细小动脉持续性痉挛，导致血管内膜缺血受损，通透性增高，血浆蛋白渗入内膜下，在内皮细胞下凝固，呈均匀、嗜伊红无结构

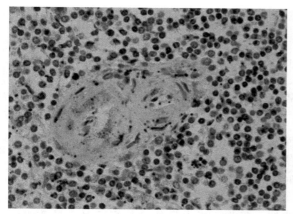

图 2-9　脾中央动脉玻璃样变性（镜下观）

原发性高血压时，脾中央动脉管壁增厚，管腔相对狭小，动脉壁内见红染、均质的玻璃样变物质

的物质（图 2-9，见书末彩图）。此外，内膜下的基膜样物质也增多。上述改变可使细小动脉管壁增厚、变硬，管狭狭窄，甚至闭塞，受累脏器局部缺血。由于玻璃样变的细动脉壁弹性减弱，脆性增加，易继发扩张、破裂和出血。

2. 结缔组织玻璃样变性

结缔组织玻璃样变性见于萎缩的子宫和乳腺间质、瘢痕组织、动脉粥样硬化纤维斑块及各种坏死组织的机化等，是生理性和病理性结缔组织增生、胶原纤维老化的表现。肉眼观察呈灰白色，质韧半透明，缺乏弹性。其特点是胶原蛋白交联、变性、融合，增生的胶原纤维增粗，其间少有血管和纤维细胞。

3. 细胞内玻璃样变性

多种原因引起细胞质内出现大小不等、均质红染的圆形小体。如某些肾脏疾病，因肾小球毛细血管通透性增加，大量蛋白自血液滤出，肾小管上皮细胞重吸收原尿中的蛋白质，与溶酶体融合，形成玻璃样小滴；慢性炎症时，浆细胞粗面内质网中免疫球蛋白蓄积，形成 Rusell 小体；酒精性肝病时，肝细胞中间丝前角蛋白变性，形成 Mallory 小体等。

★考点提示：玻璃样变性的常见类型

（四）黏液样变性

黏液样变性（mucoid degeneration）指间质内出现黏多糖（透明质酸等）和蛋白质的蓄积。常见于间叶组织肿瘤、动脉粥样硬化斑块、风湿病灶和营养不良的骨髓和脂肪组织等。肉眼见组织肿胀，切面灰白透明，似胶冻状。光镜下，病变部位间质疏松，内有多突起的星芒状纤维细胞，散在于灰蓝色黏液基质中。甲状腺功能低下时，全身真皮及皮下组织的基质中有类黏液样物质及水分潴留，形成有特征的黏液性水肿（myxedema）。这是由于甲状腺功能低下，透明质酸酶活性受抑制，透明质酸降解减弱所致。

（五）病理性色素沉着

色素（pigments）是机体组织中的有色物质。色素在细胞内、外的异常蓄积称为病理性色素沉着（pathological pigmentation）。沉着蓄积的色素主要由机体细胞生成的（内源性色素），如含铁血黄素、脂褐素、黑色素、胆红素等；随空气吸入肺内的炭尘、煤尘和文身、绣眉时注入皮内的着色物质属于外源性色素沉着。

（六）病理性钙化

在骨和牙齿之外的组织中有固体的钙盐沉积，称为病理性钙化（pathologic calcification）。沉积的钙盐主要成分是磷酸钙和碳酸钙及少量铁、镁或其他矿物质，可位于细胞内或细胞外。组织内有少量钙盐沉积时，肉眼难以辨认；当沉积到一定量时，肉眼可见灰白色颗粒状或团块状坚硬的物质，触之有砂粒感或石砾感。显微镜下呈蓝色颗粒状至片块状。X 线下显示出不透光的高密度阴影。

病理性钙化因其发生的原因不同分为营养不良性钙化和转移性钙化两种。

1. 营养不良性钙化

营养不良性钙化（dystrophic calcification）是指钙盐沉积于坏死或即将坏死的组织或异物中。常发生在结核坏死灶、脂肪坏死灶、动脉粥样硬化斑块、陈旧性血栓、瘢痕组织及过期妊娠的胎盘等。患者体内钙磷代谢正常。其发生可能与局部碱性磷酸酶增多有关。

2. 转移性钙化

由于全身的钙、磷代谢失调（高血钙）而致钙盐沉积于未受损的组织内，称为转移性钙化（metastatic calcification）。此种钙化较少见，主要见于甲状旁腺功能亢进症、维生素D摄入过多、某些骨肿瘤引起骨质严重破坏时，常发生钙盐沉积的部位有血管及肾、肺和胃的间质组织。

病理性钙化如果沉积的量少，有时可被溶解、吸收；当大量的钙盐沉积时可导致组织变形、硬化和功能障碍。如血管壁钙化后可以变硬、变脆，容易引起破裂出血；心瓣膜在变性、坏死基础上的钙化则可使瓣膜变硬、变形，从而引起血流动力学改变。转移性钙化中，未受损的肾、肺、胃黏膜的钙盐沉积，可使这些组织本身功能下降甚至丧失。

★考点提示：**病理性钙化的类型**

二、细胞死亡

细胞受到严重损伤累及细胞核时，呈现代谢停止、结构破坏和功能丧失等不可逆性变化，即细胞死亡（cell death），是涉及所有细胞的最重要的生理病理变化，属于不可逆性损伤（irreversible injury）。主要有两种类型，即坏死和凋亡。凋亡主要见于细胞的生理性死亡，但也见于某些病理过程；坏死则是细胞病理性死亡的主要形式，两者的发生机制、生理病理学意义、形态学和生化特点各不相同。

（一）坏死

坏死（necrosis）是活体内局部组织、细胞以酶溶性变化为特点的细胞死亡，是细胞病理性死亡的主要形式。坏死大多由可逆性损伤发展而来，也可因致病因素较强直接导致，但其基本表现是细胞肿胀、细胞器崩解和蛋白质变性。

1. 坏死的病变

细胞死亡若干小时后光镜下才能作出判断。

（1）细胞核的变化　细胞核的变化是细胞坏死的主要标志，表现如下。

①核固缩（pyknosis）：由于核脱水使细胞核染色质DNA浓聚、皱缩，核体积减小，嗜碱性增强，提示DNA转录合成停止。

②核碎裂（karyorrhexis）：核染色质崩解为小碎片，核膜破裂，染色质碎片分散在胞质内，亦可由核固缩裂解成碎片而来。

③核溶解（karyolysis）：非特异性DNA酶和蛋白酶激活，分解核DNA和核蛋白，细胞核失去对碱性染料的亲和力，因而染色变淡，甚至只能见到核的轮廓。最后，死亡细胞核在1～2天内将会完全消失。

（2）细胞质的变化　由于胞质嗜碱性物质核蛋白体减少丧失、胞质变性蛋白质增多、糖原颗粒减少等原因，胞质对酸性染料伊红的亲和力增加，使坏死细胞胞质红染呈嗜酸性。

（3）间质的变化　在各种溶解酶的作用下，间质的基质崩解，胶原纤维肿胀、崩解、断裂或液化。最后坏死细胞和崩解的间质融合成一片模糊的颗粒状、无结构的红染物质。

肉眼观察，早期坏死组织肉眼不易辨认，当坏死数小时后可表现为：①外观苍白、浑浊失去正常组织的光泽；②失去弹性，捏起或切断组织时回缩不良；③动脉无搏动，失去正常组织的血液供应；④无正常组织的感觉和运动功能。临床上谓之失活组织，应予及时切除。

★**考点提示：细胞坏死的标志**

2. 坏死的类型

坏死组织中由于酶的分解作用或蛋白质变性所占地位的不同，会出现不同的形态学变化，通常分为以下几种类型。

★**考点提示：坏死的类型及凝固性坏死的特点**

（1）凝固性坏死（coagulative necrosis） 坏死组织因为失水变干、蛋白质凝固，而变为灰白色或黄白色比较干燥结实的凝固体，称为凝固性坏死。凝固性坏死常因缺血缺氧、细菌毒素、化学腐蚀剂作用引起，多见于心、肝、肾、脾等实质器官。肉眼观，坏死灶干燥，呈灰黄或灰白色，与健康组织间界限多较明显，坏死灶周围出现一暗红色出血带（图2-10，见书末彩图）。镜下：细胞的结构消失，而组织结构轮廓仍可保存。如心肌的凝固性坏死，心肌细胞的核消失，但心肌细胞的轮廓仍存在（图2-11，见书末彩图）。

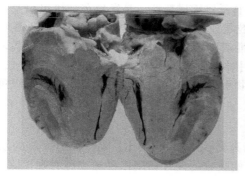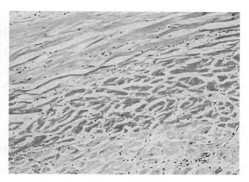

图 2-10 心肌凝固性坏死（肉眼观）
坏死灶（→）不规则形，干燥灰白色，与健康组织间有明显分界线

图 2-11 心肌凝固性坏死（镜下观）
坏死的心肌细胞嗜酸性增强，细胞核消失，但心肌细胞的轮廓仍存在

干酪样坏死（caseous necrosis）：是凝固性坏死的一个特殊类型。在结核病时，因病灶中结核杆菌含脂质较多，肉眼观坏死区呈黄色，质软，状似干奶酪，故称为干酪样坏死。镜下为无结构颗粒状红染物，因组织分解比较彻底，所以看不到坏死部位原有组织结构的轮廓。

（2）液化性坏死（liquefactive necrosis） 由于坏死组织中可凝固的蛋白质少，或坏死细胞自身及浸润的中性粒细胞等释放大量水解酶，或组织富含水分和磷脂，使组织坏死后易发生溶解液化，称为液化性坏死。如脑组织因蛋白含量少，水及磷脂较多，坏死过程中常形成囊状软化灶，故脑液化性坏死又称脑软化。急性胰腺炎时，细胞释放胰酶分解消化胰周围脂肪组织也可形成液化性坏死。乳房创伤时脂肪细胞破裂，可分别引起酶解性或创伤性脂肪坏死（fat necrosis），也属液化性坏死范畴。脂肪坏死后，释出的脂肪酸和钙离子结合，形成肉眼可见的灰白色钙皂。镜下特点为死亡细胞完全被消化，局部组织快速被溶解。

（3）坏疽（gangrene） 是指局部组织大块坏死并继发腐败菌感染。坏死组织经腐败菌分解产生硫化氢，后者与血红蛋白中分解出来的铁结合形成硫化铁，使坏死组织呈黑色。根据发生的原因及形态特点，坏疽分为三种类型。

★**考点提示：坏疽的概念与坏疽的类型**

①干性坏疽（dry gangrene）：常见于四肢末端，如动脉粥样硬化、血栓闭塞性脉管炎和冻伤等疾病，此时动脉阻塞但静脉回流通畅，故水分散失较多，坏死区干燥皱缩呈黑色，与正常组织界限清楚。在坏死类型上，干性坏疽多为凝固性坏死。

②湿性坏疽（moist gangrene）：多发生于与外界相通的内脏，如肺、肠、子宫、阑尾、胆囊等，也发生于动脉阻塞及静脉回流受阻的肢体。此时由于坏死组织含水分较多，适合腐败菌生长，故腐败菌感染严重，局部肿胀呈蓝绿色或污黑色。腐败菌分解蛋白质，产生吲哚、粪臭素等，造成恶臭。由于病变发展较快，炎症比较弥漫，故坏死组织与周围正常组织界限不清（图2-12，见书末彩图）。有毒的分解产物及细菌毒素被吸收后，患者可出现明显的中毒症状。在坏死类型上，湿性坏疽则可为凝固性坏死和液化性坏死的混合物。

★考点提示：干性坏疽与湿性坏疽的区别

③气性坏疽（gas gangrene）：属于湿性坏疽的一种特殊类型，主要见于深达肌肉的开放性创伤，并合并产气荚膜杆菌等厌氧菌感染，细菌分解坏死组织产生大量气体，使坏死组织内含有大量气泡，按之有捻发感。气性坏疽病变发展迅速，中毒症状明显，后果严重，需紧急处理。

（4）纤维素样坏死（fibrinoid necrosis）　旧称纤维素样变性，是发生在结缔组织及小血管壁的一种坏死形式。病变部位形成细丝状、颗粒状或小条块状无结构物质，镜下呈强嗜伊红染色，由于其与纤维素染色性质相似，故名纤维素样坏死。见于某些超敏反应性疾病，如风湿病、系统性红斑狼疮、结节性多动脉炎、新月体性肾小球肾炎，以及急进型高血压、胃溃疡底部小血管等，其发生机制与抗原-抗体复合物引发的胶原纤维肿胀崩解、结缔组织免疫球蛋白沉积或血浆纤维蛋白渗出变性有关。

3. 坏死的结局

（1）溶解吸收　较小的坏死，可由来自坏死组织本身及周围中性粒细胞释放的水解酶将其溶解液化，然后由淋巴管或血管吸收；不能吸收的碎片，则由巨噬细胞吞噬清除。

（2）分离排出　较大坏死灶不易被完全溶解吸收，其周围发生炎症反应，白细胞释放蛋白水解酶，加速坏死边缘坏死组织的溶解吸收，使坏死灶与健康组织分离。坏死灶如位于表皮或黏膜，脱落后形成组织缺损，浅表缺损称为糜烂（erosion），深达皮下和黏膜下的缺损称为溃疡（ulcer）。肺、肾等内脏坏死物液化后，经支气管、输尿管等自然管道排出，所残留的空腔称为空洞（cavity）（图2-13，见书末彩图）。

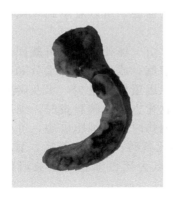

图2-12　阑尾湿性坏疽
（肉眼观）
阑尾肿胀坏死呈污黑色

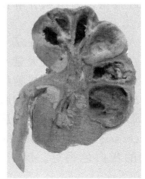

图2-13　肾结核空洞
（肉眼观）
肾结核患者，肾脏坏死物
经输尿管排出，肾脏内形
成空腔，即空洞

★**考点提示：溃疡与空洞的概念**

（3）机化与包裹　坏死组织如不能完全溶解吸收或分离排出，则由周围组织的新生毛细血管和成纤维细胞等组成肉芽组织长入，并逐渐将其取代，最后变成瘢痕组织。这种由新生肉芽组织长入并取代坏死组织、血栓、脓液、异物等的过程，称为机化（organization）。如坏死组织等太大，肉芽组织难以向中心部完全长入，则由周围增生的肉芽组织将其包围，称为包裹（encapsulation）。

（4）钙化　坏死细胞和细胞碎片若未被及时清除，则日后易吸引钙盐和其他矿物质沉积，引起营养不良性钙化，如干酪样坏死的钙化。

4. 坏死的后果

坏死对机体的影响与下列因素有关。

（1）坏死的部位　发生在重要器官的坏死常导致严重的功能障碍，甚至危及生命。例如心肌梗死可引起心肌收缩功能障碍、心律失常甚至心力衰竭；脑组织的坏死可引起偏瘫、失语，甚至昏迷等神经症状。

（2）坏死的范围　如广泛的肝细胞坏死，可致机体死亡。

（3）坏死细胞周围同类细胞的再生情况　如肝、表皮等易于再生的细胞坏死，组织的结构功能容易恢复，而神经细胞、心肌细胞等坏死后则无法再生。

（4）坏死器官的储备代偿能力　如肾、肺等成对器官，储备代谢能力较强，即便有较大的坏死也不会明显的影响其功能。

（二）凋亡

凋亡（apoptosis）是活体内单个细胞的程序性细胞死亡（programmed cell death，PCD）的表现形式，是由体内外因素触发细胞内预存的死亡程序而导致的细胞死亡。凋亡是一连续的不伴有炎症反应的主动性死亡方式，在形态和生化特征上都有别于坏死（表2-1）。凋亡主要见于细胞的生理性死亡，但也见于某些病理过程中。

表 2-1　细胞凋亡与坏死的区别

区别点	凋亡	坏死
诱导原因	生理及弱刺激	强烈刺激
基因组 DNA	有控降解	随机降解
死亡范围	多为散在单个或数个细胞	多为集聚的大片细胞
细胞膜	保持完整性	完整性破坏
大分子合成	一般需要	不需要
炎症反应	无	有
意义	生理性和病理性死亡	病理性死亡

1. 细胞凋亡的意义

细胞凋亡普遍存在于生物界，对维持机体正常生理功能和自身稳定性有重要的意义。在生命过程中，细胞凋亡在生物胚胎发生发育、成熟细胞新旧交替、激素依赖性生理退化、萎缩和老化等具有重要作用。在人类疾病如肿瘤、自身免疫性疾病、神经系统疾病等均与细胞凋亡密切相关，如艾滋病的发展过程中，CD_4^+ T 细胞数目的减少，是由于细胞凋亡过多引起；在肿瘤的发生过程中，诱导凋亡的基因如 $p53$ 等失活、突变，而抑制凋亡的基因

如 *bcl-2* 等过度表达，都引起细胞凋亡显著减少，在肿瘤发病学中具有重要意义。另外，细胞凋亡具有潜在的治疗意义，至今仍是生物医学研究的热点。

2. 细胞凋亡的形态变化

凋亡细胞的早期形态学改变，在电镜下表现为细胞变小皱缩，细胞器密集，质膜内陷，微绒毛丧失，核染色质浓缩，继而形成形状不一、大小不等的斑块聚集到核膜周边，进而胞核裂解成数个分散的碎片，最终自行分割为多个外有质膜包绕、内涵物不外溢的凋亡小体（apoptosis body），其质膜不破裂，不引发死亡细胞的自溶，故不引起急性炎症反应。形成的凋亡小体可被邻近的上皮细胞或巨噬细胞吞噬，并在吞噬溶酶体中消化降解。光镜下凋亡一般累及单个或少数几个细胞，凋亡细胞呈圆形，胞质红染，细胞核染色质聚集成团块状。病毒性肝炎时，嗜酸性小体即为凋亡小体

3. 细胞凋亡的机制

调控凋亡的因素包括生长因子、细胞基质、性甾体激素、某些病毒蛋白等抑制因素和生长因子缺乏、基质附着物丢失、糖皮质激素、自由基及电离辐射等诱导因素。与凋亡过程相关的基因种类繁多，其中促进凋亡作用的基因有 *Bad*、*Bax*、*Bak*、*p53* 等，抑制凋亡作用的基因有 *Bcl-2*、*Bcl-XL*、*Bcl-AL* 等，*c-myc* 等基因则可能具有双向调节作用。细胞表面 Fas（CD_{95}）配体和 TNF-α 受体也可引发凋亡的发生。凋亡细胞因其质膜完整，阻止了与其他细胞分子间的识别，故既不引起周围炎症反应，也不诱发周围细胞的增生修复。

知识拓展

肝细胞凋亡

肝细胞凋亡是目前各国科学家研究的一个热点，现已确定与急慢性肝炎的发病有着密切的关系。探索肝细胞凋亡的机制，了解凋亡顺序化的环节，不仅可以用于指导临床对肝炎的诊断，而且可以为探索治疗肝炎新的方法提供新的途径和依据。抑制肝细胞凋亡可以达到保护肝细胞的作用。

虽然在这一方面研究仍处在体外实验及动物实验水平，但是随着研究的深入各种凋亡抑制剂的运用可望为临床上各种肝疾病，如急性病毒性肝炎、脓毒血症或炎性反应综合征、药物性肝炎、肝缺血再灌注损伤、肝移植物的排异反应等引起的肝损伤的防治及在供肝的保护方面提供新的思路，探索新的路径。

第三节　损伤的修复

组织和细胞损伤后，机体对缺损部分进行结构的修补和功能上的恢复，这一过程称为修复（repair）。修复后可完全或部分恢复原组织的结构和功能。修复包括再生和纤维性修复两种形式。

一、再生

组织和细胞损伤后，由周围存活的同种细胞进行增殖，以实现修复的过程称再生（regeneration）。

★考点提示：再生的概念

（一）再生的类型

1. 按再生的性质分类

按性质不同再生可分为生理性再生及病理性再生两种类型。

（1）生理性再生　是指在生理过程中，有些细胞、组织不断老化、消耗，由新生的同种细胞不断补充，以保持原有的结构和功能的再生。例如表皮的表层角化细胞经常脱落，而表皮的基底细胞不断地增生、分化，予以补充；消化道黏膜上皮1～2天就更新一次；子宫内膜月周期性脱落，由基底部细胞增生加以恢复；红细胞寿命平均为120天，白细胞的寿命长短不一，短的如中性粒细胞，只存活1～3天，因此需不断地从淋巴造血器官输出大量新生的细胞进行补充。

（2）病理性再生　即病理状态下，组织缺损后发生的再生。

2. 按再生的结果分类

按再生的结果不同分为完全再生和不完全再生。

若再生修复能完全恢复原有组织结构和功能，称完全性再生。所有生理性再生均为完全再生；而病理性再生有的可以完全再生，有的再生修复后不能完全恢复原有组织结构和功能，则为不完全再生。能否实现完全再生取决于受损伤组织细胞的再生能力和损伤范围大小及严重程度。

（二）细胞周期和不同类型细胞的再生潜能

细胞周期（cell cycle）由间期（interphase）和分裂期（mitotic phase，M期）构成。间期又可分为G_1期（DNA合成前期）、S期（DNA合成期）和G_2期（DNA合成后期）。不同种类的细胞，其细胞周期的时程长短不同，在单位时间里可进入细胞周期进行增殖的细胞数也不相同，因此具有不同的再生能力。一般而言，低等动物比高等动物的细胞或组织再生能力强。就个体而言，幼稚组织比高分化组织再生能力强；平时易受损伤的组织及生理状态下经常更新的组织有较强的再生能力。按再生能力的强弱，可将人体细胞分为三类。

1. 不稳定细胞

不稳定细胞又称持续分裂细胞，也称再生能力强的细胞，这类细胞总在不断地进行增殖，以代替衰亡或破坏的细胞，由其构成的组织超过1.5%的细胞处于分裂期。表皮细胞、呼吸道和消化道黏膜被覆细胞、男性及女性生殖器官管腔的被覆细胞、淋巴及造血细胞、间皮细胞等属于此类细胞。干细胞（stem cell）的存在是这类组织不断更新的必要条件。

2. 稳定细胞

稳定细胞又称静止细胞，也称有潜在较强再生能力的细胞，在生理情况下，这类细胞增殖现象不明显，在细胞增殖周期中处于静止期（G_0），由其构成的组织处于分裂期的细胞低于1.5%。但受到组织损伤的刺激时，则进入DNA合成前期（G_1），表现出较强的再生能力。这类细胞包括各种腺体或腺样器官的实质细胞，如肝、胰、涎腺、内分泌腺、汗腺、皮脂腺和肾小管的上皮细胞等。

3. 永久性细胞

永久性细胞又称非分裂细胞，也称再生能力弱或无再生能力的细胞。属于这类细胞的有神经细胞、骨骼肌细胞及心肌细胞。中枢神经细胞及周围神经节细胞不能再生，受损后由神经胶质细胞修复，但不包括神经纤维，在神经细胞存活的前提下，受损的神经纤维有着活跃的再生能力。

人工干预下的组织再生

完美的组织修复或替代因疾病、意外事故或遗传因素所造成的组织器官伤残，一直是人们追求和难以攻克的难题。近期研究表明，利用干细胞来源的组织工程和现代生物医学技术，可解决这一难题。

干细胞是具有无限或较长时间自我更新和多向分化潜能的一类细胞，分胚胎干细胞和成体干细胞。胚胎干细胞源于受精卵着床前胚胎内细胞群的全能干细胞，可分化为人体所有类型的成熟细胞；成体干细胞是存在于一些器官组织中的具有自我更新和一定分化潜能的未成熟细胞。

干细胞的转分化，使人们传统认为的不可修复、不可再生的组织的完全修复成为可能；同时，也为人工干预下的组织再生提供了广阔的思路和空间。研究较多的人工干预下的分化干细胞有造血干细胞、神经干细胞、骨髓间质干细胞等。此外，已经发现的成体干细胞有肌肉干细胞、肝脏干细胞、胰腺干细胞等。

（三）各种组织的再生过程

1. 上皮组织的再生

（1）被覆上皮再生　鳞状上皮缺损时，其创缘或底部的基底层细胞受刺激迅速分裂增生，向缺损中心迁移，先形成单层上皮，以后增生分化为鳞状上皮。单层柱状上皮如胃肠黏膜的上皮缺损后，由邻近的基底部细胞分裂增生来修补，新生的上皮细胞起初为立方形，以后增高变为柱状细胞。

（2）腺上皮再生　腺上皮虽有较强的再生能力，但再生的情况依损伤的状态而异：一般管状腺体上皮，如果损伤仅限于上皮细胞，基膜尚完好，则可由存留的腺上皮细胞分裂增生，沿基膜排列，完全恢复原有的结构，如构造比较简单的子宫、胃肠等腺体；如果腺体结构完全破坏，则难以再生，只能由结缔组织代替。

复杂的腺器官如肝的再生可分为三种情况：①肝在部分切除后，通过肝细胞分裂增生，短期内就能使肝脏恢复原来的大小；②肝细胞坏死时，不论范围大小，只要肝小叶网状支架完好，坏死周围区残存的肝细胞分裂增生，沿支架延伸，恢复原有结构；③肝细胞坏死较广泛，肝小叶网状支架塌陷，网状纤维转化为胶原纤维（称为网状纤维胶原化）；或者由于肝细胞反复坏死及炎症刺激，导致肝细胞再生和纤维组织增生同时出现，由于原有支架结构塌陷和（或）增生纤维组织的阻隔，再生的肝细胞呈结构紊乱的结节状（结节状再生），不能恢复原有的小叶结构和功能（如肝硬化等），实际上仍是瘢痕性修复。

2. 纤维组织的再生

在损伤的刺激下，静止状态的纤维细胞或未分化的原始间叶细胞转变为成纤维细胞进行分裂、增生，合成并分泌前胶原蛋白，在细胞周围形成胶原纤维，细胞逐渐成熟，变成长梭形的纤维细胞。

3. 血管的再生

（1）毛细血管的再生　毛细血管的再生过程又称为血管形成，是以生芽方式来完成的。首先在蛋白分解酶作用下基膜分解，该处内皮细胞分裂增生形成突起的幼芽，随着内皮细胞向前移动及后续细胞的增生而形成一条细胞索，在毛细血管内血流的冲击下，条索逐渐出现管腔，形成新生的毛细血管，进而彼此吻合构成毛细血管网。新生的毛细血管基膜不完整，内皮细胞间空隙较大，故通透性较高。为适应功能的需要，这些毛细血管还会不断改建，有些管壁增厚发展为小动脉、小静脉，其平滑肌等成分可能由血管外未分化间叶细胞分化而来。

（2）大血管的修复　大血管离断后需手术吻合，吻合处两侧内皮细胞分裂增生，互相连接，恢复原来内皮细胞的结构与功能；肌层因平滑肌细胞再生能力弱，不能再生，只有通过瘢痕性修复以维持其完整性。

4. 神经组织的再生

神经细胞坏死后不能再生，只能通过神经胶质细胞及其纤维修补，形成胶质瘢痕。外周神经受损时，在与其相连的神经细胞仍然存活的条件下，可以进行完全性再生。首先，断处远侧段的神经纤维髓鞘及轴突崩解，并被吸收；近侧段的数个 Ranvier 节神经纤维也发生同样变化。然后由两端的神经鞘细胞增生形成带状的合体细胞，将断端连接，并产生髓磷脂而形成髓鞘。近端轴突以每天约 1mm 的速度逐渐向远端生长，延伸髓鞘内最终到达末梢。若断离的两端相隔太远（超过 2.5cm 时），或者两端之间有瘢痕或其他组织阻隔，或者因截肢失去远端，再生轴突均不能到达远端，而与增生的结缔组织混杂在一起，形成瘤样肿块，称为创伤性神经瘤（traumatic neuroma）或截肢后神经瘤（amputation tumor），常引起顽固性疼痛。

5. 肌组织的再生

肌组织的再生能力很弱。横纹肌的肌纤维部分坏死而肌膜完整时，肌细胞分裂增生可恢复正常结构；如肌纤维及肌膜均破坏则通过瘢痕修复。平滑肌组织的再生能力也很弱。除小血管壁平滑肌损伤后可进行再生性修复外，大血管壁及胃肠道等处平滑肌损伤后，往往都是瘢痕性修复。心肌再生能力极弱，破坏后一般都是瘢痕修复。

> **知识拓展**
>
> **医学展望肢体组织再生渐成真**
>
> 20世纪90年代以来，再生医学就成了医学领域最为热门的话题。据最新肢体组织再生研究表明，依据组织再生学理论而发展形成的组织再生与优化控制技术已经可以在肢体全部、部分或单一组织在损伤或应力环境下，通过激活细胞内信号传导系统，使肢体再次呈现原始生长发育，并已经通过了大量临床验证，取得显著效果。自此，肢体组织再生已经可以在现实中为肢残患者带来新的健康生活了。

二、纤维性修复

纤维性修复是首先通过肉芽组织增生、溶解、吸收局部损伤的坏死组织和其他异物并填补组织缺损，之后肉芽组织逐渐成熟转化成以胶原纤维为主的瘢痕组织而完成的修复。

（一）肉芽组织

肉芽组织（granulation tissue）由新生薄壁的毛细血管以及增生的成纤维细胞构成，并伴有炎性细胞浸润的幼稚的结缔组织。

1. 肉芽组织的形态特点

肉眼观：生长良好的肉芽组织表面为鲜红色，颗粒状，柔软湿润，因形似鲜嫩的肉芽而得名。镜下可见大量内皮细胞增生形成的实性细胞索及扩张的毛细血管，垂直创面生长，并以小动脉为轴心，在周围形成襻状弯曲的毛细血管网。新生毛细血管的内皮细胞核体积

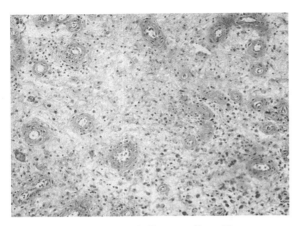

图 2-14　肉芽组织（镜下观）

大量新生的毛细血管，周围有成纤维细胞及一定数量的炎细胞

较大，呈椭圆形，向腔内突出，周围有许多新生的成纤维细胞及肌成纤维细胞和多少不等的巨噬细胞、中性粒细胞及淋巴细胞（图 2-14，见书末彩图）。

巨噬细胞能分泌血小板源性生长因子、成纤维细胞生长因子、转化生长因子-β、白细胞介素-1 及肿瘤坏死因子，加上创面凝血时血小板释放的血小板源性生长因子，进一步刺激成纤维细胞及毛细血管增生。巨噬细胞及中性粒细胞能吞噬细菌及组织碎片，这些细胞破坏后释放出各种蛋白水解酶，能分解坏死组织及纤维蛋白。

早期肉芽组织中一些成纤维细胞的胞质中含有细肌丝，此种细胞除有成纤维细胞的功能外，尚有平滑肌的收缩功能，因此称其为肌成纤维细胞（myofibroblast）。成纤维细胞可产生基质及胶原，早期基质较多，以后则胶原越来越多。肉芽组织中无神经纤维。

★考点提示：肉芽组织的概念与形态特点

2. 肉芽组织的作用

肉芽组织在组织损伤修复过程中有以下重要作用：①抗感染和保护创面；②填补创口缺损，连接组织断端；③机化或包裹坏死组织、血栓、血凝块、炎性渗出物及其他异物。

3. 肉芽组织的结局

肉芽组织在组织损伤后 2～3 天内即可出现，自下向上（如体表创口）或从周围向中心（如组织内坏死）生长推进，填补创口或机化异物。随着时间的推移（如 1～2 周），肉芽组织按其生长的先后顺序，逐渐成熟。其主要形态标志为：间质的水分逐渐吸收减少；炎细胞减少并逐渐消失；部分毛细血管管腔闭塞、数目减少，按正常功能的需要少数毛细血管管壁增厚，改建为小动脉和小静脉；成纤维细胞产生越来越多的胶原纤维，同时成纤维细胞数目逐渐减少、胞核变细长而深染，变为纤维细胞。时间再长，胶原纤维量更多，而且发生玻璃样变性，细胞和毛细血管成分更少。至此，肉芽组织成熟为纤维结缔组织，并逐渐转化为瘢痕组织。

★考点提示：肉芽组织的作用和结局

（二）瘢痕组织

瘢痕组织是指肉芽组织经改建成熟形成的纤维结缔组织。

1. 瘢痕组织的形态特点

镜下：瘢痕组织由大量平行或交错分布的胶原纤维束组成。纤维束往往呈均质性红染即玻璃样变。纤维细胞很稀少，细长而深染，组织内血管减少。肉眼观：局部呈收缩状态，颜色苍白或灰白半透明，质硬韧并缺乏弹性。

2. 瘢痕组织的作用及对机体的影响

（1）瘢痕组织的形成对机体有利的一面

①它能把损伤的创口或其他缺损长期地填补并连接起来，可使组织器官保持完整。

②由于瘢痕组织含大量胶原纤维，虽然没有正常皮肤的抗拉力强，但比肉芽组织的抗

拉力要强得多，因而这种填补及连接也是相当牢固的，可使组织器官保持其坚固性。

（2）瘢痕组织的形成对机体不利或有害的一面

①瘢痕收缩，特别是发生于关节附近和重要器官的瘢痕，常常引起关节挛缩或活动受限，如十二指肠溃疡瘢痕可引起幽门梗阻。关于瘢痕收缩的机制可能是其中的水分丧失或含有肌成纤维细胞。

②瘢痕性粘连，特别是在器官之间或器官与体腔壁之间发生的纤维性粘连，常常不同程度地影响其功能。器官内广泛损伤导致广泛纤维化玻璃样变，可发生器官硬化。

③瘢痕组织增生过度，又称肥大性瘢痕。如果这种肥大性瘢痕突出于皮肤表面并向周围不规则地扩延，称为瘢痕疙瘩（keloid），临床上又常称为"蟹足肿"。其发生机制不清，一般认为与体质有关；也有人认为，可能与瘢痕中缺血缺氧，促使其中的肥大细胞分泌生长因子，使肉芽组织增生过度有关。

瘢痕组织内的胶原纤维在胶原酶的作用下，可以逐渐地分解，瘢痕因而缩小、变软。胶原酶主要由成纤维细胞、中性粒细胞和巨噬细胞产生。因此，要解决瘢痕收缩和器官硬化等的关键，是在细胞生长调控和细胞外基质等分子病理水平上，阐明如何调控肉芽组织中胶原的合成和分泌，以及如何加速瘢痕中胶原的分解与吸收。

三、创伤愈合

创伤愈合（wound healing）是指机体遭受外力作用，皮肤等组织出现离断或缺损后的愈复过程。创伤愈合包括各种组织的再生和肉芽组织增生、瘢痕形成等，表现出各种过程的协同作用。

（一）皮肤创伤愈合

最轻的创伤仅限于皮肤表皮层，可通过上皮的再生完全愈合；稍重者有皮肤和皮下组织断裂并出现伤口；更重的创伤可有肌肉、神经的断裂和骨折。以皮肤手术切口为例学习创伤愈合的基本过程。

1. 创伤愈合的基本过程

（1）伤口的早期变化　创伤后第 1 天，伤口局部有不同程度的组织坏死和血管断裂出血，血凝块把伤口连接起来，数小时内便出现炎症反应，表现为充血、浆液渗出及白细胞游出浸润，故局部红肿。早期白细胞浸润以中性粒细胞为主，3 天后转为巨噬细胞为主。渗出物和血凝块充填伤口，表面干燥形成痂皮，血凝块及痂皮有保护伤口的作用。

（2）伤口收缩　损伤 2～3 天后，伤口边缘的整层皮肤及皮下组织向中心移动，使创面迅速缩小，直到 14 天左右停止。因伤口收缩的时间与肌成纤维细胞增生的时间吻合，因此，伤口收缩是由于伤口边缘新生的肌成纤维细胞的牵拉作用所致，而与胶原无关。在各种具体情况下，伤口缩小的程度因伤口部位、伤口大小及形状而不同。

（3）肉芽组织增生和瘢痕形成　大约从第 3 天开始从伤口底部及边缘长出肉芽组织，逐渐填平伤口。毛细血管大约以每日延长 0.1～0.6mm 的速度增长。肉芽组织中没有神经，故无感觉。第 5～6 天起成纤维细胞产生胶原纤维，其后一周胶原纤维形成甚为活跃，以后逐渐缓慢下来。随着胶原纤维越来越多，大约在伤后一个月瘢痕完全形成。可能由于局部张力的作用，瘢痕中的胶原纤维最终与皮肤表面平行。

（4）表皮及其他组织再生　创伤发生 24h 内，由伤口周围向创面移动，形成单层上皮，当这些细胞彼此相遇时则停止前进，并增生、分化成为鳞状上皮。若伤口直径超过 20cm 时，再生表皮很难将伤口完全覆盖，往往需要植皮。

皮肤附属器（毛囊、汗腺及皮脂腺）如遭完全破坏，则不能完全再生，而出现瘢痕修复。肌腱断裂后，初期也是瘢痕修复，但随着功能锻炼而不断改建，胶原纤维可按原来肌腱纤维方向排列，达到完全再生。

2. 创伤愈合的类型

根据损伤程度及有无感染，创伤愈合可分为以下三种类型。

（1）一期愈合（healing by first intention） 见于组织缺损少、创缘整齐、无感染、经黏合或缝合后创面对合严密的伤口。常见于外科手术切口。这种伤口只有少量的血凝块，炎症反应轻微，表皮再生在1～2天内便可将伤口覆盖。肉芽组织在第3天就可从伤口边缘长出并很快将伤口填满。5～7天伤口两侧出现胶原纤维连接，此时切口达临床愈合标准，可以拆线，留下一线状瘢痕。因此，一期愈合时间短，形成瘢痕小。对机体一般无大的影响。

（2）二期愈合（healing by second intention） 见于组织缺损较大、创缘不整、哆开、无法整齐对合，或伴有感染的伤口，往往需要清创后才能愈合。二期愈合与一期愈合的不同之处有：①由于坏死组织多或感染，局部组织继续发生变性、坏死，炎症反应明显。只有等到感染被控制，坏死组织被清除后，再生才能开始；②伤口大，伤口收缩明显，伤口内肉芽组织形成量多；③愈合的时间较长，形成的瘢痕较大。

（3）痂下愈合（healing under scar） 是指伤口表面的血液、渗出物及坏死组织干燥后形成硬痂，在其下面进行上述愈合过程。待上皮再生完成后，痂皮即脱落。痂下愈合所需时间较长，这是因为表皮再生之前必须首先将痂皮溶解，然后才能向前生长，故对伤口有一定的保护作用。但如果痂下渗出物较多或已有细菌感染时，痂皮反而影响渗出物的排出，使感染加重，不利于愈合。

★考点提示：创伤愈合的类型及一期愈合与二期愈合的区别

（二）骨折愈合

骨的再生能力很强，一般而言，经过良好复位后的外伤性骨折，几个月内，便可完全愈合，恢复正常结构和功能。骨折愈合过程可分为以下几个阶段。

1. 血肿形成

骨组织和骨髓都有丰富的血管，在骨折的两端及其周围伴有大量出血，形成血肿，数小时后血肿发生凝固。与此同时常出现轻度的炎症反应。

2. 纤维性骨痂形成

骨折后的2～3天，从骨内膜及骨外膜增生的成纤维细胞及新生的毛细血管长入血肿，并使血肿机化，形成纤维性骨痂，或称暂时性骨痂。肉眼及X线检查见骨折局部呈梭形肿胀。1周左右，上述增生的肉芽组织及纤维组织可进一步分化，形成透明软骨。

3. 骨性骨痂形成

上述纤维性骨痂逐渐分化出骨母细胞，并形成类骨组织，以后出现钙盐沉积，类骨组织转变为编织骨。纤维性骨痂中的软骨组织也经软骨化骨过程演变为骨组织，至此形成骨性骨痂。

4. 骨痂改建或再塑

编织骨由于结构不够致密，骨小梁排列紊乱，故仍达不到正常功能需要。为了在结构和功能上符合人体生理要求，编织骨经过进一步改建成为成熟的板层骨，皮质骨和髓腔的正常关系也重新恢复。改建是在破骨细胞的骨质吸收及骨母细胞的新骨质形成的协调作用下完成的。

★考点提示：骨折愈合的阶段

四、影响修复的因素

损伤的程度及组织的再生能力决定修复的方式，愈合的时间及瘢痕的大小。损伤组织的再生与修复是机体在生物进化过程中获得的，因此机体的全身和局部因素，均可影响组织的再生修复。影响再生修复的因素包括全身及局部因素两方面。

（一）全身因素

1. 年龄

儿童和青少年的组织再生能力较强，创伤愈合快。老年人则相反，老年人血管硬化，血液供应减少，组织再生能力差，创伤愈合慢。

2. 营养

严重的蛋白质缺乏，尤其是含硫氨基酸（如甲硫氨酸、胱氨酸）缺乏时，组织再生能力降低，肉芽组织及胶原形成不良，伤口不易愈合。维生素 C 缺乏时前胶原分子难以形成，可影响胶原纤维的形成，进而影响创伤愈合。在微量元素中锌对创伤愈合有重要作用，因此补给锌能促进愈合。

3. 药物

抗癌药物中的细胞毒性药物可延缓伤口愈合。

4. 内分泌因素

机体的内分泌状态，对修复反应有着重要影响。例如肾上腺皮质类固醇对修复具有抑制作用，而肾上腺盐皮质激素和甲状腺素则对修复有促进作用。

5. 某些疾病

糖尿病、尿毒症及某些免疫缺陷病均对创伤愈合不利。

（二）局部因素

1. 感染与异物

感染可严重影响再生修复方式与时间。伤口感染后，渗出物增多，创口内的压力增大，常使伤口裂开，或者导致感染扩散加重损伤。因此，对感染的伤口，应及早引流，当感染被控制后，修复才能进行。此外，坏死组织及其他异物，也妨碍愈合，并有利于感染。因此伤口如有感染，或有较多的坏死组织及异物，常常是二期愈合。临床上对于创面较大、已被细菌污染但尚未发生明显感染的伤口，施行清创术，以清除坏死组织、异物和细菌，并可在确保没有感染的前提下，缝合断裂的组织、修整创缘、缝合伤口以缩小创面。这样，可以使本来应是二期愈合的伤口，愈合时间缩短，甚至可能达到一期愈合。

2. 局部血液循环

局部血液循环一方面保证组织再生所需的氧和营养；另一方面对坏死物质的吸收及控制局部感染也起重要作用。因此，局部血液供应良好时，则伤口愈合好；相反，如下肢血管有动脉粥样硬化或静脉曲张等病变，使局部血液循环不良时，则该处伤口愈合迟缓。局部应用某些药物或物理治疗，均有改善局部血液循环，促进伤口愈合的作用。

3. 神经支配

正常的神经支配对组织再生有一定作用。例如麻风引起的溃疡不易愈合，是因为神经受累致使局部神经性营养不良的缘故。自主神经损伤，使局部血液供应发生变化，对再生的影响更为明显。

4. 电离辐射

电离辐射能破坏细胞、损伤小血管、抑制组织再生，因此影响创伤的愈合。

（三）影响骨折愈合的因素

凡影响创伤愈合的全身及局部因素对骨折愈合都起作用。此外，尚需强调以下几点。

1. 骨折断端的及时、正确的复位

完全性骨折由于肌肉的收缩，两断端常发生错位或有其他组织、异物的嵌塞，可使愈合延迟或不能愈合。因此，及时、正确的复位是骨折完全愈合的必要条件。

2. 骨折断端及时、牢靠的固定

骨折断端即便已经复位，由于肌肉活动仍可错位，因而复位后及时、牢靠的固定（如打石膏、小夹板或髓腔钢针固定）更显重要，一般要固定到骨性骨痂形成后。对骨折的固定要适当，不能过紧。过紧的固定会影响血液循环，引起组织水肿，严重者组织发生坏死，在临床工作中要特别注意。

3. 早日进行全身和局部功能锻炼，保持局部良好的血液供应

由于骨折后常需复位、固定及卧床，虽然有利于局部愈合，但长期卧床，血运不良，又会延迟愈合。局部长期固定不动也会引起骨及肌肉的失用性萎缩、关节强直等不利后果。为此，在不影响局部固定情况下，应尽早离床活动。

骨折愈合障碍者，有时新骨形成过多，形成赘生骨痂，愈合后有明显的骨变形，影响功能的恢复。有时纤维性骨痂不能变成骨性骨痂并出现裂隙，骨折两端仍能活动，形成假关节。

思考题

一、名词解释

萎缩　化生　坏疽　肉芽组织

二、填空题

1.心肌萎缩，在其核两边常出现的色素为＿＿＿＿。

2.细胞水肿好发在＿＿＿＿、＿＿＿＿、＿＿＿＿等器官的实质细胞。

3.脂肪变性最常见的器官是＿＿＿＿。

4.凝固性坏死的特殊类型有＿＿＿＿、＿＿＿＿。

5.坏疽与一般坏死的区别是＿＿＿＿。

6.肉芽组织的功能有＿＿＿＿、＿＿＿＿、＿＿＿＿。

三、简答题

1.举例说明化生的病理学意义。

2.试描述肝脂肪变性的病理变化。

3.简述肉芽组织的镜下结构及结局。

四、病例分析题

患者，男性，58岁。被棍棒猛击左小腿后侧，致小腿肿胀、疼痛难忍，第3天体温上升达39.5℃。左下肢肿痛加剧，下达足背。服用大量抗生素治疗，未见疗效。第6天，左足趾呈污黑色渐达足背，与正常组织分解不清，伴恶臭，行左下肢截肢术。病理检查：左下肢高度肿胀，左足部污黑色，纵行剖开下肢血管，见动、静脉血管腔内均有暗红色与灰白色相间的固体物阻塞，与管壁黏着。固体物镜检为混合血栓。

请问：
1. 患者因患何病行左下肢截肢术？
2. 该患者病变发生机制是什么？

（孟桂霞）

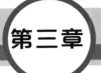

局部血液循环障碍

○○○
○○○
○○○

【学习目标】

掌握：充血、血栓形成、血栓、栓塞和梗死的概念；肺淤血、肝淤血的原因、病理变化；血栓的类型、形态特点、好发部位及后果。

熟悉：血栓形成的条件及机制，血栓、栓塞及梗死的相互关系。

了解：出血的病因、类型、病变和后果；血栓的结局及对机体的影响。

案例导入

案例回放：

患者张某，男性，35岁。因车祸致右胫腓骨开放性骨折及软组织挫伤，入院时呈休克状，经抢救后病情好转，于入院后第5天行手术骨折复位，手术顺利结束。在解开止血带后瞬间，患者突然出现呼吸困难，血压下降，抢救无效死亡。病理检查：肺动脉主干或左右肺动脉腔内为长短不一、灰黄色或暗红色固体团块所阻塞，但与血管内膜无粘连。

思考问题：

1. 张某为什么会突然死亡？
2. 张某肺动脉内为何物？从何而来？

人类血液循环是封闭式的，由体循环和肺循环两条途径构成双循环。血液由左心室射出经主动脉及其各级分支流到全身的毛细血管，在此与组织液进行物质交换，供给组织细胞氧和营养物质，运走二氧化碳和代谢产物，动脉血变为静脉血；再经各级静脉汇合成上、下腔静脉流回心房，这一循环为体循环。血液由右心室射出经肺动脉流到肺毛细血管，在此与肺泡气进行气体交换，吸收氧并排出二氧化碳，静脉血变为动脉血；然后经肺静脉流回左心房，这一循环为肺循环。血液循环的主要功能是完成体内的物质运输，血液循环一旦停止，机体各器官组织将因失去正常的物质转运而发生新陈代谢的障碍。同时，体内一些重要器官的结构和功能将受到损害，尤其是对缺氧敏感的大脑皮质，只要大脑中血液循环停止3~10min，人就丧失意识，血液循环停止4~5min，半数以上的人发生永久性的脑损害，停止10min，即使不是全部智力毁掉，也会毁掉绝大部分。

机体的血液循环障碍分为全身性和局部性两大类。全身性血液循环障碍是由整个心血管系统结构或功能异常所导致。局部血液循环障碍表现如下。

①局部组织血管内血液含量异常：表现为含血量增多充血和淤血、含血量减少缺血。

②血管内成分溢出血管：表现为水肿、积液和出血。

③局部血管内血液性状异常（由液态变为固态）：表现为血栓形成。

④局部血管内出现不溶于血液的异常物质：表现为栓塞。

⑤局部血管内血流运行中断所致局部器官组织缺血性改变：表现为梗死。

本章主要介绍充血、淤血、出血、血栓形成、栓塞和梗死。

第一节　充血和淤血

充血和淤血都是指机体局部组织或器官血管内含血液量多于正常。

一、充血

动脉充血（arterial hyperemia）又称主动脉性充血，是指局部组织或器官的动脉输入血量增多，简称充血（图 3-1，见书末彩图）。

（一）类型及原因

充血是一种主动过程，生物、物理、化学等各种原因通过神经体液作用，使细动脉扩张，血流加快，导致局部器官或组织的细动脉内过多的血液流入而发生充血。充血根据始动原因不同分为生理性和病理性两种。

1. 生理性充血

器官或组织在正常生理情况下，为适应生理需要和代谢增强而发生的充血。例如发生争吵时的面红耳赤，运动时的骨骼肌充血和各种导致情绪紧张的情况下的双颊部潮红。

2. 病理性充血

病理性充血是指各种病理状态下，器官或组织的充血。主要有以下两种。

（1）炎症性充血　较为常见。主要是在炎症早期，在致炎因子作用下使血管舒张神经兴奋以及血管活性胺类介质释放，局部细动脉扩张血液流入增多，引起细动脉充血。例如体表炎症早期局部的发红、发热和肿胀与局部炎症性充血有关。

（2）减压后充血　是指局部器官、组织长期受压，导致受压器官组织内的小血管张力降低，当压力突然解除时，受压的细动脉发生反射性扩张引起的充血。例如绷带过紧包扎肢体或腹水、腹腔内巨大肿瘤长期压迫腹腔内器官，若突然解开绷带、一次性迅速大量抽放腹水或摘除肿瘤，因局部压力迅速解除，受压组织内的细动脉发生反射性扩张，导致局部充血。

（二）病理变化

肉眼观察：充血组织或器官体积轻度增大；充血若发生在体表时，局部组织颜色鲜红，触之局部皮肤温度增高（图 3-2，见书末彩图）。镜下观察：局部组织或器官内细动脉及毛细血管扩张，含血量增多。

★考点提示：充血的病变特点

（三）影响及结局

充血属于暂时性的血管反应，原因消除后，局部血量可恢复正常，通常对机体无不良后果。但是在患有高血压或动脉粥样硬化、脑血管畸形等疾病的基础上，在某些诱因（如情绪激动等）的作用下，引起局部有病变的血管扩张充血，可导致血管破裂出血，甚至死亡。

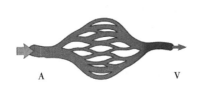

图 3-1　动脉充血

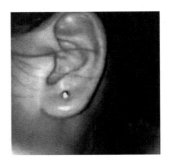

图 3-2　充血（肉眼观）
耳垂组织红肿，体积增大

二、淤血

静脉充血（venous hyperemia）又称被动性充血，是指局部组织或器官的静脉血液回流受阻，血液淤积于小静脉和毛细血管内，简称淤血（图 3-3，见书末彩图）。

（一）原因

淤血是一被动过程，均是病理性的，局部或全身均可发生。淤血的主要原因如下。

1. 静脉受压

局部静脉血管外部受到压力，引起血管管腔狭窄或闭塞，血液回流障碍，血液淤滞。常见有肿瘤压迫局部静脉引起周围组织淤血；妊娠时增大的子宫压迫髂总静脉引起下肢淤血水肿；肠疝嵌顿、肠套叠、肠扭转压迫肠系膜静脉引起局部肠段淤血；过紧的绷带、止血带压迫静脉引起相应部位淤血水肿。

2. 静脉管腔阻塞

静脉管腔阻塞多见于静脉内血栓形成或栓塞（如侵入静脉内的肿瘤细胞形成的瘤细胞栓）等，阻塞静脉血液回流，导致局部出现淤血。但由于静脉分支较多，又有丰富的吻合侧支，只有在静脉阻塞并且侧支循环不能有效建立的情况下，静脉管腔的阻塞才会发生淤血。

3. 心力衰竭

（1）左心衰竭　高血压病后期、风湿性心脏病、心肌梗死等引起左心衰竭时，由于肺静脉回流受阻，造成肺淤血和肺水肿。

（2）右心衰竭　各种慢性阻塞性肺疾病等引起肺源性心脏病导致右心衰竭时，由于上、下腔静脉回流受阻，造成体循环淤血和水肿，常表现为肝淤血，严重时脾、肾、胃肠道及下肢也出现淤血和水肿。

（3）全心衰竭　肺循环和体循环都发生淤血。

★考点提示：左心衰竭、右心衰竭引起的病理变化

（二）病理变化

肉眼观察：淤血的局部组织和器官常常体积增大、肿胀，重量增加，包膜紧张，颜色

34　病理学与病理生理学

暗红或紫红色,切面湿润多血(图3-4,见书末彩图)。淤血发生在体表,触之局部皮肤温度下降,是由于淤血时局部血流停滞,毛细血管扩张,散热增加。发生于体表的淤血,因血液内氧合血红蛋白减少而还原血红蛋白含量增加,可见局部皮肤呈紫蓝色,称为发绀(cyanosis)。镜下观察:局部组织或器官内细静脉及毛细血管扩张,含血量增多。

★考点提示:淤血的病变特点

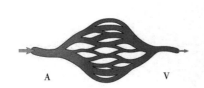

图3-3 静脉充血

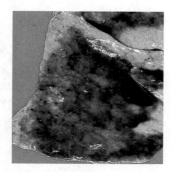

图3-4 急性肺淤血(肉眼观)

肺组织肿胀,包膜紧张,颜色暗红

(三)影响及结局

淤血的后果取决于淤血的部位、范围、程度、时间长短以及侧支循环建立情况等。轻度、短时间的淤血,原因去除,可恢复正常。但长期持续慢性淤血,可引起多种病变。

1. 淤血性水肿

由于淤血导致静脉压力升高,毛细血管内压增高,加上毛细血管壁因缺氧而受损,使其通透性增大,故血管内液体过多地漏至组织间隙,形成组织水肿。这种液体的蛋白质含量低,细胞数少,称为漏出液。

2. 出血

严重淤血时,毛细血管壁损伤重,红细胞亦可漏出,若发生在皮肤或黏膜,可表现为瘀点或瘀斑。

3. 组织细胞萎缩、变性、坏死

由于长期淤血和缺氧,实质细胞可发生萎缩、变性甚至坏死。

4. 淤血性硬化

因长期淤血缺氧,组织中氧化不全的酸性代谢产物大量堆积,可刺激局部纤维组织增生,使器官变硬,称为淤血性硬变。常见于肺、肝及脾的慢性淤血。

(四)重要器官淤血

1. 肺淤血

左心衰竭时,肺静脉回流受阻发生肺淤血。患者临床上表现为明显气促、缺氧、发绀,咳出大量粉红色泡沫痰等症状。

肉眼观察:肺体积增大,重量增加,包膜紧张,边缘变钝,颜色暗红,质地变实,新鲜时切面可挤压出或流出淡粉红色或红色血性泡沫状液体。长期的慢性肺淤血,肺质地变硬,肉眼呈棕褐色,称为肺褐色硬化(lung brown duration)。镜下观察(图3-5,见书末彩图):①肺泡壁毛细血管和小静脉广泛高度扩张,充满红细胞;②部分肺泡腔内见有多少不等的漏出液和漏出的红细胞；③部分肺泡腔内见心衰细胞（heart failure cell），是指左心衰竭肺淤血时肺泡腔内出现的含有棕黄色含铁血黄素颗粒的巨噬细胞。

★考点提示：心衰细胞的概念

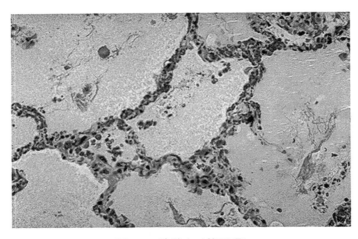

图 3-5　肺淤血（镜下观）

肺泡壁毛细血管和小静脉高度扩张，有红细胞和粉红色液体渗出到肺泡腔

2.肝淤血

右心衰竭时，肝静脉回流受阻而发生肝淤血。

肉眼观察：肝体积增大，包膜紧张，颜色暗红。长期慢性肝淤血时，肝的表面及切面可见呈红（淤血区）黄（脂肪变性区）相间的状似槟榔切面的条纹，称为槟榔肝（nutmeg liver）（图 3-6，见书末彩图）。镜下观察：①肝小叶中央静脉和周围的肝窦扩张，充满红细胞；②肝小叶中央区肝细胞萎缩，肝小叶周边区肝细胞脂肪变性（图 3-7，见书末彩图）；③严重淤血时可见肝细胞坏死；④长期严重肝淤血，见肝脏间质纤维结缔组织增生，形成淤血性肝硬化。

★考点提示：槟榔肝的概念及肝淤血的病理变化

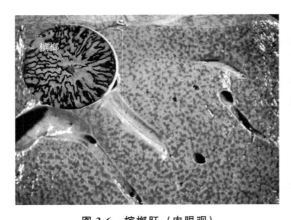

图 3-6　槟榔肝（肉眼观）

长期慢性肝淤血时，肝的表面及切面可见呈红（淤血区）黄（脂肪变性区）相间的状似槟榔切面的条纹，称为槟榔肝

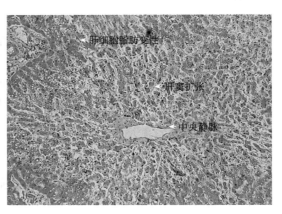

图 3-7　慢性肝淤血（镜下观）

肝小叶中央静脉和周围的肝窦扩张，充满红细胞；肝小叶中央区肝细胞萎缩，肝小叶周边区肝细胞脂肪变性

第二节 出 血

案例导入

案例回放：

　　患者王某，男性，60 岁。患高血压病多年。入院前2h跌倒后一侧肢体不能活动，继之昏迷而入院。血压 206/102mmHg。

　　病理检查：见一侧大脑半球体积较对侧大，在内囊附近有暗红色血凝块，该处脑组织被破坏。出血灶大小不一，部分血液流入侧脑室。

思考问题：

　　1. 王某的疾病是怎么引起的？

　　2. 结合病理检查，王某的病会有什么后果？

　　出血（hemorrhage）是指心脏、血管内的血液经心壁、血管壁逸出到组织间隙、体腔或体表外的过程。

一、原因及类型

　　依据出血发生机制的不同，出血分为破裂性出血和漏出性出血两种。

（一）破裂性出血

破裂性出血是指心脏或血管壁破裂所引起的出血（图 3-8，见书末彩图）。常见的原因如下。

1. 血管的机械性损伤

　　例如：组织器官的切割伤、刺伤、弹伤等导致较大血管的损伤。

2. 血管壁或心脏的病变

　　某些疾病引起的心、血管壁损伤而破裂，如动脉粥样硬化形成的主动脉瘤破裂、透壁性心肌梗死等。

3. 血管壁周围的病变侵蚀

　　某些炎症性疾病（肺结核）对血管壁的损伤，溃疡病时溃疡对局部血管的破坏，以及恶性肿瘤浸润血管壁等均可引起出血。

（二）漏出性出血

　　漏出性出血是由于毛细血管壁通透性增高，红细胞通过扩大的血管内皮细胞间隙和损伤的基膜而漏出血管外。常见的原因如下。

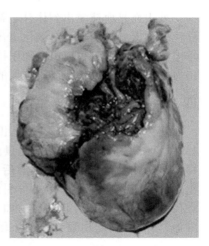

图 3-8　心脏破裂大出血（肉眼观）

1. 血管壁损害

较多见，如严重淤血、缺氧、严重感染（败血症、流行性出血热）、中毒（蛇毒、有机磷等毒物）、过敏反应、维生素 C 缺乏症等均可使微血管内皮细胞和基膜损伤，致毛细血管壁通透性升高。

2. 血小板减少和功能障碍

如血小板减少性紫癜、脾功能亢进、弥散性血管内凝血等使血小板破坏或者消耗过多，再生障碍性贫血、白血病等可使血小板生成减少。

3. 凝血因子缺乏

如凝血因子Ⅷ、Ⅸ先天性缺乏引起的血友病或肝脏疾病导致凝血因子Ⅶ、Ⅸ、Ⅹ合成减少以及弥散性血管内凝血时凝血因子消耗过多等，都可造成凝血障碍和出血倾向。

一般情况下，漏出性出血的出血量较小。

二、病理变化

肉眼观察，体表伤口处可见血凝块，组织内的出血常形成局限性的出血灶（即血肿），新鲜的出血呈红色，陈旧性出血会随着红细胞的裂解形成含铁血黄素而呈棕黄色。镜下观察，出血部位的组织血管外可见红细胞和巨噬细胞，巨噬细胞的胞质内可见吞噬的红细胞和含铁血黄素，含铁血黄素呈棕色颗粒状。

三、临床病理联系

临床上常常根据出血时血液流至的部位分为内出血和外出血两大类。

（一）内出血

内出血是血液流出聚积于体内，如脑出血。血液聚集于体腔称为体腔积血，如胸腔积血、心包腔积血、腹腔积血等。组织内发生局限性大量出血，可形成血肿，如皮下血肿。

（二）外出血

外出血是血液流出到体外，常见呼吸系统出血，排出体外为咯血；鼻黏膜出血，排出体外称为鼻出血或鼻衄；上消化道出血，经口排出体外称为呕血；结肠或胃出血，血液经肛门排出称为便血；泌尿道出血随尿排出称血尿。皮肤、黏膜、浆膜的少量出血，如形成较小的出血点，称为瘀点；若形成较大的出血灶，则为瘀斑；介于瘀点和瘀斑间的出血为紫癜。

四、后果

出血对机体的影响取决于出血的类型、出血量、出血速度和出血部位。急性大出血，如在短时间内失血量达全身血量的 20％～25％时，即可导致失血性休克。重要器官的出血，即使少量出血仍可引起严重的后果，甚至威胁生命，如脑干出血、心脏破裂出血、肾上腺出血等。某些器官局部出血可引起功能障碍，如视网膜出血可引起视力减退或者失明。慢性反复少量出血可引起贫血（如胃溃疡出血）。漏出性出血，若出血广泛（如弥散性血管内凝血），也可引起出血性休克。缓慢的漏出性出血，出血量较少，对机体影响不大。

第三节　血栓形成

案例导入

案例回放：

　　患者王某，半年前不慎左脚被钉子刺伤。4天前左下肢肿胀，疼痛加重。查体：除发现左下肢水肿外，其他未见明显异常。今日患者由厕所回病房途中大叫一声倒在地上，抢救无效死亡。尸检发现左股静脉大部分变粗变硬，有血栓形成。肺动脉的主干及两大分支内均被凝血块样的团块堵塞。

思考问题：

　　1. 王某体内的血栓是如何形成的？

　　2. 是什么原因引起了王某的猝死？

　　血栓形成（thrombosis）是指在活体的心、血管内，血液中某些成分析出、黏集或血液发生凝固，形成固体质块的过程。所形成的固体质块，称为血栓。

　　生理状态下，机体的凝血系统和纤维蛋白溶解系统保持着动态平衡，若某些因素破坏动态平衡，触发内源性或者外源性凝血系统，便可引起血栓形成。

　　★**考点提示：血栓形成及血栓的概念**

一、血栓形成的条件及机制

　　血栓形成是在某些因素使血液的凝血系统被激活，从而使血液发生凝固。其发生条件和机制主要有三个。

（一）心血管内皮细胞的损伤

　　心血管内皮细胞的损伤是血栓形成的最重要和最常见的原因。正常心血管内膜完整光滑，流动的血小板不易黏附。心血管内皮细胞的损伤常由化学物质（如尼古丁）、物理因素（如高血压时的机械冲击力）、生物因素（如细菌及其毒素）、免疫复合物等引起。损伤部位常见于反复静脉穿刺的血管壁、严重动脉粥样硬化的斑块及溃疡处、心肌梗死区的心内膜等处。心血管内皮细胞损伤后，内皮下胶原暴露可发挥强烈的促凝作用，它能激活Ⅶ因子，启动内源性凝血系统，还能促使血小板黏集在损伤的内膜表面，促使血小板释放ADP，ADP又进一步使更多的血小板黏集；胶原还可刺激血小板合成更多的血栓素 A_2（TXA_2），TXA_2 又进一步加强血小板的互相黏集。此外，损伤内膜能释放组织因子，激活外源性凝血系统，从而引起局部血液凝固，导致血栓形成。

（二）血流状态的改变

　　血液在正常流速和流向时，红细胞、白细胞、血小板等在血流的中轴流动（轴流），其外是血小板，最外是血浆（边流）。某些病理状态下血流减慢、停滞或不规则、形成漩涡，均有利于血栓形成。其机制是：血流缓慢、轴流增宽，使血小板得以与内皮细胞接触并黏集；血流缓慢时，被激活的凝血因子不易被冲走或稀释，聚集在局部的凝血因子浓度增高，促进血栓形成。此外，当血液流经不规则的扩张或狭窄的血管腔时，血流常发生漩涡，涡流的冲力可使内皮细胞脱落，暴露内皮下的胶原，并因离心力的作用使血小板靠边和聚集而形成血栓。

血栓形成常见于久病卧床、心力衰竭或者静脉曲张患者的下肢静脉内。二尖瓣狭窄时的左心房、动脉瘤内、血管分支处或者动脉粥样硬化斑块破裂形成的溃疡内，由于局部血流缓慢及出现涡流，也容易并发血栓形成。静脉发生的血栓比动脉高 4 倍，其原因有：①静脉内有静脉瓣；②静脉血流有时甚至可出现短暂的停滞；③静脉壁较薄，容易受压；④血流通过毛细血管到达静脉后，血液的黏性有所增加。

（三）血液凝固性增高

血液凝固性增高主要指血小板或凝血因子增多或灭活减弱及血液的黏稠度增高，或纤维蛋白溶解系统的活性降低，使血液处于高凝状态，有利于血栓形成。

遗传性高凝状态最常见于凝血因子 V 的基因突变，突变基因编码的蛋白质使凝血因子 V 容易激活，从而使血液处于高凝状态。复发性深静脉血栓形成的患者中凝血因子 V 基因突变率高达 60%。

获得性高凝状态常见于一些病理状态，可由凝血因子合成增加及抗凝血酶 Ⅲ 减少或促凝物质入血等引起。临床上可见于严重创伤、大手术或产后大量失血、高脂血症、动脉粥样硬化和肥胖症等患者，此时血中补充了大量幼稚的血小板，而这种血小板黏性较大，易于聚集。大失血时，血中其他凝血因子，如纤维蛋白原、凝血因子 Ⅶ 等含量也增多，加之血液浓缩更易形成血栓。因此，及时给患者输液，以补充血容量，稀释血液浓度，对防止血栓形成有重要意义。另外，胰腺、胃肠道、肺和卵巢等脏器的黏液腺癌广泛转移时，癌细胞释放促凝因子入血，引起慢性弥散性血管内凝血（DIC），使全身微循环毛细血管内广泛形成微血栓。血栓形成有时也可见于组织大量坏死或细胞溶解，如肿瘤坏死、溶血、胎盘早期剥离等，此与组织因子释放入血有关。

上述三种血栓形成的条件是独立的，但在临床实践中，常常是某一个条件起着主导作用，其他条件往往同时存在，共同作用导致血栓形成，其中心血管内皮损伤最为重要也最为常见。

★考点提示：血栓形成的条件

二、血栓形成的过程及类型

（一）形成过程

血栓形成的基本过程是血小板的析出、黏集和血液凝固。基本过程包括：①血小板黏附于内膜损伤后裸露的胶原表面；②血小板被胶原激活：血小板发生肿胀变形，随后释出血小板颗粒，再从颗粒中释放出 ADP、血栓素 A_2、5-羟色胺（5-HT）及血小板第 Ⅳ 因子等物质，使血流中的血小板不断地在局部黏附，形成血小板小堆，此时血小板的黏附是可逆的，可被血流冲散消失；③启动内源及外源性凝血途径：血小板激活，启动凝血系统，凝血酶原转变为凝血酶，凝血酶将纤维蛋白原转变为纤维蛋白，后者与受损内膜处基质中的纤维连接蛋白结合，使黏附的血小板堆牢牢固定于受损的血管内膜表面，成为不可逆的血小板血栓，成为静脉血栓的起始点（图 3-9，见书末彩图）。

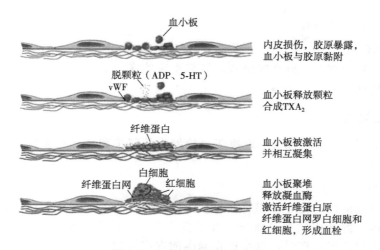

图 3-9　血栓形成过程示意图

静脉延续性血栓的形成过程分为三个阶段（图 3-10，见书末彩图）。

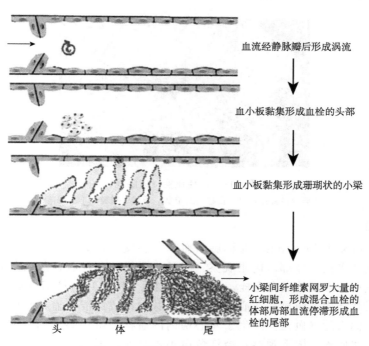

图 3-10　静脉血栓形成过程示意图

1. 起始阶段

血管内皮损伤，血小板沉积黏附损伤的内膜处，形成血小板小堆，启动内、外源凝血系统，形成不可逆的血小板血栓。此阶段形成静脉延续性血栓的头部。

2. 延续阶段

血小板不断沉积黏附使其下游的血流减慢并出现涡流，形成新的血小板小堆，血小板黏集堆不断扩大，此过程反复交替进行，最终形成梁索状或珊瑚状血小板小梁，在小梁的周边黏附有白细胞，小梁之间血液凝固，纤维蛋白交织成网，网络大量的红细胞。此阶段形成静脉延续性血栓的体部。

3. 结尾阶段

随着血栓体积的增大，血管腔阻塞，局部血流停滞，血液发生凝固。此阶段形成静脉延续性血栓的尾部。

（二）形态类型

血栓形成的形态、组成和大小取决于血栓发生的部位和局部血流速度等因素。血栓可分为以下四种类型。

1. 白色血栓

白色血栓（pale thrombus）又称血小板血栓或析出性血栓，多见于血流较快的心瓣膜、心腔内和动脉内，静脉内的白色血栓往往不独立存在，而是构成静脉延续性血栓的头部。主要是由于心血管内膜损伤时，血小板在暴露的内皮下胶原处聚集，逐渐增多而形成。肉眼观察：灰白色小结节状，质硬、粗糙，与管壁黏着紧密，不易脱落。单纯的白色血栓为小结节状或疣状，如急性风湿性心内膜炎时，在二尖瓣闭锁缘上可见白色赘生物即为白色血栓（图 3-11，见书末彩图）。镜下观察：白色血栓主要由血小板和少量的纤维蛋白构成。

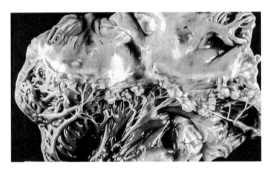

图 3-11　白色血栓（肉眼观）
心瓣膜游离缘可见灰白色小结节状，质硬、粗糙，不易脱落

2. 混合血栓

混合血栓（mixed thrombus）又称层状血栓。多发生在血流缓慢、易出现漩涡的静脉内，常见于延续性血栓的体部。肉眼观察：粗糙、干燥、圆柱状，灰白色和红褐色层状交替。在心脏或主动脉形成的混合血栓，层状结构明显（图 3-12，见书末彩图），在静脉和小动脉形成的则层状结构不明显。在心腔内或主动脉内形成的混合血栓，由于其底部与心壁和血管壁相连，称为附壁血栓。发生于左心房内的血栓，由于心房的收缩和舒张，血栓可呈球状，称为球状血栓。镜下观察：淡红色血小板小梁似珊瑚，呈分枝状排列，小梁周边有中性粒细胞附着，梁间充满由纤维蛋白交织而成的网，网眼内充满大量的红细胞（图 3-13，见书末彩图）。

3. 红色血栓

红色血栓（red thrombus）主要见于静脉延续性血栓的尾部。混合血栓逐渐增大阻塞血管腔时，血流极度缓慢甚至停止，血液发生凝固，形成红色血栓。肉眼观察：为暗红色凝血块，新鲜时表面湿润，有一定的弹性，与血管壁无粘连；陈旧的红色血栓由于水分被吸收，变得干燥，失去弹性，质脆易碎，易于脱落进入血液成为血栓栓子，造成血栓栓塞。镜下观察：纤维蛋白网眼中充满各种血细胞，多为红细胞及少量均匀分布的白细胞。

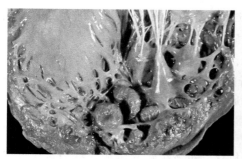

图 3-12　混合血栓（肉眼观）
粗糙、干燥、圆柱状，灰白色和红褐色层状交替的结构

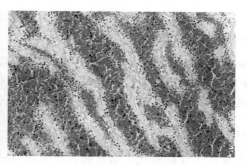

图 3-13　混合血栓（镜下观）
似珊瑚的血小板小梁，周边有中性粒细胞附着，梁间的纤维蛋白网络着大量的红细胞

4. 透明血栓

透明血栓（hyaline thrombus）发生于微循环的毛细血管、微静脉内，主要见于弥散性血管内凝血（DIC）。肉眼不能识别，又称微血栓。镜下观察，由嗜酸性均质红染的纤维蛋白构成，故又称纤维素性血栓（图 3-14，见书末彩图）。

★考点提示：血栓的类型及病变特点

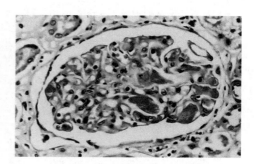

图 3-14　透明血栓（镜下观）
主要是均质红染的纤维蛋白

临床应用

血栓和死后血凝块的区别

血栓是血液在流动中缓慢地、有规律地黏集，形成的一定的形态特征。死后血液凝固的过程和在试管内的血液凝固相同，在多数情况下，血液成分均匀地分布，血凝块呈均匀一致暗红色。

三、血栓的转归

（一）溶解、吸收

血栓形成后，由于纤维蛋白溶解系统以及血栓内白细胞崩解后释放出溶蛋白酶，使血栓发生溶解，变成细小颗粒，可被血流冲走或被吞噬细胞吞噬，小的血栓可完全溶解，吸收而不留痕迹。

（二）软化、脱落

大的血栓多为部分溶解、质地变软，当其被血流冲击形成碎片脱落后，随血流向前运行，引起相应组织、器官血管的阻塞，形成血栓栓塞。

（三）机化、再通

1. 机化

血栓较大时，若不能被完全溶解、吸收，内皮细胞和成纤维细胞开始从血管壁向血栓内生长，形成肉芽组织，血栓被肉芽组织逐渐替代的过程，称为血栓机化（图 3-15，见书末彩图）。

2. 再通

血栓机化时，由于血栓的收缩和部分溶解，使血栓内部或血栓与血管壁之间出现裂隙，新生的血管内皮细胞被覆在裂隙表面，形成新的血管腔，并可彼此吻合沟通，使已经被阻塞的血管腔重新恢复部分血流的过程，称为再通。

（四）钙化

若血栓未能被软化、溶解吸收也未被完全机化，可发生钙盐沉积，称为钙化（图 3-16，见书末彩图）。它可发生在静脉或动脉，形成静脉石或动脉石。

★考点提示：血栓的转归

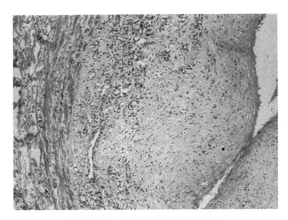

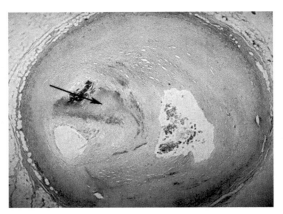

图 3-15　血栓机化（镜下观）
肉芽组织长入血栓中形成机化

图 3-16　血栓钙化（镜下观）

四、血栓对机体的影响

血栓形成对机体既有不利的一方面，也有有利的一方面。

（一）不利的方面

在多数情况下血栓形成对机体的不利影响较大，可造成局部血液循环障碍，重者甚至危及生命。

1. 阻塞血管

血栓形成后在侧支循环不能有效建立的情况下，若阻塞动脉，可造成局部组织缺血、缺氧，引起实质细胞萎缩、变性，严重的甚至引起坏死，如冠状动脉血栓形成引起心肌梗死；若阻塞静脉，则可造成局部组织淤血、水肿出血，甚至坏死，如肠系膜静脉血栓形成，可引起肠出血性梗死。

2. 栓塞

血栓可因软化、破裂而脱落，形成栓子，随血液运行引起血栓栓塞。如果栓子内含有细菌，细菌可随栓子运行而蔓延扩散，引起败血性梗死或栓塞性脓肿。

3. 心瓣膜变形

风湿性或者感染性心瓣膜上的血栓发生机化，可引起心瓣膜粘连、增厚、变硬、缩短、变形，使瓣膜功能障碍，导致心瓣膜病。

4. 出血、休克

若微循环内广泛微血栓形成，消耗大量的凝血物质，使血液的凝固性降低，可引起全身性的广泛出血、休克及器官（肾上腺、垂体）坏死和功能障碍。

（二）有利的方面

1. 止血

血栓形成可以阻塞血管裂口起到止血的作用，如慢性消化性溃疡底部的血管受损时，如果继发血栓形成，可以起到止血的作用，也可避免大出血的危险。

2. 防止细菌和毒素的扩散

在炎症灶周围血管内血栓形成可防止病原微生物或其代谢产物扩散蔓延。

第四节　栓　塞

案例导入

案例回放：

患者张某，女性，25 岁。在分娩结束后约 3min，突然出现呼吸困难、明显发绀、意识障碍，血压下降，经抢救无效死亡。

病理检查： 显微镜下在细小肺动脉或毛细血管内可见角化上皮、黄褐色的胎粪颗粒。

思考问题：

1. 什么情况下会引起羊水栓塞？

2. 羊水的主要成分是什么？

栓塞（embolism）是指在循环血液中出现不溶于血液的异常物质，随血流运行，阻塞于血管腔的现象。阻塞血管腔的异常物质称为栓子（embolus）。栓子的种类很多，可以是固体、气体或液体。最常见的为血栓栓子，其他栓子有脂滴、空气、羊水、细菌团、肿瘤细胞群、寄生虫或其虫卵等。

★考点提示：栓塞的概念

一、栓子运行的途径

栓子一般随血流的方向运行，栓塞在血管逐渐变细的部位（图 3-17）。少数情况下会出现交叉运行和逆行运行。

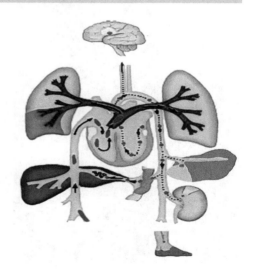

图 3-17　栓子的运行途径示意图

（一）与血流运行方向一致的途径

1. 来自左心及体循环动脉系统的栓子

栓子随动脉血流运行，最终可阻塞于组织器官内口径与栓子直径相当的小动脉内。常见于心、脑、肾、脾、下肢等处。

2. 来自右心和体循环静脉的栓子

栓子随静脉血流运行入肺，栓塞于肺动脉或其分支内，引起肺栓塞。某些体积小又可被压缩的栓子（如脂肪滴、气泡）通过肺泡壁毛细血管进入左心及体循环动脉系统内，进而引起细小动脉分支的栓塞。

3. 来自门静脉系统的栓子

栓子随血流入肝，引起肝内门静脉及其分支的栓塞。

（二）交叉性栓塞

在少数有先天性房间隔或者室间隔缺损的患者，来自右心或者体循环静脉系统的栓子，如在右心压力增高时，栓子可经未闭的卵圆孔或缺损的房间隔、室间隔到达左心，再进入动脉系统发生交叉性栓塞。

（三）逆行性栓塞

下腔静脉内的栓子，有时可因胸腔、腹腔压力突然升高（剧烈咳嗽、深呼吸等）时，下腔静脉内的栓子可逆血流方向运行到达肝、肾等处静脉分支内形成逆行性栓塞。

二、栓塞的类型及其对机体的影响

栓塞对机体的影响，因栓子的种类、大小、部位以及侧支循环建立的情况而异。依据栓子的种类，栓塞分为血栓栓塞、脂肪栓塞、气体栓塞、羊水栓塞以及其他类型栓塞。

（一）血栓栓塞

血栓栓塞（thromboembolism）是指由脱落的血栓引起的栓塞，是栓塞中最常见的一种类型，占栓塞的 99% 以上。由于血栓栓子的来源、大小和栓塞部位的不同，其对机体的影响也不同。

1. 肺动脉栓塞

右心或全身静脉系统（肝门静脉除外）内的血栓脱落，随血流运行可栓塞于肺动脉或其分支内，形成肺动脉栓塞。引起肺动脉栓塞的栓子 90% 以上来自下肢深部静脉，尤其是腘静脉、股静脉和髂静脉（图 3-18，见书末彩图）。肺动脉栓塞的后果取决于栓子的大小和数量：①大多数中、小栓子，栓塞于肺动脉的小分支，由于肺内有丰富的吻合支，一般不会引起严重的后果。若患者已有严重的肺淤血，侧支循环不能充分发挥作用时，一旦发生

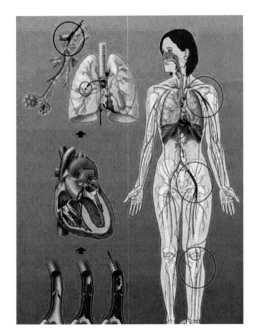

图 3-18　肺动脉栓塞的示意图

肺动脉分支栓塞，则可引起肺组织坏死（肺出血性梗死）。患者会出现胸痛、咯血等症状。②若栓子小，但数目较多，广泛地栓塞于肺动脉分支时，同样可以引起肺动脉压力增高，引起右心衰竭甚至猝死。③若栓子体积较大，栓塞于肺动脉主干或大分支时，患者可突然出现呼吸困难、发绀、休克，甚至发生猝死。有时较长的栓子可栓塞在左右肺动脉干或其分支，也称骑跨性栓塞。

2. 体循环动脉栓塞

左心及动脉系统的血栓脱落后，常栓塞于动脉口径较小或与主干呈锐角的分支内。引起栓塞的栓子主要来源于左心，如心肌梗死时的附壁血栓，也可来自于心内膜炎时心瓣膜上的血栓或动脉粥样硬化溃疡处的血栓。动脉栓塞可发生于全身各处，但以脑、肾、脾、下肢等处最多见。栓塞的后果取决于栓塞的部位、局部侧支循环的建立情况以及组织对缺血的耐受性。

★**考点提示：血栓栓塞的病变特点**

（二）脂肪栓塞

脂肪栓塞（fat embolism）是指循环血液中出现的脂肪滴阻塞于微循环及小血管内。多见于严重创伤，如长骨骨折、脂肪组织重度挫伤或烧伤时脂肪细胞破裂，脂滴游离出来，进入静脉血流的脂肪栓子随血液回流经右心到肺，直径大于 $20\mu m$ 的脂肪栓子引起肺动脉分支、小动脉或者毛细血管的栓塞；直径小于 $20\mu m$ 的脂肪栓子可通过肺泡壁毛细血管经肺静脉至左心到达体循环的分支，可引起全身各个器官的栓塞，尤其多见于脑血管的栓塞，引起脑水肿。镜下观察：栓塞的血管腔内可见大小不等的脂滴，圆形或卵圆形，HE 切片上呈空泡状（图 3-19，见书末彩图）。

脂肪栓塞主要影响肺和神经系统，其后果取决于栓塞部位及脂滴的多少。少量脂滴入血，可被吞噬细胞吞噬，不产生严重后果。若大量（9～20g）、较大的脂滴入血，广泛栓塞于肺小动脉和毛细血管内，肺循环大部分受阻，患者会引起急性右心衰竭，突然出现呼吸急促、呼吸困难甚至猝死。若脂肪栓子栓塞于脑可引起脑组织水肿，点状出血甚至梗死，患者可有兴奋、烦躁不安、谵妄和昏迷等症状。

家兔的空气栓塞实验

（三）气体栓塞

气体栓塞（gas embolism）是指由进入血液的大量空气或溶解于血液内的气体迅速游离形成气泡阻塞血管或心腔引起的栓塞（图 3-20，见书末彩图）。

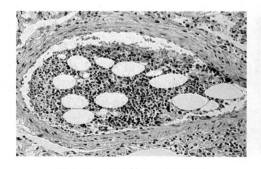

图 3-19　脂肪栓塞（镜下观）

血管腔内可见大小不等的脂滴，圆形或卵圆形，HE 切片上呈空泡状

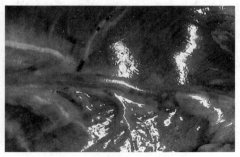

图 3-20　气体栓塞（肉眼观）

血管腔内可见多量气泡

1. 空气栓塞

静脉破裂，空气通过破裂口进入血流是空气栓塞最常见的原因，如头颈部手术、胸壁和肺创伤时，损伤锁骨下静脉和颈静脉，空气被吸入静脉引起。空气栓塞还可能在加压输血输液、输卵管通气、人工气腹或人工气胸等意外事故中发生。

空气进入血液循环的后果，取决于进入的速度和气体的量：①少量空气进入血液，可溶解于血液，不引起严重后果；②大量空气（大于100ml）快速进入血液，随血流进入右心，气体与血液随着右心的收缩与舒张形成大量的泡沫血，泡沫血阻塞肺动脉口或影响静脉回流，造成严重的循环障碍。患者出现呼吸困难，发绀甚至猝死；③进入右心的部分气泡，可进入肺动脉，引起肺小动脉的栓塞，较小的气泡还可经肺毛细血管回流到左心，引起体循环各器官栓塞。

2. 氮气栓塞

氮气栓塞即从高压环境急速转到低压环境时，由于气压突然降低（飞行员因飞机快速升入高空或者深海潜水员过快浮上水面），使溶解在血液、组织液和脂肪组织中的气体（氧气、二氧化碳和氮气）迅速游离形成气泡而引起，又称减压病。其中氧气和二氧化碳可再溶解被吸收，但氮气溶解迟缓，在血液和组织内形成小气泡，并相互融合成大气泡，造成氮气栓塞，引起局部缺血和梗死。氮气栓塞部位不同，临床表现不同。轻者可引起骨、四肢、关节及肌肉等处的末梢血管阻塞而出现痉挛性疼痛；严重者可危及生命。因此，在上述工作中，应控制减压速度，以防本病的发生。

（四）羊水栓塞

羊水栓塞（amniotic fluid embolism）是指含有胎儿表皮细胞、胎粪、胎脂等成分的羊水进入母体血液循环引起的栓塞。羊水栓塞是产科的一种较为少见的严重并发症，常在分娩过程中或产后短时间内突然发生，一旦发生，死亡率极高。

在分娩时由于羊膜早破、胎盘早剥或者胎儿阻塞产道时，子宫强烈收缩，宫内压增高，

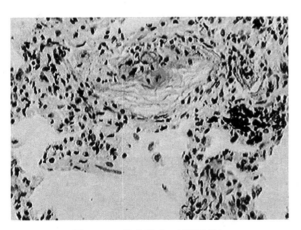

图 3-21　羊水栓塞（镜下观）
血管腔内可见胎脂、胎粪等羊水成分

羊水可被压入破裂的子宫壁静脉窦内，经血液循环回流到右心，再进入肺，栓塞到肺动脉分支及小血管。少量羊水也可通过肺毛细血管到左心，引起全身各器官栓塞。诊断羊水栓塞是在显微镜下观察到肺的小动脉和毛细血管内或母体血液涂片中见到角化鳞状上皮、胎毛、胎脂、胎粪或黏液等羊水成分（图3-21，见书末彩图）。

临床上羊水栓塞患者在分娩过程中或者分娩后可突然出现呼吸困难、发绀、休克等症状导致死亡。其发生机制较为复杂，除了羊水引起肺血管的机械性阻塞外，可能还与羊水的成分作为抗原引起超敏反应性休克，或因羊水含有凝血致活酶样物质激活凝血过程，造成母体发生DIC有关。

（五）其他类型栓塞

1. 肿瘤细胞栓塞

由恶性肿瘤细胞侵入血管并随血流运行引起的栓塞，可见于局部形成的转移瘤

［图3-22（a），见书末彩图］。

2. 细菌栓塞

大量细菌存于血液中引起的栓塞，多见于脓毒败血症引起的脓性栓子形成的栓塞性脓肿［图 3-22（b），见书末彩图］。

3. 寄生虫栓塞

寄生虫栓塞是寄生虫及其虫卵寄生引起的栓塞，多见于寄生在门静脉的血吸虫及其虫卵栓塞于肝内门静脉小分支［图 3-22（c），见书末彩图］。

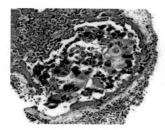 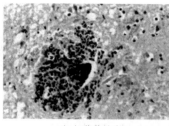 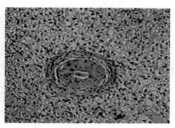

（a）肿瘤细胞栓塞　　　　　（b）菌落栓塞　　　　　（c）虫卵栓塞

图 3-22　其他栓塞（镜下观）

知识拓展

常跷二郎腿当心静脉血栓影响下肢血液循环

跷二郎腿时，被垫压的膝受到压迫，容易影响下肢血液循环。两腿长时间保持一个姿势不动，容易麻木，如果血液循环再受阻，很可能造成腿部静脉曲张或血栓塞。特别是患高血压病、糖尿病、心脏病的老人，长时间跷二郎腿会使病情加重。当感到两腿肌肉麻木或酸痛时，应立即将其放平，用双手反复揉搓或拍打，以缓解疲劳，尽快恢复血液通畅。

第五节　梗　死

案例导入

案例回放：

患者王某，女性，55 岁。有高血压病史，血脂高。5 天前感心前区疼痛，并向左肩放射，进行性加重，昏迷，急诊入院，抢救无效死亡。尸检见主动脉及冠状动脉粥样硬化。心肌有灶性、形状不规则的灰黄色区，心肌纹理不清，失去光泽，其周围有暗红色出血带。组织结构致密，染色深浅不一。显微镜下观察：心肌颜色较红区的心肌细胞核消失，但心肌轮廓尚存；坏死区心肌横纹消失，肌原纤维结构不清，近正常心肌处的梗死心肌纤维间可见多数中性粒细胞浸润。

思考问题：

1. 王某的病主要是由什么引起的？
2. 王某死亡的主要原因是什么？

梗死（infarct）是指局部组织或器官由于血管阻塞、血流停止导致该组织或器官缺血缺氧而发生的坏死。梗死一般是由于动脉阻塞，血流中断引起，静脉阻塞如果不能及时建立有效的侧支循环时也可能引起梗死。

★考点提示：梗死的概念

一、梗死的原因和条件

凡能引起血管腔阻塞，导致局部组织缺血的原因均可引起梗死。

（一）原因

1. 血栓形成

血栓形成是梗死最常见的原因，常见于冠状动脉血栓形成引起心肌梗死；脑动脉粥样硬化斑块阻塞脑血管引起脑梗死（脑软化）。静脉内血栓形成一般不引起梗死，但肠系膜血栓形成可引起所引流肠段的肠梗死。

2. 动脉栓塞

动脉栓塞多见于血栓栓塞、空气栓塞、脂肪栓塞等，可引起肾、脾、脑、肺梗死。

3. 血管受压闭塞

如动脉受肿瘤压迫或肠扭转、肠套叠时肠系膜静脉和动脉先后受压闭塞，局部血流停止引起梗死。卵巢囊肿蒂扭转、因蒂内血管受压闭塞亦可引起囊肿坏死。

4. 动脉痉挛

单纯的动脉痉挛不致引起梗死，多数是在心脏冠状动脉或者脑动脉粥样硬化的基础上导致血管腔狭窄的情况下，再发生血管持续痉挛（情绪激动、严寒因素等刺激），可导致血管闭塞，血流中断引起梗死。

5. 弥散性血管内凝血

微循环内广泛纤维蛋白性血栓引起多个器官的多发性微小梗死。

（二）梗死形成的条件

1. 侧支循环情况

肺、肝均具有双重血液供应，有着丰富的吻合支，某一支动脉阻塞不易发生梗死。如肾、脾及脑等动脉阻塞，不易建立有效的侧支循环，容易导致梗死。

2. 组织器官对缺血缺氧的耐受性

神经细胞对缺血缺氧的耐受性最低，一般 3～5min；心肌细胞，15～30min，一旦血流阻断容易发生梗死。纤维组织和骨骼肌对缺血缺氧的耐受性较强，一般不易发生梗死。

二、梗死的类型及病理变化

梗死是局部组织的坏死，其形态因不同组织器官而有所差异。

（一）一般形态特征

1. 梗死灶的形状

梗死灶的形状取决于该器官的血管分布方式。脾、肾、肺等的血管呈锥形分支，故梗死灶也呈锥形，切面呈扇面形或三角形，其尖端位于血管阻塞处，常指向脾门、肾门、肺门，器官的表面为基底部。心冠状动脉分支不规则，故心肌梗死灶的形状也不规则，呈地图状（图 3-23，见书末彩图）。肠系膜血管呈扇形分支和支配某一肠段，故肠梗死灶呈节段形。

2. 梗死灶的质地

梗死灶的质地取决于坏死的类型。实质器官（如心、脾、肾）的梗死为凝固性坏死。新鲜时，由于组织崩解，局部胶体渗透压升高而吸收水分，使局部肿胀，表面和切面均有微隆起。陈旧性梗死则坏死组织较干燥、质硬、表面下陷。脑组织因含有较多的水分和磷脂等而呈液化性坏死，新鲜时质软疏松，日久逐渐液化可形成囊腔。

3. 梗死灶的颜色

梗死灶的颜色取决于梗死组织含血量的多少，含血量少时呈灰白色，称为贫血性梗死。含血量多时则呈暗红色，称为出血性梗死。

（二）类型及病理变化

根据梗死区内含血量的多少以及有无合并细菌感染，可将梗死分为贫血性梗死、出血性梗死及败血性梗死 3 种类型。

1. 贫血性梗死 （anemic infarct）

因为组织结构致密及血管压力降低，故梗死区出血量较少，少量的红细胞很快崩解，血红蛋白被吸收，使梗死区呈灰白色贫血状态，故又称"白色梗死"。多发生于组织结构致密、侧支循环不丰富的实质器官，如肾、脾、心肌、脑。当这些器官动脉分支的血流阻断后，局部组织缺血缺氧，引起组织细胞变性、坏死。肉眼观察：贫血性梗死的梗死灶呈灰白或灰黄，与正常组织分界清楚，分界处常有暗红色的充血及出血带。梗死灶的形状，取决于该器官的血管分布，如肾、脾的动脉呈锥形分支，故梗死灶也呈锥形、锥尖指向阻塞的血管（朝向器官的门部），锥底为器官的表面（图 3-24，见书末彩图）。心冠状动脉分支不规则，故心肌梗死灶形状也不规则，呈地图状。镜下观察：早期梗死灶内可见细胞质呈均匀一致的红色，细胞核呈固缩、碎裂或者溶解坏死等改变，但组织轮廓还存在。后期为一片均匀红染无结构的坏死物质，晚期可有肉芽组织长入梗死灶取代坏死组织，形成瘢痕。

★**考点提示：贫血性梗死的病变特点**

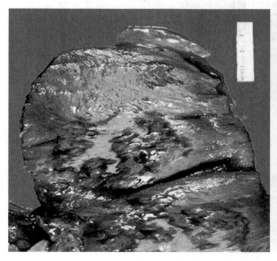

图 3-23　心肌梗死 （肉眼观）
梗死灶灰白色，不规则，呈地图状

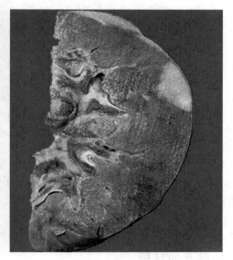

图 3-24　肾贫血性梗死 （肉眼观）
梗死灶灰白色，呈锥形，尖端指向肾门

2. 出血性梗死 （hemorrhagic infarct）

出血性梗死又称红色红梗死，梗死区有显著出血，呈红色。常发生在具有双重血液循环、组织结构疏松的器官（如肺、肠等）。但肺、肠出血性梗死的形成，除动脉阻塞、组织疏松外，梗死灶还需有严重淤血。具有双重血液供应的器官，正常情况下，即使一支动脉分支的血流中断，另一支动脉尚可维持血液供应，一般不引起梗死。但在严重淤血的情况下，由于整个器官的静脉和毛细血管内压力增高，另一支动脉难以单独克服局部淤血阻力，不能建立有效的侧支循环，因而引起局部组织缺血坏死。同时由于严重淤血及组织结构疏松，梗死发生后血液不能被挤出梗死灶，原来淤积于静脉和毛细血管内的血液可从破坏的血管中流出，在进入梗死组织内，形成出血性梗死。肉眼观察：梗死灶含血量较多，呈暗红色，湿润，质软。

（1）肺出血性梗死　肺梗死多在心力衰竭并发肺淤血时发生，梗死灶常位于肺下叶外周部，尤其在肋膈角处（淤血好发处）。肉眼观，梗死区因弥漫性出血而肿胀隆起，呈暗紫红色。梗死灶的形状常呈锥形（楔形）尖朝肺门、底部紧靠胸膜面。镜下观，梗死灶中肺组织坏死伴弥漫性出血（图3-25，见书末彩图）。在梗死灶相应的胸膜面上因炎性反应有纤维素性渗出物附着。

（2）肠出血性梗死　多在肠扭转、肠套叠、嵌顿性肠疝、肿瘤压迫等情况下发生。由于肠系膜静脉先受压发生淤血，继而肠系膜动脉受压阻塞而造成出血性梗死。肠梗死多发生于小肠，因为肠系膜动脉呈扇形、阶段性分布，故肠梗死通常只累及某一段肠管。肉眼观，梗死的肠壁因弥漫性出血而呈紫红色，因淤血水肿及出血，肠壁增厚、质脆易破裂，肠腔内充满暗红色血性液体（图3-26，见书末彩图）。镜下观，肠壁各层组织坏死及弥漫性出血。肠梗死容易发生肠穿孔，引起弥漫性腹膜炎，进而危及生命。

★考点提示：出血性梗死的病变特点

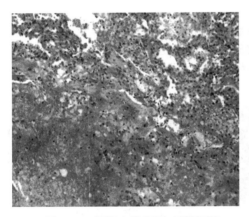

图 3-25　肺出血性梗死（镜下观）
梗死灶可见大量红细胞

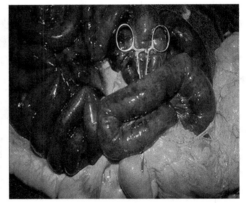

图 3-26　肠出血性梗死（肉眼观）
肠呈节段性梗死，梗死灶暗红色，湿润

3. 败血性梗死 （septic infarct）

若梗死区有细菌感染，可能会形成了败血性梗死，此类梗死是由于含细菌的栓子阻塞血管所致。梗死区内有大量炎细胞浸润，可形成脓肿。

三、梗死的结局及对机体的影响

1. 梗死的结局

梗死的结局有：①小的梗死灶可以机化，最后形成瘢痕；②大的梗死灶不能完全机化时，形成纤维包裹，并钙化；③较大的脑梗死灶则液化成囊腔，周围由增生的胶质瘢痕包裹。

2. 梗死对机体的影响

取决于梗死灶的大小、部位及有无细菌感染细等因素。

①肾梗死：临床上出现肾区疼痛，血尿。

②脾梗死：可出现左季肋区疼痛，因梗死区表面常有纤维蛋白性炎，并波及腹膜，呼吸时可出现刺痛感。

③心肌梗死：可影响心脏功能，严重者可导致心功能不全。

④脑梗死：轻者仅为局部肌肉麻痹或者偏瘫，严重者可发生昏迷，甚至死亡。

⑤肺梗死：较小则无严重影响，患者仅有胸痛及咯血。较大区域梗死时可引起呼吸困难，甚至死亡。

⑥肠梗死：早期由于肠组织缺血，肠壁肌肉发生痉挛性收缩，出现剧烈腹痛，该段肠壁梗死后，肠蠕动消失，引起腹胀，甚至肠穿孔、弥漫性腹膜炎。

思考题

一、名词解释

淤血　槟榔肝　肺褐色硬化　血栓形成　栓子　栓塞　梗死　血栓机化

二、填空题

1. 动脉充血局部组织呈_____色，是由于_____。
2. 淤血的原因有_____、_____、_____。
3. 慢性肝淤血肝表面呈红黄相间，红是指_____，黄是指_____，也称为_____肝。
4. 血栓形成的条件有_____、_____、_____。
5. 微血栓又称纤维素性血栓，主要由_____构成。
6. 最常见的栓子是_____。
7. 梗死器官因血管分布不同，其形状可分为_____、_____、_____。
8. 发生出血性梗死的条件有_____、_____。
9. 血栓形成过程主要包括_____、_____、_____。
10. 根据心血管壁完整性破坏的程度，将出血分为_____及_____两类。
11. 来自左心和动脉系统的栓子，常栓塞于_____、_____、_____及_____等处。
12. 根据梗死灶颜色的不同将梗死分为_____和_____两种。
13. 来自门静脉系统的栓子，可引起_____栓塞。
14. 肺出血性梗死区常位于_____，尤以_____多见。

三、简答题

1. 简述淤血的原因、病理变化及其结局。
2. 请列出栓子的种类及栓子运行途径。
3. 简述慢性肺淤血的镜下病理变化特点。
4. 简述血栓形成、栓塞、梗死三者之间的相互关系。

四、病例分析题

患者，张某，男性，因外伤性脾破裂而入院手术治疗。术后卧床休息，一般情况良好。术后第9天，右小腿腓肠肌部位有压痛及轻度肿胀。医生考虑为小腿静脉有血栓形成，嘱其安静卧床，暂缓活动。术后第 11 天傍晚，患者自行起床去厕所后不久，突感左侧胸痛并咯血数口，体温不高。次日查房时，胸痛更甚，听诊有明显胸膜摩擦音。X 线检查左肺下叶有范围不大的三角形阴影。患者年初曾因心脏病发作而住院，内科诊断为风湿性心脏病、二尖瓣狭窄。经治疗后，最近数月来症状缓解。

请问：

1. 致右小腿静脉血栓形成的因素有哪些？

2. 左肺可能是什么病变？与前者有无联系？肺内病变的病理变化及发生机制是什么？

（付玉环）

第四章

炎　症

○ ○
○ ○
○ ○

【学习目标】

掌握：炎症、感染、变质、渗出、增生、炎细胞、假膜性炎、脓肿、溃疡、窦道、瘘管、蜂窝织炎、炎性息肉、炎性假瘤和肉芽肿性炎的概念；炎症局部基本病理变化。

熟悉：渗出液与漏出液的区别；浆液性炎、纤维素性炎、出血性炎概念；炎症的局部临床表现和全身反应；炎症过程中白细胞的渗出及其意义；炎症的结局。

了解：炎症的原因；炎症介质的作用；菌血症、毒血症、败血症和脓毒败血症。

案例导入

案例回放：

患者，男，20岁，3天前出现精神萎靡缺乏，食欲缺乏，1天前感到右上臂内侧疼痛并红肿，当晚患部疼痛加剧，红肿加重，不敢活动，并有发热、头痛和头昏。今来院就诊。局部检查：右上臂内侧有2cm×3cm红肿区，略隆起，触之有波动感，局部温度增高，压痛明显，活动受限。同侧腋窝淋巴结增大，触痛。体温：39.5 ℃，白细胞计数 $23×10^9/L$，中性粒细胞 0.80。

思考问题：

1. 患者右上臂内侧是何疾病？
2. 同侧腋窝淋巴结为什么增大？
3. 你认为患者后续需要做怎样的治疗？

炎症（inflammation）是指具有血管系统的活体组织对致炎因子的损伤发生以防御为主的反应。炎症对机体既有重要的防御作用，同时也可带来不同程度的危害，是一种常见且十分重要的病理过程。

★考点提示：炎症概念

第一节　炎症的原因

凡能引起细胞和组织损伤的因素都可引起炎症，这些因素称为致炎因子，其种类繁多，主要包括以下几类。

1. 生物性因子

生物性因子为最常见的致炎因子，包括细菌、病毒、支原体、立克次体、螺旋体、真菌和寄生虫等。细菌可通过内、外毒素及分泌的某些酶造成细胞和组织损伤，病毒可通过在细胞内复制，导致细胞损伤引起炎症。由生物性因子引起的炎症称为感染（infection）。

2. 理化因子

高温、低温、射线、激光、微波以及机械性损伤等是常见的物理因子。化学因子包括外源性化学物质（如强酸、强碱等），内源性化学物质（如坏死组织崩解产物）、病理条件下堆积于体内的代谢产物（如尿酸、尿素等）等。

3. 免疫反应

异常的免疫反应可造成组织和细胞损伤而导致炎症，如某些超敏反应引起的变应性鼻炎（过敏性鼻炎）、荨麻疹、肾小球肾炎等，自身免疫反应引起的系统性红斑狼疮和类风湿关节炎等。

★考点提示：最常见的致炎因子；感染的概念

第二节　炎症局部的基本病理变化

炎症局部的基本病理变化包括变质、渗出和增生。一般来说，炎症的早期和急性炎症通常以变质、渗出为主，炎症后期和慢性炎症以增生改变为主。变质是损伤性过程，渗出和增生是抗损伤和修复过程。

★考点提示：炎症局部的基本病理变化

一、变质

变质（alteration）是指炎症局部组织细胞发生的变性和坏死。变质主要由致炎因子直接损伤所致，也可由炎症病灶内局部血液循环障碍和炎症介质作用引起。变质的轻重取决于致炎因子的性质、强度和机体的反应性两个方面。

（一）形态变化

变质既可发生于实质细胞，也可发生于间质细胞。实质细胞常出现细胞水肿、脂肪变性、凝固性或液化性坏死等；间质细胞可发生黏液样变性、玻璃样变性、纤维素样坏死等。

（二）代谢变化

炎症局部组织的代谢改变以分解代谢增强为特点，可表现为局部酸中毒和组织渗透压增高。糖、脂肪和蛋白质的分解代谢均增强，耗氧量增加，加之炎症灶内血液循环障碍和酶系统受损，无氧酵解增强，氧化不全的代谢产物（如乳酸、脂肪酸、酮类等）在炎症局部堆积，造成局部酸中毒。炎区内分解代谢增强和组织坏死崩解，蛋白质等大分子降解为小分子，使胶体渗透压升高；同时由于 H^+ 浓度升高，导致盐类解离增多，离子浓度增高，晶状体渗透压升高，从而导致组织渗透压升高。这些都为局部血管改变和炎性渗出创造了条件。

（三）炎症介质

炎症介质（inflammatory mediator）是指参与炎症反应的具有生物活性的化学物质。在炎症过程中，炎症介质可引起血管扩张、通透性增加、对炎细胞产生趋化作用、引起炎性充血和渗出等。有的炎症介质还可引起发热、疼痛、组织损伤等。炎症介质可分为细胞源性和血浆源性两大类。由细胞释放的炎症介质有血管活性胺、花生四烯酸代谢产物、白细胞产物和细胞因子等；由血浆中产生的炎症介质包括激肽系统（如缓激肽）、补体系统（如 C_3、C_5）和凝血系统（如纤维蛋白多肽和纤维蛋白的降解物）等。来自细胞的炎症介质以颗粒的形式储存在细胞内，在需要的时候释放，或在致炎因子的刺激下，即刻合成并释放。来自血浆的炎症介质多以前体形式存在，经蛋白水解酶作用才能被激活。

主要炎症介质及作用见表 4-1。

表 4-1　主要炎症介质及作用

炎症反应	主要炎症介质
血管扩张	组胺、缓激肽、前列腺素、5-羟色胺
血管通透性升高	组胺、5-羟色胺、C_{3a}、C_{5a}、缓激肽、活性氧代谢产物、纤维蛋白多肽
趋化作用	C_{5a}、白细胞三烯（LT）、细菌产物、细胞因子、纤维蛋白多肽
发热	IL-1、IL-6、TNF、PG
疼痛	PG、缓激肽
组织损伤	溶酶体酶、氧自由基

二、渗出

炎症渗出过程

炎症局部组织血管内的液体和细胞成分通过血管壁进入组织间隙、体腔、黏膜表面及体表的过程称为渗出。以血管反应为中心的渗出是炎症时最重要、最具特征性的变化，是炎症的重要形态学标志，是消除病因和有害物质的重要环节。急性炎症及炎症早期，渗出性病变最为明显。渗出过程是以血管反应为主，包括血流动力学改变、血管壁通透性增加、液体渗出和细胞渗出。

（一）血流动力学改变

炎症局部血流动力学改变是血液成分渗出的基础，一般按下列顺序发展（图 4-1，见书末彩图）。

1. 细动脉短暂收缩

致炎因子引起局部组织损伤后立即出现，通过神经反射引起炎症局部细动脉短暂的痉挛、收缩，血流量减少，持续时间仅数秒。

2. 血管扩张和血流加快

在细动脉短暂痉挛之后，通过神经轴突反射和炎症介质的释放，使细动脉和毛细血管扩张，局部血流加快，血流量增多，形成炎性充血。这是急性炎症早期血流动力学改变的标志，也是造成炎症局部发红和发热的原因。

3. 血流速度减慢

在血管扩张的基础之上，由于炎症介质的作用，使血管壁通透性升高，富含蛋白质的液体渗出到血管外，小血管内红细胞浓集，血液黏稠度增加，血流阻力增大，血流速度减

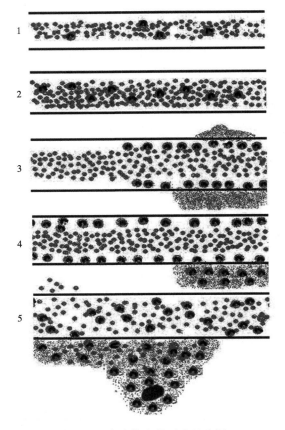

图 4-1 炎症的血管反应示意图

1.细动脉短暂收缩；2.血管扩张，血流加速；3.血流变慢，血浆渗出；4.白细胞游出血管外；5.游出的白细胞在趋化因子的吸引下向炎区聚集并发挥作用，红细胞也可被动漏出

慢甚至血流淤滞。血流淤滞有利于白细胞附壁并渗出到血管外。

（二）血管壁通透性增加

血管壁通透性增加是导致炎症局部液体和蛋白渗出血管的重要原因，其发生机制与以下因素有关。

①内皮细胞收缩：炎症介质作用于内皮细胞受体，使内皮细胞迅速收缩。

②内皮细胞损伤：严重烧伤、化脓菌感染等严重刺激可直接损伤血管内皮细胞，使之坏死、脱落。

③内皮细胞吞饮及穿胞作用增强：炎症时内皮细胞吞饮能力增强，胞质内吞饮小泡增多，体积增大；在接近内皮细胞之间的连接处相互连接的囊泡形成穿胞通道，增加了血管的通透性，使富含蛋白质的液体渗出。

④新生毛细血管壁的高通透性：在炎症修复过程中形成的新生毛细血管，其内皮细胞分化尚不成熟，具有高通透性。

（三）液体渗出

液体渗出是由血管壁通透性升高、微血管内流体静压升高和组织间液渗透压升高三者共同作用的结果。渗出的液体称为渗出液（exudate）。渗出的液体积聚于组织间隙称为炎性水肿（inflammatory edema），积聚于体腔（胸腔、腹腔等）称为积液（hydrops）。

渗出液的量及其成分，因致炎因子、炎区的组织结构和血管壁损伤程度的不同而异，当血管壁损伤较轻时，则以盐类晶状体及小分子白蛋白渗出为主；当血管壁损伤较重时，则以大分子蛋白质（如球蛋白、纤维蛋白原等）渗出为主。渗出液和非炎症性的漏出液（transudate）有明显的差异，临床上正确区别渗出液与漏出液（表 4-2），对某些疾病的诊断和鉴别诊断有重要意义。

★考点提示：渗出液与漏出液的区别

表 4-2　渗出液与漏出液的区别

区别点	渗出液	漏出液
原因	炎症	非炎症
外观	混浊	澄清
相对密度	>1.018	<1.018
蛋白含量	>30g/L	<30g/L
蛋白定性试验	阳性	阴性
细胞数	>500×10⁶/L	<100×10⁶/L
凝固性	常自凝	不自凝

渗出液具有重要的防御作用：①稀释或运走毒素等有害物质，减轻其对机体组织的损伤；②渗出液中所含的抗体、补体、溶菌酶等，可消灭病原体；③渗出的纤维蛋白原可形成纤维蛋白网，阻止病原体及其毒素的扩散，有利于白细胞的游走和吞噬，还可作为组织修复的支架；④炎症局部的病原微生物和毒素随渗出液的淋巴回流到达局部淋巴结，刺激机体产生细胞免疫和体液免疫。

　　但渗出液过多对机体也会造成不利影响，主要是压迫或阻塞，加重局部血液循环障碍或影响器官功能。例如：大量心包积液可影响心脏的舒缩功能；严重的喉头水肿可引起窒息；另外，渗出液中纤维蛋白吸收不良可发生机化、粘连，如肺肉质变、胸膜粘连和心包粘连等。

★考点提示：渗出液的作用

（四）细胞渗出

　　白细胞的渗出是炎症反应的最重要的特征，是炎症防御反应的中心环节。各种白细胞通过血管壁游出到血管外的过程称为白细胞渗出（leucocyte extravasation）。炎症时渗出的白细胞称为炎细胞（图4-2，见书末彩图）。炎细胞在趋化因子的作用下进入组织间隙并聚集于炎症病灶的现象称为炎细胞浸润（inflammatory cell infiltration）。白细胞的渗出是一种主动过程，是防御反应的主要表现，主要包括白细胞的边集和附壁、黏着、游出和趋化作用等阶段，在炎症局部发挥重要的免疫作用等。

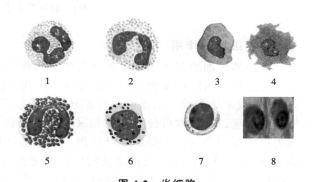

图4-2　炎细胞

1，2—中性粒细胞；3，4—巨噬细胞；5—嗜酸性粒细胞；6—嗜碱性粒细胞；7—淋巴细胞；8—浆细胞

★考点提示：炎细胞浸润及其意义

1. 白细胞的边集和附壁

　　在炎症渗出的过程中，随着液体渗出、血流速度减慢，血液的轴流消失，白细胞进入边流，沿血管内皮细胞表面缓慢滚动，这种现象称为白细胞边集（图4-3，见书末彩图）。随后靠边的白细胞黏附于内皮细胞上，称白细胞附壁。

2. 白细胞黏着

　　白细胞黏着于内皮细胞是白细胞从血管中游出的前提。白细胞与内皮细胞的黏着是由白细胞表面的整合素与内皮细胞表达的配体介导的，通过一系列复杂的反应过程，白细胞紧密黏着于内皮细胞表面。

3. 白细胞的游出和趋化作用

　　白细胞通过血管壁进入周围组织的过程称为白细胞游出。黏着于血管壁的白细胞，首先在内皮细胞连接处由胞质突起形成伪足，伸入内皮细胞间隙，以阿米巴样运动方式穿过内皮细胞间隙与血管基膜到达血管外（图4-4）。白细胞游出血管后，受炎区化学刺激物的影响进行定向运动的现象称为趋化作用。这些能吸引白细胞做定向运动的化学刺激物称为趋化因子。趋化因子主要有细菌及其代谢产物和炎症介质。不同趋化因子吸

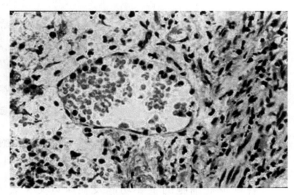

图4-3　白细胞边集

引不同的白细胞，如组胺主要吸引嗜酸性粒细胞；淋巴因子主要吸引中性粒细胞和巨噬细胞。其中以中性粒细胞和巨噬细胞对趋化因子反应最明显，而淋巴细胞反应较弱。

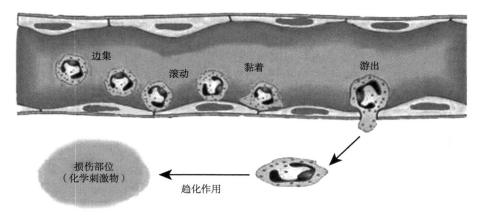

图 4-4　白细胞的游出过程模式图

4. 白细胞的作用

游出的白细胞在炎症灶局部可发挥吞噬作用和免疫作用，构成炎症反应的主要防御环节。炎症病灶内的白细胞吞噬和消化病原体及其他异物的过程，称为吞噬作用（phagocytosis），是炎症防御反应的重要组成部分。具有较强吞噬能力的细胞主要是中性粒细胞和巨噬细胞；吞噬过程大致可分为识别和黏着、包围和吞入、杀灭和降解三个阶段（图 4-5）。发挥免疫作用的白细胞主要是淋巴细胞、浆细胞和巨噬细胞。巨噬细胞将抗原加工处理后呈递给 T 或 B 淋巴细胞，免疫活化的淋巴细胞分别产生淋巴因子或抗体，发挥杀伤病原微生物的作用。白细胞在激活和吞噬过程中，可将溶酶体酶、活性氧自由基等释放到细胞外间质中，损伤正常细胞和组织，加重原始致炎因子的损伤作用。白细胞介导的组织损伤见于肾炎、哮喘、移植排斥反应等。

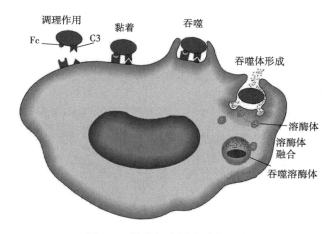

图 4-5　吞噬细胞吞噬过程示意图

5. 炎症细胞的种类、功能及临床意义

各种炎症细胞的主要功能及临床意义见表 4-3。

★考点提示：各种炎细胞的功能及其临床意义

表 4-3　炎症细胞的种类、功能及临床意义

种类	主要功能	临床意义
中性粒细胞	具有活跃的游走功能和较强的吞噬能力。能吞噬细菌、小组织碎片及抗原-抗体复合物等	主要见于急性炎症的早期和化脓性炎症
巨噬细胞	具有很强的游走和吞噬能力。能吞噬非化脓菌、较大的组织碎片及异物等；释放内源性致热原；处理抗原，传递免疫信息	主要见于急性炎症后期，肉芽肿性炎症，病毒和寄生虫感染等
嗜酸性粒细胞	游走能力较弱，有一定吞噬能力。能吞噬免疫复合物及组胺	主要见于寄生虫感染及超敏反应性炎症
淋巴细胞及浆细胞	游走能力弱，无吞噬能力。T淋巴细胞参与细胞免疫，致敏后产生淋巴因子，杀伤靶细胞；B淋巴细胞在抗原刺激下可转变为浆细胞，产生抗体，参与体液免疫	主要见于慢性炎症，病毒感染，以及与免疫反应有关的炎症
嗜碱性粒细胞和肥大细胞	无明显游走和吞噬能力。胞质中含嗜碱性颗粒，脱颗粒可释放组胺、5-羟色胺和肝素	主要见于超敏反应性炎症

三、增生

增生（proliferation）是指在致炎因子、组织崩解产物和某些理化因子的刺激下，炎症局部实质细胞和间质细胞数目增多。实质细胞的增生如慢性肝炎时肝细胞的增生，鼻息肉时鼻黏膜上皮细胞和腺体的增生。间质细胞的增生包括巨噬细胞、血管内皮细胞、淋巴细胞和成纤维细胞。成纤维细胞增生可产生大量胶原纤维，使炎症组织纤维化，在慢性炎症中表现突出。一般在急性炎症后期和慢性炎症，增生较为明显。但有少数急性炎症也以增生为主，如急性肾小球肾炎以肾小球毛细血管的内皮细胞和系膜细胞增生为主；伤寒以全身单核巨噬细胞增生为主。

增生是一种重要的防御反应，增生的巨噬细胞吞噬杀伤入侵的病原体，并参与免疫反应；增生的成纤维细胞和毛细血管构成肉芽组织，使炎症局限化，促进损伤组织的修复。但过度的纤维组织增生可使原有的组织、器官结构破坏，对机体产生不利影响。如病毒性肝炎引起的肝硬化，心肌炎引起的心肌硬化等，均可引起相应器官的功能障碍。

任何致炎因子引起的炎症都具有变质、渗出和增生三种基本病理变化，不同类型的炎症往往以其中一种或两种病理改变为主。变质、渗出、增生三者之间存在密切联系，可相互影响，相互转化，从而组成一个复杂的炎症反应过程。一般而言，急性炎症多以变质、渗出为主，慢性炎症多以增生为主。

第三节　炎症的局部临床表现和全身反应

一、局部临床表现

1. 红

炎症早期由于充血，局部血液中氧合血红蛋白增多，使局部组织呈鲜红色。炎症后期

由于淤血，局部血液内还原血红蛋白增多，使炎症局部组织呈暗红色甚至发绀。

2. 肿

急性炎症时由于充血、水肿及炎细胞浸润，可使局部组织明显肿胀。慢性炎症时，由于细胞和组织增生，也可引起肿胀。

3. 热

炎症局部由于充血，血量增多，血流加快，组织代谢增强，产热增多而使局部温度增高。

4. 痛

在炎症灶内，一方面由于局部组织分解代谢增强，氢离子、钾离子浓度增高，刺激神经末梢引起疼痛；另一方面某些炎症介质（如 PG、缓激肽等）有致痛作用。此外，局部组织肿胀，压迫神经末梢也可引起疼痛。

5. 功能障碍

炎症病灶内的实质细胞变性坏死和代谢障碍、渗出物的压迫或阻塞、因疼痛而引起的保护性反射而使机体活动受限等，都可能导致组织和器官的功能障碍。

二、全身反应

1. 发热

引起发热的物质主要是内、外源性致热原。各种病原体及其代谢产物、抗原-抗体复合物等可作为发热激活物，刺激机体产生并释放内源性致热原，作用于下丘脑体温调节中枢，使体温调节中枢的调定点上移，从而使产热增多，散热减少，导致体温上升。适当增高的体温使机体的代谢加快，白细胞的吞噬作用和抗体的生成作用都会增强，有利于炎症的康复。但发热过高或持续时间过长会引起各系统尤其是中枢神经系统的功能紊乱。

2. 白细胞的变化

炎症时，血液中白细胞的增多具有重要的防御意义，增多的白细胞类型与炎症的性质、病原体的种类、感染的程度有关。大多数细菌特别是化脓菌感染时，血中以中性粒细胞增多为主，当严重感染时，幼稚的中性粒细胞（即杆状核白细胞）明显增多，当其数量＞5％时，称为"核左移"，细胞质内可见中毒颗粒；肉芽肿性炎症时，血中以单核细胞增多为主；寄生虫感染或超敏反应性炎症时，以嗜酸性粒细胞增多为主；病毒感染时，以淋巴细胞、单核细胞增多为主；慢性炎症时，则以淋巴细胞和浆细胞增多为主。但当严重感染或机体抵抗力极度降低时，外周血白细胞计数可无明显增高，甚至降低，其预后较差。有些炎症白细胞数目不增多反而减少，如伤寒、流行性感冒、病毒性肺炎等。

★考点提示：炎症时外周血白细胞的变化及其意义

3. 单核巨噬细胞系统增生

炎症局部的病原体、组织崩解产物等经淋巴管到达局部淋巴结或经血流到达全身其他单核巨噬细胞系统，使单核巨噬细胞系统增生，功能加强，有利于吞噬、消化病原体和组织崩解产物。临床上主要表现为肝大、脾大、淋巴结增大。

4. 实质器官的改变

较严重的炎症，因致炎因子、发热和血液循环障碍等因素的作用，使患者的心、肝、肾等实质细胞可出现不同程度的变性、坏死和功能障碍。如白喉外毒素引起中毒性心肌炎，导致心肌细胞变性、坏死，引起严重的后果。

★考点提示：炎症局部临床表现和全身反应

第四节 炎症的类型

炎症分类方法较多,可根据病程、局部基本病变、炎症累及器官等进行分类,下面重点介绍前两种分类。

一、炎症的临床类型

根据炎症发生的急缓和病程的长短,可分四种类型。

1. 超急性炎症

呈暴发经过,病程为数小时至数日,炎症反应急剧,短期内可引起组织器官严重损伤,甚至导致机体死亡。多属超敏反应性炎症,如器官移植超急性排斥反应,可在移植器官血管接通数分钟即引起移植组织和器官的严重损伤。

2. 急性炎症

起病急,病程一般持续数日至一个月,症状明显,常以渗出为主。炎区浸润的炎细胞主要为中性粒细胞,如急性阑尾炎等。

3. 慢性炎症

起病缓慢,病程长,6个月至数年,可由急性炎症迁延而来,也可一开始即为慢性炎症。炎症局部多以增生改变为主,浸润的炎细胞主要为淋巴细胞、巨噬细胞和浆细胞。

4. 亚急性炎症

介于急性和慢性炎症之间,病程为1~6个月,多由急性炎症转变而来,如亚急性重型肝炎、亚急性感染性心内膜炎等。

二、炎症的病理类型

(一) 变质性炎

变质性炎以炎症局部组织细胞变性、坏死改变为主,渗出和增生较轻微的炎症。多由严重感染和中毒引起,呈急性经过,在一定条件下也可迁延呈慢性。常发生于心、肝、肾、脑等实质器官。如病毒性肝炎,以肝细胞变性、坏死为主;流行性乙型脑炎,以神经细胞变性、坏死为主;白喉外毒素引起的中毒性心肌炎,以心肌细胞变性、坏死为主。由于实质细胞变性、坏死,常破坏相应器官的结构,导致其功能障碍。

(二) 渗出性炎

渗出性炎局部以渗出性改变为主,并伴有一定程度的变质,而增生性改变较轻微的炎症。根据渗出物主要成分和病变特点不同,渗出性炎分为浆液性炎、纤维素性炎、化脓性炎和出血性炎等。

★**考点提示:各种渗出性炎的辨识**

1. 浆液性炎

浆液性炎 (serous inflammation) 是以浆液渗出为主的炎症。浆液主要为血清,含有3%~5%的蛋白质 (主要是白蛋白),混有少量中性粒细胞和纤维素。常发生于皮肤、黏膜、浆膜、疏松结缔组织等，例如：皮肤Ⅱ度烧伤时形成的水疱，感冒初期的清水样鼻涕、胸腔积液、腹水等。浆液性炎病变较轻，组织损伤较小，病因消除后渗出的成分可吸收消散，因此愈后多不留痕迹。但当渗出过多也有不利影响，甚至导致严重后果。如胸腔或心包腔大量积液时，可严重影响呼吸和心脏功能；喉头浆液性炎造成的喉头水肿可引起窒息。

2. 纤维素性炎

纤维素性炎（fibrinous inflammation）是以大量纤维蛋白原渗出为主，继而形成纤维蛋白，即纤维素。纤维素性炎常发生于黏膜、浆膜和肺组织。发生于黏膜的纤维素性炎（如白喉、细菌性痢疾等），渗出的纤维素、炎细胞、坏死的黏膜和病原菌等混合形成一层灰白色的膜状物，称为假膜，这种有假膜形成的炎症称为假膜性炎（pseudomembranous inflammation）。由于局部组织结构的特点不同，有的假膜牢固附着于黏膜面不易脱落（如咽白喉），有的假膜附着不牢固，易脱落（气管白喉），脱落的假膜可阻塞气管或支气管引起窒息。浆膜的纤维素性炎常见于胸膜和心包膜，主要病变为在浆膜表面有大量的纤维素渗出。如心包的纤维素性炎时，在心包脏壁两层之间有大量的纤维素渗出，渗出的纤维素随着心脏的舒缩而不断被牵拉形成绒毛状，故称"绒毛心"（图4-6，见书末彩图）。发生于肺的纤维素性炎，主要见于大叶性肺炎，表现为肺泡腔内有大量的纤维素渗出。

当渗出的纤维素较少时，可被中性粒细胞崩解释放的蛋白溶解酶溶解吸收，或被吞噬细胞搬运清除，或通过自然管道排出体外，病变组织得以愈复。若渗出的纤维素过多、中性粒细胞（含蛋白水解酶）过少或组织内抗胰蛋白酶（抑制蛋白水解酶活性）含量过多时，则纤维素不能完全被溶解吸收，发生机化，导致组织或器官粘连，影响组织或器官的功能。如心包粘连，可影响心脏的舒缩功能。

★考点提示："绒毛心"的概念

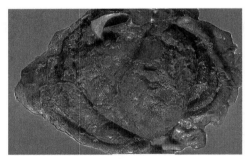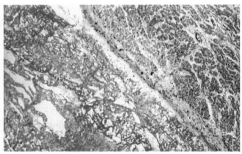

| （a）肉眼观 | （b）镜下观 |

图4-6　绒毛心

3. 化脓性炎

化脓性炎（purulent inflammation）是以大量中性粒细胞渗出为主，并伴有不同程度的组织坏死和脓液形成为特征的炎症。化脓性炎多由化脓菌（如葡萄球菌、链球菌、大肠埃希菌、铜绿假单胞菌）感染所致。病灶内渗出的中性粒细胞释放的蛋白溶解酶将坏死组织溶解液化的过程，称为化脓。化脓过程中形成的脓性渗出物称为脓液，是一种混浊的凝乳状液体，呈灰黄色或黄绿色。主要由大量变性坏死的中性粒细胞（即脓细胞）、坏死组织碎屑、不等量的细菌和少量的浆液组成。根据化脓性炎发生的原因和部位不同，可分为以下三种类型。

（1）表面化脓和积脓　表面化脓是指发生于黏膜和浆膜表面的化脓性炎。其脓性渗出物主要向黏膜或浆膜表面渗出，深部组织的炎症不明显，如化脓性支气管炎、化脓性尿道炎、化脓性脑膜炎等。如果表面化脓渗出的脓液在浆膜腔或空腔脏器（如输卵管、胆囊等）内积聚，则称为积脓（empyema），如胆囊积脓、胸腔积脓。

（2）脓肿（abscess）是指器官或组织内的局限性化脓性炎症，其主要特征是组织发生溶解坏死，形成充满脓液的腔。脓肿常发生于皮下及内脏器官，如肺、肝、肾、脑。脓肿多由金黄色葡萄球菌感染所致，其产生的

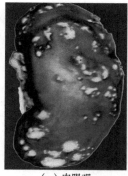
（a）肉眼观

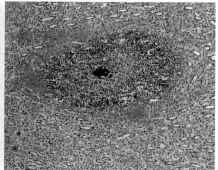
（b）镜下观

图 4-7　肾脓肿

毒素致局部组织坏死，继而大量中性粒细胞渗出、浸润并释放蛋白溶解酶，将坏死组织溶解液化，形成脓肿（图 4-7，见书末彩图）。同时金黄色葡萄球菌还可产生血浆凝固酶，使渗出的纤维蛋白原转变为纤维蛋白，阻止病原菌的扩散，使炎症较为局限。

如果脓肿较小，可以吸收消散。较大的脓肿常需切开排脓或穿刺抽脓，而后由肉芽组织增生，瘢痕修复。若较大的脓肿，脓液形成过多，既不能吸收又不能排出时，可发生机化或形成慢性脓肿。发生于皮肤和黏膜的脓肿，可向表面破溃在局部形成较深的缺损，称为溃疡；深部组织的脓肿向体表、体腔或自然管道溃破，形成有一个开口的病理性盲管，称为窦道（sinus）；若深部组织脓肿一端向体表或体腔溃破，另一端向自然管道溃破，形成两个或以上开口的管道，称为瘘管（fistula）。例如，肛门周围组织的脓肿可向皮肤穿破，形成窦道；也可以一端穿破皮肤，另一端穿入直肠、肛管而形成两端连通的瘘管，称为肛瘘（图 4-8，见书末彩图）。

（3）蜂窝织炎（phlegmonous inflammation）是指发生于疏松组织的弥漫性化脓性炎症，常见于皮肤、肌肉和阑尾（图 4-9，见书末彩图）等部位。蜂窝织炎多由溶血性链球菌感染所致，此细菌能分泌透明质酸酶和链激酶，可溶解结缔组织基质中的透明质酸和纤维蛋白，使细菌易沿组织间隙蔓延、扩散，导致炎症不易局限，炎症病灶内组织明显充血、水肿，大量中性粒细胞浸润，炎症病灶与正常组织界限不清，患者全身中毒症状严重。

★考点提示：化脓性炎的概念及类型；脓肿与蜂窝织炎的异同点

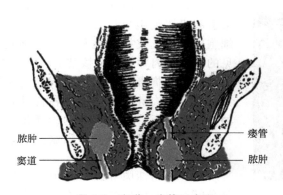

图 4-8　窦道、瘘管示意图
肛管直肠周围脓肿有窦道、瘘管形成

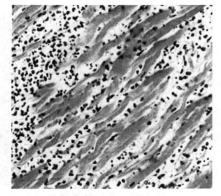

图 4-9　急性蜂窝织炎性阑尾炎的肌层
阑尾肌层可见大量中性粒细胞弥漫性浸润

4. 出血性炎

出血性炎（hemorrhagic inflammation）是指渗出物中含有大量红细胞为特征的一类炎症。多因血管壁严重损伤，通透性明显升高所致。常见于某些烈性传染病，如流行性出血热和钩端螺旋体病等。

知识拓展

卡他性炎

发生于黏膜的渗出性炎。"卡他"是希腊语"向下流"的意思。根据渗出物的不同，可分为浆液性卡他、黏液性卡他和脓性卡他。如病毒性感冒初期流清水样鼻涕是浆液性卡他；细菌性痢疾早期黏液分泌亢进是黏液性卡他；淋病时尿脓是脓性卡他等。

（三）增生性炎

增生性炎是指炎症局部以组织、细胞增生性改变为主，变质和渗出较轻微的炎症。增生性炎多见于慢性炎症，但有少数急性炎症以增生改变为主，如急性链球菌感染后的肾小球肾炎和伤寒等。根据炎症局部病变特点的不同，可将增生性炎分为以下几种类型。

1. 一般增生性炎

主要是成纤维细胞、血管内皮细胞、上皮细胞、腺体、实质细胞等增生，并伴有巨噬细胞、淋巴细胞、浆细胞浸润。此种增生性炎无特殊的形态表现，常称为非特异性炎。

（1）炎性息肉（inflammatory polyp）　是指在致炎因子的长期刺激下，局部的黏膜上皮、腺体及间质增生，形成突出于黏膜表面带蒂的肿物。炎性息肉可单发也可多发，直径从数毫米至数厘米，淡红色，质地柔软。常见的炎性息肉有子宫颈息肉、鼻息肉和结肠息肉等，可引起出血。

（2）炎性假瘤（inflammatory pseudotumor）　是指在致炎因子的作用下，局部组织增生，形成境界清楚的肿瘤样团块。其本质为炎症，而非真性肿瘤。常见于眼眶和肺。炎性假瘤在临床上及 X 线检查时，常易误诊为肿瘤，应注意鉴别。

★考点提示：炎性息肉与炎性假瘤的概念

2. 肉芽肿性炎

肉芽肿性炎（granulomatous inflammation），炎症局部以巨噬细胞增生为主，形成境界清楚的结节状病灶，称为肉芽肿性炎。根据致病因素的不同，肉芽肿性炎分为两大类。

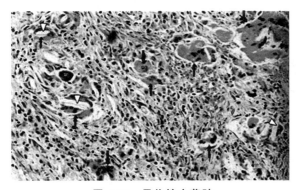

图 4-10　异物性肉芽肿

↑指的是异物巨细胞，△指的是异物

（1）感染性肉芽肿　是由于病原体感染引起机体细胞免疫反应。肉芽肿的主要细胞成分是上皮样细胞和多核巨细胞。常见的感染性肉芽肿有结核结节、伤寒小结、风湿小体和梅毒肉芽肿等。不同病原体感染所引起的肉芽肿性病变，各自具有独特的形态学特征，具有重要的诊断价值。肉芽肿能围歼病原微生物，限制其扩散，有重要的防御作用。

（2）异物性肉芽肿　是由于异物长期刺激所引起的以巨噬细胞增生为主的结节状病灶（图 4-10，见书末彩图）。常见异物有：外科缝线、木刺、滑石粉、石棉纤维、矽尘、死亡的寄生虫虫卵等。其基本形态特征是以异物为中心，围以多少不等的巨噬细胞、异物巨细胞及成纤维细胞，形成境界清楚的结节状病灶，一般中心无坏死。其功能是包围、吞噬和清除异物。

第五节　炎症的结局

致炎因子引起的损伤与机体抗损伤贯穿于炎症的全过程，决定炎症的发生、发展和结局。如渗出、增生等抗损伤占优势，则炎症逐渐向痊愈方向发展；相反，如损伤性变化占优势，则炎症逐渐加重并可向全身扩散；若损伤与抗损伤基本平衡，则炎症迁延不愈。

一、痊愈

大多数炎症能够痊愈。

1. 完全痊愈

由于机体抵抗力较强或治疗及时得当，病因完全消除，炎性渗出物及坏死组织完全被溶解吸收或排出，由周围健康的同种组织细胞再生修复，在形态结构和功能上完全恢复正常。如大叶性肺炎经适当治疗或随着机体抵抗力增强，可完全痊愈。

2. 不完全痊愈

由于机体抵抗力较弱，炎症灶坏死范围较大，渗出物及坏死组织不能完全被溶解吸收，主要由肉芽组织进行修复，最终形成瘢痕组织，在形态结构和功能上未能完全恢复正常。如胸膜炎和心包炎时渗出的纤维素不能被完全溶解吸收，由肉芽组织取代，纤维化可引起胸腔、心包腔粘连而影响心、肺功能。

二、迁延不愈

由于机体抵抗力低下、治疗不彻底，或致炎因子不能彻底清除而持续作用于机体时，使炎症反复发作，不断引起组织细胞损伤，导致病情时轻时重，迁延不愈，转为慢性炎症。如急性病毒性肝炎经久不愈可转变为慢性病毒性肝炎，急性肾盂肾炎转变为慢性肾盂肾炎等。

三、蔓延扩散

当机体的抵抗力低下，或病原微生物毒力强、数量多以及不能有效控制感染的情况下，病原微生物在局部大量繁殖，并沿组织间隙或脉管系统向周围和全身扩散，引起严重后果。

（一）局部蔓延

局部蔓延是指炎症病灶内的病原微生物，沿组织间隙、血管淋巴管间隙或自然管道向周围邻近的组织、器官蔓延扩展。如肾结核时，结核杆菌可沿泌尿道下行扩散，引起输尿管和膀胱结核。

（二）淋巴道扩散

淋巴道扩散是指病原微生物侵入淋巴管，引起淋巴管和局部淋巴结的炎症。如上肢的感染可引起腋窝淋巴结的增大；原发性肺结核病时，肺原发灶内的结核杆菌，可沿淋巴道扩散，引起肺内淋巴管结核和肺门淋巴结结核。淋巴结的反应可限制病原体的进一步扩散，但感染严重时，病原体也可以通过淋巴液入血。

（三）血道扩散

血道扩散是指病原微生物及其毒素侵入或吸收入血，或经淋巴道转入血液。可引起菌血症、毒血症、败血症和脓毒败血症，严重者可危及生命。

1. 菌血症

炎症病灶的细菌经血管或淋巴管侵入血流，血液中可查到细菌，但无全身中毒症状，称为菌血症（bacteremia）。一些炎症性疾病的早期都有菌血症，如大叶性肺炎等。血培养或瘀点涂片，可找到细菌。在菌血症阶段，肝、脾、淋巴结的吞噬细胞可组成一道防线，以清除病原微生物。

2. 毒血症

细菌的毒素或毒性产物被吸收入血，引起全身中毒症状，称为毒血症（toxemia）。临床上出现高热、寒战等中毒症状，同时伴有心、肝、肾等实质细胞的变性或坏死，但血培养阴性。严重者可出现中毒性休克。

3. 败血症

侵入血液中的细菌大量生长繁殖，产生毒素，引起全身中毒症状，称为败血症（septicemia）。患者除有严重毒血症临床表现外，还常出现皮肤、黏膜的多发性出血斑点、脾大及全身淋巴结增大等。此时血培养，常可找到细菌。

4. 脓毒败血症

由化脓菌引起的败血症进一步发展，细菌随血流到达全身，在肺、肾、肝、脑等处发生多发性脓肿，称为脓毒血症或脓毒败血症（pyemia）。这些脓肿通常较小，较均匀散布在器官中。镜下，脓肿的中央及尚存的毛细血管或小血管中常见到细菌菌落（栓子），说明脓肿是由栓塞于器官毛细血管的化脓菌所引起，故称之为栓塞性脓肿（embolic abscess）或转移性脓肿（metastatic abscess）。

临床应用

炎症与临床护理联系

（1）病情观察　注意观测患者的体温、血压、脉搏、神志等变化；观测血细胞的变化；注意观察炎症局部临床表现及全身反应，如病情有变化时，应及时通知医生，以免延误治疗。

（2）对症护理　对疼痛严重者要尽快缓解疼痛，减轻患者的痛苦；体温过高者要适当降温；合理正确使用抗生素，注意观察药物疗效及不良反应；要注意炎症局部处理后的护理，如脓肿切开排脓，要注意引流通畅；教育患者不要随意挤压病灶，尤其对口鼻三角区的炎灶严禁挤压，以免引起严重后果；另外，嘱咐患者注意休息，减少不必要的恐惧情绪，增强患者的组织修复能力和抵抗力。

思考题

一、名词解释

炎症　感染　变质　炎症介质　渗出　假膜　炎性息肉　炎性假瘤　炎细胞　窦道　瘘管

二、填空题

1. 炎症局部的基本病理变化包括_____、_____、_____。
2. _____是炎症时最重要、最具特征性的变化。
3. 肉芽肿性炎局部以_____增生为主。

三、简答题

1. 炎症的基本病理变化有哪些？简述各自的主要特点。
2. 简述渗出液的作用。
3. 简述炎症的病理类型。
4. 渗出液与漏出液有何不同？
5. 解释炎症局部红、肿、热、痛、功能障碍的发生机制。

四、病例分析题

患者，男，右下颌牙痛来院就诊，牙医查见右下第一磨牙的牙龈红肿，局部面颊皮肤发烫，同侧颌下淋巴结增大，咬合疼痛影响进食，遂予以相应处理，1周后痊愈。

请问：

1. 患者同侧颌下淋巴结为什么会增大？
2. 简要说明患者所患何病及诊断思路。

（吴义春）

第五章

肿　　瘤

○○○
○○○
○○○

【学习目标】

　　掌握：肿瘤、癌、肉瘤、肿瘤直接蔓延、肿瘤转移、原位癌、癌前病变等概念。肿瘤的异型性及其意义、肿瘤的生长方式、肿瘤常见转移方式。良性肿瘤与恶性肿瘤的区别，癌与肉瘤的区别。肿瘤的命名原则，能对常见肿瘤进行正确命名。常见的癌前病变。肿瘤性增生与炎症和损伤修复时增生的主要区别。

　　熟悉：肿瘤的形态特征和组织结构、肿瘤生长的特点与影响因素、肿瘤分级、分期的基本原则、肿瘤发生的相关因素。

　　了解：肿瘤的病因和发病机制、肿瘤扩散的机制、肿瘤预防和治疗的基本方法。

案例导入

案例回放：

　　患者，女，13岁，半年前发现左大腿内侧皮下有一3cm×5cm大小肿物，边缘不清，推之不动，半年来增长迅速，前日就诊时已长至8cm×9cm大小。遂行局部切除并送病理科行活体组织检查。病理诊断：左大腿内侧皮下滑膜肉瘤。建议进一步清扫，并适当选择放疗、化疗辅助。

思考问题：

　　1.该肿瘤的生长速度、边缘形态、活动度与肿瘤的性质有何关系？

　　2.切除的肿物为什么要做活检？

　　3.病理医生为什么建议进一步清扫，并适当选择放疗、化疗辅助？

　　肿瘤是一种常见病、多发病，其中恶性肿瘤严重危害人类健康和生命，其发病率呈上升趋势，死亡率高，仅次于心血管疾病、脑血管疾病，居第三位。我国常见且危害性严重的恶性肿瘤为胃癌、肝癌、肺癌、食管癌、大肠癌、白血病、淋巴瘤、子宫颈癌、鼻咽癌、乳腺癌等。目前，恶性肿瘤防治仍然是当代医学的难题。

第一节 肿瘤的概念及肿瘤性增生的特点

一、肿瘤的概念

肿瘤（tumor，neoplasm）是指机体在各种致瘤因素作用下，局部组织的细胞异常增生、分化而形成的新生物，常形成局部肿块。

二、肿瘤性增生的特点

肿瘤细胞在基因水平上丧失对正常生长、分裂、分化的调控，因而使肿瘤具有异常的形态、代谢和功能，并在不同程度上失去分化成熟的能力。

非肿瘤性增生常是机体适应功能需要而发生的，与肿瘤性增生有着本质的区别（表5-1）。

表5-1 肿瘤性增生与非肿瘤性增生的区别

区别点	肿瘤性增生	非肿瘤性增生
引发原因	致瘤因素长期作用	生理性更新或炎症、组织损伤刺激
分化	细胞分化差，形态、代谢、功能异常	细胞分化成熟，形态、代谢、功能正常
生长自主性	＋	－
生长自限性	－	＋
与机体协调性	－	＋
危害	大，恶性肿瘤常危及生命	小，一般不危及生命

第二节 肿瘤的特征

一、肿瘤的大体形态和组织结构

（一）肿瘤的大体形态

肿瘤的形态多种多样，与发生部位、组织来源、生长方式和肿瘤性质有关，在一定程度上可反映其良性或恶性。

1. 肿瘤的大小

肿瘤小至在显微镜下才可见，肿瘤大至直径达数十厘米，重量可达数千克至数十千克。生长在体表、体腔内的肿瘤常较大，生长在密闭的狭窄腔道（如椎管、颅腔等）内的肿瘤因生长相对受限常较小。

2. 肿瘤的形状

肿瘤没有固定形状，其形状与发生部位和性质有关。良性肿瘤多呈结节状、分叶状、哑铃状或囊状；恶性肿瘤多数呈浸润包块状、蟹足状、弥漫肥厚状或因坏死脱落而呈溃疡状。发生于体表和空腔器官内的肿瘤常突出于皮肤、黏膜表面，呈息肉状、蕈伞状、乳头状或菜花状（图 5-1）。

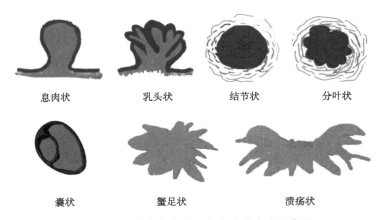

息肉状　　　　乳头状　　　　结节状　　　　分叶状

囊状　　　　　蟹足状　　　　溃疡状

图 5-1　肿瘤的大体形态和生长方式示意图

3. 肿瘤的数目

肿瘤常单发，也可多发。多发瘤可同时或先后出现，后者称不同步性多发瘤。

4. 肿瘤的颜色

肿瘤的颜色来自起源组织的颜色，或呈现继发性改变的颜色。如脂肪瘤呈浅黄色，黑色素瘤呈黑褐色，血管源性瘤呈暗红色。当肿瘤发生变性、坏死、出血或感染，或肿瘤成分复杂时，可见多种颜色混杂，呈多彩状。

5. 肿瘤的硬度

肿瘤的硬度与组织来源有关，如脂肪瘤、腺瘤质地较软，纤维瘤、平滑肌瘤质地较韧，骨瘤则质地较硬。肿瘤的硬度还与实质、间质的比例有关，当瘤细胞丰富而间质成分少时，肿瘤质地脆软，反之，肿瘤质地较硬。肿瘤的继发性改变如发生玻璃样变、钙化、骨化时，肿瘤质地变硬。肿瘤发生坏死、液化、囊性变时，肿瘤的质地则变软。

6. 肿瘤的包膜

良性肿瘤常有包膜，与周围组织分界清楚，易于摘除。恶性肿瘤呈蟹足样浸润生长，多无包膜，与周围组织分界不清，不易完整摘除。

（二）肿瘤的组织结构

肿瘤由实质和间质两部分构成。

1. 肿瘤实质

肿瘤实质是肿瘤的主要成分，决定肿瘤性质和特征。机体的任何组织几乎都可发生肿瘤，因此，肿瘤实质的形态多种多样。病理医生根据肿瘤的实质识别肿瘤的组织来源，进行肿瘤的分类和命名，并根据实质细胞的分化程度和异型性大小来确定肿瘤的良恶性。

2. 肿瘤间质

主要由结缔组织和脉管组成，对肿瘤实质起支持和营养作用，各种肿瘤间质类似。间质血管的数量与肿瘤生长快慢有关。肿瘤间质中可有淋巴细胞和单核细胞浸润，是机体对肿瘤的免疫反应，具有积极意义。此外，肿瘤间质中还可见成纤维细胞和肌纤维母细胞，可通过增生、收缩包绕肿瘤细胞而限制瘤细胞活动，遏制瘤细胞沿血管、淋巴管的播散。

二、肿瘤的生长

肿瘤的生长包括生长方式和生长速度两方面。

（一）肿瘤的生长方式

1. 膨胀性生长

膨胀性生长多见于良性肿瘤。瘤细胞分化好，生长缓慢，无侵袭性破坏。肿瘤从发生处缓慢生长，向周围挤压、推开附近组织，形成结节。若肿瘤质地软，遇周围组织结构阻碍生长不均匀，则成分叶状。膨胀性生长的肿瘤常有完整的包膜，触诊易推动，手术易摘除，术后复发少（图5-2，见书末彩图）。

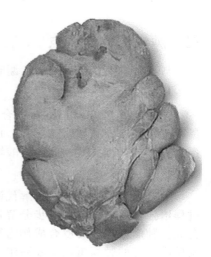

2. 浸润性生长

浸润性生长见于恶性肿瘤。瘤细胞分裂增殖旺盛，分化差，生长快，如蟹足一样长入、浸润、破坏周围组织（图5-3，见书末彩图）、淋巴管或血管，因而固定，与周围组织界限不清，触诊不易推动，难形成包膜。手术难以切除干净，术后容易复发。

3. 外生性生长

发生在体表、体腔或空腔器官的肿瘤，常向表面突起生长而呈乳头状、息肉状、蕈伞状或菜花状（图5-4，见书末彩图）。良性肿瘤、恶性肿瘤都可呈外生性生长，但恶性肿瘤往往同时向组织深部浸润性生长。

图5-2 脂肪瘤（肉眼观）
可见肿瘤分叶状生长，有完整包膜，手术易摘除，术后复发少

★**考点提示**：肿瘤的生长方式及与肿瘤性质的关系

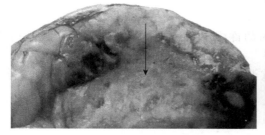

图5-3 肿瘤的浸润性生长（肉眼观）
如（→）所示，可见瘤体呈不规则团块状，无包膜，与周围组织分界不清楚

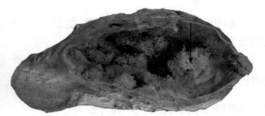

图5-4 膀胱癌（肉眼观）
图为剖开的膀胱切面，可见多个菜花状肿物（→）突出于膀胱内表面（外生性生长）

（二）肿瘤的生长速度

良性肿瘤生长缓慢，当其生长速度突然加快、短期内体积迅速增大时，有恶性变或继发改变的可能；恶性肿瘤生长快，短期内肿块增大明显，常因血管形成及营养供应的相对不足，发生坏死、出血等继发性变化。

肿瘤的生长方式

肿瘤的演进与肿瘤异质化

恶性肿瘤的侵袭性在生长过程中变得越来越强的现象称肿瘤的演进。单克隆来源的肿瘤细胞在生长过程中形成在侵袭能力、生长速度、耐药性等方面不尽相同的多个亚克隆的过程称肿瘤异质化。

三、肿瘤的代谢特点

与正常组织相比,肿瘤代谢旺盛,恶性肿瘤尤甚。

1. 核酸代谢

肿瘤组织 DNA 和 RNA 的合成代谢增高,而分解代谢明显降低,故 DNA 和 RNA 的含量在恶性肿瘤细胞均明显增高。DNA 增多与细胞的分裂、繁殖正相关,RNA 增多与肿瘤蛋白质合成正相关。因此,核酸增多是肿瘤迅速生长的物质基础。

2. 蛋白质代谢

肿瘤的蛋白质合成、分解代谢都增强,合成代谢增强更明显。蛋白质分解为氨基酸的过程增强,氨基酸的进一步分解代谢减弱,分解产生的氨基酸可以被重新用于肿瘤蛋白质合成。肿瘤组织还可以合成作为肿瘤特异抗原或肿瘤相关抗原的肿瘤蛋白,引起机体的免疫反应。有的肿瘤蛋白与胚胎组织有共同的抗原性,称为肿瘤胚胎性抗原,如肝细胞癌能合成甲胎蛋白(AFP);卵巢、睾丸发生的生殖细胞肿瘤患者血中 AFP 也有升高;结肠癌、直肠癌等可产生癌胚抗原(CEA)等。检查这些抗原,可有助诊断相应的肿瘤,还可判断治疗后有无复发。

3. 酶系统

与正常组织比较,肿瘤组织酶的改变只是含量的改变或活性的改变,并非是质的改变。有些肿瘤酶含量与活性的改变显著,具有临床辅助诊断的意义,如前列腺癌伴有广泛骨转移时,患者血清中酸性磷酸酶明显增加;骨肉瘤及肝癌时碱性磷酸酶增加。

4. 糖代谢

肿瘤组织以无氧糖酵解获取能量。糖酵解的许多中间产物被瘤细胞利用合成蛋白质、核酸及脂类,促进了肿瘤的生长。

肿瘤的这些代谢特点,使患者机体被严重消耗,呈现出严重消瘦、乏力、贫血、全身衰竭的状态,称为恶病质(cachexia)。

四、肿瘤的分化与异型性

幼稚或原始细胞发育成为各种成熟细胞的过程,称为分化。分化程度是指肿瘤组织与其来源的正常组织在形态和功能上的相似程度。肿瘤组织在细胞形态和组织结构上,都与其起源的正常组织有不同程度的差异,这种差异称为异型性(atypia)。异型性是肿瘤分化程度的形态学表现,是判断肿瘤良、恶性的主要形态依据。

(一)肿瘤组织结构的异型性

良性肿瘤细胞分化较成熟,一般无异型性或异型性不明显,与其起源的正常细胞形态相似。因此,良性肿瘤的异型性主要表现在组织结构的空间排列方式上与其起源的组织有一定差异,结构排列紊乱,可失去原有的组织结构。如纤维瘤的细胞与正常纤维细胞的形态很相似，只是其排列与正常纤维组织不同，呈束状或编织状排列。

恶性肿瘤的组织结构异型性明显，瘤细胞的排列更为紊乱，失去正常的排列结构或层次。如腺癌，其腺体大小及形态极不一致，数目异常增多，腺体拥挤，可呈"背靠背""共壁""筛状"等结构；肿瘤细胞排列紧密、重叠或层次增多，常失去极向。腺癌低分化时，腺样结构可消失，以至难以辨认其组织来源。

（二）恶性肿瘤细胞的异型性

恶性肿瘤细胞异型性明显，可见如下特点。

1. 瘤细胞的多形性

瘤细胞体积增大，大小、形态不一，可出现瘤巨细胞。分化差或未分化的瘤细胞则小而一致，呈明显幼稚分化状态。

2. 瘤细胞核的多形性

瘤细胞核体积增大，核浆比例增大，可达 1：1［正常为 1：（4～6）］；核大小、形状不一，可见双核、多核、巨核、奇异形核；核染色质粗大，分布不均，常堆积在核膜下使核膜增厚；核仁肥大，数目增多；核分裂象增多，可见不对称性、多极性、顿挫性等病理性核分裂象。

3. 瘤细胞质异形

瘤细胞的胞质也因核蛋白体增多而多呈嗜碱性，并可因瘤细胞产生的异常分泌物或代谢产物（如激素、糖原、脂质、色素等）而有不同特点。

五、肿瘤的扩散

扩散是恶性肿瘤显著的生物学特征，也是其引起严重损害和死亡的重要原因。扩散主要表现为直接蔓延和转移。

1. 淋巴道转移

淋巴道转移是癌的主要转移途径。肿瘤细胞侵入淋巴管，随淋巴引流到达局部淋巴结，最先到达淋巴结的边缘窦，可逐渐扩展至整个淋巴结，肿瘤在淋巴结内生长，形成淋巴结内转移瘤。还可经输出淋巴管到达远处淋巴结，最终可经胸导管入血而继发血道转移。

肉眼可见发生转移的淋巴结增大、变硬、灰白色，也可融合成块状。镜下，淋巴结结构破坏，可见癌细胞团。

2. 血道转移

血道转移是肉瘤的主要转移途径。肿瘤细胞经静脉、毛细血管、淋巴管入血，随血液到达全身各器官继续生长，形成转移瘤。其特点包括：多发、散在、半球形、界清、无包膜、多近器官表面分布。转移瘤中央常发出血和坏死而下陷，形成"癌脐"。血道转移的恶性肿瘤细胞的运行途径与血液方向一致，故血道转移形成继发瘤的最常见部位是肺，其次是肝。

★考点提示：血道转移最常累及的器官

3. 种植性转移

体腔内组织和器官的恶性肿瘤细胞生长侵袭蔓延至器官外表面，瘤细胞脱落"播种"在体腔内其他器官表面继续生长形成转移瘤，称为种植性转移。可发生在胸腔、腹腔及颅腔等，常多发并伴血性积液。手术过程中偶然可造成医源性种植转移，应当避免。

六、肿瘤的复发

肿瘤的复发是指肿瘤经手术或放疗后，原发部位、相邻部位或远隔部位，又重新出现同样类型的肿瘤。肿瘤复发的主要原因就是肿瘤细胞的残存。

良性肿瘤一般具有包膜，手术时容易完整切除，不易复发。恶性肿瘤因无完整包膜且呈树根样生长，而且容易发生转移，手术时难以切除干净，故常复发。有的患者为肿瘤体质，肿瘤可呈多点同步或异步发生，造成假性复发。

七、肿瘤的分级与分期

1. 分级

根据肿瘤分化程度将肿瘤分为低度恶性、中度恶性、高度恶性三级，分别用Ⅰ级、Ⅱ级、Ⅲ级表示。如鳞状细胞癌，若癌巢内见细胞间桥和大量的角化物，属分化较好，为Ⅰ级；若癌巢内角化物和间桥少见，属中等分化，为Ⅱ级；癌细胞有显著异型性，核分裂象多见，不见间桥和角化物，属分化差，为Ⅲ级。

2. 分期

我国采用国际抗癌协会制定的 TNM 分期法，即根据肿瘤大小（T_1、T_2、T_3…）、浸润深度、范围及有无局部或远处淋巴结转移（N_0、N_1、N_2…）、远处转移或血道转移（M_1、M_2、M_3…）等来确定肿瘤发展的程度或早晚。

肿瘤的分级和分期，对评价恶性肿瘤的恶性程度及发展进程，临床选择治疗方案、判断预后具有重要意义。

八、肿瘤对机体的影响

良、恶性肿瘤均可对机体造成影响，但恶性肿瘤危害更大，甚至危及生命。

1. 良性肿瘤对机体的影响

良性肿瘤分化成熟，生长缓慢，在局部生长，一般不浸润，不转移，故影响较小，主要表现如下。

（1）局部压迫和阻塞症状　当良性肿瘤发生在腔道内，如消化道良性肿瘤可引起肠梗阻或肠套叠；颅内的良性瘤可因占位引起颅内压升高和相应的神经系统症状。

（2）恶性变　良性肿瘤并非一成不变，有时可转成恶性肿瘤。

（3）继发出血和感染。

（4）内分泌紊乱　常见于内分泌腺发生的良性肿瘤，因能过多分泌某种激素而引起。如垂体前叶的嗜酸性腺瘤引起的巨人症或肢端肥大症；胰岛细胞瘤引起的阵发性血糖过低等。

2. 恶性肿瘤对机体的影响

恶性肿瘤除可引起与上述良性瘤相似的局部压迫和阻塞等症状外，后果更为严重。恶性肿瘤可以破坏正常器官的结构和功能；可引起出血、坏死、溃疡、感染等继发改变；可引起发热、顽固的疼痛；恶性肿瘤生长迅速，消耗大量的营养物质，加之晚期肿瘤引起的疼痛，严重影响进食及睡眠等，可引起恶病质；恶性肿瘤还可伴有副肿瘤综合征，即由于肿瘤的产物或其他不明原因，引起神经、消化、造血、骨关节、肾及皮肤等系统发生一些非原发肿瘤或转移灶所在部位直接引起的病变和临床表现，如异位激素的产生相关症状或表现，常引起严重后果。

第三节　良性肿瘤与恶性肿瘤的区别

良、恶性肿瘤在生物学行为、对机体的影响、治疗方法和预后等多方面存在显著差异。正确区分良、恶性肿瘤，具有重要的临床意义。良、恶性肿瘤的主要区别见表5-2。

★考点提示：良、恶性肿瘤的区别

表5-2　良、恶性肿瘤的区别

区别点	良性肿瘤	恶性肿瘤
分化程度	分化高，异型性小，与起源组织形态相似	分化低，异型性大，与起源组织形态差别大
核分裂象	无或少，不见病理性核分裂象	多，可见病理性核分裂象
生长速度	通常缓慢	较快
生长方式	膨胀性或外生性生长，常有包膜或蒂，边界清楚	多呈浸润性或外生性生长，无包膜，边界不清，常粘连固定，触诊时不易推动
继发改变	少见	常有出血、坏死、溃疡、感染等
转移	不转移	常转移
复发	少复发或不复发	常复发
对机体影响	小，主要为局部压迫或阻塞。发生在重要器官也可引起严重后果	较大，除压迫阻塞外，可浸润、破坏周围组织转移处的组织，引起坏死、出血、并发感染或恶病质，甚至危及生命

注意，有些肿瘤介于良、恶性肿瘤之间，称为交界性肿瘤。有些肿瘤细胞异型性并不显著，但呈侵袭性生长；有的良性肿瘤可发展为恶性。而恶性肿瘤的恶性程度也不尽相同，有的转移率低，有的较早便发生转移，而极个别恶性肿瘤，也可因机体免疫力增强，而自动停止生长甚至完全消退。

第四节　肿瘤的命名与分类

人体几乎任何器官和组织都可发生肿瘤，其组织学类型繁多，生物学行为和临床表现各不相同，必须进行科学的命名和分类，才能进行正确的诊断和治疗。

一、肿瘤的命名

肿瘤一般根据其组织来源和生物学行为来进行命名。

1. 良性肿瘤命名

良性肿瘤命名原则"发生部位＋肿瘤组织来源＋瘤"，如卵巢纤维瘤、左背部脂肪瘤、结肠腺瘤等。有时结合形态特点命名，如卵巢浆液性乳头状囊腺瘤、骨巨细胞瘤等。

2. 恶性肿瘤命名

来源于上皮组织的恶性肿瘤，称为癌，如鳞状细胞癌、膀胱尿路上皮癌。来源于间叶组织的恶性肿瘤，称为肉瘤，如子宫平滑肌肉瘤、骨肉瘤等。"癌症"泛指所有的恶性肿瘤，包括癌和肉瘤。肿瘤组织结构中含有癌和肉瘤两种实质成分时，称癌肉瘤。

3. 特殊命名

有些肿瘤长久以来有它约定俗成的命名，具体如下。

（1）以"母细胞瘤"命名的肿瘤 形似发育阶段幼稚组织、细胞的，称为"母细胞瘤"。恶性的有肾母细胞瘤、神经母细胞瘤、髓母细胞瘤。良性的有骨母细胞瘤、软骨母细胞瘤、脂肪母细胞瘤等。

（2）以"瘤""病"命名的恶性肿瘤 如生殖细胞来源的精原细胞瘤、无性细胞瘤，浆细胞来源的"骨髓瘤"，血液来源的"白血病"等。

（3）直接冠以"恶性"的肿瘤 如恶性脑膜瘤、恶性黑色素瘤等。

（4）以人名命名的肿瘤 如尤文瘤、霍奇金淋巴瘤等。

（5）以瘤细胞形态命名的肿瘤 透明细胞癌、大细胞癌、小细胞癌、骨巨细胞瘤等。

（6）畸胎瘤 由两个以上胚层成分构成的肿瘤，多源于生殖细胞。

（7）瘤病 指肿瘤的多发状态。如神经纤维瘤病、血管瘤病等。

（8）转移瘤 一般是转移部位＋"转移性"＋原发肿瘤，如右颈部淋巴结转移性鼻咽癌、肝转移性结肠腺癌等。

注意，有些以"瘤"做后缀的名称，并不是真性肿瘤。如错构瘤是局部组织结构紊乱而形成的瘤样包块；迷离瘤是在发育过程中误位到其他部位而形成的瘤样包块；动脉瘤（室壁瘤）是动脉管壁受损薄弱部位在血液压力下局部向外膨出形似肿瘤。

二、肿瘤的分类

肿瘤分类是以组织来源为依据，再根据形态学区分良、恶性来分类，见表5-3。

表5-3 肿瘤的分类及好发部位

组织来源	良性肿瘤	恶性肿瘤	好发部位
一、上皮组织			
鳞状上皮	乳头状瘤	鳞状细胞癌	乳头状瘤见于皮肤、鼻、鼻窦、喉等处；鳞癌见于宫颈、皮肤、食管、鼻咽、肺、喉和阴茎处等
基底细胞		基底细胞癌	头面部皮肤
腺上皮	腺瘤	腺癌（各种类型）	腺瘤见于甲状腺、乳腺、胃肠道；腺癌见于胃肠道、乳腺、卵巢、甲状腺、子宫等处
尿路上皮（移行细胞）	尿路上皮乳头状瘤	尿路上皮癌	膀胱、肾盂
二、间叶组织			
纤维结缔组织	纤维瘤	纤维肉瘤	四肢
纤维组织细胞	纤维组织细胞瘤	恶性纤维组织细胞瘤	四肢皮下浅层多为良性，深层和内脏多为恶性
脂肪组织	脂肪瘤	脂肪肉瘤	皮下、腹膜后

组织来源	良性肿瘤	恶性肿瘤	好发部位
一、上皮组织			
平滑肌组织	平滑肌瘤	平滑肌肉瘤	子宫、胃肠道
横纹肌组织	横纹肌瘤	横纹肌肉瘤	四肢、头颈
血管淋巴管组织	血管淋巴管瘤	血管淋巴管肉瘤	皮肤、舌、唇等处
骨组织	骨瘤	骨肉瘤	骨瘤见于颅骨、长骨；骨肉瘤多见于长骨两端
软骨组织	软骨瘤	软骨肉瘤	软骨瘤多见于手足短骨；软骨肉瘤多见于长骨、盆骨、肩胛骨
滑膜组织	滑膜瘤	滑膜肉瘤	膝、踝、肩、腕
	腱鞘巨细胞瘤	恶性腱鞘巨细胞瘤	肘关节附近
间皮	间皮瘤	恶性间皮瘤	胸、腹膜处
三、淋巴造血组织			
淋巴组织		淋巴瘤	颈部、纵隔、肠系膜和腹膜后淋巴结
造血组织		白血病	淋巴造血组织
四、神经组织			
神经衣组织	神经纤维瘤	神经纤维肉瘤	单发：全身皮神经；多发：深部神经及内脏
神经鞘细胞	神经鞘瘤	恶性神经鞘瘤	头、颈、四肢等处神经
胶质细胞		弥漫星形细胞瘤	大脑
脑膜组织	脑膜瘤	恶性脑膜瘤	脑膜
神经细胞	神经节细胞瘤	神经母细胞瘤，髓母细胞瘤	前者多见于纵隔、腹膜后；后者多见于肾上腺髓质
五、其他肿瘤			
黑色素细胞	—	恶性黑色素瘤	皮肤、黏膜
胎盘滋养叶细胞	葡萄胎	绒毛膜癌、恶性葡萄胎	子宫
性索	支持-间质细胞瘤	恶性支持-间质细胞瘤	卵巢、睾丸
	颗粒细胞瘤	恶性颗粒细胞瘤	卵巢
生殖细胞		精原细胞瘤	睾丸
		无性细胞瘤	卵巢
		胚胎性癌	卵巢、睾丸
三个胚层组织	成熟畸胎瘤	不成熟畸胎瘤	卵巢、睾丸、纵隔、骶尾部

第五节 癌前病变、上皮内瘤变与原位癌

一、癌前病变

癌前病变是指具有潜在癌变可能的良性上皮组织病变。如不积极治疗，有可能转变为癌。常见的癌前病变如下。

（1）黏膜白斑 黏膜白斑常发生在口腔、外阴、宫颈、食管处的黏膜。病变部位黏膜鳞状上皮过度增生、角化，可有异型性。肉眼观，呈白色斑块。若长期不愈，可转变为鳞状细胞癌。

（2）慢性子宫颈炎伴宫颈糜烂 为妇女常见病。慢性宫颈炎时，宫颈阴道部鳞状上皮发生糜烂或假性糜烂，随后病变处又可恢复鳞状上皮而愈复。如此过程反复发生，少数病例可转为鳞癌。

（3）纤维囊性乳腺病 为中年女性常见病。内分泌失调导致乳腺小叶导管和腺泡上皮细胞增生、大汗腺化生、导管囊性扩张，间质纤维组织增生，伴有导管内乳头状增生者，易发癌变。

（4）结肠、直肠腺瘤性息肉 可以单发或多发，均可癌变。多发者常有家族史，癌变率更高。

（5）慢性萎缩性胃炎及胃溃疡 慢性萎缩性胃炎时的肠上皮化生及溃疡边缘黏膜受刺激不断增生，经久不愈时可癌变。

（6）皮肤慢性溃疡 经久不愈的皮肤溃疡或瘘管，特别是小腿皮肤的慢性溃疡，因长期慢性炎症刺激，表皮鳞状细胞增生，可发生癌变。

（7）慢性溃疡性结肠炎 在反复溃疡伴黏膜上皮增生的基础上可发生癌变。

（8）乳头状瘤 外耳道、膀胱、阴茎及喉的乳头状瘤，易癌变。

二、上皮内瘤变

上皮细胞过度增生，细胞大小不一，形态多样；核大而浓染，核浆比例增大，核分裂增多但多属正常；细胞排列紊乱，极向消失，这些形态学变化病理上称为非典型增生或异型增生。

非典型增生常发生于鳞状上皮或腺上皮。根据异型性的程度和累及范围，可分为轻、中、重三级。轻度非典型增生只累及基膜至上皮层下部的 1/3 以内；中度非典型增生累及上皮层下部的 1/3 以上，但不超过上皮层下 2/3。当病因消除后，轻、中度非典型增生可恢复正常。非典型增生超过上皮层下 2/3 但未达上皮全层时称重度非典型性增生。

近年来将子宫颈、结直肠上皮等部位发生的从轻度异型增生到原位癌的系列病变过程称为上皮内瘤变（intraepithelial neoplasia）。将子宫颈轻、中、重度非典型性增生分别称为上皮内瘤变的 Ⅰ、Ⅱ、Ⅲ级，并将原位癌列入上皮内瘤变Ⅲ级内。在结、直肠将轻度和中度异型增生归入低级别上皮内瘤变，重度异型增生和原位癌归入高级别上皮内瘤变。

三、原位癌

异型增生的上皮累及上皮的全层，但尚未突破基膜向下浸润的称为原位癌，又称上皮内瘤变Ⅲ级。如宫颈、食管、皮肤的原位鳞状细胞癌、乳腺导管原位癌、小叶原位癌等。因上皮

或表皮内无血管和淋巴管，原位癌不发生转移，如能及早发现和治疗，是完全可以治愈的。

★考点提示：癌前病变、上皮内瘤变与原位癌

第六节　常见肿瘤举例

一、常见上皮组织肿瘤

上皮组织肿瘤最常见。

（一）良性上皮组织肿瘤

1. 乳头状瘤

乳头状瘤常发生于鳞状上皮、柱状上皮或移行上皮覆盖部位。肿瘤体呈多个乳头状突起，根部有蒂。镜下观，结缔组织间质、血管等伸入乳头状突起的中部，构成其轴心，表面被覆上皮增生，分化良好（图5-5，见书末彩图）。

2. 腺瘤

腺瘤是腺上皮发生的良性肿瘤，多见于甲状腺、乳腺、胃肠道、涎腺、卵巢等处。腺瘤腺体与其起源的腺体相似，并具一定的分泌功能，细胞分化良好。腺瘤腺体的大小、形态不规则。腺体常无导管或导管不成熟致其分泌物常不能排出而聚积成囊状。囊大而多者，称囊腺瘤，常见于卵巢、胰腺和甲状腺，浆液性囊腺瘤伴乳头增生时，易癌变。根据腺瘤的成分和形态特点，可分以下亚型。

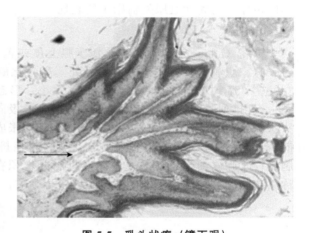

图5-5　乳头状瘤（镜下观）

瘤体形成多个乳头状突起，并有血管结缔组织间质伸向乳头状突起的内部，构成其轴心（→），表面覆盖增生上皮，分化良好

（1）息肉状腺瘤　发生于黏膜，呈息肉状。多见于胃、结肠、直肠等处，表面呈绒毛状者易癌变。

（2）纤维腺瘤　腺上皮细胞和纤维组织同时增生构成肿瘤实质。常见于乳腺组织，可为单个结节状或分叶状。

（3）多形性腺瘤　瘤体由腺组织、鳞状上皮、黏液样和软骨样组织构成，因而得名。多发于涎腺，特别是腮腺，可能源于闰管上皮和肌上皮。该瘤为交界性肿瘤，切除后易复发。

（二）恶性上皮组织肿瘤

1. 鳞状细胞癌

鳞状细胞癌（squamous cell carcinoma）多发生在皮肤、鼻咽、食管、阴茎、阴道、子宫颈等有鳞状上皮被覆处，肾盂、膀胱、支气管、胆囊等处上皮也可经鳞状上皮化生而发生。

肉眼观，肿瘤多呈菜花状或溃疡状浸润性生长，与周围组织分界不清。

镜下观，上皮样癌细胞聚集成团块状、条索状癌巢，细胞异型明显。癌巢与血管、结缔组织间质分界清楚。癌组织突破基膜向深层组织浸润性生长，破坏周围组织。癌巢外围癌细胞排列较整齐，相当于基底细胞的癌细胞。基底细胞以内的癌细胞个体较大，染色浅，相当于棘细胞的癌细胞。在分化较好的鳞癌癌巢中，可见层状的角化物（图 5-6，见书末彩图），细胞间还可见到细胞间桥。在分化差的鳞癌则无角化物形成，甚至无细胞间桥。如果癌巢中仅有少量角化物质，细胞间桥又不清楚，称中分化鳞癌。

2. 基底细胞癌

基底细胞癌（basal cell carcinoma）多见于中老年人面部的眼睑、颊和鼻翼等处，一般呈良性经过，以局部损坏为主。镜下观，癌巢由深染的多角形或梭形的基底细胞样癌细胞构成，边缘的癌细胞呈栅栏状排列。常向表面破坏形成溃疡，同时向深部组织浸润生长，但生长缓慢，少转移，对放射性治疗敏感，预后较好。

3. 尿路上皮癌

尿路上皮癌（transitional cell carcinoma）来源于膀胱、肾盂等处的移行上皮，呈乳头状生长，多发而纤细，易发生出血。癌组织可发生坏死，形成溃疡甚至广泛浸润膀胱壁。镜下观，癌细胞呈多层排列，分化好者似尿路上皮，分化差者异型性明显，易广泛侵袭和早期转移。无痛性血尿是临床主要表现。

4. 腺癌

腺癌（adenocarcinoma）来源于腺上皮或覆盖于黏膜的柱状上皮，多见于乳腺、胃肠道、肝、胆囊、子宫体、甲状腺等处。高分化腺癌腺样结构明显，拥挤，可呈"背靠背""共壁""筛状"等结构；癌细胞形成大小、形态不规则，异型性明显（图 5-7，见书末彩图），且排列紧密、重叠或层次增多，常失去极向。①腺癌细胞增生呈乳头状结构时，称乳头状腺癌；②腺癌的腺腔因黏液聚积而高度扩张成囊状时，称囊腺癌；③腺癌细胞具分泌功能，且分泌的大量黏液在癌细胞内聚积，将核挤向一侧而使癌细胞呈戒指状，称为印戒细胞癌；④腺癌细胞分泌的大量黏液排出并堆积在腺腔中，或多个腺腔破裂融合成黏液池，称黏液腺癌；黏液腺癌的大体组织因富含黏液，呈灰白色、湿润、胶样，故又称胶样癌。

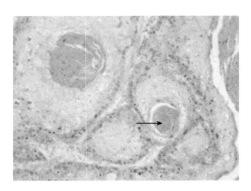

图 5-6　鳞状细胞癌（镜下观）

可见异型性明显的上皮样癌细胞聚集成不规则的条索、片块状癌巢，与间质分界清楚。癌巢中可见层状的角化物（→）

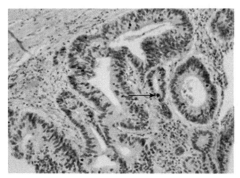

图 5-7　腺癌（镜下观）

癌细胞形成大小不等、形态不规则的腺样结构。腺样结构拥挤，可呈"背靠背""共壁""筛状"等结构；癌细胞排列紧密、重叠或层次增多，常失去极向，异型性明显，可见病理性核分裂象（→）

腺癌分化低时，腺样结构不明显，癌细胞排列成实体巢片状，称为实性癌。当癌细胞少，间质纤维结缔组织占优势时，癌组织较硬，称为硬癌。反之，癌细胞丰富，间质少时，癌组织质软，称髓样癌。

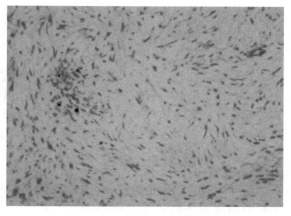

图 5-8 纤维瘤（镜下观）

肿瘤由分化好的成纤维细胞、纤维细胞和胶原纤维构成，排列成编织状，间质为血管及疏松结缔组织

二、常见间叶组织肿瘤

（一）良性间叶组织肿瘤

1. 纤维瘤

纤维瘤（fibroma）多见于皮下结缔组织或筋膜处，由纤维组织发生。瘤体呈结节状，包膜完整。切面灰白色、编织状、质韧。镜下观，由成纤维细胞、纤维细胞和胶原纤维构成，细胞分化好。间质为及疏松结缔组织、脉管（图 5-8，见书末彩图）。肿瘤生长缓慢，切除后不复发。

2. 脂肪瘤

脂肪瘤（lipoma）多见于背、颈、肩、四肢皮下组织，呈分叶状或结节状，有完整的薄层包膜。切面淡黄色，质地柔软，似正常脂肪组织。镜下观，肿瘤由分化成熟的脂肪瘤细胞构成，有完整包膜及粗细不等的纤维脉管组织构成间隔可与正常脂肪组织相区别。该肿瘤除局部压迫外常无明显症状，极少恶变，切除后不复发。

3. 脉管瘤

脉管瘤包括血管瘤和淋巴管瘤，多见于儿童，常为先天性脉管组织发育畸形而非真性肿瘤。

（1）血管瘤（hemangioma） 常发于皮肤或黏膜，呈突起的肿块，外观呈暗红色或紫红色斑，无包膜，边界不规则如地图状。分为毛细血管瘤、海绵状血管瘤、混合型血管瘤三种类型。内脏的血管瘤多呈结节状。

（2）淋巴管瘤（lymphangioma） 由淋巴管增生形成，内含淋巴液。好发于唇、舌、颊、口底、腋窝、腹腔处，界限常不清楚，呈蜂窝状或囊状。分为毛细淋巴管瘤、海绵状淋巴管瘤、囊状淋巴管瘤三型。

4. 平滑肌瘤

平滑肌瘤（leiomyoma）多发生于子宫、胃肠道，也见于软组织。瘤体呈球形结节状，境界清楚，包膜可有可无，切面呈灰白色编织状（图 5-9，见书末彩图）。镜下观，肿瘤由形态大致相同的梭形平滑肌样瘤细胞构成，排列呈束状、旋涡状，细胞核两端圆钝，腊肠样，可与纤维瘤相鉴别。

5. 骨瘤

骨瘤（osteoma）好发于头面骨或颌骨，也可见于四肢骨，在局部形成无痛性隆起。生于颅骨内板、眼眶、鼻窦、颌骨的骨瘤，可引起相应部位的压迫症状。

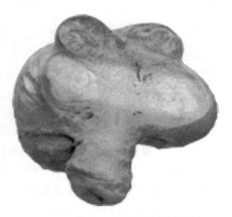

**图 5-9 良性肿瘤的膨胀性生长
（子宫平滑肌瘤，肉眼观）**

瘤体呈多个结节状，包膜完整，与周围组织分界清楚

骨瘤为良性病变，主要由成熟的骨质构成，骨小梁排列紊乱，无哈佛系统，间质为纤维组织，可见脂肪及造血细胞。

6. 软骨瘤

软骨瘤（chondroma）主要成分是透明软骨，根据发生位置，可分为外生性软骨瘤和内生性软骨瘤。前者自骨膜发生并向外突起，后者发生于骨髓腔内。镜下观，由分化成熟的软骨细胞和软骨基质构成，呈不规则分叶状结构。发生在手、足短骨者多为良性；发生在胸骨、肋骨、盆骨、椎骨及四肢长骨者易恶变。

（二）恶性间叶组织肿瘤

癌与肉瘤均为恶性肿瘤，但其组织来源、形态特点及生物学行为不同，两者之间的区别可归纳为表 5-4。

表 5-4　癌与肉瘤的区别

区别点	癌	肉瘤
组织来源	上皮组织	间叶组织
发病率	较常见，约为肉瘤的 9 倍，多见于成人	较少见，大多见于青年人
大体特点	质较硬、灰白色、较干燥	质软、灰红色、湿润、鱼肉状
组织学特征	多形成癌巢，实质与间质分界清楚，常有纤维组织增生	肉瘤细胞多弥漫分布，实质与间质分界不清，间质内血管丰富，纤维组织少
网状纤维	癌细胞间多无网状纤维	肉瘤细胞间多有网状纤维
转移	多经淋巴道转移	多经血道转移

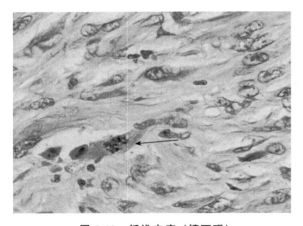

图 5-10　纤维肉瘤（镜下观）
瘤细胞丰富，异型性明显，可见病理性核分裂象（→）

1. 纤维肉瘤

纤维肉瘤（fibrosarcoma）好发部位与纤维瘤相似，但以四肢皮下软组织多见。瘤体不规则，无包膜或有假包膜。镜下观，分化好者，瘤细胞梭形，束状或交织排列，瘤细胞仍可产生胶原纤维。分化差者瘤细胞丰富，异型性明显，胶原、网状纤维少见（图 5-10，见书末彩图），生长快，易复发和转移。

2. 脂肪肉瘤

脂肪肉瘤（liposarcoma）好发于成人大腿、腹膜后等深部软组织，是肉瘤中的常见类型。瘤体呈结节状或分叶状，直径多为 5～10cm，可有薄层包膜，包膜上可有肿瘤细胞浸润，为假包膜。分化好者呈黄色，分化差者呈黏液样或鱼肉状。镜下观，肿瘤由不同程度异型性的细胞和脂肪母细胞构成，后者形态多样，可呈星形、梭形、小圆形或多形性，胞质内有大小不等的脂滴空泡。

3. 横纹肌肉瘤

横纹肌肉瘤（rhabdomyosarcoma）为较常见高度恶性肿瘤，生长迅速，早期易经血道转移，预后差。根据细胞的分化成度、排列结构、大体特点可将横纹肌肉瘤分为胚胎性横纹肌肉瘤、腺泡状横纹肌肉瘤、多形性横纹肌肉瘤三型。

4. 平滑肌肉瘤

平滑肌肉瘤（leiomyosarcoma）多见于子宫、胃肠道，偶见于腹膜后、肠系膜、大网膜及皮下软组织。瘤体呈不规则结节状，可有假包膜。中老年人多发。镜下观，分化较好者瘤细胞呈梭形，异型性不明显，相互交织状排列；分化差者呈显著异型性，排列紊乱，核分裂象易见，且数量多少对判断其恶性程度有重要意义。

5. 血管肉瘤

血管肉瘤（hemangiosarcoma）起源于血管内皮细胞，各器官和软组织均可发生，成人男性多见。肉眼观，瘤体大小不等，边界不清，呈紫红色结节状；切面灰褐色或棕红色，质软呈细海绵状。镜下观，主要由肿瘤性内皮细胞构成，血管腔明显，血管内被覆上皮多有异型性。分化差者瘤细胞呈实性巢状或弥漫分布，与间质穿插，血管腔形成不明显。血管肉瘤的复发率和转移率都较高，预后较差。

6. 骨肉瘤

骨肉瘤（osteosarcoma）好发于青少年男性，多见于股骨下端、胫骨和肱骨上端等长骨的干骺端，由骨膜内多潜能骨母细胞发生，形成梭形肿块，边界不清。镜下观，瘤细胞呈圆形、梭形或多角形，异型性显著，可见肿瘤性骨样组织和骨质，散布于瘤细胞之间。骨肉瘤为高度恶性肿瘤，生长快，侵袭破坏能力强，常经血道转移到肺，预后差。

第七节　肿瘤的病因、发病机制和防治原则

一、肿瘤的病因

肿瘤病因、发生、发展是极为复杂的问题，涉及环境因素、机体内在因素、机体与肿瘤相互作用等多方面问题，其中很多问题尚未明了，现仅将取得共识的方面简单归纳如下。

目前普遍认为，导致肿瘤发生的因素主要包括环境致癌因素和机体内在因素两大方面构成，环境因素作用并改变内在因素，终致肿瘤发生。环境致癌因素包括化学性致癌物、物理性致癌物、生物性致癌物、种族和地理因素等；机体内在因素包括遗传因素、内分泌因素、性别因素、年龄因素等。

（一）环境致癌因素

现已确知的化学性致癌物有1000余种，包括烷化剂、多环芳烃、芳香胺类、亚硝胺类等，其中亚硝胺类是致癌谱广、致癌力强、存在广泛的强致癌物。物理性致癌因素包括离子辐射、射线、镭、铀、氡、钴、锶等放射性同位素照射，慢性机械性、异物（石棉制品、塑料、金属、玻璃纤维等）、炎症非特异性刺激等。生物性致癌因素包括致肿瘤病毒、幽门螺杆菌、寄生虫等。种族和地理因素可能涉及物理致癌因素（如所处环境中致癌物含量异常）或遗传基因本身存在某种缺陷等间接引起肿瘤发生。

（二）机体内在因素

遗传因素在肿瘤的发生发展过程中起关键作用，主要表现在三个方面：①常染色体显性遗传的肿瘤，其基因的突变或缺陷存在于常染色体，是肿瘤发生的主要原因，呈明显家

族性，发病早且多发，如视网膜母细胞瘤；②常染色体隐性遗传的肿瘤，其基因的突变或缺陷从不决定肿瘤的发生，但使肿瘤易发，如着色性干皮病患者经紫外线照射后易患皮肤癌；③环境因素强烈且反复作用，使机体遗传物质遭到破坏而发生突变，最终导致肿瘤发生。绝大多数肿瘤属此类。

此外，内分泌因素、性别因素、年龄因素也与肿瘤发生相关。

二、肿瘤的发病机制

环境致癌因素和机体内在因素均通过直接或间接地作用于机体遗传物质，使之破坏、突变，导致核酸物质的结构、代谢、复制异常而导致肿瘤的发生。

三、肿瘤的防治原则

肿瘤是常见病、多发病，严重危害人类健康和生命。近年来，全球的医学工作者为攻克肿瘤作出了不懈的努力，但目前尚无有效的诊断、治疗方法。因此，加强和普及有关肿瘤的健康教育，开展对肿瘤的普查，做到早期发现、早期诊断、早期治疗仍然是肿瘤防治的关键。

思考题

一、名词解释

肿瘤　肿瘤异型性　浸润性生长　肿瘤转移　原位癌　癌前病变　恶病质　癌　肉瘤　交界性肿瘤　肿瘤的演进

二、填空题

1.肿瘤细胞分化程度越_____，异型性越_____，生长速度越_____，恶性程度越_____。

2.淋巴结转移癌时，癌细胞首先聚集于淋巴结的_____；肉瘤血道转移时，瘤细胞多经_____入血。

3.举出二种你所学过的可通过腹膜种植转移的恶性肿瘤：_____、_____。

4.举出三种可发生鳞癌的器官：_____、_____、_____。

5.肿瘤血道转移最常见的器官是_____和_____。

6.举出几种常见的癌前病变：_____、_____、_____、_____、_____、_____。

7.肿瘤的组织结构可分为_____、_____两部分，前者可决定肿瘤的_____和_____。

8.肿瘤的转移途径主要是_____、_____和_____。

9.肉瘤的转移途径主要是_____。

10.高分化鳞癌可见明显的_____和_____。

三、简答题

1.肿瘤性增生与非肿瘤性增生有哪些区别？

2.肿瘤的大体形态特征和组织结构如何？

3.肿瘤的生长方式和转移途径有哪些？可疑有转移时常规需做哪些检查？

4.血道转移最常见的器官是什么？血道转移瘤的特点是什么？

5.良性肿瘤与恶性肿瘤有哪些区别？

6.癌与肉瘤有哪些区别？

7.举例说明肿瘤的一般命名原则和特殊命名原则。

8.常见的癌前病变有哪些？

9.肿瘤对机体的影响有哪些？

10.恶性肿瘤的异型性表现有哪些？

四、病例分析题

患者，男，45岁。左前臂尺侧近腕部11cm处可见一疣状凸起，高0.5cm，面积约1cm×1cm。自诉此疣状物已有2年余历史。今年2月来明显变大，微痒。手术切除送病理。诊断为左前臂尺侧近腕部皮肤乳头状瘤伴轻度非典型增生。

请问：

1.描述该病变可能的镜下形态。

2.病理诊断后是否应进一步治疗？为什么？

（刘　硕）

第六章

心血管系统常见疾病

○○○
○○○
○○○

【学习目标】

掌握：动脉粥样硬化的概念、基本病理变化；冠状动脉性心脏病的概念、类型及病理变化；高血压病的概念、诊断标准、类型及缓进型高血压的病理变化；风湿病的基本病理变化、风湿性心内膜炎的病变特点；急性和亚急性感染性心内膜炎的区别。

熟悉：动脉粥样硬化各重要动脉的病理变化和结局；冠心病的病因；高血压的病因和发病机制；风湿病的病因、各重要器官的病理变化及结局；心瓣膜病的类型及对血流动力学的影响。

了解：动脉粥样硬化的病因；风湿病的发病机制。

案例导入

案例回放：

患者，男性，72岁。间歇性胸骨后疼痛3年，间有气促、心悸。近2个月症状加重。入院前13h，劳累后突感剧烈心绞痛，向左肩、臂部放射，急诊入院。心电图检查证实为心肌梗死，救治无效死亡。尸检见主动脉及其分支、心冠状动脉、脑底动脉均有严重的动脉粥样硬化病变，左心室前壁及室间隔前部有灰黄色梗死灶。

思考问题：

1.何谓动脉粥样硬化？主要累及哪些动脉？

2.动脉粥样硬化对机体有哪些危害？

3.哪些因素容易导致动脉粥样硬化？

4.动脉粥样硬化是如何发生发展的？

心血管系统由心脏、动脉、静脉和毛细血管组成，维持着机体的血液循环、血液与组织之间的物质交换。当心血管系统形态、结构发生改变时，常会引起其功能的改变，导致全身或局部血液循环障碍。随着社会的发展和生活水平的提高，心血管系统疾病已经成为严重危害人类健康的一组疾病。在世界范围内，心血管系统疾病占各种疾病发病率和死亡率的第一位。近年来，我国高血压、冠心病的发病率和死亡率显著上升，故本章主要介绍最常见的心血管疾病。

第一节　动脉粥样硬化

动脉硬化（arteriosclerosis）是一组以动脉管壁增厚、变硬和弹性降低为特征的动脉硬化性疾病，包括动脉粥样硬化、动脉中膜钙化（中等肌型动脉中膜的钙盐沉积）、细动脉硬化症（细小动脉的玻璃样变）。

动脉粥样硬化

动脉粥样硬化（atherosclerosis，AS）是最常见的和最具有危害性的疾病，近年我国的发病率呈显著上升趋势。主要累及机体的大动脉（弹力型——主动脉及其一级分支）、中动脉（弹力肌型——冠状动脉、脑动脉等），其以动脉内膜脂质沉积、灶状纤维性增厚及粥样斑块形成为病变特征，使动脉管壁变硬、管腔狭窄，最终导致相应的组织、器官发生缺血性病变。AS 多见于中、老年人，以 40～50 岁发展最快，临床上其导致的疾病有缺血性心脏病（ischemic heart disease，IHD）、心肌梗死（myocardial infarction，MI）、脑卒中（stroke；包括脑血栓和脑出血）和四肢坏疽等。

★考点提示：AS 的累及部位

一、病因和发病机制

（一）病因

AS 病因至今尚不明确，其危险因素（risk factors）如下。

1. 高脂血症（hyperlipidemia）

血浆总胆固醇（total cholesterol，TC）和甘油三酯（triglyceride，TG）异常升高是 AS 的最主要危险因素。实验表明，高脂饮食可诱发动物发生动脉粥样硬化。血浆中的脂质是以脂蛋白的形式存在的，包括低密度脂蛋白（LDL）、极低密度脂蛋白（VLDL）、高密度脂蛋白（HDL）和乳糜微粒（CM）。LDL（尤其是氧化型，即 OX-LDL）、VLDL 水平持续升高及 HDL 水平的降低与 AS 的发病率呈正相关。其原因是 LDL 含胆固醇最高、分子较小且易于氧化，容易透过受损的动脉内膜沉积于动脉壁，被巨噬细胞的清道夫受体识别并摄取，从而形成泡沫细胞；而 HDL 能抑制胆固醇在动脉内膜沉积，并可通过竞争机制抑制 LDL 与血管内皮细胞受体结合而减少其摄取，发挥抗动脉粥样硬化的作用。故控制血脂可以减少动脉粥样斑块的形成。

2. 高血压

高血压患者 AS 的发病率比正常人高 4 倍，与同年龄、同性别的无高血压者相比，其 AS 的发病较早、病变较重。其原因可能是血流对血管壁的机械性压力和冲击作用较强，血管的内皮细胞易受损伤，使内膜的通透性增加，利于血浆脂蛋白渗入内膜，从而造成单核细胞黏附并迁入内膜；同时胶原纤维暴露引起血小板黏附、聚集并释放生长因子，刺激中膜平滑肌细胞（SMC）迁入内膜等一系列变化，促进 AS 的发生和发展。

3. 吸烟

资料表明，吸烟是心肌梗死主要的危险因子，是 AS 的危险因素之一。大量吸烟可引起血液中 LDL 氧化，导致内膜损伤、脂质沉积。同时引起血内一氧化碳（CO）浓度升高，刺激内皮细胞释放生长因子（growth factor，GF），促使中膜 SMC 向内膜迁入、增生，参与 AS 的发生。吸烟还可以增强血小板聚集功能，使血中儿茶酚胺浓度升高及 HDL 水平降低，促进 AS 发生。

4. 致继发性高脂血症的疾病

①糖尿病患者血中 TG、VLDL 水平升高，HDL 水平降低，与 AS 关系极为密切。同时高血糖可致 LDL 氧化，促进单核细胞迁入内膜并转化为泡沫细胞；②高胰岛素血症可促进 SMC 增生，高胰岛素血症患者血中胰岛素水平越高，其冠心病的发病率和死亡率越高；③肾病综合征和甲状腺功能减退症均可引起高胆固醇血症，致血浆 LDL 明显增高。

5. 遗传因素

冠心病的家族聚集现象提示遗传因素是 AS 的危险因素。已知约有 200 多种基因可能对脂质的摄取、代谢和排泄产生影响，这些基因及其产物的变化和饮食因素的相互作用可能是高脂血症的最常见原因。

6. 其他因素

（1）年龄　AS 检出率和病变程度的严重性随年龄增加而增高。

（2）性别　绝经期前女性 LDL 水平低于男性，HDL 水平高于男性，其患冠心病概率低于同龄组男性，而绝经期后两性之间的发病率差异消失。其原因可能与雌激素影响血脂代谢，减少血浆胆固醇的含量以及改善血管内皮功能有关。

（3）体重超重或肥胖　肥胖患者易患高脂血症、高血压和糖尿病，常并发 AS。

（4）感染　单纯疱疹病毒（HSV），特别是巨细胞病毒（CMV）有促进 AS 发生的作用。

（二）发病机制

学者们提出多种学说（脂质渗入学说、损伤应答学说、动脉 SMC 增殖学说、慢性炎症学说、单核巨噬细胞作用学说），结合其发病的危险因素总结如下：各种原因导致血管内皮细胞受损伤，一方面引起血管内膜通透性增强，使血液中的脂质进入内膜；另一方面导致血液中的单核细胞发生黏附、迁移、聚集以及氧自由基和生长因子的释放。在氧自由基的作用下，LDL 转变成 OX-LDL。在 OX-LDL 及生长因子的作用下，血中的单核细胞进入内膜转化成具有清道夫作用的巨噬细胞，通过清道夫受体结合并摄取 OX-LDL，形成单核细胞源性泡沫细胞。在生长因子的作用下，中膜的 SMC 经内弹力膜窗孔迁入内膜，吞噬脂质形成平滑肌细胞源性泡沫细胞，进一步增生迁移、合成细胞外基质并形成纤维帽。OX-LDL 细胞毒作用使泡沫细胞坏死、崩解，并与脂蛋白及其分解产物（如胆固醇）构成粥糜样坏死物，最终形成粥样斑块［图 6-1、图 6-2（见书末彩图）］。

二、病理变化

AS 主要累及全身的弹力型和弹力肌型动脉，最好发于腹主动脉，其次依次为冠状动脉、降主动脉、颈动脉和脑底 Willis 环。这些动脉分叉、分支开口、血管弯曲凸面为好发部位。根据病变的发展过程可分为以下几个阶段。

★考点提示：AS 的好发部位及分期

1. 脂纹与脂斑

脂纹与脂斑（fatty streak）是 AS 的早期病变。脂纹最早可出现于儿童期，是一种可逆性病变。肉眼观：动脉内膜见黄色帽针头大小的斑点或与动脉长轴平行、长短不一、宽 1～2mm 的条纹，平坦或略突出于内膜表面，在血管分支开口处更明显（图 6-3，见书末彩图）。镜下观：动脉内皮细胞下可见大量泡沫细胞（foam cell，FC）聚集，细胞体积较大，呈圆形或椭圆形，HE 染色胞质呈空泡状（图 6-4，见书末彩图），苏丹Ⅲ染色呈橘红色。FC 来源于血中的单核细胞和中膜的 SMC。

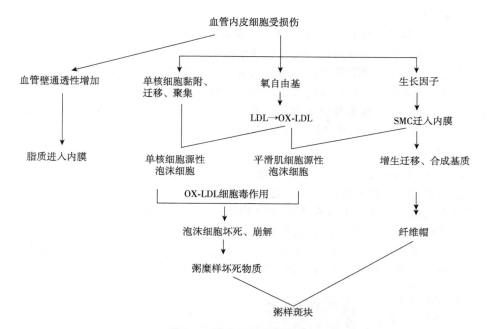

图 6-1　动脉粥样硬化发病机制

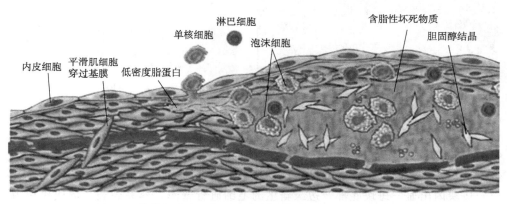

图 6-2　单核细胞和平滑肌细胞迁入内膜及泡沫细胞形成模式图

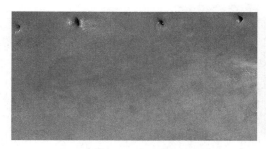

图 6-3　脂纹与脂斑（肉眼观）
动脉内膜表面可见脂纹

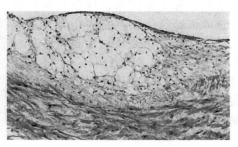

图 6-4　脂纹与脂斑（镜下观）
动脉内膜中见大量泡沫细胞

2. 纤维斑块

脂纹进一步发展演变为纤维斑块（fibrous plaque）。肉眼观：起初纤维斑块为隆起于内膜表面的灰黄色斑块，以后随着斑块表层胶原纤维的不断增多及玻璃样变性，脂质被埋于深层，使其表面呈瓷白色。镜下观：典型的病变主要由三个区组成：①纤维帽（fibrous cap），是指内皮下和坏死中心之间区，由密集的胶原纤维、大量散在的 SMC 及细胞外基质组成；②脂质区（lipid zone），由 FC、细胞外脂质和坏死碎片组成，该区较小或不明显；③基底部（basal zone），由增生的 SMC、结缔组织和炎细胞组成。不同斑块含有不等量的三个病变区。

3. 粥样斑块

粥样斑块（atheromatous plaque）又称粥瘤（atheroma），由纤维斑块深层细胞的坏死发展而来。肉眼观：动脉内膜面见明显隆起的灰黄色斑块，向深部压迫中膜。切面，表层的纤维帽为瓷白色，深部为多量黄色粥糜样物质。镜下观：在玻璃样变的纤维帽的深部有大量无定形坏死物质，其中富含细胞外脂质，可见胆固醇结晶（HE 片中为针形或梭形空隙）及钙化。斑块底部及边缘可见肉芽组织、少量 FC 和淋巴细胞。病灶处中膜因斑块压迫、平滑肌萎缩、弹力纤维破坏而变薄（图 6-5，见书末彩图）。

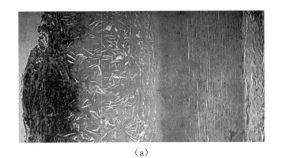
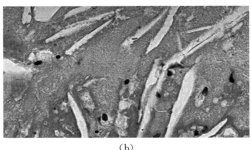

（a）　　　　　　　　　　　　　　　　（b）

图 6-5　动脉粥样硬化（粥样斑块镜下观）

（a）中膜内无定形坏死物及胆固醇结晶（低倍）；（b）胆固醇结晶（高倍）

4. 继发性病变

继发性病变指在纤维斑块和粥样斑块的基础上继发的改变。

（1）斑块内出血　斑块底部及边缘新生的毛细血管壁薄，容易破裂，形成斑块内血肿，可致斑块进一步增大并突入管腔，甚至使管径较小的动脉完全闭塞，导致急性供血中断，造成该动脉供血器官发生梗死。如冠状动脉粥样硬化伴斑块内出血，可致心肌梗死（图 6-6，见书末彩图）。

（2）斑块破裂　斑块外周部纤维帽薄易破裂，粥样物自裂口溢入血流，遗留粥样溃疡，入血的粥样物可成为栓子并导致栓塞。

（3）血栓形成　斑块破裂形成的粥样溃疡使内膜表面粗糙不平，由于胶原纤维暴露，血小板在局部聚集可促进血栓形成。血栓可加重血管腔阻塞，导致器官梗死；血栓

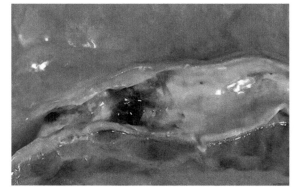

图 6-6　斑块破裂出血（肉眼观）

冠状动脉粥样斑块内出血

也可脱落，可致栓塞；血栓亦可发生机化与再通（图6-7，见书末彩图）。

（4）钙化　多发生在陈旧的病灶内，钙盐可沉积于纤维帽及粥样斑块内，使动脉壁变硬、变脆（图6-8，见书末彩图）。

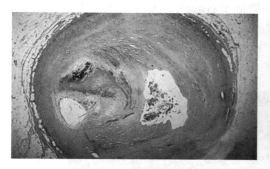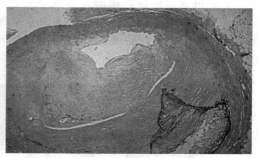

图6-7　冠状动脉血栓形成与再通（镜下观）
血栓形成后再通，可见两个狭窄的通道

图6-8　钙化（镜下观）
冠状动脉管壁见蓝色钙化

（5）动脉瘤形成　严重的粥样斑块由于中膜的萎缩和弹性下降，不能承受血流压力而向外局限性扩张，形成动脉瘤，破裂后可致大出血。另外，血流可从粥瘤溃疡处侵入主动脉中膜，或中膜内血管破裂出血，均可造成中膜撕裂，形成夹层动脉瘤（图6-9，见书末彩图）。

（6）血管管腔狭窄　中等动脉的粥样斑块可使管腔狭窄，引起所供器官发生缺血性病变（图6-10，见书末彩图）。

★**考点提示：AS的继发性病变**

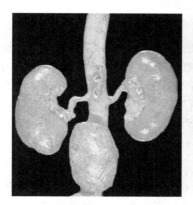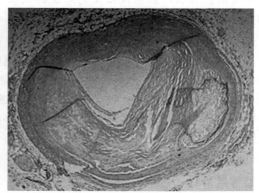

图6-9　腹主动脉瘤（肉眼观）
腹主动脉管壁局部向外明显扩张

图6-10　血管管腔狭窄（镜下观）
冠状动脉粥样硬化管腔变窄

三、重要器官的病变及后果

1.主动脉粥样硬化

主动脉是AS最好发生的部位，病变多发生于主动脉后壁和其分支开口处。腹主动脉的病变最严重，其次是胸主动脉、主动脉弓和升主动脉。动脉内膜可见各阶段的病变，由于主动脉的管腔较粗，一般不引起明显的症状。但病变严重者，可致中膜萎缩及弹力板断裂，使管壁变薄，受血压作用容易形成动脉瘤，主要见于腹主动脉，破裂后可引起致命性大出血。

2.冠状动脉粥样硬化

冠状动脉粥样硬化（coronary atherosclerosis）一般较主动脉粥样硬化晚发10年，是

AS 中对人类构成威胁最大的疾病，也是冠心病最常见的原因。其狭窄在 35～55 岁发展最快，发病率在 20～50 岁男性显著高于女性，60 岁以后男女无明显差异。

冠状动脉粥样硬化好发部位以左冠状动脉前降支最多，其余依次为右主干、左主干或左旋支、后降支。粥样斑块的分布规律是左心侧重于右心侧、大支重于小支、近端重于远端，以及分支开口处较重。其病变常呈节段性，多位于血管的心壁侧，横切面上斑块多呈新月形，使管腔呈不同程度的偏心性狭窄（图 6-11，见书末彩图）。按管腔狭窄程度可分为 4 级：Ⅰ级≤25%；Ⅱ级 26%～50%；Ⅲ级 51%～75%；Ⅳ级＞76%。

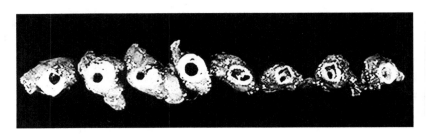

图 6-11　冠状动脉粥样硬化前降支横切面（肉眼观）
冠状动脉前降支的横切面有明显粥样硬化及管腔狭窄，左边动脉的近端部分尤为明显

由于冠状动脉粥样硬化常伴发冠状动脉痉挛，使管腔的狭窄程度加剧，甚至导致供血的中断，引起心肌缺血、缺氧而导致心脏病变（临床可表现为心绞痛、心肌梗死、心肌纤维化和冠状动脉性猝死）。

★考点提示：冠状动脉粥样硬化的好发部位及斑块特点

3. 颈动脉及脑动脉粥样硬化

病变多在 40 岁以后出现，常累及颈内动脉起始部、基底动脉、大脑中动脉和 Willis 环。后果：①脑萎缩斑块形成造成血管腔狭窄，使脑组织供血不足而发生萎缩，表现为脑回变细、变窄，脑沟变宽、变深，重量减轻。患者出现智力减退，甚至痴呆；②脑梗死（脑软化）斑块处继发血栓使管腔阻塞，脑供血中断所致，可引起患者出现偏瘫、失语等；③形成动脉瘤因脑小动脉管壁较薄，病变可继发小动脉瘤，患者血压突然升高时，动脉瘤破裂可发生脑出血。

4. 肾动脉粥样硬化

病变最常累及肾动脉开口处或其主干近侧端，也可累及弓形动脉、叶间动脉。后果：①肾血管性高血压斑块使管腔狭窄，导致肾缺血，引起高血压；②肾梗死斑块内出血或血栓形成致肾组织梗死，继而机化后形成较大的凹陷瘢痕，使肾体积缩小，称为动脉粥样硬化性固缩肾。

5. 四肢动脉粥样硬化

四肢动脉粥样硬化以下肢动脉特别是髂动脉、股动脉及前后胫动脉多见，当斑块使管腔明显狭窄时，可致下肢供血不足，导致患者在行走时出现疼痛，休息后好转，即所谓间歇性跛行；当肢体长期慢性缺血时引起萎缩；当动脉管腔完全阻塞，而侧支循环又不能建立时，可引起足趾部干性坏疽。

6. 肠系膜动脉粥样硬化

肠系膜动脉管腔狭窄或阻塞时，患者出现剧烈腹痛、腹胀等症状，可引起肠梗死、麻痹性肠梗阻及休克。

如何预防动脉粥样硬化

由于动脉硬化发展缓慢、隐匿，长期无任何症状，因此早期常不引起人们注意。据研究发现，一般人 20 岁左右即开始有脑动脉弹性逐渐减退趋势，40 岁逐渐明显，50 岁会出现早期症状。保持人体正常生理功能避免早期发生动脉硬化应从儿童时期起就要开始预防，从小培养健康生活方式和良好生活习惯。其预防措施主要有下几方面。

①劳逸结合与精神调节：避免精神紧张、烦恼焦虑，生活要有规律，学会经常用脑又要避免用脑过度。

②合理饮食：预防动脉粥样硬化的主要饮食原则是限制脂肪、胆固醇和热量的摄入量，应少食肥肉、猪油、奶油或其他动物油，少吃食物中含胆固醇丰富的食物，如鸡蛋黄、蟹黄和各种动物内脏，多吃新鲜蔬菜和水果，保证足够维生素和钾、钙及植物纤维摄入。

③戒烟限酒：吸烟能抑制脂蛋白脂酶（人体内一种参与脂蛋白代谢的重要的酶）的活性，使甘油三酯升高，高密度脂蛋白胆固醇下降，还能破坏内皮细胞的功能，引起动脉痉挛等；适量饮酒，尤其是葡萄酒，对于防治动脉粥样硬化可能有益，以每天不超过 100 g 葡萄酒为宜。

④积极地参加力所能及的体育锻炼：锻炼的方式建议采用低、中强度的有节律、重复性的有氧运动，如快走、慢跑、游泳、骑自行车、打太极拳等，能提高机体抗氧化物酶的活性，增强机体内源性抗氧化防御系统的功能，降低脂质过氧化水平，抑制氧化低密度脂蛋白的形成，进而有助于防治动脉粥样硬化的发生。

⑤早期采取治疗措施如干预血糖、干预血压、干预血脂，力争早期采取治疗措施。

第二节 冠状动脉粥样硬化性心脏病

冠状动脉粥样硬化性心脏病（coronary atherosclerotic heart disease，CAHD）简称冠心病，是因冠状动脉狭窄所致心肌缺血而引起的心脏病，故又称缺血性心脏病。

CAHD 的原因：①冠状动脉供血不足主要为冠状动脉粥样硬化斑块、继发的复合性病变和冠状动脉痉挛引起的管腔狭窄，是 CAHD 的最常见原因；②心肌耗氧量剧增当冠状动脉不同程度的狭窄时，由于各种原因导致心肌负荷增加（如血压骤升、劳累过度、情绪激动、心动过速及心肌肥大等），使冠状动脉供血相对不足，引发 CAHD；③冠状动脉炎症如结节性多动脉炎、巨细胞性动脉炎等，可引起冠状动脉狭窄甚至完全闭塞。

CAHD 临床表现为心绞痛、心肌梗死、心肌纤维化和冠状动脉性猝死。

一、心绞痛

心绞痛（angina pectoris，AP）是冠状动脉供血不足和（或）心肌耗氧量骤增致使心肌急剧的、暂时性缺血、缺氧所引起的临床综合征。典型的临床表现为胸骨后或心前区压榨性或紧缩性疼痛，常放射至左肩和左臂尺侧。可因过度劳累、暴饮暴食、情绪激动、受寒等诱因发作，每次持续数分钟，于休息或服用硝酸酯制剂后症状缓解消失。临床上将心绞痛分为以下三种类型。

1. 稳定性心绞痛

稳定性心绞痛（stable angina pectoris）又称轻型心绞痛，一般不发作，可稳定数月，仅在体力劳动增加或心肌耗氧量增多时发作。

2. 不稳定性心绞痛

不稳定性心绞痛（unstable angina pectoris）是一种进行性加重的心绞痛，在负荷或休息时均可发作。发作强度和频度逐渐增加，患者大多至少有一支冠状动脉主干近侧端高度狭窄。

3. 变异性心绞痛

变异性心绞痛（variant angina pectoris）又称 Prinzmetal 心绞痛，多无明显诱因，常于休息或梦醒时发作，心电图显示 ST 段抬高。

★考点提示：心绞痛的概念及典型的临床表现

二、心肌梗死

心肌梗死（myocardial infarction，MI）是由于冠状动脉供血急剧减少或中断，引起供血区持续缺血而导致的较大范围的心肌坏死。临床上常有剧烈而持久的胸骨后疼痛，休息及应用硝酸酯类药物不能完全缓解，可并发心律失常、休克或心力衰竭。多见于中老年人，男性略多于女性，冬春季发病较多。

（一）原因

MI 大多数在冠状动脉粥样硬化的基础上继发血栓形成、持续性痉挛或斑块内出血使冠状动脉血流进一步减少或中断，过度劳累使心脏负荷加重，导致心肌缺血。

（二）好发部位

MI 的部位与冠状动脉供血区域一致。由于左冠状动脉前降支病变最常见，故 MI 多发生在左心，其中约 50% 的 MI 发生于左心室前壁、心尖部及室间隔前 2/3。其次是右冠状动脉供血区，约 25% 的 MI 发生于左心室后壁、室间隔后 1/3 及右心室大部，此外也见于左冠状动脉旋支供血的左室侧壁，而极少累及心房。

★考点提示：心肌梗死最常发生的部位

（三）类型

根据梗死灶占心室壁的厚度将 MI 分为两型。

1. 心内膜下梗死（subendocardial myocardial infarction）

梗死灶仅累及心室壁内 1/3 的心肌，可累及乳头肌和肉柱，常为多发性，表现为小灶状坏死，不规则的分布于左心室四周，严重者累及整个左心室内膜下的心肌，形成环状梗死。

2. 透壁性梗死（transmural myocardial infarction）

累及心室壁全层，梗死部位与闭塞的冠状动脉供血区一致，梗死面积大小不一，是典型的 MI 类型。如梗死未累及全层而深达室壁 2/3 以上则称厚壁梗死（图 6-12，见书末彩图）。

（四）病理变化

MI 为贫血性梗死，形态学改变是一个动态过程。一般于梗死 6h 后才能辨认，梗死灶呈地图状、苍白色。8～9h后呈黄色或土黄色，干燥无光泽，镜下见心肌纤维有凝固性坏死改变，如核碎裂、核消失，肌质均质红染或呈不规则的颗粒状，间质水肿及漏出性出血，有少量中性粒细胞浸润（图6-13，见书末彩图）。第4天梗死灶周围出现充血出血带，镜下见梗死灶周围血管充血、出血，较多的中性粒细胞浸润（图6-14，见书末彩图）。7天后肉芽组织长入而呈红色（图6-15，见书末彩图），3周肉芽组织机化后呈灰白色瘢痕组织。

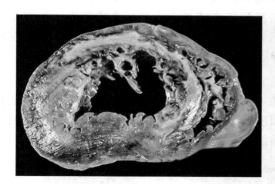

图 6-12　心肌梗死（肉眼观）
左心室前壁及室间隔前 2/3 梗死，灰白色

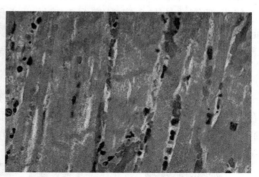

图 6-13　心肌梗死 1～2 天（镜下观）
心肌纤维有暗红的收缩带经过，心肌细胞核几乎全部消失，有炎细胞浸润

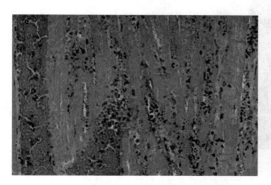

图 6-14　心肌梗死 3～4 天（镜下观）
心肌纤维胞质内见波浪状横带，血管充血出血，中性粒细胞浸润

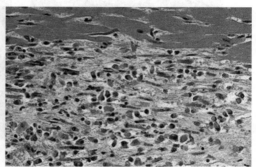

图 6-15　心肌梗死 1～2 周（镜下观）
上方为残存的正常心肌，下方坏死的心肌中可见肉芽组织

（五）临床病理联系

患者出现胸骨后剧烈而持续的疼痛，含服硝酸甘油、休息均不能缓解。常伴发热、恶心、呕吐和腹胀痛，严重者在起病的 1～2 天内出现心律失常、低血压，甚至心力衰竭。典型心电图呈现 ST 段弓背向上抬高和 T 波倒置，透壁性梗死出现病理性 Q 波。梗死心肌的肌红蛋白从心肌细胞释出，进入血液，经尿排出，故梗死早期即可从血和尿中检出肌红蛋白升高，但 24h 即恢复正常，特异性较差。心梗后，谷草转氨酶（glutamic oxaloacetic transaminase，GOT）、肌酸磷酸激酶（creatine phosphokinase，CPK）及乳酸脱氢酶（lactate dehydrogenase，LDH）的血浓度升高，其中尤以 CPK 和 LDH 对 MI 的诊断是敏感而可靠的指标。另外，CPK 的 MB 同工酶（CPK-MB）的大量增加对诊断 MI 有特异性参考意义。

(六) 并发症

1. 心脏破裂

心脏破裂多发生在 MI 后 1～2 周内，是 MI 的严重并发症，占致死病例 3%～13%。破裂的原因是坏死的心肌细胞和浸润的中性粒细胞释放大量的蛋白水解酶，使梗死灶发生溶解。好发部位一是左心室前壁下 1/3 处，心壁破裂后血液进入心包，造成急性心包填塞而引起猝死。二是室间隔破裂，左心室血液流入右心室，引起急性右心功能不全。三是左心室乳头肌断裂，引起急性二尖瓣关闭不全，导致急性左心衰竭（图 6-16，见书末彩图）。

2. 室壁瘤

室壁瘤占梗死病例 10%～38%，可发生在梗死早期或愈合期。由于梗死心肌或瘢痕组织在心室内压力作用下，局限性的向外膨隆而形成室壁瘤（图 6-17，见书末彩图）。多见于左心室前壁近心尖处，可继发附壁血栓及心功能不全。

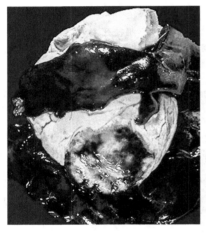 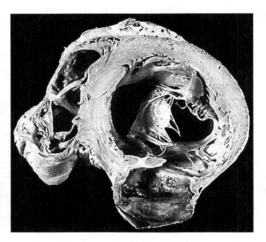

图 6-16　心脏破裂（肉眼观）　　　　图 6-17　室壁瘤（肉眼观）
心尖可见破裂口，暗红色的血块为心　　左心室前壁菲薄处局限性向外膨隆
包积血

3. 附壁血栓形成

附壁血栓形成多见于左心室。由于梗死区内膜变得粗糙，室壁瘤处出现涡流等原因而诱发血栓形成。血栓可发生机化，也可因脱落引起动脉系统栓塞。

4. 急性心包炎

急性心包炎约占 MI 的 15%，常发生在透壁性梗死后 2～4 天，梗死波及心外膜，引起纤维素性心包炎，听诊可闻及心包摩擦音。

5. 心律失常

心律失常占 MI 的 75%～95%，MI 累及传导系统，引起传导紊乱，严重者导致心脏骤停、猝死。

6. 心力衰竭

心力衰竭约占 MI 的 60%，梗死区心肌收缩力丧失，可引起左心、右心或全心衰竭，是患者死亡的最常见原因。

7. 心源性休克

心源性休克占 MI 的 10%～20%，当 MI 面积＞40% 时，由于心肌收缩力极度减弱，心输出量显著减少，可引起心源性休克，导致患者死亡。

★考点提示：MI 的并发症及最常见的死因

三、心肌纤维化

心肌纤维化（myocardial fibrosis）是由中至重度的冠状动脉粥样硬化性狭窄引起心肌纤维持续性和（或）反复加重的心肌缺血缺氧所产生的结果，是逐渐发展为心力衰竭的慢性缺血性心脏病（chronic ischemic heart disease）。多数患者曾发生过 MI 或做过冠状动脉旁路移植术。肉眼观：病变心脏体积增大，重量增加，所有心腔扩张；心壁厚度可正常，心室肌伴有多灶性白色纤维条索或条块；心内膜增厚·失去光泽，可见机化的附壁血栓。镜下观：广泛性、多灶性心肌纤维化，周围的心肌细胞肥大和（或）萎缩，心内膜下心肌细胞常弥漫性空泡变，可见陈旧性 MI 或瘢痕灶。

四、冠状动脉性猝死

冠状动脉性猝死（sudden coronary death）是心源性猝死中最常见的一种，是一种出乎意料的突发性死亡。多见于 40～50 岁患者，且男性多于女性。可在某些诱因作用下发作（如饮酒、吸烟、劳累、运动等后），患者突然昏倒、四肢抽搐、小便失禁；或突然发生呼吸困难、口吐白沫、迅速昏迷。患者可即刻或数小时后死亡，也可在无人察觉的情况下，于夜间睡眠中死亡。

冠状动脉性猝死多在冠状动脉中至重度粥样硬化的基础上，并发血栓形成或斑块内出血引起心肌急性缺血，冠状动脉血流的突然中断，导致心室颤动等严重的心律失常。少数病例粥样硬化的病变较轻，可能与冠状动脉痉挛有关。

知识拓展

冠心病患者的饮食护理

冠心病患者的饮食护理如下。

①控制总热量摄入和防止肥胖：饮食越多则产生的热量就越多，热能的摄入应维持正常的生理消耗。降低胆固醇和甘油三酯，控制总热能的摄入，防止肥胖是冠心病的护理措施之一。防止冠心病应注意控制脂肪的摄入量。

②忌喝浓茶：茶叶中含有茶碱、维生素 C 等，茶碱能减少肠道对脂肪的吸收，有助于消化，茶叶中还含有不饱和脂肪酸，有降低胆固醇的作用，因此适量饮用淡茶，能助消化和利尿。但忌喝浓茶，因其含咖啡因较多，可兴奋大脑，影响睡眠，对冠心病的护理不利。

③忌饮烈性酒：一般烈性酒其酒精浓度较高，酒精不但损害肝脏等器官，还能产生多的热能，增加心脏消耗氧量，导致心脏负荷过重，加重冠心病，故应禁用。

④饮食的规律性及合理性：少量多餐，定点用餐，不宜吃的过饱、过多。饱餐后使胃肠道扩张，过多的物质摄入增加机体代谢负荷，可加速心肌的缺血。不吃过油腻和过咸的食物，减少盐分的摄入。多吃蔬菜、水果，因蔬菜和水果是维生素、钙、钾、镁、纤维素和果胶的重要来源，多吃蔬菜和水果可以保持大便通畅，防止便秘。

第三节　原发性高血压

高血压（hypertension）是以体循环动脉血压持续升高为主要表现，可导致心、脑、肾和血管改变的临床综合征。在静息状态下，成年人收缩压≥140 mmHg（18.6 kPa）和（或）舒张压≥90 mmHg（12.0 kPa），被定为高血压。

高血压可分为原发性和继发性两类。原发性高血压（primary hypertension）是一种原因尚未明了的、以体循环动脉血压升高为主要表现的独立性全身性疾病，又称为特发性高血压（essential hypertension），通称为高血压病。继发性高血压（secondary hypertension）是患有某些疾病引起的血压升高，如慢性肾小球肾炎、肾动脉狭窄、肾盂肾炎所引起的肾性高血压；盐皮质激素增多症、肾上腺嗜铬细胞瘤和垂体腺瘤等引起的内分泌性高血压。由于血压的升高是疾病的症状之一，故又称为症状性高血压（symptomatic hypertension）。

原发性高血压以细、小动脉硬化为基本病变，是我国常见的心血管疾病，多见于中、老年人，占高血压患者的90%～95%。也是世界上流行最广、危害最重、隐蔽最深的一种心血管疾病，与导致人类死亡的主要疾病如冠心病、脑血管疾病等密切相关。具有"三高"（发病率高、致残率高、死亡率高）和"三低"（知晓率低、治疗率低、控制率低）的特点。目前，我国高血压病发病率呈上升趋势，现有高血压病患者已超过2亿。

★考点提示：原发性高血压的概念及基本病变

一、病因和发病机制

（一）病因

原发性高血压病因尚未完全清楚，目前认为与以下因素有关。

1. 遗传因素

高血压患者有明显的家族集聚性，约75%的高血压患者有遗传倾向。双亲或单亲有高血压者与无高血压家族史者相比，其患病率明显升高。高血压病患者伴有肾素-血管紧张素系统编码基因的多种缺陷，且高血压患者及有家族史而血压正常者的血清中有一种激素样物质，可抑制细胞膜的 Na^+-K^+-ATP 酶的活性，导致细胞内 Na^+、Ca^{2+} 浓度升高，细小动脉壁平滑肌收缩加强，肾上腺素能 α 受体密度增加，血管反应性加强，促使血压升高。目前认为原发性高血压是一种受多基因遗传影响，并在多种后天因素作用下，正常血压调节机制失调而致的疾病。

2. 膳食因素

流行病学和临床观察均显示，食盐摄入量和高血压的发生有一定关系，摄钠过多可引起高血压。WHO 建议每人每日摄盐量应控制在 5 g 以下，可起到预防高血压作用。钾摄入量与血压呈负相关，K^+ 摄入减少，可使 Na^+/K^+ 比例升高，促进高血压发生。高钙饮食可降低高血压发病率。

3. 职业和社会心理应激因素

长期的精神紧张、焦虑、忧郁等不良的刺激，可使大脑皮质的兴奋和抑制失衡，血管舒缩中枢长期以收缩冲动占优势，引起全身细小动脉收缩，外周阻力加大，使血压升高；或血管收缩激活肾素-血管紧张素-醛固酮系统是血压升高。

4. 其他因素

超重或肥胖、吸烟、年龄增长和缺乏体力活动等，也是血压升高的重要危险因素。

（二）发病机制

原发性高血压的发病机制并未完全清楚，目前认为是多种因素彼此相互影响共同引起的结果（图6-18）。

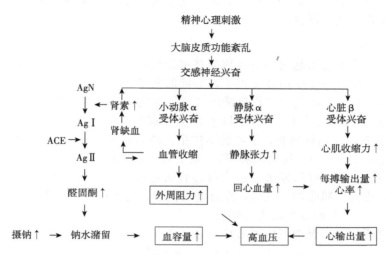

图 6-18　原发性高血压的病因和发病机制示意图

二、类型和病理变化

原发性高血压分为良性和恶性两种。

（一）良性高血压

良性高血压（benign hypertension）也称缓进型高血压（chronic hypertension），约占原发性高血压的95％。一般多见于中、老年人，起病隐匿，进展缓慢，病程较长，可达十余年或数十年，根据病变的发展进程可将本病分为三期。

★考点提示：缓进型高血压的分期及病理变化

1. 功能紊乱期

此期为原发性高血压的早期阶段，并无形态学上的改变。基本病变为全身细小动脉间歇性痉挛收缩，血压呈波动性升高，痉挛缓解后血压恢复正常。

此期患者早期多无症状，部分患者以头痛为首发症状，出现间歇性头痛、头晕等症状，血压时而升高时而正常，随季节、昼夜、情绪呈波动性。适当休息和治疗后血压可恢复正常。

2. 动脉病变期

（1）细动脉硬化　表现为细动脉玻璃样变，可发生于全身各器官的细动脉（直径＜1 mm的、中膜仅有1～2层SMC的最小动脉，如视网膜动脉、脾小体中央动脉、肾小球入球动脉）。由于细动脉反复痉挛，血管内压持续升高，内皮细胞和基膜受损，内膜通透性升高，血浆蛋白渗入内皮下方；同时内皮细胞及中膜SMC分泌基膜物质增多。渗入的血浆蛋白和增多的基膜物质互相融合、凝固而成均质红染无结构的玻璃样物质，使管壁增厚、变硬，管腔变小。

（2）肌型小动脉硬化　表现为小动脉增生性硬化，主要累及肾弓形动脉、小叶间动脉及脑的小动脉等。由于肌型小动脉长期处于高压状态，内膜胶原纤维及弹力纤维增生，内弹力膜分裂；中膜 SMC 增生、肥大，胶原纤维和弹性纤维增生，最终导致血管壁增厚、变硬，管腔狭窄。

（3）弹力肌型及弹力型动脉　这些大动脉可无明显病变或伴发 AS。

此期患者常有头痛、眩晕、心悸、健忘、注意力不集中，血压持续升高，休息后不缓解，需服用降压药才能控制血压。

3. 内脏病变期

（1）心脏　由高血压引起的心脏病称为高血压性心脏病（hypertensive heart disease），患者血压常在 180mmHg/120mmHg 以上，心脏的病变主要为左心室肥大。由于外周阻力增加，血压持续升高，左心室因工作负荷增加而发生代偿性肥大。肉眼观：心脏体积增大，重量增加，可达 400g（正常约 250g）以上，左心室肌壁增厚，可达 1.5～2.0cm（正常为＜1.0cm），乳头肌和肉柱增粗，但心腔不扩张，甚至略缩小，称为向心性肥大（concentric hypertrophy）（图 6-19，见书末彩图）。镜下观：心肌细胞变粗、变长，细胞核大，圆形或椭圆形、深染。病变继续发展，肥大的心肌细胞与间质毛细血管供血不相适应，逐渐出现供血不足，出现心肌收缩力减弱，左心室失代偿，心腔扩张，称为离心性肥大（eccentric hypertrophy），严重时发生心力衰竭。

当发生上述病变时，患者可出现心悸，心电图示左室肥大及心肌劳损，严重者出现心力衰竭。

（2）肾脏　由于高血压时肾的细小动脉硬化，造成肾缺血，肾体积缩小，表现为原发性颗粒性固缩肾（primary granular atrophy of the kidney）。肉眼观：①双侧肾体积对称性缩小，质地变硬，重量减轻，单侧肾重量一般小于 100g（正常成年人单肾重约 150g）；②表面布满均匀一致的细小颗粒；③切面肾皮质变薄（≤2mm，正常厚 3～5mm），皮髓质分界模糊；④肾盂周围脂肪组织增多（图 6-20，见书末彩图）。镜下观：①肾入球动脉的玻璃样变及肌型小动脉（弓形动脉、叶间动脉）硬化；②病变严重的肾小球因缺血发生萎缩、纤维

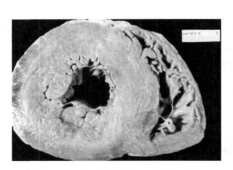

图 6-19　向心性肥大（肉眼观）
心脏横切面见左心室肌壁明显增厚，乳头肌和肉柱增粗，心腔略小

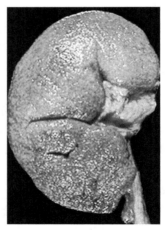

图 6-20　原发性颗粒性固缩肾（肉眼观）
肾体积缩小，表面布满细小颗粒

化和玻璃样变，所属肾小管因缺血及功能废用发生萎缩，甚至消失；③间质结缔组织增生及淋巴细胞浸润（由于肾实质萎缩和结缔组织收缩而形成凹陷的固缩病灶）；④周围相对正常的肾小球发生代偿性肥大，所属肾小管扩张（使局部肾组织向表面隆起，形成肉眼所见均匀一致的细小颗粒）。

临床上，早期患者一般不出现肾功能障碍，随病变发展，肾功能逐渐下降，可有轻至中度蛋白尿、管型尿；多尿、夜尿、低比重尿；血中非蛋白氮、肌酐、尿素氮升高，甚至出现尿毒症。

（3）脑　高血压时，由于脑的细小动脉痉挛硬化，患者可出现一系列脑部变化，主要表现如下。

①脑水肿：由于脑内细小动脉痉挛硬化、缺血，引起毛细血管通透性增加，而发生脑水肿。急性脑水肿和颅内高压，导致以中枢神经功能障碍为主要表现的症候群，如头痛、头晕、眼花等症状，称高血压脑病（hypertensive encephalopathy）。有时血压急剧升高，患者出现以交感神经兴奋为特点的症状，如剧烈头痛、呕吐、心悸、多汗、视物模糊，甚至出现意识障碍、抽搐等，称为高血压危象（hypertension crisis）。

②脑软化（softening of the brain）：由于脑的细、小动脉痉挛硬化，导致其供血区域脑组织因缺血而发生梗死，形成脑软化灶。镜下梗死灶形成质地疏松的筛网状结构，最终坏死组织被吸收，由周围胶质细胞修复，形成胶质瘢痕。由于脑软化灶较小，一般不引起严重后果。

③脑出血（cerebral hemorrhage）：是高血压患者最严重的并发症和常见的致死原因。好发于基底节、内囊，其次为大脑白质、脑桥和小脑，约15%发生于脑干。出血区脑组织被破坏，形成充满坏死组织和凝血块的囊腔。当出血量多时，可破裂入侧脑室（图6-21，见书末彩图）。

脑出血的原因为：脑血管壁病变致使其弹性下降，局部形成微小动脉瘤，当血压突然升高时，微小动脉瘤破裂出血；脑血管的细、小动脉硬化使血管壁变脆，血压升高时可破裂出血；脑出血多见于基底节区域（尤以豆状核最常见），因为供应该区域的豆纹动脉从大脑中动脉呈直角分出，承受较高压力的血流冲击，易破裂出血。

临床表现取决于出血部位的不同和出血量的多少。内囊出血者可引起对侧肢体偏瘫及感觉丧失；出血破入脑室时，患者发生昏迷，常导致死亡；脑桥出血导致同侧面神经麻痹及对侧上、下肢瘫痪；左侧脑出血常引起失语。脑出血可致颅内高压，进一步引起脑疝。小的血肿可被吸收，由胶质瘢痕修复。中等量的出血灶可被胶质瘢痕包裹，形成血肿或液化呈囊腔，大量出血常导致患者死亡。

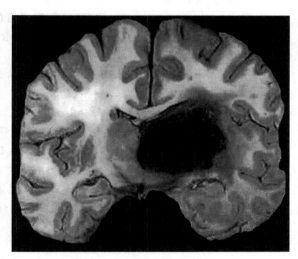

图6-21　脑出血（肉眼观）
高血压脑基底节区出血

★考点提示：脑出血的好发部位及原因；良性高血压最严重的并发症

（4）视网膜　视网膜中央动脉发生硬化，是人体内唯一能被窥视的小动脉。高血压眼底改变按Keith-Wagener分类法分为四级，即Ⅰ级为视网膜小动脉轻度狭窄和硬化，动脉变细；Ⅱ级为小动脉中度硬化和狭窄，出现动静脉交叉、压迫，动脉反光增强，呈银丝状改变；Ⅲ级为视网膜水肿、渗出和出血；Ⅳ级为视盘水肿。由于视盘水肿，视网膜渗出和出血，患者出现视力急剧减退、视物模糊。

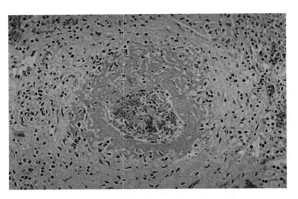

图6-22　恶性高血压肾（镜下观）
细动脉壁纤维素样坏死

（二）恶性高血压

恶性高血压也称急进型高血压（accelerated hypertension），较少见，占原发性高血压的5％，多见于青壮年。可由缓进型高血压恶化而来，也可起病即为急进型高血压。临床上起病急，进展快，血压升高明显，常超过230/130 mmHg。

恶性高血压的特征性病变为增生性小动脉硬化（hyperplastic arteriolosclerosis）和坏死性细动脉炎（necrotizing arteriolitis）。增生性小动脉硬化常发生在肾叶间动脉及弓形动脉，主要表现为内膜显著增厚，SMC增生肥大和胶原纤维增多，内弹力膜分裂，使血管壁呈洋葱皮样层状增厚，血管腔狭窄。坏死性细动脉炎表现为内膜和中膜的纤维素样坏死，可并发微血栓形成，进而引起出血和微梗死（图6-22，见书末彩图）。

由于病变主要累及肾和脑血管，常致肾、脑发生缺血性坏死和出血。患者早期即可出现持续性蛋白尿，并有血尿和管型尿，常在一年内发展为尿毒症死亡，也可死于脑出血或心力衰竭。

★考点提示：恶性高血压的特征性病变

> **［知识拓展］**
>
> **高血压病患者的健康指导**
>
> （1）要广泛宣教有关高血压病知识，合理安排生活，注意劳逸结合，定期测量血压。
>
> （2）向患者或家属说明高血压病需坚持长期规律服药和定期复查，保持血压接近正常水平，防止对脏器进一步损伤。
>
> （3）指导患者调整和纠正不良生活方式，提高患者社会适应能力，维持心理平衡。如注意饮食控制，避免高脂肪、高胆固醇、高盐饮食；适当参与运动，避免剧烈活动；控制情绪，避免过度激动和精神高度紧张；保持大便通畅，避免便秘，必要时服用缓泻剂；忌烟、酒等。
>
> （4）教会患者及家属测量血压。交代患者如出现血压急剧上升、头痛、胸闷、恶心等不适，须立即就地休息，尽快到医院就诊。

第四节　风　湿　病

风湿病（rheumatism）是一种与A组乙型溶血性链球菌感染有关的超敏反应性疾病。病变主要累及全身结缔组织，引起胶原纤维的变性和坏死，其特征性的病变是形成具有诊断价值的风湿性肉芽肿。最常累及心脏和关节，其次是皮肤、皮下组织、血管和脑，其中以心脏的病变最重。此病的急性期称为风湿热（rheumatism fever），发作期除有心脏和关节症状外，还伴有发热、皮疹、皮下结节、小舞蹈病等症状和体征；血液检查，抗链球菌溶血素"O"抗体滴度增高、红细胞沉降率加快、白细胞增高；心电图示 PR 间期延长等。本病常反复发作，急性期后，可遗留风湿性心瓣膜病。

风湿病可发生于任何年龄，多始发于 5～15 岁儿童，6～9 岁为高峰期，男女发病率大致相等。此病多发生在寒冷、潮湿地区，且多发于秋、冬、春季，我国东北、华北地区的发病率较高。

★考点提示：风湿病的概念及病变累及部位

一、病因及发病机制

（一）病因

与 A 组乙型溶血性链球菌感染有关，其依据为：①风湿病发病前 2～3 周，患者有咽峡炎、扁桃体炎等链球菌感染史；②风湿病的发病与链球菌感染性疾病在地区分布和气候季节条件上是一致的；③患者血清中 ASO 滴度增高；④应用抗生素防治链球菌感染，能减少风湿病的发生。但风湿病不是 A 组乙型溶血性链球菌直接导致的结果，依据是：①本病发生于链球菌感染后的 2～3 周，与抗体形成的时间相同；②患者血液和风湿病灶中从未发现过链球菌；③链球菌感染为化脓性炎，而风湿病为结缔组织的纤维蛋白样坏死，属于超敏反应性炎。

（二）发病机制

目前多倾向于抗原抗体交叉免疫反应学说，链球菌细胞壁上 C 抗原（糖蛋白）刺激机体产生的抗体与心、血管、皮下结缔组织的糖蛋白之间存在着交叉免疫反应；链球菌壁的 M 抗原（蛋白质）刺激机体产生的抗体与心肌、血管平滑肌的某些成分发生交叉反应，从而导致组织损伤。

除链球菌感染以外，某些病毒、细菌感染可能改变心、血管及全身结缔组织的分子结构使之具有抗原性而引发自体免疫反应也可能与风湿病的发病有关。此外，受链球菌感染的人很多，但只有 1%～3% 的人发生风湿病，说明机体的免疫状态在发病中具有重要作用。

二、基本病理变化

风湿病是结缔组织的超敏反应性炎症，按病变发展过程分为以下三期。

1. 变质渗出期

表现为结缔组织基质的黏液样变和胶原纤维的纤维素样坏死。病变处胶原纤维水肿，基质内蛋白多糖增多，HE 染色呈嗜碱性，称黏液样变性。进而胶原纤维断裂、崩解成无结构的颗粒状、片状或网状物质，与基质中的蛋白多糖、免疫球蛋白等混在一起酷似纤维素，故称之为纤维素样坏死。病灶中有少量淋巴细胞、浆细胞、中性粒细胞和单核细胞浸润。本期持续约 1 个月。

2. 增生期（肉芽肿期）

此期特点是形成对本病具有诊断价值的风湿小体或阿少夫小体（Aschoff body），又称风湿性肉芽肿。风湿小体多分布在心肌间质的小血管旁、心内膜下和皮下结缔组织。显微镜下此小体呈梭形，中心为纤维素样坏死，周围是大量的风湿细胞，外周有少量的成纤维细胞、淋巴细胞和单核细胞（图 6-23，见书末彩图）。

风湿细胞是由增生的巨噬细胞吞噬纤维素样坏死物质转变而来的，也称阿少夫细胞（Aschoff cell 或 Anitschkow 细胞）。其形态特点为：细胞体积较大，圆形或多边形，胞质丰富，略嗜碱性，单核或多核，核大呈圆形或卵圆形，核膜清晰，核染色质集中于核中央，以细丝延至核膜，横切面呈枭眼状，纵切面呈毛虫状。此期病变持续 2～3 个月（图 6-24，见书末彩图）。

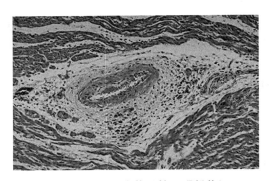

图 6-23　风湿小体（镜下观低倍）
心肌间质血管旁可见梭形的风湿小体

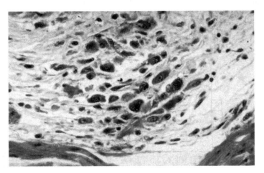

图 6-24　风湿小体（镜下观高倍）
风湿细胞核大，核膜清晰，染色质聚集于核中央

3. 瘢痕期（愈合期）

风湿小体发生纤维化是此期的特点。纤维素样坏死物质逐渐被吸收，细胞成分逐渐减少，风湿细胞逐渐转变为纤维细胞，产生胶原纤维，使风湿小体纤维化形成梭形小瘢痕。此期经过 2～3 个月。

上述整个病程经 4～6 个月。由于风湿病常有反复急性发作，因此受累器官或组织中常见新旧病变并存。随着病变的反复发展，瘢痕的不断形成，最终导致器官功能障碍。

★考点提示：风湿病的分期；风湿小体的构成及意义

三、风湿病各器官的病变

（一）风湿性心脏病

风湿性心脏病（rheumatic heart disease）按累及部位的不同可分为风湿性心内膜炎（rheumatic endocarditis）、风湿性心肌炎（rheumatic myocarditis）和风湿性心外膜炎（rheumatic pericarditis），若病变累及心脏全层则称为风湿性全心炎（rheumatic pancarditis）。

1. 风湿性心内膜炎

主要累及心瓣膜，也可累及瓣膜邻近的心内膜和腱索，引起瓣膜变形和功能障碍。病变最常累及二尖瓣，其次是二尖瓣和主动脉瓣同时受累，三尖瓣和肺动脉瓣极少受累。

★考点提示：风湿性心内膜炎最常累及的瓣膜

（1）病理变化　病变早期受累的瓣膜肿胀、增厚，失去光泽，继而由于瓣膜不断受到血流冲击及瓣膜不停的关闭和开启的摩擦作用，使瓣膜表面（尤其是闭锁缘处）内皮细胞受损，内皮下胶原纤维暴露，导致血小板和纤维蛋白在该处沉积、聚集。肉眼观：在瓣膜的闭锁缘处形成串珠状单行排列的、粟粒样大小的（1～2mm）、灰白色、半透明、不易脱落的疣状赘生物（图 6-25，见书末彩图）。镜下观：赘生物是由血小板和纤维素构成的白色血栓，其基底部有少许的炎细胞浸润，有时可见肿

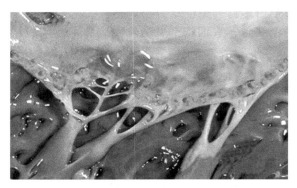

图 6-25　风湿性心内膜炎（肉眼观）
二尖瓣闭锁缘上可见粟粒样大小的赘生物

大的成纤维细胞和多少不等的风湿细胞，典型的风湿小体少见。

病变后期，心内膜下赘生物发生机化，形成灰白色瘢痕。由于风湿病常反复发作，导致瓣膜增厚、变硬、卷曲、缩短，相邻瓣叶之间发生粘连，腱索增粗、缩短，最终导致心瓣膜病［瓣膜狭窄和（或）关闭不全］，引起血流动力学改变甚至心力衰竭。左心房后壁可因机化增厚、粗糙和皱缩，称为McCallum斑（McCallum's patch）。

（2）临床病理联系　由于病变使瓣膜变形引起瓣膜病，患者可出现心脏杂音和心房、心室肥大、扩张、全身淤血等心力衰竭表现。

★**考点提示：风湿性心内膜炎赘生物的大体特点及其实质**

2. 风湿性心肌炎

（1）病理变化　病变早期心肌间质结缔组织发生黏液样变性和纤维素样坏死，继而心肌间质小血管周围形成典型的风湿小体。病灶呈梭形，大小不一，于心肌室间隔、左室后壁、左心房及左心耳等处较多。病变后期，风湿小体转变成梭形小瘢痕。

（2）临床病理联系　病变后期风湿小体逐渐机化形成瘢痕，影响心肌的收缩力，临床上表现为心率加快、第一心音低钝，累及传导系统时，可出现传导阻滞。

3. 风湿性心外膜炎

（1）病理变化　病变特点是浆液或浆液纤维素渗出，主要累及心包脏层。心外膜大量浆液渗出时，形成心包积液；大量纤维素渗出时，可因心脏的不停搏动和心包脏、壁两层的摩擦而形成无数的绒毛，覆盖在心脏表面称为绒毛心（图6-26，见书末彩图）。恢复期，浆液逐渐被吸收，纤维素也大部分被溶解吸收，少数患者心脏表面纤维素未被溶解吸收而发生机化粘连。

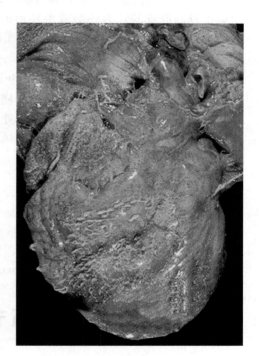

图6-26　风湿性心外膜炎（肉眼观）
心外膜表面可见大量纤维蛋白覆盖，似"绒毛"

（2）临床病理联系　心包积液时，临床叩诊左、右心界扩大，听诊心音遥远，X线检查心脏呈烧瓶状。大量纤维素渗出时，患者有心前区疼痛，可闻及心包摩擦音。少数病例，心包脏、壁两层发生粘连，形成缩窄性心包炎，导致心功能障碍。

★**考点提示：绒毛心**

（二）风湿性关节炎

（1）病理变化　多见于成人，约70%的患者在风湿病急性发作时可出现风湿性关节炎。病变常侵犯膝、踝、肩、肘、腕等大关节，表现为各关节先后反复受累，呈游走性、多发性。关节局部出现红、肿、热、痛和功能障碍，关节滑膜及周围组织充血、水肿，胶原纤维黏液样变性和纤维素样坏死，浆液及纤维蛋白渗出，有时可见少数不典型的风湿小体形成。预后良好，一般不留后遗症。

（2）临床病理联系　患者关节局部发生红、肿、热、痛和活动障碍。

（三）风湿性动脉炎

风湿性动脉炎可发生于大动脉或小动脉，以小动脉受累多见，如冠状动脉、肾动脉、肠系膜动脉、脑动脉及肺动脉等。急性期血管壁结缔组织黏液样变性及纤维素样坏死和炎细胞浸润，可有不典型风湿小体形成。后期病灶纤维化形成瘢痕，导致血管壁增厚，管腔狭窄，甚至闭塞。

（四）皮肤病变

皮肤病变可表现为皮肤环形红斑和皮下结节。

1. 皮肤环形红斑（erythema annulare）

常出现于风湿的急性期，具有临床诊断意义，常在1～2天内消失。肉眼观：红斑多见于躯干及四肢皮肤，为环形或半环形的红晕，直径约3cm，中心皮肤色泽正常。镜下观：为渗出性病变，真皮浅层血管扩张、充血，周围组织水肿，淋巴细胞、单核细胞及少量中性粒细胞浸润。

2. 皮下结节（subcutaneous nodule）

为境界清楚的单个或多个结节，圆形或椭圆形，直径0.5～2cm，质硬、活动、无压痛，多位于腕、肘、膝、踝等大关节处的伸侧面皮下结缔组织。镜下观：为增生性病变，中央为纤维素样坏死，成纤维细胞和风湿细胞在周围呈栅栏状排列，伴有淋巴细胞浸润。后期结节纤维化，形成小瘢痕。

（五）风湿性脑病

病变多见于5～12岁儿童，特别是女孩。表现为皮质下脑炎或风湿性动脉炎，前者主要累及大脑皮质、基底节、丘脑及小脑皮质，镜下可见局部充血，血管周围淋巴细胞浸润，神经细胞变性及胶质细胞增生等改变。当病变累及锥体外系时，患儿出现面肌及肢体的不自主运动，临床上称为小舞蹈病（chorea minor）。

第五节　心瓣膜病

心瓣膜病（valvular vitium of the heart）是指受各种致病因素损伤后或先天性发育异常造成的心瓣膜器质性病变，表现为瓣膜口狭窄和（或）关闭不全，二者可单独发生，也可同时存在。病变最常见于二尖瓣，其次是主动脉瓣，其结果是导致血流动力学改变、心功能不全，引起全身血液循环障碍。

瓣膜口狭窄（valvular stenosis）表现为瓣膜机化和钙化使瓣膜增厚、变硬、相邻瓣叶粘连，弹性降低，使瓣膜开放时不能充分张开导致瓣膜口狭窄，使血流通过障碍。瓣膜关闭不全（valvular insufficiency）指瓣膜缩短、卷曲、穿孔、腱索融合缩短，使瓣膜关闭时瓣膜口不能完全闭合，形成瓣膜口关闭不全，使部分血液反流。

一、二尖瓣狭窄

二尖瓣狭窄（mitral stenosis）多由风湿性心内膜炎反复发作引起，少数由亚急性细菌性心内膜炎引起，偶见于先天性发育异常。

正常成人二尖瓣口开放时面积大约为5cm^2，能通过两个手指。狭窄时可缩小至1～2cm^2，甚至0.5 cm^{2}或仅能通过医用探针。据二尖瓣狭窄的程度可将其分为3种类型：①隔膜型瓣膜口轻度狭窄，表现为瓣膜轻度增厚，仍有弹性，相邻瓣叶轻度粘连；②增厚型瓣膜口明显狭窄，表现为瓣膜显著增厚，弹性明显减弱，瓣叶间明显粘连；③漏斗型瓣膜口严重狭窄，表现为瓣膜极度增厚、变硬，瓣叶间严重的纤维性粘连，弹性消失，瓣膜口呈鱼口状缩小。

（一）血流动力学和心脏变化

早期，由于二尖瓣狭窄，左心室舒张期血液从左心房流入左心室受阻，使舒张末期仍有部分血液滞留于左心房内，加上肺静脉来的血液，使左心房含血液量比正常增多。此时心肌纤维拉长，导致左心房代偿性扩张。因左心房负荷加重，心肌纤维增粗，以加大收缩力，使左心房发生代偿性肥大。后期，随时间延长或病变加重，左心房失代偿，引起左心房严重淤血、压力增高，使肺静脉回流受阻，从而导致肺静脉压升高，引起肺淤血、肺水肿和漏出性出血。由于肺静脉压升高及肺淤血，可通过神经反射引起肺内小动脉收缩，使肺动脉压升高，进一步使右心室代偿性肥大。以后右心室失代偿并高度扩张时，出现三尖瓣相对关闭不全，收缩期右心室部分血液反流入右心房，致右心房淤血扩张，最终引起体循环静脉淤血。

（二）临床病理联系

由于血液在加压的情况下快速通过狭窄的二尖瓣口时出现涡流与震动，故听诊时在心尖区可闻及舒张期隆隆样杂音。由于早期左心房增大，晚期除左心室外，其余三腔均增大，故X线显示早期左心房增大，晚期心脏呈倒置的"梨形"。由于左心房高度扩张，可引起心房颤动，血液出现涡流，故易在左心房后壁及左心耳继发附壁血栓，血栓脱落可引起栓塞。慢性肺淤血可致肺间质性水肿和含铁血黄素沉着，患者出现呼吸困难、发绀、咳粉红色泡沫痰等左心衰竭的表现。右心衰竭时体循环淤血，出现颈静脉怒张、肝淤血、下肢水肿及浆膜腔积液等临床表现。

★考点提示：二尖瓣狭窄听诊杂音的特点及X线下心脏形状的特点

二、二尖瓣关闭不全

二尖瓣关闭不全（mitral insuffciency）病因同二尖瓣狭窄，且常与二尖瓣狭窄同时出现。

（一）血流动力学变化

在心脏的收缩期，左心室部分血液通过未关闭的瓣膜口反流到左心房，加上肺静脉回流的血液使左心房血容量较正常增多，压力升高，久之左心房发生代偿性扩张、肥大。左心室舒张期，左心房内多于正常的血液涌入左心室，使左心室负荷增加，导致左心室代偿性扩张、肥大。久之，左心室、左心房失代偿发生左心衰竭，从而依次发生肺淤血、肺动脉高压、右心室及右心房代偿肥大，随后失代偿，导致右心衰竭及体循环淤血。

（二）临床病理联系

由于二尖瓣关闭不全，在左心室收缩期，左心室的部分血液通过未关闭的瓣膜口反流到左心房，故听诊时在心尖区可闻及收缩期吹风样杂音。X线显示早期左心室肥大，晚期心脏呈"球形"。

★考点提示：二尖瓣关闭不全心脏杂音的特点及X线下心脏的形状特点

三、主动脉瓣关闭不全

主动脉瓣关闭不全（aortic insufficiency）主要由风湿性主动脉瓣炎引起，也可由感染性心内膜炎、主动脉粥样硬化和梅毒性主动脉炎累及主动脉瓣引起。此外，亦可由关节强直性脊柱炎、类风湿关节炎及马方综合征所致。

（一）血流动力学变化

由于主动脉瓣关闭不全，左心室舒张期，主动脉内血液反流入左心室，加上来自左心房的血液，使左心室内血量增加、压力升高，负荷加重而代偿性肥大。久之发生肌源性扩张，导致二尖瓣相对关闭不全，左心房的负荷加重并肥大扩张，相继出现左心衰竭、肺淤血、肺动脉高压、右心室及右心房肥大扩张、右心衰竭和体循环淤血。

（二）临床病理联系

临床听诊时，可在主动脉瓣区闻及舒张期吹风样杂音。由于左心室血容量增多，心排血量也增多，收缩压升高，但舒张期部分血液反流入左心室，使舒张压急剧下降，脉压增大。患者可出现周围血管征（如水冲脉、血管枪击音及毛细血管搏动现象）。

四、主动脉瓣狭窄

主动脉瓣狭窄（aortic stenosis）主要由风湿性主动脉瓣膜炎引起，常与风湿性二尖瓣病变合并发生，少数由先天性发育异常或主动脉粥样硬化引起瓣膜钙化所致。

（一）血流动力学变化

由于瓣膜狭窄，左心室收缩期血液排出受阻，左心室压力负荷加大，发生向心性肥大。后期左心室失代偿而高度扩张，出现二尖瓣相对关闭不全，部分血液反流入左心房，继而左心房肥大、扩张，依次出现左心衰竭、肺淤血、肺动脉高压、右心衰竭和体循环淤血。

（二）临床病理联系

加压的血液快速通过狭窄的瓣膜口时出现涡流与震动，在主动脉瓣区听诊可闻及收缩期喷射性杂音。主动脉瓣狭窄时，主要病变为左心室肥大，故 X 线显示心脏呈"靴形"。当主动脉瓣口极度狭窄时心排血量降低，冠状动脉供血不足，引起心肌缺血，出现心绞痛，严重时可引起猝死，也可因脑缺血而发生头昏和晕厥。由于心排血量降低，血压下降，脉压减小。

第六节　感染性心内膜炎

感染性心内膜炎（infective endocarditis）是指由病原微生物直接侵犯心内膜（特别是心瓣膜）而引起的炎症性疾病。致病菌可为细菌、病毒、立克次体、真菌等，但以细菌多见，故又称细菌性心内膜炎。本病可分为急性感染性心内膜炎和亚急性感染性心内膜炎两种。

一、急性感染性心内膜炎

急性感染性心内膜炎（acute infective endocarditis）由于常会导致受累的心内膜出现溃烂或脱落，故又称溃疡性心内膜炎。此类心内膜炎起病急剧，症状迅猛而严重。

（一）病因及发病机制

本病常由毒力较强的化脓菌引起，多为金黄色葡萄球菌，其次是溶血性链球菌、肺炎球菌。

病原菌进入机体后，先在局部引起化脓性炎症（如化脓性骨髓炎、痈等），当机体抵抗力降低时侵入血流，引起败血症并侵犯心内膜。

（二）病理变化

多单独侵犯正常的二尖瓣或主动脉瓣（病变多在二尖瓣的心房面和主动脉瓣的心室面，这与血流冲击瓣膜发生机械性损伤有关），三尖瓣和肺动脉瓣很少受累。病变特点是在受累的瓣膜上形成赘生物。

肉眼观：赘生物体积较大，灰黄色或灰绿色，质地松软，易脱落形成含菌性栓子，随血流运行引起脑、肾、脾等器官的梗死和多发性小脓肿。严重者，瓣膜发生破裂或穿孔及腱索断裂，导致急性心瓣膜关闭不全。

镜下观：赘生物由纤维蛋白、血小板、大量细菌和坏死组织构成。瓣膜溃疡底部组织坏死，有大量中性粒细胞浸润及肉芽组织形成。

★考点提示：急性感染性心内膜炎受累部位及赘生物的特点

（三）临床病理联系

此病起病急、病程短、病情严重，患者的死亡率极高。近年来由于抗生素的广泛应用，死亡率大大下降，但因瓣膜破坏严重，治愈后可形成大量瘢痕，可引起瓣膜口关闭和（或）开放障碍，导致慢性心瓣膜病。

二、亚急性感染性心内膜炎

亚急性感染性心内膜炎（subacute infective endocarditis）通常由毒力较弱的细菌感染所引起，又称亚急性细菌性心内膜炎（subacute bacterial endocarditis，SBE）。多见于青壮年，病程达 6 周以上，可迁延数月乃至 1～2 年。

（一）病因及发病机制

本病的病原菌主要为毒力较弱的草绿色链球菌所引起，其次是肠球菌、肺炎球菌乃至真菌。

这些致病微生物从机体某一感染灶（如牙周炎、扁桃体炎、咽喉炎、骨髓炎等）侵入血液，或者在拔牙、扁桃体摘除、前列腺摘除、静脉导管术、外置起搏器、腹部和泌尿道等手术时进入血流，引起败血症，并侵犯心内膜。

（二）病理变化

亚急性感染性心内膜炎常发生在已有病变的瓣膜上（如风湿性心内膜炎、先天性心脏病、行修补术后的瓣膜），常见于二尖瓣和主动脉瓣，三尖瓣和肺动脉瓣少见，也可累及其他部位心内膜。

肉眼观：病变瓣膜增厚、变形，甚至发生溃疡、穿孔和腱索断裂，其表面形成大小不一的赘生物，单个或多个，呈不规则的息肉状或鸡冠状，颜色灰黄或灰绿，干燥质脆，易破碎和脱落成为栓子，引起栓塞。镜下观：赘生物由血小板、纤维素、坏死组织、炎细胞及细菌菌落构成。溃疡底部可见肉芽组织及淋巴细胞、单核细胞浸润，有时可见原有风湿性

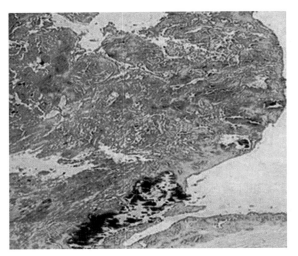

图 6-27　亚急性感染性心内膜炎（镜下观）
赘生物由血小板、纤维素、坏死组织、炎细胞及细菌菌落构成

心内膜炎的病变（图 6-27，见书末彩图）。

★**考点提示：亚急性感染性心内膜炎受累部位及赘生物特点**

（三）临床病理联系

1. 瓣膜损害

病变瓣膜僵硬，部分机化瘢痕形成，极易造成严重的瓣膜变形、增厚和腱索增粗缩短，导致瓣膜口狭窄和（或）关闭不全。瓣膜穿孔或腱索断裂，可导致急性瓣膜功能不全。体检时可听到相应部位杂音，重者可出现心力衰竭。

2. 动脉性栓塞

瓣膜上的赘生物脱落，进入血流引起脑、肾、脾动脉等器官的栓塞。由于栓子来自赘生物的最外层，不含细菌或细菌毒力弱，一般不引起感染性梗死和栓塞性小脓肿形成。患者的指（趾）末节腹面，足底或大、小鱼际处，出现红紫色、微隆起、有压痛的小结，称 Osler 小结，是由皮下小动脉炎所致。

3. 肾

由于病原菌长期释放抗原入血，可导致免疫复合物的形成，大多数可引起局灶性肾小球肾炎，少数发生弥漫性肾小球肾炎。

4. 败血症

赘生物中的细菌和毒素不断侵入血流，患者有长期发热，皮肤、黏膜和眼底部有出血（血管壁损伤，通透性升高所致），脾大，白细胞增多、贫血（脾功能亢进和草绿色链球菌的轻度溶血作用所致）。血培养阳性是诊断本病的重要依据。

思考题

一、名词解释

　　原发性高血压　　向心性肥大　　原发性颗粒性固缩肾　　心绞痛　　心肌梗死　　风湿小体
绒毛心

二、填空题

　　1. 动脉粥样硬化主要累及＿＿＿＿＿和＿＿＿＿＿动脉，病变部位在＿＿＿＿＿。

　　2. 风湿性心脏病最常受累的瓣膜是＿＿＿＿＿，其次是＿＿＿＿＿。

　　3. 冠心病的主要类型有＿＿＿＿＿、＿＿＿＿＿、＿＿＿＿＿、＿＿＿＿＿。

　　4. 风湿病病变的发展过程分为＿＿＿＿＿、＿＿＿＿＿、＿＿＿＿＿三期。

　　5. 风湿病是一种与＿＿＿＿＿感染有关的超敏反应性疾病，主要累及＿＿＿＿＿，以＿＿＿＿＿
病变为最重。

　　6. 缓进型高血压可分为＿＿＿＿＿、＿＿＿＿＿、＿＿＿＿＿三个时期。

　　7. 高血压的病变主要累及＿＿＿＿＿动脉，最常见的死因是＿＿＿＿＿。

三、简答题

　　1. 心肌梗死的并发症有哪些？

2.简述重要器官的动脉粥样硬化对机体的影响。

3.简述急性风湿性心内膜炎的病变特点及其后果。

4.简述风湿病的基本病变。

5.动脉粥样硬化的继发性病变有哪些？

6.试比较急性感染性心内膜炎与亚急性细菌性心内膜炎时赘生物的病变特点。

7.简述原发性高血压内脏病变期心脏、肾脏、脑的病变特点。

四、病例分析题

李某，男，65 岁。现病史：患高血压病二十多年，半年前开始双下肢发凉、发麻，走路时常出现阵发性疼痛，休息后缓解。近 1 个月右足剧痛，感觉渐消失，足趾发黑渐坏死，左下肢逐渐变细，3 天前生气后，突然昏迷，失语，右半身瘫，渐出现抽泣样呼吸。今晨4：25 呼吸、心跳停止。

尸检所见：老年男尸，心脏明显增大，重 950g，左心室明显增厚，心腔扩张。主动脉、下肢动脉及冠状动脉等内膜不光滑，有散在大小不等黄白色斑块。右胫前动脉及足背动脉，管壁不规则增厚，有处管腔阻塞。左股动脉及胫前动脉有不规则黄白色斑块。右足趾变黑、坏死。左下肢肌肉萎缩明显变细。左大脑内囊有大片状出血。

请问：

1.该患者有哪些病变？

2.右足发黑坏死的原因是什么？

3.左心室肥大、扩张及左下肢萎缩的原因是什么？

4.死亡原因是什么？

（涂静宜）

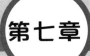

第七章

呼吸系统常见疾病

○○○
○○○
○○○

【学习目标】

掌握：肺炎、慢性阻塞性肺疾病、肺癌的类型及基本病理变化。

熟悉：慢性肺源性心脏病的病因、发病机制及病理变化。

了解：肺硅沉着病的病因、发病机制及病理变化，鼻咽癌、喉癌的类型及病理变化。

案例导入

案例回放：

　　患者，男性，22 岁。雨淋后突发寒战、高热、呼吸困难、胸痛，深呼吸时加重，继而咳嗽，咳铁锈色痰。听诊左肺下叶湿性啰音；触诊语颤增强；血常规：WBC：$14 \times 10^9/L$，中性粒细胞 0.90，有核左移。X 线检查，左肺下叶大片致密阴影。经抗生素治疗病情好转，各种症状逐渐消失，第 7 天自感无症状出院。

思考问题：

　　1.患者的诊断是什么？

　　2.患者为什么咳铁锈色痰？

　　呼吸系统包括鼻、咽、喉、气管、支气管和肺，是人体与外界相通并进行气体交换的主要门户，随空气进入呼吸道及肺的有害物质及病原微生物数量过多，超出了机体局部的防御能力时，将导致呼吸系统疾病的发生。

第一节　肺　　炎

　　肺炎（pneumonia）通常指肺的急性渗出性炎症，是呼吸系统的常见病。它可以是独立性疾病，也可以是其他疾病的并发症。肺炎的分类，依据病因将各种生物因子引起的肺炎分为细菌性肺炎、病毒性肺炎、支原体性肺炎、真菌性肺炎和寄生虫性肺炎；依据炎症发生的部位及范围，将肺炎分为大叶性肺炎、小叶性肺炎和间质性肺炎；按病变的性质肺炎又可分为浆液性肺炎、纤维素性肺炎、化脓性肺炎、出血性肺炎、干酪性肺炎及肉芽肿性肺炎等，临床上以细菌性肺炎最为多见。

一、大叶性肺炎

大叶性肺炎（lobar pneumonia）是以肺泡内纤维素渗出为主要病变的急性炎症。病变起始于肺泡，通常累及肺大叶的全部或大部。本病以青壮年患者居多，临床起病急，主要表现为寒战、高热、咳嗽、咳铁锈色痰、胸痛、呼吸困难，检查有肺实变体征及外周白细胞增多等。病程大约1周，体温下降，症状消退。

（一）病因及发病机制

大多数大叶性肺炎由肺炎链球菌引起。肺炎链球菌为口腔及鼻咽部的正常菌群，当受寒、酗酒、吸烟、疲劳等呼吸道的防御机制受损时，易使细菌侵入肺泡而发病。进入肺泡内的病原菌迅速生长繁殖并引发肺组织的超敏反应，导致肺泡间隔毛细血管扩张，通透性升高，浆液和纤维蛋白原大量渗出。细菌和炎性渗出物通过肺泡间孔或呼吸性细支气管向邻近肺组织蔓延，从而波及部分或整个肺大叶。

★考点提示：大叶性肺炎的病因

（二）病理变化及病理临床联系

大叶性肺炎主要的病理变化为肺泡腔内的纤维素性炎，病变一般发生在单侧肺，多见于左肺下叶。典型的自然病程分为四期。

1. 充血水肿期

为发病的第1～2天，肉眼可见病变肺叶肿胀，呈暗红色。镜下，病变肺泡壁毛细血管扩张充血，肺泡腔内可见大量的浆液性渗出物并混有少量红细胞、中性粒细胞和巨噬细胞。

临床上此期患者因毒血症而出现寒战、高热及外周血白细胞计数升高。胸部X线检查显示片状分布的模糊阴影。渗出液中常可检出肺炎链球菌。

2. 红色肝样变期

一般于发病的第3～4天进入该期，肉眼见病变肺叶充血肿胀呈暗红色，质实如肝，故称红色肝样变期。镜下见肺泡间隔内毛细血管仍处于扩张充血状态，肺泡腔内充满大量红细胞及纤维素，并可见少量中性粒细胞和巨噬细胞。

此期，肺泡腔内的红细胞被巨噬细胞吞噬崩解后可形成含铁血黄素混入痰中，使痰液呈铁锈色。胸部X线检查可见大片致密阴影。渗出物中仍能检出多量的肺炎链球菌。病变累及胸膜时可引起纤维素性胸膜炎，出现胸痛。由于肺实变明显，叩诊呈浊音，听诊可闻及支气管呼吸音。

3. 灰色肝样变期

发病后的第5～6天。肉眼观，病变肺叶肿大，由于充血消退，故呈灰白色，质地较实如肝脏，故称灰色肝样变期（图7-1，见书末彩图）。镜下，肺泡腔内纤维素增多，纤维素网中含有大量中性粒细胞，但红细胞较少。

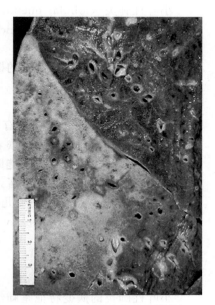

图7-1　大叶性肺炎（肉眼观）
病变肺叶肿大，灰白色，质实如肝

此期肺泡虽无通气，但因肺泡壁毛细血管受压闭塞，病变区血流通过很少，肺静脉血含氧量不足反而减轻，机体缺氧状况有所改善。渗出物中的病原菌被中性粒细胞吞噬杀灭，故渗出物中不易检出细菌。由于肺泡腔内仍有大量渗出物，肺实变仍然明显。

4. 溶解消散期

发病后一周左右进入该期。此期机体抗菌能力明显增强，病原菌被吞噬消灭。肺泡腔内中性粒细胞崩解释出大量蛋白水解酶将渗出物中的纤维素溶解，溶解的纤维素经气道咳出或由淋巴管吸收。肉眼观，病变肺组织质地变软，肺内炎症病灶全部溶解消散后，肺组织的结构和功能可完全恢复正常。

临床上患者体温下降，症状及肺实变体征逐渐消失。由于肺泡腔渗出物溶解液化，患者咳嗽较多，听诊又可闻及湿性啰音。X线检查可见病变区阴影逐渐减低，以至消失。

如今由于在疾病的早期即开始使用抗生素，大叶性肺炎的四期变化已不再典型，临床症状亦不典型，病程也明显缩短。

★考点提示：**大叶性肺炎的病变性质及病理变化**

（三）结局及并发症

由于抗生素的广泛使用，绝大多数大叶性肺炎经及时治疗结局良好。如延误诊断或治疗不及时，则可产生肺肉质变、肺脓肿、脓胸、败血症、感染性休克及纤维素性胸膜炎等并发症。

肺肉质变（pulmonary carnification）：由于肺泡内渗出的中性粒细胞过少，释放的蛋白溶解酶不能使渗出的纤维素完全溶解，未被溶解的纤维素即由肉芽组织机化取代，使病变的肺组织肉眼呈褐色肉样外观，故称肺肉质变。

★考点提示：**肺肉质变的含义**

二、小叶性肺炎

小叶性肺炎（lobular pneumonia）是以细支气管为中心、以肺小叶为单位的急性化脓性炎症，又称支气管肺炎（bronchopneumonia）。本病好发于小儿、老年人及体弱或久病卧床者。以冬春寒冷季节多见。

★考点提示：**小叶性肺炎的概念**

（一）病因和发病机制

小叶性肺炎常见的致病菌有葡萄球菌、肺炎球菌、嗜血流感杆菌、肺炎克雷伯杆菌、铜绿假单胞菌、链球菌及大肠埃希菌等。这些细菌通常是正常人呼吸道的常驻菌，当机体抵抗力下降或呼吸系统防御功能降低时，细菌就容易侵入细支气管及末梢肺组织，引起小叶性肺炎。此外，长期卧床患者，由于支气管的分泌物不能及时排出，可导致坠积性肺炎（hypostatic pneumonia）。新生儿及昏迷患者易将上呼吸道分泌物或呕吐物吸入肺内，发生吸入性肺炎（inhalation pneumonia）。这两种肺炎均属于小叶性肺炎，因此，小叶性肺炎常常是某些疾病的并发症。

（二）病理变化

小叶性肺炎的病变特征是肺组织内散在的以细支气管为中心的化脓性炎症。以双肺下叶和背侧多见。肉眼观，双肺表面和切面上散在分布的灰黄色病灶，病灶大小在 1cm 左右，相当于肺小叶范围。病变严重者相邻近的病灶相互融合，而发展为融合性支气管肺炎

（confluent bronchopneumonia）（图7-2，见书末彩图）。

镜下，病变细支管黏膜充血、水肿、表面可见黏液性渗出物；被覆的纤毛柱状上皮坏死、脱落、管腔及周围肺泡腔内出现较多中性粒细胞、少量红细胞及脱落的肺泡上皮细胞。病灶周围肺组织充血，可有浆液渗出，部分肺泡扩张呈代偿性肺气肿。

★考点提示：小叶性肺炎的病变性质、好发部位

（三）病理临床联系

小叶性肺炎最常见的表现为发热、咳嗽和咳痰。支气管黏膜受炎症及渗出物的刺激引起咳嗽，痰液多为黏液脓性或脓性。X线检查可见肺内散在不规则小片状或斑点状模糊阴影。因病变的细支气管和肺泡腔含有渗出物，故而听诊可闻及湿啰音。

（四）结局及并发症

及时有效的抗生素治疗，使本病大多可以痊愈。但婴幼儿、年老体弱者，预后常较差。常见的并发症有呼吸功能不全、心力衰竭、脓毒血症、肺脓肿及脓胸等。

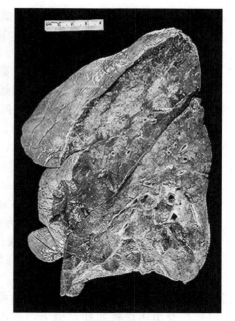

图7-2　小叶性肺炎（肉眼观）
切面上散在分布的灰黄色实变病灶，大小不等，形状不规则

三、间质性肺炎

（一）病毒性肺炎

病毒性肺炎（viral pneumonia）多为上呼吸道病毒感染向下蔓延所致，常见的病毒有流感病毒、呼吸道合胞病毒、腺病毒、副流感病毒、麻疹病毒、单纯疱疹病毒及巨细胞病毒等。可为一种病毒感染，也可由多种病毒混合感染。本病多发于冬、春季节，以儿童多见。

病毒性肺炎表现为肺间质的炎症。肉眼观，病变常不明显。镜下，肺泡间隔明显增宽，其内血管扩张、充血，间质水肿及淋巴细胞、单核细胞浸润，肺泡腔内无渗出物或仅有少量浆液。

细支气管上皮和肺泡上皮也可增生、肥大，甚至形成多核巨细胞。在增生的上皮细胞和多核巨细胞内可见病毒包涵体。病毒包涵体呈球形或椭圆形，约红细胞大小，其周围常有一清晰的透明晕。找到病毒包涵体是病理学诊断病毒性肺炎的重要依据。

病毒性肺炎临床症状一般较轻，预后较好。由于病毒血症，患者常有头痛、乏力、发热等症状，由于炎症对支气管壁的刺激，患者可出现咳嗽，但痰较少。X线检查肺部可见斑点状、片状或均匀的阴影。

★考点提示：病毒性肺炎的病理诊断依据

（二）支原体肺炎

支原体肺炎（mycoplasmal pneumonia）是由肺炎支原体引起的一种急性间质性肺炎。支原体是介于病毒和细菌之间的微生物，主要经呼吸道感染。多见于秋冬季节，患者多为儿童和青年。临床上起病急，多有发热、头痛、顽固剧烈咳嗽、气促和胸痛，咳痰常不显

著。听诊时可闻及干、湿啰音。X线检查肺部呈节段性分布的纹理增强及网状或斑片状阴影。外周血淋巴细胞和单核细胞增多。本病可由患者痰、鼻分泌物及咽拭子培养出肺炎支原体而确诊。本病预后良好。

肺炎支原体可侵犯整个呼吸道黏膜和肺，引起气管炎、支气管炎及肺炎。肺部病变常累及一叶肺组织，以下叶多见，病灶呈节段性分布。肉眼观，病灶呈暗红色，气管或支气管腔内有黏液性渗出物。镜下，呈间质性肺炎改变，病变区肺泡间隔明显增宽，血管扩张、充血，间质水肿伴有大量淋巴细胞、单核细胞浸润。肺泡腔内一般无渗出。小、细支气管壁及周围组织充血水肿及淋巴细胞、单核细胞浸润。重症病例支气管上皮可坏死、脱落。

（三）严重急性呼吸综合征

严重急性呼吸综合征（severe acute respiratory syndrome，SARS）是一种以呼吸道传播为主的急性传染病。国内又称为非典型肺炎（atypical pneumonia）。病原体为 SARS 冠状病毒。本病传染性极强，主要通过近距离空气飞沫传播，也可通过直接接触患者粪便、尿液和血液而感染，医务人员为高发人群，发病有家庭和医院聚集现象。发病机制尚未明确。

肺和免疫器官是 SARS 冠状病毒入侵的主要器官。肉眼观，表面暗红色，切面可见肺出血灶及出血性梗死灶。镜下，弥漫性肺泡损伤，充血、出血及水肿严重，肺泡腔内可见大量脱落和增生的肺泡上皮细胞及渗出的单核细胞、淋巴细胞和浆细胞。病毒包涵体在部分肺泡上皮细胞胞质内可见。肺泡腔内广泛透明膜形成。肺小血管呈炎症性病变。除上述肺部病变外，脾脏、淋巴结及心、肝、肾等器官均可有不同程度受累。

本病起病急，常以发热为首发症状，体温一般高于 38℃，可伴有头痛、关节肌肉酸痛、乏力、胸闷、干咳等。严重者出现呼吸加速、气促或呼吸窘迫，甚至呼吸衰竭。肺部体征不明显。外周血白细胞计数一般不升高或降低，常有淋巴细胞减少。胸部 X 线检查有不同程度的片状、斑片状浸润性阴影或呈网状改变。

本病若能及时发现并有效治疗大多可治愈，重症病例主要死亡原因为呼吸衰竭。

第二节　慢性阻塞性肺疾病

慢性阻塞性肺疾病（chronic obstructive pulmonary disease，COPD）是一组以慢性气道阻塞、呼吸阻力增大、肺功能不全为共同特征的疾病统称。主要包括慢性支气管炎、肺气肿、支气管哮喘和支气管扩张症等疾病。

一、慢性支气管炎

慢性支气管炎（chronic bronchitis）是指支气管黏膜及周围组织的慢性非特异性炎症。本病是一种常见病，多见于老年人。冬春季节好发。临床上以反复发作的咳嗽、咳痰或伴有喘息为特征，每年发作至少持续 3 个月，连续 2 年以上。持续多年可并发阻塞性肺气肿和慢性肺源性心脏病。

★考点提示：慢性支气管炎的诊断依据

（一）病因及发病机制

病因复杂，至今未完全清楚，可能为多种因素综合作用的结果。

1. 感染

病毒和细菌感染是引起该病的重要因素。常见的病毒有鼻病毒、腺病毒和呼吸道合胞病毒等。致病菌多为上呼吸道常驻菌，如肺炎球菌、肺炎克雷伯杆菌、甲型链球菌、流感嗜血杆菌等。

2. 理化刺激

吸烟、大气中烟雾、有害气体、粉尘等可造成黏膜损伤，使纤毛运动和清除能力下降，腺体黏液分泌增多，为细菌入侵创造有利条件。气候变化，特别是寒冷空气能引起呼吸道黏膜分泌增加，纤毛排送黏液的速度减慢和肺泡巨噬细胞功能减弱。

3. 过敏因素

与喘息型慢性支气管炎有关。

4. 内在因素

机体抵抗能力降低，自主神经功能紊乱，内分泌功能失调等也与本病的发生有一定的关系。

知识拓展

雾霾常识

"雾霾"是近几年大家长谈的一个话题，其危害在于长期处于雾霾天气下，一些对人体有害的气溶胶粒子可直接进入并黏附在人体上下呼吸道和肺叶中，引起鼻炎、支气管炎等病症。因而雾霾天应做好防护措施，包括：①戴口罩，这是最重要的一种防护措施；②戴帽子，防止头发沾染灰尘；③尽量少外出，特别是儿童和老年人及患有慢性疾病的人；④在家少开窗户，尽量不在室内抽烟；⑤外出回来后，最好洗手洗脸；⑥多喝水，清淡饮食。

（二）病理变化

早期病变常累及较大的支气管，逐步累及各级支气管，主要病变如下（图7-3，见书末彩图）。

1. 呼吸道黏膜上皮的损害与修复

支气管黏膜纤毛发生粘连、倒伏，纤毛柱状上皮变性、坏死、脱落，再生修复时，可伴有鳞状上皮化生。

2. 腺体增生、肥大、黏液化和退变

黏膜下腺体增生、肥大，部分浆液腺泡发生黏液腺化生，黏膜上皮及腺体分泌功能亢进。病变后期支气管黏膜及腺体萎缩，分泌物减少。

3. 支气管壁的其他病变

支气管黏膜及黏膜下充血、水肿，淋巴细胞、浆细胞浸润。病变反复发作可使支气管壁平滑肌断裂、萎缩、软骨可变性、萎缩或骨化。

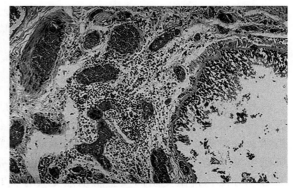

图 7-3　慢性支气管炎（镜下观）

支气管黏膜纤毛粘连、倒伏，纤毛柱状上皮坏死、脱落，支气管黏膜及黏膜下充血、水肿，淋巴细胞、浆细胞浸润

病变反复发作导致病情逐渐加重，累及的细支气管也不断增多，管壁纤维性增厚，管腔狭窄甚至闭锁，导致气道阻力增大，进而引起慢性阻塞性肺气肿。

（三）病理临床联系

慢性支气管炎因支气管黏膜炎症刺激及黏液分泌增多可出现咳嗽、咳痰、气喘等症状，痰液一般呈白色黏液泡沫状。伴有细菌感染时，痰液变为黏液脓性或脓性。支气管痉挛或狭窄及黏液分泌物阻塞管腔时可伴喘息，听诊时可闻及哮鸣音。病变晚期可因支气管黏膜和腺体萎缩，分泌物减少而痰量减少或无痰，出现干咳。由于小气道狭窄和阻塞可致阻塞性通气障碍，呼气阻力大于吸气，久之，使肺过度充气，并发肺气肿。

二、支气管哮喘

支气管哮喘（bronchial asthma）即通常所称为的哮喘，它是一种多种因素作用引发的呼吸道过敏反应而导致的以支气管可逆性发作性痉挛为特征的慢性炎性疾病。临床表现反复发作的喘息、伴有哮鸣音的呼气性呼吸困难、胸闷、咳嗽等症状。大部分患者有特异性超敏反应体质。哮喘反复发作可导致肺气肿或肺源性心脏病。

（一）病因及发病机制

引起哮喘的病因及机制较为复杂，目前认为其发病与环境因素、遗传因素及神经因素等多种因素有关。可诱发哮喘的过敏原包括花粉、尘螨、动物毛屑、真菌、某些食物、药品及气候变化等，过敏原进入机体后，激活 T 淋巴细胞释放多种白细胞介素（interleukin，IL），如 IL-4 可促进 B 细胞增殖、分化、产生 IgE，是过敏性炎症中的重要细胞因子；分泌的 IL-5 能激活嗜酸性粒细胞，参与过敏反应。这是哮喘发病的主要环节。

（二）病理变化

肉眼观，肺组织轻度膨胀。支气管腔内可见黏稠的黏液栓，支气管壁增厚，黏膜充血。镜下，支气管黏膜上皮局部脱落，黏膜下水肿，黏液腺增生，管壁平滑肌肥大，基膜增厚。管壁各层均可见嗜酸性粒细胞、单核细胞、淋巴细胞和浆细胞浸润。黏液栓中可见嗜酸性粒细胞崩解产物夏科-莱登（Charcot-Leyden）结晶。

三、支气管扩张症

支气管扩张症（bronchiectasis）是一种慢性病，以肺内小支气管的持久性扩张为特征，扩张的支气管常因分泌物潴留而继发化脓性感染。临床表现为咳嗽、反复咯血及大量脓痰等。

（一）病因及发病机制

凡是能破坏支气管壁结构完整性的因素均可引起支气管扩张症。慢性支气管炎、婴幼儿百日咳及麻疹后的支气管肺炎、结核病等，因反复感染损伤了支气管壁的弹力纤维、平滑肌及软骨等支撑组织，或支气管周围肺组织的炎症形成纤维瘢痕的牵拉，造成呼气时支气管管壁不能完全回缩，逐渐发展为永久性扩张。此外，当肿瘤或异物压迫阻塞支气管时，其远端分泌物排出受阻而发生阻塞性支气管炎时，也可使支气管管壁遭到破坏。

（二）病理变化

病变支气管左肺多于右肺，下叶多于上叶。肉眼可见病变肺切面上支气管呈筒状或囊状扩张（图7-4，见书末彩图）。扩张的支气管腔内含有黏液脓性渗出物或血性渗出物，继发腐败菌感染时可带恶臭。镜下，支气管黏膜上皮增生肥厚，呈颗粒状，可伴有鳞状上皮化生，亦可形成糜烂或溃疡。支气管弹力纤维、平滑肌、腺体及软骨可发生变性、萎缩，甚至完全消失，而被肉芽组织所取代。黏膜下血管扩张充血，可见淋巴细胞、浆细胞、中性粒细胞浸润。

（三）病理临床联系

由于慢性炎性渗出及继发感染，临床上常出现频发性咳嗽伴大量脓痰，痰量可随体位的变化而改变，若支气管壁的血管被破坏则可引起咯血。病变严重者可出现胸闷、呼吸困难、发绀，部分患者可有杵状指或趾。部分患者还可合并肺脓肿、脓胸、脓气胸。晚期肺组织广泛纤维化，肺毛细血管床受压，可导致肺动脉高压及肺源性心脏病。

四、肺气肿

肺气肿（pulmonary emphysema）是呼吸性细支气管至肺泡的末梢肺组织因含气量过多，肺组织弹性减弱，并伴有肺泡间隔破坏而导致肺容积膨大的一种病理状态。

（一）病因和发病机制

肺气肿常继发于其他阻塞性肺疾病，尤其慢性支气管炎。而吸烟、空气污染、小气道感染和肺尘埃沉着病等也是肺气肿的常见病因。其发病机制如下。

1. 支气管阻塞性通气障碍

慢性支气管炎时小气道管壁破坏、管腔狭窄，同时炎性渗出物和黏液栓的形成造成支气管阻塞，使吸入的气体排出受阻，肺内残气量增多，久之导致肺泡扩张、间隔断裂，甚至形成肺大疱。

2. α1-抗胰蛋白酶缺乏

慢性支气管炎时，渗出的中性粒细胞和单核细胞释放大量弹性蛋白酶和氧自由基。弹性蛋白酶对支气管壁及肺泡间隔的弹力蛋白有破坏溶解作用，α1-抗胰蛋白酶（α1-antitrypsin，α1-AT）是多种蛋白水解酶的抑制物，正常水平的α1-AT可抑制这种破坏。中性粒细胞和单核细胞释放的氧自由基可氧化α1-AT使之失活，从而对弹性蛋白酶的抑制减弱，导致弹性蛋白酶数量增加，活性增强，加剧了细支气管壁弹性蛋白、IV型胶原蛋白和糖蛋白的降解，使肺组织的支持结构受到破坏，肺泡回缩力降低，肺泡间隔断裂，肺泡融合形成肺气肿。

（二）类型

根据受累部位可将肺气肿分为肺泡性肺气肿和间质性肺气肿。

1. 肺泡性肺气肿（alveolar emphysema）

病变发生在肺腺泡内，因常合并小气道的阻塞性通气障碍，故又称为阻塞性肺气肿（obstructive emphysema），根据部位和范围不同又分为以下几型。

①腺泡中央型：位于肺腺泡中央的呼吸性细支气管呈囊状扩张，而肺泡管和肺泡囊扩张不明显。此型最常见（图7-5，见书末彩图）。

②腺泡周围型：呼吸性细支气管基本正常，肺泡管和肺泡囊扩张。

③全腺泡型：整个肺腺泡（呼吸性细支气管、肺泡管、肺泡囊和肺泡）均弥漫性扩张。若肺泡间隔破坏严重，气肿囊腔融合形成直径可超过1cm的大囊泡，多位于胸膜下。

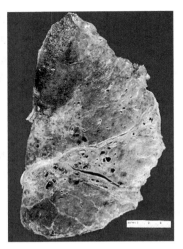

图 7-4　支气管扩张症（肉眼观）

肺切面的下叶可见多个扩张的支气管

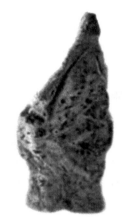

图 7-5　肺气肿（肉眼观）

病变肺组织体积明显膨大，边缘圆钝，
缺乏弹性，色灰白，切面见大小不等囊腔

2. 间质性肺气肿（interstitial emphysema）

常由于肺内压急剧增高，细支气管壁或肺泡壁破裂，气体进入肺间质而引起。成串的小气泡分布在肺膜下、肺小叶间隔，也可沿细气管壁和血管周围组织间隙扩展至肺门、纵隔，甚至可在胸部和颈部皮下形成皮下气肿。

除以上类型外，肺气肿还包括：①瘢痕旁肺气肿（paracicatricial emphysema）：肺瘢痕周围肺泡受到破坏，融合形成的局限性肺气肿；②代偿性肺气肿（compensatory emphysema）：指肺萎缩或肺叶切除及肺炎症实变灶周围肺组织，肺泡过度充气、膨胀，多无气道的破坏及肺泡间隔断裂；③老年性肺气肿（senile emphysema）：因老年人肺组织弹性回缩力减弱，使肺残气量逐渐增加，肺泡膨胀。其并非真性肺气肿。

（三）病理变化

肺眼可见病变肺组织体积明显膨大，边缘圆钝，触之柔软而缺乏弹性，色灰白。切面见大小不等囊腔。镜下，肺泡扩张，肺泡间隔变窄断裂，相邻肺泡融合形成较大的囊泡腔（图 7-6，见书末彩图）。肺泡间隔毛细血管床减少，肺小动脉内膜纤维性增厚。小气道可见慢性炎症改变。

（四）病理临床联系

患者有咳嗽、咳痰、呼气性呼吸困难、气促、胸闷及发绀等临床症状。严重者形成肺气肿患者典型的临床体征"桶状胸"。叩诊呈过清音，胸 X 线检查肺野扩大，透明度增强。肺泡间隔毛细血管床受压及数量减少，使肺循环阻力增大，肺动脉压升高，久之引起肺源性心脏病及右心衰竭。

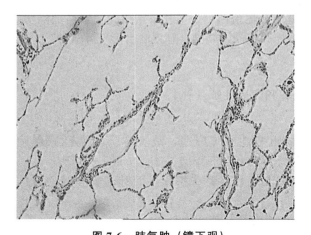

图 7-6　肺气肿（镜下观）

肺泡扩张，肺泡间隔变窄断裂，相邻肺泡融合形成较大的囊泡腔

第三节　慢性肺源性心脏病

慢性肺源性心脏病（chronic cor pulmonale）简称肺心病，是由慢性肺疾病、肺血管疾病及胸廓运动障碍性疾病引起肺循环阻力增加、肺动脉高压而导致右心室肥厚、心腔扩张，甚至右心衰竭的心脏病。肺心病多在寒冷季节发病，在我国发病率较高。

★考点提示：慢性肺源性心脏病的概念

一、病因及发病机制

1. 支气管、肺疾病

以慢性支气管炎并发阻塞性肺气肿最为常见，其次包括支气管哮喘、支气管扩张症、肺尘埃沉着病、慢性纤维空洞型肺结核等。这些疾病一方面造成部分肺血管床破坏，使肺循环阻力增加和肺动脉高压。另一方面因阻塞性通气功能障碍，导致低氧血症，缺氧引起缩血管活性物质增多，肺循环阻力增加，形成肺动脉高压。同时缺氧还可使肺血管平滑肌的收缩性增强，肺血管构型改建，即形成无肌型动脉肌化，这更增大了肺循环阻力，使肺动脉压升高，导致右心肥大、扩张。

2. 胸廓运动障碍性疾病

脊柱弯曲、脊柱结核、胸膜广泛粘连及其他严重的胸廓畸形均可导致胸廓运动受限，肺组织受压，引起限制性通气障碍，同时肺血管受压扭曲，使肺循环阻力增大，引起肺动脉高压而导致肺心病。

二、病理变化

1. 肺部病变

除原有肺部基础病变外，肺血管病变是肺心病肺部主要病变。表现为肺泡间隔毛细血管显著减少；肌型小动脉中膜增生、肥厚、管腔狭窄；无肌型细动脉发生肌化；还可见肺小动脉炎、肺小动脉弹力纤维及胶原纤维增生，小动脉血栓形成和机化。

2. 心脏病变

以右心室的病变为主，右心室肥厚，心腔扩张。右心室前壁肺动脉圆锥显著膨隆，右心室内乳头肌、肉柱明显增粗。通常以肺动脉瓣下 2cm 处右心室肌壁厚度大于 5mm（正常为 3～4mm）作为肺心病的病理诊断标准。

三、病理临床联系

肺心病的发展较为缓慢，临床上除原有的肺疾病的症状和体征外，逐渐出现呼吸功能不全和右心衰竭的征象，如呼吸困难、气促、发绀、心悸、心率加快、肝脾大、下肢水肿、全身淤血等。病情较重者，由于缺氧和二氧化碳潴留，可导致肺性脑病，出现头痛、烦躁、抽搐、嗜睡甚至昏迷等精神障碍和神经系统症状。肺性脑病是肺心病的首要死亡原因。

第四节　呼吸系统常见肿瘤

一、肺癌

肺癌（carcinoma of the lung）是常见的恶性肿瘤之一，多数起源于支气管黏膜上皮，少数源于支气管腺体和肺泡上皮。

（一）病因

目前认为肺癌主要与下列因素有关。

1. 吸烟

香烟燃烧的烟雾中含有尼古丁、3，4-苯并芘、焦油等都与肺癌的发生有关。

2. 空气污染

工业粉尘、交通工具排出的废气中含有 3，4-苯并芘、二乙基亚硝胺等致癌物质。

3. 职业因素

常接触放射性物质或吸入含石棉、镍、砷等化学致癌粉尘的人群，其肺癌的发病率较高。

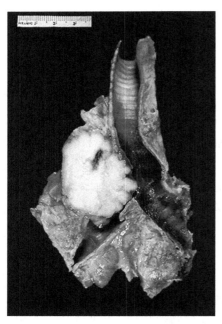

图 7-7　中央型肺癌（肉眼观）

癌组织从支气管壁向周围肺组织浸润、扩散，在肺门部形成包绕支气管的巨大肿块

（二）病理变化

1. 大体类型

依据肿瘤发生的部位分为三种类型：中央型、周围型和弥漫型。

（1）中央型　从主支气管或叶支气管发生的肺癌，此型最常见。早期癌组织侵犯管壁，局限在支气管腔内，随病变进展，癌组织从支气管壁向周围肺组织浸润、扩散，在肺门部形成包绕支气管的巨大肿块（图 7-7，见书末彩图）。

（2）周围型　起源于肺段或以下支气管，常在靠近胸膜的肺周边部形成孤立的癌结节，与周围肺组织分界较清楚，无包膜，与支气管关系不明显。

（3）弥漫型　少见，癌组织起源于末梢肺组织，弥漫侵犯部分肺大叶或全肺叶，肉眼呈粟粒大小灰白色结节。

2. 组织学类型

组织学类型包括鳞状细胞癌、腺癌、小细胞癌、大细胞癌、腺鳞癌和肉瘤样癌 6 个基本类型。

（1）鳞状细胞癌　最常见，大体类型多为中央型。组织学上根据分化程度可分为高、中、低分化鳞癌。患者大多数为中老年男性，多有吸烟史。癌肿生长缓慢，转移较晚。

（2）腺癌　肺腺癌多为周围型。女性多见。临床治疗效果及预后比鳞癌差。

（3）小细胞癌　又称为小细胞神经内分泌癌，是肺癌中分化程度最低，恶性程度最高的一种。生长迅速，转移早，手术切除效果差，对放疗及化疗敏感。镜下癌细胞小呈短梭形，细胞一端稍尖，称燕麦细胞癌；也可呈圆形或卵圆形，似淋巴细胞，染色深，胞质少，似裸核。小细胞癌具有神经内分泌功能。

（4）大细胞癌　属于未分化癌。此癌恶性程度高，生长快，易经血道广泛转移。

（5）腺鳞癌　较为少见，癌组织中含有腺癌及鳞癌两种成分，且在数量上两者基本相等。

（6）肉瘤样癌　为 WHO 新列出的少见类型，癌组织分化较差，依据细胞形态及成分又可分为多形性癌、梭形细胞癌等多种亚型。

（三）扩散途径

中央型肺癌常直接侵犯纵隔、心包及周围血管，或沿支气管向同侧甚至对侧肺组织蔓延。周围型肺癌可直接侵犯胸膜并侵入胸壁。肺癌沿淋巴道转移首先转移至支气管旁、肺门淋巴结，然后再扩散到纵隔、锁骨上、腋窝和颈部淋巴结。血道转移常见于脑、肾上腺和骨等器官。

（四）病理临床联系

肺癌早期无症状一般不易被发现，当患者出现咳嗽、痰中带血、胸痛等症状时，多已是中晚期，因而错过最佳治疗时机。患者的症状和体征与肿瘤的部位、大小及扩散的范围有关。癌组织压迫或阻塞支气管可引起远端肺组织的萎缩或肺气肿；侵及胸壁引起胸痛、胸腔积液；侵犯纵隔可压迫上腔静脉，引起面、颈部水肿及颈、胸部静脉曲张。肺尖部肿瘤侵犯交感神经可引起 Horner 综合征，表现为病侧眼睑下垂、瞳孔缩小和胸壁皮肤无汗等交感神经麻痹症状。神经内分泌型肺癌，可因异位内分泌作用而引起副肿瘤综合征，如小细胞肺癌，能分泌大量 5-羟色胺引起类癌综合征，患者出现支气管痉挛、阵发性心动过速、水样腹泻及皮肤潮红等。

二、鼻咽癌

鼻咽癌（nasopharyngeal carcinoma）是鼻咽部上皮组织发生的恶性肿瘤。在国内南方地区较为多见。患者男性多于女性，发病年龄多在 40～50 岁。临床症状常为涕中带血、鼻塞、耳鸣、听力减退、偏头痛、复视和颈部淋巴结增大等。

（一）病因

鼻咽癌的病因尚未完全明了，其发病可能与 EB 病毒、环境致癌物质（亚硝胺、多环芳烃类及微量元素镍等）及遗传因素等有关。

（二）病理变化

鼻咽癌最常发生在鼻咽顶部，其次为外侧壁和咽隐窝，也可同时发生在两个部位。

肉眼观，鼻咽癌可呈结节型、菜花型、黏膜下浸润型和溃疡型，以结节型最多见，其次是菜花型。早期多表现为局部黏膜粗糙、增厚或稍隆起，临床检查不易发现。其中黏膜下浸润型表面黏膜可完好或仅轻度隆起，而癌组织在黏膜下浸润生长，甚或转移，以致鼻咽部未有明显症状而颈部淋巴结增大。

镜下，鼻咽癌绝大多数起源于鼻咽黏膜柱状上皮，少数来源于鳞状上皮。常见的组织学类型如下。

1. 鳞状细胞癌

依据癌细胞的分化程度分为分化性和未分化性两类。分化性鳞状细胞癌又分为高分化及低分化两型。其中以低分化鳞癌多见，高分化鳞癌的癌巢分层明显，还可见大量角化珠；未分化性鳞状细胞癌有两个亚型：其一为泡状核细胞癌，癌巢不规则，细胞体积大，细胞质丰富，核大，染色质少呈空泡状，有时见一至多个肥大的核仁；另一型癌细胞小，细胞质少，呈圆形或短梭形，癌细胞呈弥漫分布，不见明显癌巢结构。

2. 腺癌

高分化腺癌可呈乳头状、管状及腺泡状；低分化腺癌多为弥漫浸润，或见围成腺腔的倾向。

（三）扩散途径

1. 直接蔓延

癌组织向上蔓延可侵犯并破坏颅底骨进入颅内，损伤Ⅱ～Ⅵ对脑神经；向下达口咽，侵犯梨状隐窝、会厌；向外可破坏耳咽管侵入中耳；向前可蔓延至鼻腔甚至眼眶；向后则侵犯颈椎、脊髓。

2. 淋巴结转移

鼻咽黏膜固有层内有丰富的淋巴管，因而鼻咽癌常在早期出现颈部淋巴结转移，多在胸锁乳突肌后缘上 1/3 和 2/3 交界处皮下出现无痛结节，部分患者多以此为首发症状而就诊。颈部淋巴结转移一般为同侧，对侧极少发生。

3. 血道转移

发生较晚，常转移至肝、肺、骨，其次是肾、肾上腺和胰腺等处。

★考点提示：鼻咽癌的转移途径

（四）病理临床联系

鼻咽癌起病隐匿，早期症状不明显，原发灶小不易被发现，确诊时已多为中、晚期，故治愈率低。鼻咽癌恶性程度比较高，对放射治疗敏感，而以低分化鳞癌和未分化癌对放射治疗效果好。

三、喉癌

喉癌（laryngeal carcinoma）是上呼吸道常见的恶性肿瘤。男性较女性多见。喉癌的症状主要为声嘶、呼吸困难、咳嗽、吞咽困难、颈部淋巴结转移等，不同原发部位症状出现顺序可不同。

（一）病因

喉癌的发生目前尚无确切病因，可能是多种因素共同作用导致，包括吸烟、酗酒、空气污染、病毒感染（HPV）等。

（二）病理变化

喉癌依据发生的解剖部位分为：①声带型，肿瘤起源于真声带，约占 60%，一般分化好，转移较少；②声门上型，包括假声带、喉室、会厌的喉面和舌面等发生的癌；③跨声门型，指原发于喉室，跨越声门上区及声门区的喉癌；④声带下型，极为少见，包括真声带肿瘤向下蔓延超过1cm和完全局限于声带下区的肿瘤。

喉癌的组织类型：鳞状细胞癌，占全部原发性喉癌的93%～99%，腺癌、未分化癌等极为少见。喉鳞状细胞癌早期病变仅局限于上皮层，基膜完整，称为原位癌。当癌细胞突破上皮基膜在固有层内形成浸润癌巢时称为早期浸润癌。病变继续发展成为浸润癌，浸润型喉癌最常见，其中以高分化型多见。

★考点提示：喉癌的最常见组织类型

（三）扩散途径

喉癌易循黏膜表面，或向黏膜下浸润扩散。向前侵犯会破坏甲状软骨、颈前软组织及甲状腺，向后累及食管前壁，向下蔓延至气管。淋巴转移常转移至颈淋巴结，多见于颈总动脉分叉处淋巴结。血行转移少见，晚期患者可随血液循环转移至肺、肝、骨、肾等。

第五节　肺硅沉着病

因长期吸入有害粉尘引起肺组织损伤及肺纤维化的疾病称为肺尘埃沉着病（pneumoconiosis），简称尘肺。按沉着粉尘的化学性质分为无机尘肺和有机尘肺两类。我国常见的无机尘肺主要有硅肺、石棉肺、煤工尘肺等。有机尘肺多为真菌代谢产物或动物性蛋白质、细菌产物引起，如农民肺、棉尘肺、蘑菇尘肺及皮毛尘肺等。

肺硅沉着病（silicosis）简称硅肺（曾称矽肺），是因长期吸入含大量游离二氧化硅（SiO_2）粉尘而引起的一种职业病。长期从事开矿、采石等工作及石英粉厂、玻璃厂、陶瓷厂的工人易患本病。

一、病因和发病机制

游离的二氧化硅吸入肺内是硅肺的病因，发病与否与吸入二氧化硅的数量、接触的时间、颗粒的大小及呼吸道防御功能等因素有关。一般认为硅尘颗粒大于$5\mu m$者吸入后，易被呼吸道黏膜黏附，并通过黏液-纤毛排送系统排出体外，而小于$5\mu m$的硅尘颗粒可被吸入肺内并沉积于肺间质，引起病变。硅尘颗粒引起硅肺的机制目前尚未完全明确，多数学者认为主要与二氧化硅的性质及巨噬细胞有关。免疫因素在硅肺病变中也具有一定作用。

二、病理变化

硅肺的基本病变是肺及肺门淋巴结内硅结节（silicotic nodule）形成和肺间质弥漫性纤维化。硅结节是硅肺的特征性病变，为圆形或椭圆形结节，直径2～5mm，境界清楚，灰白色、质硬、触之有沙砾感。硅结节的形成可分三个阶段。

①细胞性结节：是由大量吞硅尘的巨噬细胞聚集形成。

②纤维性结节：病变进展，细胞性结节纤维化形成纤维性结节，由成纤维细胞、纤维细胞和胶原纤维呈同心层状或漩涡状排列构成。

③玻璃样结节：由纤维性结节发生玻璃样变而成（图7-8，见书末彩图）。

此外，病变肺组织可有不同程度的间质纤维化，晚期纤维化范围可达全肺2/3以上。胸膜也可因纤维化而广泛增厚，厚度可达1～2cm。

★考点提示：硅肺的特征性病变

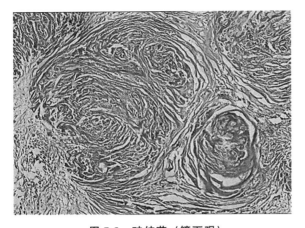

图 7-8 硅结节（镜下观）
结节呈椭圆形，结节内胶原纤维发生玻璃样变性

三、病理临床联系

根据肺内硅结节的数量、分布范围、结节的大小及肺纤维化程度，将硅肺分为三期。

Ⅰ期硅肺：硅结节主要局限于肺门淋巴结，肺组织内硅结节数量较少，且体积小，直径 1～3mm，主要位于双肺中、下肺叶近肺门部。胸膜可有硅结节形成，但增厚不明显。

Ⅱ期硅肺：硅结节数量增多、散在分布全肺，但仍以中、下肺叶近肺门处较为密集，总的病变范围不超过全肺的 1/3。胸膜增厚。肺的重量、体积、硬度均有增加。

Ⅲ期硅肺：硅结节密集且融合成团块。病变范围往往超过全肺的 2/3，肺门淋巴结增大。胸膜明显增厚。肺重量和硬度明显增大，入水可下沉。X 线检查可见直径超过 2cm 大阴影。

四、并发症

1. 肺结核病

硅肺患者易并发肺结核，称硅肺结核病（silicotuberculosis），硅肺病变越严重，肺结核的并发率越高。硅肺结核病比单纯结核病发展速度更快、累及的范围更广，更易形成空洞。

2. 肺源性心脏病

晚期硅肺常并发肺源性心脏病。主要为肺组织弥漫性纤维化使肺毛细血管床减少，肺小动脉闭塞性动脉内膜炎及肺组织缺氧引起小动脉痉挛等导致肺循环阻力增加、肺动脉高压，最终发展为肺源性心脏病。

3. 肺部感染

硅肺患者抵抗力低下，呼吸道防御功能降低，易继发细菌、病毒感染。

4. 阻塞性肺气肿

晚期硅肺患者常发生不同程度的阻塞性肺气肿，当出现肺大疱时，肺大疱破裂可引起自发性气胸。

思考题

一、名词解释

慢性支气管炎　肺肉质变　小叶性肺炎　慢性肺源性心脏病

二、填空题

1. 慢性支气管炎患者，晚期常易并发_____、_____。

2. 引起肺心病的原因很多，但都有一个共同发病环节为_____。

3. 按病变发展过程，大叶性肺炎可分为_____、_____、_____、_____

四期。

    4.硅肺的基本病理变化是_____和_____。

    5.鼻咽癌的好发部位是_____。

    6.肺癌最常见的大体类型是_____，其次为_____、_____较少见。

三、简答题

    1.简述引起慢性支气管炎的外源性因素，简述其病变特点。

    2.简述大叶性肺炎红色肝样变期的主要病理变化及病理临床联系。

    3.试比较大叶性肺炎与小叶性肺炎的区别。

    4.简述硅肺的病理变化及分期。

    5.肺癌可分为几型？其主要特点是什么？

    6.简述鼻咽癌的扩散途径。

四、病例分析题

    患者，男性，62岁。有长期吸烟史，十几年来，经常出现咳嗽、咳痰，冬季加重。近4年来，出现心悸、气短，有时双下肢水肿，活动后加重，但休息后缓解。查体：皮肤发绀。颈静脉怒张，桶状胸，两肺叩诊呈过清音，双下肢凹陷性水肿。实验室检查：WBC $12.3 \times 10^9/L$，PaO_2 70mmHg，$PaCO_2$ 62mmHg。

请问：

    1.患者最可能的诊断是什么？说出你的判断依据。

    2.简要说出患者肺部可能的病理变化。

（张俊会）

第八章

消化系统常见疾病

○○○
○○○
○○○

【学习目标】

掌握：慢性胃炎的类型及病理变化；溃疡病的病理变化及并发症；病毒性肝炎的病理变化；肝硬化的概念及病理变化，肝硬化门静脉高压症状、肝功能不全的表现；食管癌、胃癌、肝癌、大肠癌的病理变化。

熟悉：溃疡病的发病机制及病理临床联系；胃溃疡与十二指肠溃疡的区别；病毒性肝炎的类型；肝硬化的发病机制。

了解：慢性胃炎的病因、发病机制；病毒性肝炎的病因、发病机制；食管癌、胃癌、肝癌、大肠癌的病因及病理临床联系。

案例导入

案例回放：

患者，男性，35岁，5年前开始无明显诱因出现间断上腹胀痛，餐后明显，持续2h左右，可自行缓解，1周来加重。3h前突感恶心、上腹胀痛，先后三次解柏油样便，并呕吐咖啡样液1次。查体：T 36.6℃，P 92次/分，R 17次/分，BP 115/80mmHg。神志清，面色稍苍白，全身浅表淋巴结不大，巩膜无黄染，心肺无异常。腹部平软，无腹壁静脉曲张，上腹轻压痛，肝脾未触及，双下肢无水肿。血常规：Hb 82g/L，WBC $5.5×10^9$/L。大便隐血试验（＋），X线钡餐：胃小弯近幽门处可见龛影。

思考问题：

1. 患者的临床诊断是什么？
2. 患者胃的形态变化有哪些？

第一节　慢性胃炎

慢性胃炎（chronic gastritis）是由各种原因引起的胃黏膜的慢性炎症，常由急性胃炎转变而来，在胃镜检查病例中占80%～90%。根据病理变化将慢性胃炎分为慢性浅表性胃炎、慢性萎缩性胃炎、慢性肥厚性胃炎。

慢性胃炎的病因及发病机制目前尚未完全阐明，可能与以下因素有关：①幽门螺杆菌（helicobacter pylori，HP）感染。HP为革兰染色阴性菌，生存于胃黏膜上皮和胃腺体黏液屏障之间，在胃炎、消化性溃疡、胃恶性肿瘤的胃镜活检标本中，HP 的检出率均较高。因此认为，HP 感染与慢性胃炎、消化性溃疡、胃恶性肿瘤的发生有关。②长期慢性刺激，主要是不良的生活习惯，如饮食不规律、喜烫食或浓碱食，长期饮酒、吸烟或滥用水杨酸类药物等，致急性胃炎反复发作。③十二指肠液的反流，碱性肠液和胆汁反流对胃黏膜屏障的破坏，引起胃黏膜损伤。④自身免疫损伤，部分慢性萎缩性胃炎患者血清中抗胃壁细胞抗体和抗内因子抗体阳性，因此认为自身免疫损伤与部分萎缩性胃炎的发生有关。

一、慢性浅表性胃炎

慢性浅表性胃炎在临床上最常见，又称慢性单纯性胃炎，以胃窦部最为常见。

肉眼观，胃镜下可见病变呈灶性或弥漫性，黏膜充血、水肿、深红色，表面有灰白色或灰黄色分泌物，可伴有点状出血或糜烂。镜下观，炎性病变位于黏膜浅层即黏膜层上 1/3，主要为淋巴细胞和浆细胞浸润，有时可见少量嗜酸性粒细胞和中性粒细胞。黏膜浅层可有水肿、点状出血和上皮坏死脱落。

本型胃炎多数经治疗和合理饮食可治愈，少数可转变为慢性萎缩性胃炎。

二、慢性萎缩性胃炎

本病以黏膜固有腺体萎缩减少和常伴有肠上皮化生为特征。临床上可有胃内游离盐酸减少或缺乏、消化不良、上腹不适或钝痛、贫血等症状。分为 A、B 两型。A 型又称自身免疫性胃炎，多伴有恶性贫血，病变主要在胃体和胃底；B 型又称单纯性萎缩性胃炎，无恶性贫血，好发于胃窦，与幽门螺杆菌感染关系密切，我国患者大多数属于 B 型；两型胃黏膜病变基本相同。

肉眼观，胃镜检查见胃黏膜变薄而平滑，皱襞变平或消失，表面呈细颗粒状。黏膜由正常的橘红色变为灰色或灰绿色，黏膜下小血管清晰可见。

镜下观，①在黏膜固有层内有淋巴细胞和浆细胞浸润，可伴淋巴滤泡形成；②胃小凹变浅，黏膜固有层腺体萎缩、变小、减少，可伴有囊性扩张；③常出现上皮化生，在胃体和胃底部出现类似幽门腺的黏液分泌细胞，称为假幽门腺化生。在胃黏膜表层上皮细胞中出现分泌酸性黏液的杯状细胞、有刷状缘的吸收上皮细胞和潘氏细胞等，称为肠上皮化生。在肠上皮化生中，可出现细胞异型性增生。

三、慢性肥厚性胃炎

慢性肥厚性胃炎又称巨大肥厚性胃炎（giant hypertrophic gastritis）。病变常发生于胃底及胃体。

肉眼观，黏膜层增厚，皱襞肥大、加深、变宽，形似脑回。镜下观，黏膜表面黏液分泌细胞数量增加、分泌增多。腺体增生、肥大、变长，有时穿过黏膜肌层。黏膜固有层内炎细胞浸润不明显。患者常有胃酸低下及低蛋白血症。

第二节　溃　疡　病

溃疡病（canker）又称消化性溃疡（peptic ulcer）或称消化性溃疡病（peptic ulcer disease），是以胃或十二指肠黏膜形成慢性溃疡为特征的消化系统的一种常见病，多见于成人。患者有周期性上腹部疼痛、反酸、嗳气等症状，易反复发作，呈慢性经过。溃疡主要发生在十二指肠球部和胃，十二指肠溃疡远较胃溃疡多见，两者之比约为 4∶1。少数病例胃和十二指肠同时发生溃疡，称为复合性溃疡。

一、病因和发病机制

溃疡病的病因、发病机制尚未完全阐明一般认为与下列因素有关。

1. 胃黏膜屏障被破坏

胃黏膜的防御屏障包括：①黏液-碳酸氢盐屏障，可以减少或避免胃酸和蛋白酶直接接触黏膜，并形成一种有缓冲作用的表面微环境；②黏膜上皮屏障，黏膜上皮具有快速再生能力，从而能保证表面上皮的完整性和屏障功能；③丰富的黏膜血流可清除损伤因子，提供分泌和再生的营养物质，保证屏障的功能。

在某些因素作用下导致胃黏膜屏障破坏，如某些药物（解热镇痛药、抗癌药、非甾体抗炎药等）作用、饮酒、过度吸烟、不良饮食习惯、胆汁反流及慢性胃炎等。任何因素如果导致胃黏膜屏障功能受到损害，胃液中的氢离子便可直接接触并逆向弥散进入胃黏膜，损伤黏膜组织，导致溃疡形成。

2. 胃酸分泌过多

胃酸是由胃黏膜分泌，主要成分是盐酸。正常情况下，胃酸具有防御外来微生物侵害，同时通过激活胃蛋白酶来参与食物的消化。但是在某些病理情况下，胃酸分泌过多，造成胃蛋白酶大量激活和黏液屏障的破坏，使有害物质得以向胃壁侵犯，由此形成溃疡。

3. 幽门螺杆菌感染

近年来研究发现幽门螺杆菌感染与溃疡病关系十分密切。幽门螺杆菌通过分泌酶（尿素酶、蛋白酶、磷酸酯酶等）和炎症介质（白细胞三烯、趋化因子等）等而导致黏膜上皮和血管内皮的损伤。

4. 其他因素

胃排空延迟、环境因素、精神因素、遗传因素等均与溃疡病的发生有关。

二、病理变化

肉眼观，胃溃疡多发生于胃小弯近幽门处，胃窦部尤为多见。溃疡常为一个，圆形或椭圆形，直径多在 2.5cm 以内。溃疡边缘整齐，状如刀切，底部平坦，周围黏膜可有轻度水肿，黏膜皱襞从溃疡向周围呈放射状。溃疡底部通常穿越黏膜下层，深达肌层甚至浆膜层，溃疡处的黏膜至肌层可完全被破坏，由肉芽组织或瘢痕取代。十二指肠溃疡的形态与胃溃疡相似，多发生在十二指肠球部，溃疡一般较胃溃疡为小而浅，直径多在 1 cm 以内。

★考点提示：溃疡病的好发部位

镜下观，溃疡底部由表面至深层大致分四层（图 8-1，见书末彩图）。第一层（渗出层）：由覆盖在溃疡表面的急性炎性渗出物如中性粒细胞和纤维蛋白构成；第二层（坏死层）：由坏死的细胞、组织碎片和纤维蛋白样物质组成；第三层为肉芽组织层；第四层为肉芽组织变成的纤维瘢痕组织。在瘢痕组织中的小动脉管壁因增殖性内膜炎而增厚，管腔狭窄或有血栓形成，这种血管改变可防止血管溃破、出血，但不利于组织再生和溃疡的修复。溃疡底部的神经节

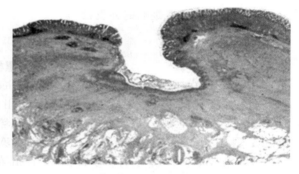

图 8-1 消化性溃疡（镜下观）
溃疡底部由表面至深层大致分四层

细胞和神经纤维变性和断裂，神经纤维的断端可形成创伤性神经瘤，这可能与疼痛症状有关。

★考点提示：溃疡病镜下观分层

三、病理临床联系

上腹部长期性、周期性和节律性疼痛是溃疡病的主要特征，疼痛呈钝痛、烧灼痛或饥饿样痛，剧痛常提示穿孔。胃溃疡常表现为进食后痛，一般于饭后 0.5～2h 内出现，至下一餐前消失。这是由于进食后食物刺激促使胃酸分泌增多，刺激溃疡创面和局部神经末梢。十二指肠溃疡常表现空腹痛、饥饿痛和夜间痛，餐后疼痛减轻或消失。这是因为夜间或饥饿时迷走神经功能亢进，胃酸分泌增多刺激溃疡病灶引起疼痛，进餐后胃酸被中和或稀释，疼痛减轻。患者还常出现反酸、嗳气、上腹饱胀感等症状。

X 线钡餐检查：溃疡处可见龛影。

四、结局与并发症

1. 愈合

渗出物和坏死组织逐渐被吸收，溃疡由肉芽组织增生填充及瘢痕形成，然后周围相邻的黏膜上皮再生，覆盖溃疡面而愈合。

2. 出血

出血是最常见的并发症。轻者因溃疡底部的毛细血管破裂，患者呈大便隐血试验阳性。如溃疡底部大血管被侵蚀破裂可发生大出血，患者出现柏油样大便，伴有呕血，严重者可因失血性休克而死亡。

3. 穿孔

穿孔发生率为 5%。溃疡穿透浆膜达游离腹腔致急性穿孔，可引起急性弥漫性腹膜炎，导致剧痛、板状腹，甚至休克。如溃疡穿透较慢，穿透前已与相邻器官和组织粘连、包裹，则称为慢性穿孔，可形成局限性腹膜炎。十二指肠因肠壁薄，溃疡时更易发生穿孔。

4. 幽门梗阻或狭窄

溃疡周围组织充血、水肿可形成功能性梗阻。由溃疡愈合、瘢痕形成和组织收缩引起幽门狭窄，使胃内容物通过困难，继发胃扩张，患者可出现反复呕吐，常引起水电解质失衡及营养不良。

5. 癌变

十二指肠溃疡一般不癌变。胃溃疡癌变极少，仅在 1% 左右。

★考点提示：溃疡病的并发症

幽门螺杆菌

幽门螺杆菌或幽门螺旋菌，英文名 Helicobacter pylori，简称 Hp，是 1982 年由澳大利亚医生巴里·马歇尔（Barry J. Marshall）和罗宾·沃伦（J. Robin Warren）二人发现，是一种单极、多鞭毛、末端钝圆、螺旋形弯曲的细菌。长 $2.5\sim4.0\mu m$，宽 $0.5\sim1.0\mu m$。幽门螺杆菌是微需氧菌，环境氧要求 $5\%\sim8\%$，在大气或绝对厌氧环境下不能生长。1979 年病理学医生 Warren 在慢性胃炎患者的胃窦黏膜组织切片上观察到一种弯曲状细菌，并且发现这种细菌邻近的胃黏膜总有炎症存在。1981 年消化科医生 Marshall 与 Warren 合作，他们以 100 例接受胃镜检查及活检的患者为研究对象，证明该细菌确实与胃炎相关。1982 年 4 月，Marshall 从胃黏膜活检样本中成功培养和分离出这种细菌。基于研究结果，Barry J. Marshall 和 J. Robin Warren 提出幽门螺杆菌涉及胃炎和消化性溃疡的病因学。1984 年 4 月 5 日，他们的成果发表在世界权威医学期刊。

第三节 病毒性肝炎

病毒性肝炎（viral hepatitis）是由肝炎病毒引起的以肝实质细胞变性、坏死为主要病变的变质性炎症，具有传染性。肝炎在世界各地均有发病和流行，且发病率有不断升高趋势。我国是病毒性肝炎高发区。其发病无性别和年龄差异。

病毒性肝炎

一、病因和发病机制

本病是由肝炎病毒引起的。目前已证实导致肝炎的病毒包括甲型（HAV）、乙型（HBV）、丙型（HCV）、丁型（HDV）、戊型（HEV）及庚型（HGV）六种（表 8-1）。

表 8-1　各型肝炎的病毒特点及临床特点

项目	甲型肝炎	乙型肝炎	丙型肝炎	丁型肝炎	戊型肝炎	庚型肝炎
病毒类型	HAV	HBV	HCV	HDV	HEV	HGV
病毒大小	27～32nm	42nm	30～60nm	35～37nm	27～34nm	50～100nm
病毒性质	RNA	DNA	RNA	缺陷病毒	RNA	RNA
传播途径	消化道	密切接触、输血、注射	密切接触、输血、注射	密切接触、输血、注射	消化道	输血、注射
潜伏期	14～45 天	60～120 天	2～26 周	4～20 周	10～60 天	不详
转为慢性肝炎	无	5%～10%	＞70%	＜5%	一般不转为慢性	无
发生肝癌	无	有	有	有	无	无

病毒性肝炎的发病机制比较复杂，至今尚未完全阐明。多种肝炎的发病机制可能不同。甲型肝炎及丙型肝炎时病毒可能直接损害肝细胞，乙型肝炎的发病机制，一般认为 HBV 主要是通过细胞免疫反应引起病变。HBV 抗原在肝细胞内复制后，其中一部分结合于肝细胞膜，致敏的 T 淋巴细胞与肝细胞表面的抗原结合，发挥淋巴细胞毒作用，溶解、破坏肝细胞膜及与其结合的病毒抗原。据此，患者的细胞免疫反应强弱是决定肝炎病变轻重的重要因素。

二、基本病理变化

各种类型肝炎的病变基本相同，均以肝细胞的变性、坏死为主，同时伴有不同程度的炎细胞浸润、肝细胞再生和纤维组织增生。

1. 肝细胞变性

（1）细胞水肿　在病毒性肝炎中较常见，是由于肝细胞受损后细胞内水分增多所致。光镜下见，肝细胞肿大，胞质疏松呈网状、半透明，称胞质疏松化。进一步发展，肝细胞胀大呈球形，胞质几乎完全透明，称为气球样变（ballooning degeneration）（图 8-2，见书末彩图）。

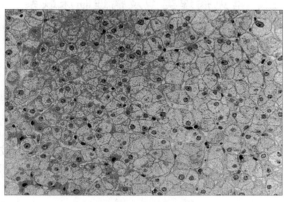

图 8-2　肝细胞气球样变
肝细胞胀大呈球形，胞质几乎完全透明

（2）嗜酸性变　嗜酸性变多累及单个或几个肝细胞，散在于肝小叶内。肝细胞胞质浓缩，嗜酸性染色增强，细胞核染色也较深。

2. 肝细胞坏死

（1）点状坏死（spotty necrosis）　肝小叶内散在的灶状肝细胞坏死。每个坏死灶仅累及单个至几个肝细胞。同时在该处伴有炎细胞浸润。常见于急性普通型肝炎。

（2）碎片状坏死（piecemeal necrosis）　常见于肝小叶周边的肝细胞界板，肝细胞呈灶状坏死，伴有淋巴细胞和浆细胞浸润。常见于慢性肝炎的活动期。

（3）桥接坏死（bridging necrosis）　是指坏死灶呈条索状。坏死常出现于肝小叶中央静脉与汇管区之间或两个肝小叶中央静脉之间或两个汇管区之间。坏死处伴有肝细胞不规则再生及纤维组织增生。常见于中、重度慢性肝炎。

（4）大片坏死　指大部分肝脏的大片肝细胞溶解坏死。常见于重型肝炎。

（5）嗜酸性坏死　由嗜酸性变发展而来，肝细胞逐渐浓缩，体积变小，核固缩、碎裂或消失，最后胞质成为深红色浓染的圆形小体，称为嗜酸性小体。

★**考点提示：病毒性肝炎肝细胞坏死的类型**

3. 炎细胞浸润

肝炎时在汇管区或肝小叶内常有程度不等的炎细胞浸润。浸润的炎细胞主要是淋巴细胞、单核细胞，有时也见少量中性粒细胞及浆细胞等。

4. 再生与增生

（1）肝细胞再生　在坏死肝细胞周围常出现肝细胞的再生。再生的肝细胞体积较大，核大深染，有时可见双核。

（2）Kupffer 细胞增生肥大　这是肝内单核-巨噬细胞系统的炎症反应。增生的细胞呈梭形或多角形，胞质丰富，突出于窦壁或自壁上脱入窦内成为游走的巨噬细胞。

（3）间叶细胞及成纤维细胞的增生　间叶细胞具有多向分化的潜能，存在于肝间质内，肝炎时可分化为组织细胞参与炎细胞浸润。在反复发生严重坏死病例，由于大量成纤维细胞增生可发展成肝纤维化及肝硬化。

病毒性肝炎的上述基本病变中，肝细胞疏松化、气球样变、点状坏死及嗜酸性小体形成对于诊断普通型肝炎具有相对的特征性，而肝细胞的大片坏死、崩解则是重型肝炎的主要病变特征。

三、常见病理类型及病理临床联系

各型肝炎除按病毒病因分类外，从临床病理角度病毒性肝炎分为普通型及重型两大类。在普通型中又分为急性及慢性两类。重型中又分为急性及亚急性两种。

1. 急性（普通型）肝炎

此型肝炎最常见。临床上又分为黄疸型和无黄疸型。黄疸型肝炎的病变略重，病程较短，多见于甲型肝炎、丁型肝炎、戊型肝炎。我国以无黄疸型肝炎居多，其中多为乙型肝炎。两者病变基本相同。

（1）病理变化　肉眼观，肝体积增大，被膜紧张，表面光滑，质较软。镜下可见肝细胞广泛胞质疏松化和气球样变，散在的点状坏死。嗜酸性小体少见。汇管区及肝小叶内轻度的炎细胞浸润。黄疸型患者毛细胆管管腔中可有胆栓形成。

（2）病理临床联系　由于肝细胞变性肿胀，导致被膜紧张，可出现肝区疼痛或压痛。由于肝细胞坏死，细胞内的酶类释出入血，故血清谷丙转氨酶（GPT）等升高。肝细胞的坏死还引起多种肝功能异常。坏死较严重时，胆红素的摄取、结合和分泌发生障碍，加之毛细胆管受压或胆栓形成等则可引起黄疸。

（3）结局　急性肝炎大多在半年内可逐渐恢复。点状坏死的肝细胞可完全再生修复。一部分病例（多为乙型肝炎、丙型肝炎）恢复较慢，需半年到一年，有的病例可发展为慢性肝炎，极少数可恶化为重型肝炎。

2. 慢性（普通型）肝炎

病毒性肝炎病程持续在半年以上者即为慢性肝炎，其中乙型肝炎占绝大多数。大多数是由急性肝炎转变而来，也有少数一开始即为慢性肝炎。根据炎症、坏死、纤维化程度，将慢性肝炎分为轻、中、重三型。

（1）轻度慢性肝炎　肝细胞变性，点状坏死，偶见轻度碎片状坏死，汇管区周围纤维组织增生，肝小叶结构完整。

（2）中度慢性肝炎　肝细胞变性、坏死明显，有中度碎片状坏死及桥接坏死。肝小叶内有纤维间隔形成，但肝小叶结构大部分保存。

（3）重度慢性肝炎　肝细胞坏死严重且广泛，有重度的碎片状坏死及大范围桥接坏死。可见肝细胞不规则再生。肝小叶周边与肝小叶内肝细胞坏死区间形成纤维条索连接，可分割肝小叶，导致肝小叶结构紊乱，形成假小叶。

3. 重型病毒性肝炎

本型病情严重，较少见，可分为急性重型和亚急性重型两种。

（1）急性重型肝炎　起病急，病变发展迅猛，病死率高。临床上又称为暴发型或电击型肝炎。

肉眼观，肝体积显著缩小，质地柔软，被膜皱缩，切面呈黄色或红褐色，部分区域呈红黄相间的斑纹状，故又称急性黄色肝萎缩或急性红色肝萎缩。镜下观，肝细胞广泛坏死。

坏死多自肝小叶中央开始，向四周扩延，仅小叶周边部残留少数变性的肝细胞。肝窦明显扩张充血并出血。肝小叶内及汇管区有淋巴细胞和巨噬细胞为主的炎细胞浸润。残留的肝细胞再生现象不明显。急性重型肝炎的死因主要为肝性脑病，其次为消化道大出血、肾衰竭、DIC 等。本型肝炎如能渡过急性期，部分病例可发展为亚急性重型。

（2）亚急性重型肝炎　多数是由急性重型肝炎迁延而来或一开始病变就比较缓和呈亚急性经过。少数病例可能由普通型肝炎恶化而来。本型病程可达一至数月。

肉眼观，肝体积不同程度缩小，被膜皱缩，呈黄绿色（亚急性黄色肝萎缩），质地软硬程度不一。镜下观，肝细胞大片坏死、结节状再生。由于坏死区网状纤维支架塌陷和胶原纤维化，致使再生的肝细胞失去原有的依托呈不规则的结节状，失去原有肝小叶的结构和功能。肝小叶内外有明显的炎细胞浸润。肝小叶周边部小胆管增生并可有胆汁淤积形成胆栓。此型肝炎如治疗得当且及时，病变可停止发展并有治愈的可能。病程迁延较长，继续发展可转变为坏死后性肝硬化。

第四节　肝　硬　化

肝硬化（liver cirrhosis）是指由于各种原因导致肝细胞弥漫性变性、坏死，继而出现纤维组织增生和肝细胞结节状再生，这三种改变反复交替进行，使肝小叶结构和血液循环途径逐渐被改建，使肝脏变形、变硬形成肝硬化。发病年龄在 20～50 岁，男女发病率无明显差异。本病早期无明显症状，后期则表现出不同程度的门静脉高压和肝功能障碍。

肝硬化按病因分为：病毒性肝炎性、酒精性、胆汁性和隐源性肝硬化。按形态分类为：小结节型、大结节型、大小结节混合型和不全分隔型肝硬化。目前我国常用的肝硬化分类是结合病因及病变的综合分类，分为门静脉性、坏死后性、胆汁性、淤血性、寄生虫性和色素性肝硬化等。其中门静脉性肝硬化最常见，其次为坏死后性肝硬化，其他类型较少。

一、病因和发病机制

1. 病毒性肝炎

在我国病毒性肝炎是引起门静脉性肝硬化的主要原因，尤其是乙型肝炎和丙型肝炎，其中大部分发展成为门静脉性肝硬化。在肝硬化患者肝细胞常显 HBsAg 阳性。

2. 慢性酒精中毒

在欧美国家，门静脉性肝硬化是由酒精性中毒引起。近年来我国也有上升趋势。

3. 营养缺乏

动物实验表明，缺乏胆碱或蛋氨酸食物的动物，可引起脂肪肝并发展为肝硬化。

4. 毒物中毒

某些化学毒物如砷、四氯化碳、黄磷等长期作用可引起肝细胞损伤导致肝硬化。

上述各种因素首先引起肝细胞脂肪变性、坏死及炎症等，以后在坏死区发生胶原纤维增生。胶原纤维主要来自增生的成纤维细胞、局部的贮脂细胞的分泌以及因肝细胞坏死局部的网状纤维塌陷、胶原化。初期增生的纤维组织虽形成小的条索但尚未互相连接形成间隔而改建肝小叶结构时，称为肝纤维化，为可复性病变。如果病因消除，纤维化尚可被逐渐吸收。如果继续进展，肝小叶中央区和汇管区等处的纤维间隔互相连接，终于使肝小叶结构和血液循环被改建而形成肝硬化。

二、病理变化

肉眼观，早期肝脏体积正常或略增大，质地稍硬。后期肝脏体积缩小，重量减轻，硬度增加。表面呈小结节状或颗粒状，大小相仿，最大结节直径不超过 1.0cm。切面见圆形或类圆形岛屿状小结节，其大小与表面的结节一致，小结节间为纤维组织条索包绕（图8-3，见书末彩图）。

镜下观，正常肝小叶结构被破坏，广泛增生的纤维组织将肝小叶分割包绕成大小不等、圆形或椭圆形的肝细胞团，称为假小叶（图8-4，见书末彩图）。假小叶内肝细胞索排列紊乱，可有变性、坏死及再生的肝细胞，中央静脉缺如、偏位或有两个以上。再生的肝细胞较大，核大，染色较深，常出现双核肝细胞。包绕假小叶的纤维间隔宽窄较一致，其间有多少不一的淋巴细胞和单核细胞浸润及新生的细小胆管和无管腔的假胆管。

★考点提示：假小叶的概念及特点

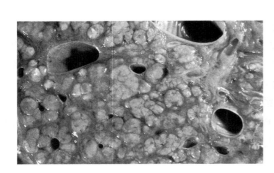 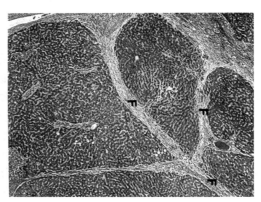

图 8-3　肝硬化（肉眼观）
切面见小结节，大小相仿

图 8-4　肝硬化（镜下观）
纤维组织（F）将肝小叶分割包绕成假小叶

三、病理临床联系

1.门静脉高压

肝硬化时肝内血管系统被破坏改建引起门静脉高压。包括：①由于假小叶形成及肝实质纤维化压迫了中央静脉、小叶下静脉及肝静脉窦，致门静脉的回流受阻；②肝动脉与门静脉间形成异常吻合支，动脉血流入门静脉，使后者压力增高。门静脉高压常出现以下临床症状和体征。

（1）脾大　长期慢性淤血可致脾大，脾大后可引起脾功能亢进。

（2）胃肠淤血、水肿　由于门静脉压升高，胃肠静脉血回流受阻，导致胃肠壁淤血、水肿，患者可出现食欲不振、消化不良等表现。

（3）腹腔积液　为淡黄色透明的漏出液，一般出现在晚期。其形成的机制是：①门静脉高压使门静脉系统的毛细血管流体静压升高，液体漏入腹腔；②肝脏受损，合成蛋白功能减退导致的低蛋白血症，使得血浆渗透压降低；③肝灭活作用降低，血中醛固酮、抗利尿激素水平升高，引起水、钠潴留；④由于血流受阻使肝窦内压升高，回流障碍，液体经肝被膜漏入腹腔。

（4）侧支循环形成　门静脉压升高后，使部分门静脉血绕过肝脏通过侧支而回流到右心。由侧支循环形成引起的并发症主要有：①食管下段静脉丛曲张，门静脉血经胃冠状静脉、食管静脉丛注入奇静脉，再回流到上腔静脉。如果食管静脉丛曲张发生破裂可引起大呕血，是肝硬化患者常见的死亡原因之一；②直肠静脉（痔静脉）丛曲张，门静脉血可经肠系膜下静脉、痔静脉、髂内静脉回流到下腔静脉。直肠静脉丛曲张破裂发生便血，长期便血可引起患者贫血；③脐周及腹壁静脉曲张，门静脉血经附脐静脉、脐周静脉网、腹壁上、下静脉回流至上、下腔静脉。引起脐周浅静脉高度扩张，形成"海蛇头"（caput medusae）。

★考点提示：门静脉高压的症状和体征

2. 肝功能不全

主要是肝实质长期反复受破坏的结果，有如下主要临床表现。

（1）蛋白合成障碍　肝细胞受损后，合成蛋白质的功能降低，使血浆蛋白减少。损伤的肝细胞作为抗原，刺激机体免疫系统产生球蛋白，是球蛋白增多，故出现血浆白蛋白和球蛋白比值降低甚至倒置现象。

（2）雌激素的灭活功能减弱　肝硬化肝功能不全时，肝脏对雌激素的灭活作用减弱，致体内雌激素增多，引起皮肤小血管扩张，形成蜘蛛痣和肝掌，蜘蛛痣好发于颈、面部、前壁及手掌。男性患者可出现睾丸萎缩、乳腺发育症，女性患者出现月经不调、不孕等。

（3）出血倾向　由于肝脏合成凝血酶原、凝血因子和纤维蛋白原减少及脾大、功能亢进，血小板破坏过多导致出血倾向，患者可出现鼻出血，牙龈出血，黏膜、浆膜出血及皮下瘀斑等表现。

（4）黄疸　多因肝内胆管的不同程度阻塞及肝细胞坏死而出现肝细胞性黄疸，多见于晚期肝硬化患者。

（5）肝性脑病（肝昏迷）　主要由于肠内含氮物质不能在肝内解毒而引起的氨中毒，常为肝硬化患者死因之一，是肝功能极度衰竭的结果。

第五节　消化系统常见恶性肿瘤

一、食管癌

食管癌（carcinoma of esophagus）是发生在食管黏膜上皮或腺体的恶性肿瘤。发病年龄多在 40 岁以上，男性多于女性。在我国以河南省林县及周围地区多发。早期常无明显症状，晚期主要表现为进行性吞咽困难。

（一）病因和发病机制

1. 饮食因素

吸烟、饮酒、饮食过热以及饮水和粮食中亚硝酸盐含量增多与本病的发生有关。

2. 环境因素

高发区地质土壤中缺钼等微量元素可能是引起食管癌的间接原因，缺钼可使农作物中硝酸盐的含量增高。

3. 遗传因素

食管癌的发生有明显的地域性，并有家族集聚现象，提示其与遗传易感性有关。

4. 病毒因素

近年来，人乳头瘤病毒（HPV）与食管癌的关系引起关注，病毒基因整合人宿主细胞基因组，有可能活化癌基因引起肿瘤发生。

（二）病理变化

食管癌的发生部位以食管中段最多见，下段次之，上段最少。可分为早期和中、晚期癌两类。

★考点提示：食管癌的好发部位

1. 早期癌

此期临床上尚无明显症状，容易被忽视。此期病变局限，仅累及黏膜层或黏膜下层，未侵犯肌层，无淋巴结转移。

肉眼观，钡餐检查食管基本正常或管壁呈轻度局限性僵硬。镜下，几乎全为鳞状细胞癌。

2. 中、晚期癌

此期患者已出现典型临床症状：吞咽困难。

肉眼观，形态可分为四型。

①髓质型：较多见。癌组织累及食管全周或大部分，管壁均匀增厚。切面癌组织为灰白色，质地较软似脑髓组织，表面可形成浅表溃疡。

②蕈伞型：圆形或卵圆形肿块，如蘑菇状突入食管腔内。

③溃疡型：多见。肿瘤表面形成溃疡，溃疡外形不整，边缘隆起，底部不平，深达肌层，出血、坏死及转移多见（图 8-5，见书末彩图）。

④缩窄型：癌组织在食管壁内浸润生长，累及食管全周，因纤维组织增生形成明显的环形狭窄，近端食管腔明显扩张，梗阻出现早。

镜下观，组织学类型分为：鳞状细胞癌最多见，约占食管癌的 90%；腺癌次之。

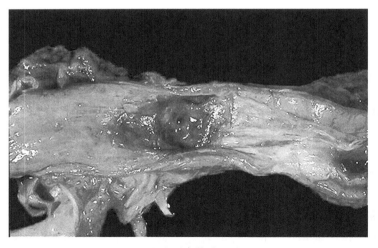

图 8-5　溃疡型食管癌（肉眼观）
肿瘤表面形成溃疡

（三）转移和扩散

1. 直接浸润

癌组织穿透食管壁直接侵入邻近器官。食管上段癌可侵入喉部、气管和颈部软组织；中段癌多侵入支气管、肺；下段癌常侵入贲门、膈、心包等处。

2. 转移

（1）淋巴道转移　常见，上段癌常转移到颈部及上纵隔淋巴结；中段癌多转移到食管旁及肺门淋巴结；下段癌常转移到食管旁、贲门、胃左动脉旁及腹腔上部淋巴结。

（2）血道转移　主要见于晚期患者，以转移至肝及肺为最常见。也可转移至肾、骨及肾上腺等处。

（四）病理临床联系

早期食管癌常无明显症状，部分患者可出现轻微的咽下哽噎感、烧灼感、胸骨后疼痛、食物滞留感和异物感等。中、晚期患者表现为进行性吞咽困难，累及相邻组织、器官可出现相应表现，如压迫喉返神经出现声音嘶哑等。

二、胃癌

胃癌（carcinoma of stomach）发生于胃黏膜上皮和腺体，是消化道最常见的恶性肿瘤。胃癌好发年龄为 40～60 岁，男性多于女性。

（一）病因及发病机制

1. 饮食和环境因素

胃癌的发生有一定的地理分布特点，如日本和中国的某些地区胃癌发病率远高于美国和西欧一些国家。这可能与各国家、民族的饮食习惯及各地区的土壤地质因素有关，如高盐饮食、好食肉类熏制食品、黄曲霉毒素污染或含亚硝酸盐等，均与胃癌发生有关。

2. 幽门螺杆菌感染

幽门螺杆菌也被认为是胃癌发生的主要危险因素。幽门螺杆菌感染可增加细胞的增殖活性，致癌基因激活及抑癌基因失活，从而诱发胃黏膜上皮细胞的癌变。

3. 遗传因素

胃癌在某些家族中有聚集现象。

（二）病理变化

胃癌好发部位为小弯侧胃窦部，胃体部少见。依据癌组织侵及深度，分为早期胃癌与中、晚期胃癌两大类。

1. 早期胃癌

癌组织浸润仅限于黏膜层及黏膜下层者，不论范围大小，是否有淋巴结转移，均称为早期胃癌。癌组织只限于黏膜层者，称为黏膜内癌；浸润至黏膜下层者，称为黏膜下癌。病变直径小于 0.5cm 者，称为微小癌，病变直径 0.6～1.0cm 者，称为小胃癌。

肉眼观，可分为三种类型。①隆起型（Ⅰ型）：病变从胃黏膜表面显著隆起，或呈息肉状。②表浅型（Ⅱ型）：病变表面较平坦，无明显隆起。此型又可分为表浅隆起型（Ⅱa型）、表浅平坦型（Ⅱb型）和表浅凹陷型（Ⅱc型）三个亚型。③凹陷型（Ⅲ型）：仍限于

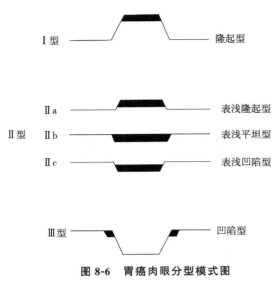

图 8-6　胃癌肉眼分型模式图

黏膜下层，有明显凹陷或溃疡，此型最为多见（图 8-6）。

镜下观，组织学分型以管状腺癌最多见，其次为乳头状腺癌及印戒细胞癌，未分化型癌少见。

2. 中、晚期胃癌

癌组织浸润到黏膜下层以下者均属中、晚期胃癌，或称之为进展期胃癌。癌组织浸润越深，转移可能性越大，预后越差。

肉眼观，可分为三种类型。①息肉型或蕈伞型：癌组织向黏膜表面生长，呈结节状、息肉状或蕈状，突入胃腔内。②溃疡型：病变处部分癌组织坏死脱落，形成溃疡。溃疡一般多呈皿状，边缘隆起如火山口状，底部凹凸不平，常呈浸润性生长，多为早期凹陷型发展而致（表 8-2）。③浸润型：癌组织向胃壁内呈局限性或弥漫性浸润，与周围正常组织无明显边界。当癌组织弥漫浸润时，致胃壁增厚、变硬、弹性减退，胃腔缩小，黏膜皱襞大部消失，形状似皮革制成的囊袋，称为革囊胃（linitis plastica）。

镜下观，常见有四种类型：①乳头状腺癌；②管状腺癌；③黏液腺癌；④印戒细胞癌。

★考点提示：良、恶性溃疡的肉眼形态鉴别

表 8-2　良、恶性溃疡的肉眼形态鉴别

特征	消化性溃疡（良性）	溃疡型胃癌（恶性）
大小	直径小于 2cm	直径常大于 2cm
外观	圆形或椭圆形	不规则形、火山口状
边缘	整齐、少隆起	不规则、常隆起
深度	较深，低于周围黏膜	较浅，常高于周围黏膜
底部	整洁、平坦	不平，有出血、坏死
周围黏膜	皱襞向溃疡集中	皱襞中断、增粗呈结节状

（三）转移和扩散

1. 直接扩散

癌组织浸透浆膜层后直接扩散至邻近组织和器官。胃窦癌可侵犯十二指肠、肝左叶和胰腺等；贲门胃底癌可侵犯食管、肝等。

2. 转移

（1）淋巴道转移　按照淋巴回流，由近及远，由浅及深发生淋巴结转移。胃小弯侧胃冠状静脉旁和幽门下淋巴结最多见，进而可转移到腹主动脉旁、肝门淋巴结而到达肝脏。转移到胃大弯出淋巴结可进一步累及大网膜淋巴结。晚期可经胸导管转移至左侧锁骨上淋巴结。

（2）血道转移　主要见于晚期患者，常经门静脉转移至肝，其次是肺、脑及骨骼。

（3）种植性转移　胃黏液腺癌和印戒细胞癌侵透浆膜后可脱落，像播种一样种植于大网膜、直肠膀胱陷凹及盆腔器官的腹膜等处。最常见的种植部位是卵巢，多为双侧，称为库肯勃格瘤，即转移性卵巢黏液癌。

（四）病理临床联系

早期胃癌多无明显症状。中、晚期胃癌可出现上腹部疼痛逐渐加重，且与进食无明显关系或进食后加重，还可出现食欲缺乏、消瘦、无力、贫血等。侵及血管可有呕血或便血。贲门癌可导致吞咽困难，幽门癌可引起幽门梗阻。晚期扩散或转以后可出现腹水、黄疸等。

三、大肠癌

大肠癌（carcinoma of large intestine）是大肠黏膜上皮和腺上皮发生的恶性肿瘤。近年来由于饮食结构变化，其发病率有逐年增加的趋势。发病年龄为 40 ～ 60 岁，且趋向年轻化，男稍多于女。患者常有大便次数增多、变形、贫血、消瘦，并有黏液血便，可出现腹部肿块与肠梗阻症状。

（一）病因和发病机制

1. 环境因素

多与饮食有关。高脂肪、高蛋白、低纤维的饮食与本病的发生密切相关。此类食物可引起肠道菌群比例失调，不利于有规律的排便，因此延长了肠黏膜与这类食物中可能含有的致癌物质的接触时间，易使细胞发生转化。研究发现高脂肪饮食的人群有较高的大肠癌发病率。

2. 遗传因素

本病有家族性高发现象，在遗传性家族腺瘤性息肉病癌变过程中肿瘤抑制基因 APC 出现缺失或突变，因此认为大肠癌的发生与遗传有关。

（二）病理变化

大肠癌的好发部位以直肠和乙状结肠，其次为盲肠、升结肠、降结肠和横结肠。少数患者可呈多发性。大肠癌分为早期大肠癌和进展期大肠癌。癌仅限于黏膜下层，无淋巴结转移，称为早期大肠癌。癌组织侵犯肌层者，称为进展期大肠癌。肉眼一般可分为四型。

1. 隆起型

隆起型或称息肉型或蕈伞型，好发于右半结肠。肿瘤向腔内呈外生性生长，有蒂或无蒂。

2. 溃疡型

溃疡型好发于直肠和乙状结肠。溃疡深达肌层，外形如火山口状，伴坏死。

3. 浸润型

浸润型好发于直肠和乙状结肠。肿瘤向肠壁各层弥漫浸润性生长，常累及肠管全周，使局部肠壁增厚，表面常无明显溃疡。伴纤维组织增生，可使肠管管腔周径缩小，形成环状狭窄。

4. 胶样型

胶样型好发于右侧结肠和直肠。外观及切面均成半透明胶冻状。此型多见于青年人，预后较差。

镜下一般可分为乳头状腺癌、管状腺癌、黏液腺癌、印戒细胞癌、未分化癌、腺鳞癌、鳞癌等。其中以高分化管状腺癌及乳头状腺癌多见。

★考点提示：大肠癌的好发部位及肉眼类型

（三）转移和扩散

1. 局部扩散

当癌浸润到浆膜后，可直接蔓延到邻近的组织和器官，如前列腺、膀胱、子宫、腹膜及腹后壁等。

2. 转移

（1）淋巴道转移　首先转移到肠旁淋巴结，以后再扩散至肠系膜周围及根部淋巴结。晚期可转移到腹股沟及锁骨上淋巴结。

（2）血道转移　晚期大肠癌可经血行转移到肝、肺、骨等处。

（3）种植性转移　癌组织穿透肠壁浆膜，癌细胞脱落到腹腔形成种植性转移。常见部位为膀胱直肠陷凹和子宫直肠陷凹。

（四）病理临床联系

早期大肠癌多无明显症状，随肿瘤增大可出现排便习惯与粪便形状的变化。如便秘和腹泻交替、腹部肿块、腹部疼痛。后期出现贫血、消瘦、腹水及恶病质。各种症状中以便血最多见。

四、原发性肝癌

原发性肝癌（primary carcinoma of liver）是由肝细胞或肝内胆管上皮细胞发生的恶性肿瘤，简称肝癌。发病年龄多在中年以上，男性多于女性。其发生率地区差异很大，我国发病率较高，属于常见肿瘤之一。肝癌发病隐匿，早期无临床症状，发现时多已为晚期。广泛应用甲胎蛋白（AFP）、影像学检查，使早期肝癌检出率明显提高。

（一）病因及发病机制

1. 病毒性肝炎

现研究表明乙型肝炎与肝癌有密切关系，其次为丙型肝炎。在 HBV 阳性的肝癌患者可见 HBV 基因整合到肝癌细胞 DNA 中。HBV 的基因组中编入有 χ 蛋白，在有 HBV 感染的肝细胞中可以检出。χ 蛋白可激活宿主肝细胞的原癌基因，从而诱发癌的生长。此外，χ 蛋白还能与抑癌基因 p53 结合，破坏其抑癌功能。HCV 的感染也被认为可能是肝癌发生的病原因素之一。

2. 肝硬化

肝硬化与肝癌之间有密切关系。据统计，一般需经 7 年左右肝硬化可发展为肝癌。其中以坏死后性肝硬化为最多，肝炎后肝硬化次之。

3. 亚硝胺类化合物

从肝癌高发区南非居民的食物中已分离出二甲基亚硝胺。此类化合物也可引起其他处肿瘤，如食管癌。

4. 真菌及其毒素

黄曲霉菌、青霉菌、杂色曲霉菌等都可引起实验性肝癌。其中以黄曲霉菌最为重要。用该菌或其毒素或被其污染的食物均可诱发动物肝癌。

（二）病理变化

1. 肉眼观

分为早期肝癌和中、晚期肝癌。

（1）早期肝癌　是指癌结节直径在 3cm 以下且结节数目不超过两个，患者常无临床症状，而血清 AFP 阳性的原发性肝癌。癌结节呈球形或分叶状，切面无出血坏死，与周围组织界限清楚，也称小肝癌。

（2）中、晚期肝癌　肝脏体积明显增大，重量显著增加，大多合并肝硬化。可分为三型。

①巨块型：肿瘤为一实体巨块，直径常大于 15cm，圆形，多位于肝右叶内，质地较软，常伴有出血、坏死。瘤体周边常有散在的卫星状瘤结节，不合并或合并轻度肝硬化。

②多结节型：最多见。癌结节多个散在，圆形或椭圆形，大小不等，直径由数毫米到数厘米。被膜下的瘤结节向表面隆起，有时见出血。常伴有明显肝硬化。

③弥漫型：此型少见。癌组织在肝内弥漫分布，无明显的结节形成。常发生在肝硬化的基础上。

2. 镜下观（分三型）

（1）肝细胞癌　最多见。来源于肝细胞。其分化较好者癌细胞与正常的肝细胞相似。分化差者癌细胞异型性明显，常有巨核细胞及多核瘤细胞。

（2）胆管上皮癌　较为少见，是由肝内胆管上皮发生的癌。其组织结构多为腺癌或单纯癌，较少合并肝硬化。

（3）混合性肝癌　具有肝细胞癌及胆管上皮癌两种结构，最少见。

（三）转移和扩散

1. 直接扩散

肝癌首先在肝内直接蔓延。癌细胞常沿门静脉播散，在肝内形成转移癌结节，还可逆行蔓延至肝外门静脉主干，形成癌栓，引起门静脉高压。

2. 转移

（1）淋巴道转移　可转移至肝门淋巴结、上腹部淋巴结和腹膜后淋巴结。

（2）血道转移　晚期可通过肝静脉转移到肺、肾上腺、脑及骨等处。

（3）种植性转移　有时肝癌细胞可直接种植到腹膜和卵巢表面，形成种植性转移。

（四）病理临床联系

肝癌患者临床上多有肝硬化病史，表现为肝区疼痛、进行性消瘦、肝脏体积迅速增大、黄疸及腹水等。有时由于肿瘤压迫肝内外胆管及肝组织广泛破坏而出现黄疸。有时由于肝表面癌结节自发破裂或侵蚀大血管而引起腹腔大出血。

思考题

一、名词解释

溃疡病　肝硬化　假小叶　桥接坏死　库肯勃格瘤　原发性肝癌

二、填空题

1.胃溃疡的常见部位是_____。

2.胃溃疡的并发症有_____、_____、_____、_____。

3.与溃疡病发生密切相关的微生物是_____。

4.肝硬化时蜘蛛痣发生的主要原因是_____。

5.我国肝硬化的常见原因是_____。

6.食管癌的好发部位是_____。

7.早期胃癌是指_____。

8.中、晚期肝癌肉眼可分为_____、_____、_____三型。

三、简答题

1.简述溃疡病的镜下特点。

2.简述病毒性肝炎的基本病理变化。

3.简述肉眼如何鉴别良、恶性溃疡。

4.试述食管癌和胃癌的好发部位及扩散途径。

四、病例分析题

1.患者,男性,30岁,因"突发上腹剧痛,呼吸时加重3h"入院。患者8年前开始发生上腹部疼痛,饥饿时明显,有时伴有泛酸、嗳气。每年发作数次,多在季节交替或饮食不当时发生。2年前常出现柏油样大便,进食后上腹部疼痛加剧,伴呕吐,经治疗后缓解,3h前突发上腹部剧痛,放射至右肩部,面色苍白,大汗淋漓入院。体格检查:T 37℃,P 98次/分,R 28次/分,BP 110/85mmHg。腹壁紧张,硬如木板,全腹压痛,反跳痛。腹部B超:双膈下积气。

请问:

(1)该患者的临床诊断是什么?

(2)若在患者病变处取一组织进行病理切片检查,镜下可见哪些病理变化?

2.患者,男性,50岁,10年前因肝大、肝区疼痛、黄疸、转氨酶高被诊断为急性黄疸型普通型肝炎,经治疗后病情好转,但是HBsAg检查持续阳性,常伴有肝区不适、疲乏无力。3年前发现前胸部出现红色斑点,腹部逐渐膨隆。2天前发现柏油样大便。查体:T 37℃,P 78次/分,R 18次/分,BP 120/85mmHg。神志清,慢性病容,皮肤巩膜黄染,前胸及颈背部有散在蜘蛛痣,乳房发育。心肺检查无异常。腹部膨隆,腹壁静脉充盈。肝未触及。脾肋下3cm。CT检查:肝脏体积缩小,表面凹凸不平,实质呈结节病变,腹腔积液,脾大。

请问:

(1)该患者的临床诊断是什么?

(2)患者的肝脏有什么样的病理变化?

（李迎娟）

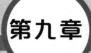

泌尿系统常见疾病

〇〇〇〇〇〇〇〇〇〇〇〇〇〇〇〇〇〇〇〇〇〇〇〇〇〇〇〇〇〇〇〇〇
〇〇〇〇〇〇〇〇〇〇〇〇〇〇〇〇〇〇〇〇〇〇〇〇〇〇〇〇〇〇〇〇〇
〇〇〇〇〇〇〇〇〇〇〇〇〇〇〇〇〇〇〇〇〇〇〇〇〇〇〇〇〇〇〇〇〇

【学习目标】

掌握：基本概念；肾小球肾炎的病因、发病机制和分型；肾盂肾炎的病因、病理变化特点和临床病理联系。

熟悉：肾小球肾炎的临床病理联系。

了解：泌尿系统肿瘤的病理特点。

案例导入

案例回放：

患儿 3 个月前患急性扁桃体炎，已治愈。近来颜面水肿，尿量减少，尿检查蛋白（＋＋），少量红细胞及管型，血压轻度增高，治疗 2 个月后痊愈。

思考问题：

1. 考虑是哪型肾炎？
2. 少尿的机制是什么？

泌尿系统由肾脏、输尿管、膀胱、尿道组成。肾脏是泌尿系统最重要的脏器，生理功能主要是生成和排泄尿液，以此将代谢产物和毒物排出体外，并调节水、电解质和酸碱平衡，维持机体内环境的稳定。同时肾脏具有重要的内分泌作用，能够合成和分泌红细胞生成素、肾素、前列腺素等多种生物活性物质。

肾单位是肾脏的结构和功能基本单位，每个肾脏由约 100 万个肾单位组成。肾单位由肾小体（又称肾小球）和与之相连的肾小管两部分组成。肾小球（glomerulus）由血管球和肾小囊构成。血管球是盘曲的毛细血管襻。入球小动脉进入肾小球后分成 5～8 个初级分支，构成相应的小叶或节段。每支又分出数个分支，总共形成 20～40 个盘曲的毛细血管襻，然后汇合成出球小动脉离开肾小球。肾小球毛细血管壁为滤过膜，由毛细血管内皮细胞、基膜和脏层上皮细胞构成（图 9-1）。内皮细胞为单层扁平的细胞，布满许多直径 70～100nm 的窗孔。基膜为滤过膜的中层，是肾小球滤过的主要机械屏障，其厚度约 300nm，也可分为三层，中间为致密层，内侧和外侧各为内疏松层和外疏松层。脏层上皮细胞，又称足细胞，位于基膜外侧，足细胞自胞体伸出几支大的初级突起，继而分出许多指状的次级突起，称为足突。足突紧贴于基膜外疏松层。足突之间形成许多间隙，宽 20～30nm，称为滤过隙。滤过隙之间有一层薄膜称为滤过隙膜，滤过隙膜是对滤过物质的最后一道防线。

肾小球的滤过作用受滤过膜形态结构的调节，还和滤过膜各层所带的电荷有关。基膜

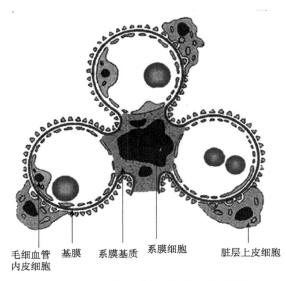

毛细血管内皮细胞　基膜　系膜基质　系膜细胞　脏层上皮细胞

图 9-1　肾小球超微结构（模式图）

的阴离子蛋白多糖、脏层上皮细胞和内皮细胞表面的唾液酸糖蛋白均带有大量负电荷，对带负电荷的血浆蛋白分子具有排斥作用。肾小球系膜位于肾小球毛细血管襻之间，由系膜细胞和系膜基质组成。系膜细胞散在于系膜基质内。系膜细胞具有收缩、吞噬、增殖、合成系膜基质等功能，并能分泌多种生物活性介质。

泌尿系统疾病包括肾和尿路的病变。病变类型有炎症、肿瘤、代谢性疾病、尿路梗阻、血管性疾病和先天性畸形等。肾脏疾病根据病变主要累及部位分为肾小球疾病、肾小管疾病、肾间质疾病和肾血管疾病。本章主要介绍肾小球肾炎、肾盂肾炎及泌尿系统常见恶性肿瘤。

第一节　肾小球肾炎

肾小球肾炎（glomerulonephritis，GN）是以肾小球损伤和改变为主的超敏反应性疾病。肾小球肾炎可分为原发性肾小球肾炎、继发性肾小球肾炎和遗传性肾小球肾炎。原发性肾小球肾炎指原发于肾脏的独立性疾病，肾脏为唯一或主要受累的脏器。继发性肾小球肾炎是由其他疾病引起的，是系统性疾病的组成部分，可由免疫性疾病（如系统性红斑狼疮）、血管病变（如高血压病、过敏性紫癜）、代谢性疾病（如糖尿病）等引起。遗传性肾小球肾炎是以肾小球改变为主的遗传性家族性疾病。通常所说的肾炎一般指原发性肾小球肾炎。本节主要讨论原发性肾小球肾炎。

一、病因和发病机制

原发性肾小球肾炎的确切病因和发病机制尚未完全明了，但已确定大部分原发性和继发性肾小球肾炎由免疫机制引起。目前认为抗原-抗体反应是肾小球损伤的主要原因。

（一）病因

根据来源引起肾小球肾炎的抗原分为两大类。

1. 内源性抗原

（1）肾小球性抗原　指肾小球的某些结构成分，如基膜抗原，足细胞、内皮细胞和系膜细胞的细胞膜抗原等。

（2）非肾小球性抗原　如 DNA、核抗原、免疫球蛋白、肿瘤抗原和甲状腺球蛋白等。

2. 外源性抗原

（1）生物性抗原　包括细菌、病毒、寄生虫、真菌和螺旋体等。

（2）其他　如药物、外源性凝集素和异种血清等。

（二）发病机制

免疫复合物引起肾小球肾炎主要有两种方式：①血液循环内形成的可溶性抗原－抗体复合物沉积于肾小球；②抗体与肾小球内的抗原在原位结合形成免疫复合物。抗原-抗体复合物最终通过不同的机制，激活不同介质引起肾小球损伤。

1. 循环免疫复合物沉积

非肾小球性的内源性或外源性可溶性抗原，在机体内产生的相应抗体，并与抗体在血液循环内形成抗原-抗体复合物。免疫复合物随血液流经肾小球时发生沉积，并常与补体结合，引起肾小球病变。免疫复合物沉积在肾小球后，引起巨噬细胞和系膜细胞的吞噬和降解，炎性改变可消退。如果大量抗原持续存在，免疫复合物不断沉积，则可引起肾小球的慢性炎症。

电子显微镜检查时，免疫复合物表现为电子致密物，沉积部位可为系膜区、内皮细胞和基膜之间（内皮下沉积物）、基膜和足细胞之间（上皮下沉积物）或基膜内。免疫复合物的大小和所带电荷与其在肾小球内沉积有关。免疫荧光法检查显示复合物中的免疫球蛋白和补体，呈颗粒状荧光。

2. 原位免疫复合物形成

抗体直接与肾小球本身的抗原成分或植入的抗原成分发生反应，在肾小球内形成复合物。引起肾小球原位免疫复合物形成的抗原物质主要有以下几类。

（1）肾小球基膜抗原　在感染或某些因素的作用下，基膜的结构发生改变而表达抗原性；某些病原微生物与基膜成分有共同抗原性而引起交叉反应。产生的抗体直接与肾小球基膜抗原结合形成免疫复合物。用免疫荧光法检查，复合物沿基膜呈连续线形荧光。

（2）其他肾小球抗原　除肾小球基膜外，肾小球内其他成分（如系膜细胞膜抗原和上皮细胞抗原等）也可引起肾小球原位免疫复合物形成。

（3）植入性抗原　植入的抗原是肾小球以外的成分，随血液流经肾脏时，通过与肾小球成分的反应定位于肾小球，体内产生抗体与抗原反应，并在肾小球原位结合形成抗原-抗体复合物。免疫荧光法检查显示散在的颗粒状荧光。

3. 肾小球损伤的介质

免疫复合物在肾小球内沉积后，需要各种介质的参与才能引起肾小球的损伤，这些介质包括细胞和大分子可溶性生物活性物质。补体-白细胞介导的机制是引起肾小球改变的一个重要途径。补体激活后产生 C5a 等趋化因子，引起中性粒细胞和单核细胞浸润。中性粒细胞释放的蛋白酶、氧自由基和花生四烯酸代谢产物，均为炎症介质，介导肾小球的炎症反应。

二、基本病理变化

为明确诊断、指导治疗和判断预后，可通过穿刺获取少量肾组织进行病理检查。肾组织的病理学检查在肾小球疾病的诊断方面具有不可替代的作用。肾小球肾炎的基本病变包括如下。

1. 肾小球细胞增多

由于肾小球系膜细胞、内皮细胞和上皮细胞（尤其是壁层上皮细胞）增生，加上中性粒细胞、单核细胞及淋巴细胞浸润，使肾小球细胞数量增多。

2. 基膜增厚

基膜改变可以是基膜本身的增厚，也可以由内皮下、上皮下或基膜本身的蛋白性物质

（如免疫复合物、淀粉样物质）的沉积引起。

3. 炎性渗出和坏死

发生急性炎症的肾小球内可出现中性粒细胞等炎细胞浸润和纤维素渗出，血管壁可发生纤维素样坏死，并可伴血栓形成。

4. 玻璃样变和硬化

肾小球玻璃样变指光镜下 HE 染色显示均质的嗜酸性物质沉积。严重时可导致毛细血管管腔狭窄和闭塞，胶原纤维增加，最终发生硬化，为各种肾小球改变的最终结局。

5. 肾小管和间质的改变

肾小管上皮细胞常发生变性，管腔内出现由蛋白质、细胞或细胞碎片浓聚形成的管型。肾间质可充血、水肿和炎细胞浸润。肾小球发生玻璃样变和硬化时，相应肾小管萎缩或消失，间质纤维化。

三、临床表现

肾小球肾炎的临床表现与病理类型有密切的联系，但并非完全对应。不同的病变可引起相似的症状，相似的病变也可引起不同的症状。临床表现还与病变的程度和阶段等因素有关。肾炎的主要临床表现有以下几个类型。

1. 急性肾炎综合征（acute nephritic syndrome）

起病急，常表现为明显的血尿、轻到中度的蛋白尿，常有水肿和高血压。重症可有氮质血症或肾功能不全。常见于急性弥漫性增生性肾小球肾炎。

2. 急进性肾炎综合征（rapidly progressive nephritic syndrome）

起病急，进展快。在出现血尿和蛋白尿等尿改变后，迅速出现少尿或无尿，伴氮质血症，引起急性肾衰竭。主要见于急进性肾小球肾炎。

3. 肾病综合征（nephrotic syndrome）

肾病综合征的主要表现为：大量蛋白尿、明显水肿、高脂血症、低白蛋白血症，即通常所说的"三高一低"。膜性肾炎、脂性肾病、局灶性节段性肾小球硬化、膜增生性肾炎和系膜增生性肾小球肾炎等均可出现肾病综合征。

4. 无症状性血尿或蛋白尿（asymptomatic hematuria or proteinuria）

表现为持续或反复发作的肉眼血尿或镜下血尿，可伴有轻度蛋白尿，少见其他肾炎症状。主要见于 IgA 肾病。

5. 慢性肾炎综合征（chronic nephritic syndrome）

主要表现为多尿、夜尿、低比重尿、高血压、贫血、氮质血症和尿毒症，见于各型肾炎的终末阶段。肾小球病变导致肾小球滤过率下降，临床上常出现氮质血症，即血尿素氮和血浆肌酐排出减少而在血液中水平增高。急性和慢性肾衰竭晚期，除氮质血症外，还可出现一系列自体中毒的症状和体征，称为尿毒症。尿毒症时常出现胃肠道、神经、肌肉和心血管等系统的病理改变，如尿毒症性胃肠炎、周围神经病变、纤维素性心外膜炎等。急性肾衰竭表现为少尿和无尿，同时出现氮质血症。慢性肾衰竭时持续出现尿毒症的症状和体征。

四、常见肾小球肾炎的类型

肾小球肾炎的病变复杂，命名、分类法也不完全一致。较常见的肾小球肾炎类型为：

①急性弥漫性增生性肾小球肾炎；②急进性（新月体性）肾小球肾炎；③膜性肾小球肾炎（膜性肾病）；④膜增生性肾小球肾炎；⑤系膜增生性肾小球肾炎；⑥微小病变性肾小球肾炎（脂性肾病）；⑦IgA肾病；⑧局灶性节段性肾小球硬化；⑨慢性肾小球肾炎。

（一）急性弥漫性增生性肾小球肾炎

急性弥漫性增生性肾小球肾炎（acute diffuse proliferative glomerulonephritis）又称毛细血管内增生性肾小球肾炎（endocapillary proliferative glomerulonephritis）。临床简称急性肾炎，为最常见的类型。病变特点是弥漫性毛细血管内皮细胞和系膜细胞增生，伴中性粒细胞和巨噬细胞浸润。本型多发于儿童，成人亦可发生。大多数病例与感染有关，又称感染后性肾小球肾炎。最常见的病原体为A族乙型溶血性链球菌。肾炎通常于咽部或皮肤链球菌感染1～4周之后发生。

急性弥漫性增生性肾小球肾炎

1. 病理变化

肉眼观，双侧肾脏轻到中度肿大、充血、被膜紧张，故称大红肾。有的肾脏因肾小球毛细血管破裂出血，肾脏表面及切面有散在粟粒大小的出血点，又称蚤咬肾。镜下观，病变累及双肾的绝大多数肾小球。肾小球体积增大，内皮细胞和系膜细胞增生，内皮细胞肿胀，伴中性粒细胞和单核细胞浸润（图9-2，见书末彩图）。病变导致毛细血管管腔狭窄或闭塞，肾小球血量减少。病变严重时毛细血管壁发生纤维素样坏死，血管破裂出血，可伴血栓形成。部分病例伴有壁层上皮细胞增生。

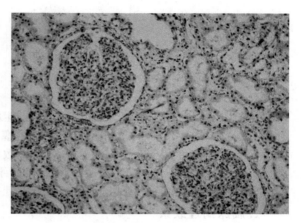

图 9-2　急性弥漫性增生性肾小球肾炎（镜下观）
肾小球体积增大，细胞数量明显增多

近曲小管上皮细胞变性。肾小管管腔内出现蛋白管型、细胞管型及颗粒管型。肾间质充血、水肿并有炎细胞浸润。免疫荧光检查显示肾小球内有散在IgG、IgM和补体C3沉积，呈颗粒状荧光。

电镜观，散在的电子密度较高的沉积物，通常呈驼峰状，多位于脏层上皮细胞和基膜之间，也可位于内皮细胞下、基膜内或系膜区。

2. 临床病理联系

临床主要表现为急性肾炎综合征。通常于咽部等处感染后10天左右出现发热、少尿和血尿等症状。肾小球毛细血管受损引起尿的改变。血尿为常见症状，多数患者出现镜下血尿。肾小球缺血而致滤过率降低，临床可表现为少尿。在尿中可出现各种管型。可有轻度蛋白尿。因肾小球滤过率降低，或因超敏反应引起的毛细血管通透性增高，患者出现轻到中度水肿，眼睑等疏松部位较为明显。水钠潴留，血容量增加可引起高血压。

儿童患者预后好，病变逐渐消退，症状缓解和消失。少数患儿转化为急进性肾小球肾炎或慢性肾炎。成人患者预后较差，易转变为慢性肾小球肾炎，也可转变为急进性肾小球肾炎。

（二）急进性肾小球肾炎

急进性肾小球肾炎（rapidly progressive glomerulonephritis，RPGN）又称快速进行性肾小球肾炎，临床表现为急进性肾炎综合征，由蛋白尿、血尿等症状迅速发展为少尿和无尿，肾功能进行性障碍，如不及时治疗，常在数周至数月内死于急性肾衰竭。可发生于各年龄阶段，但多见于中青年。大部分的病例病因不明，为原发性疾病，其余的则常与其他肾小球疾病，如弥漫性增生性肾小球肾炎、系统性红斑狼疮肾炎、过敏性紫癜肾炎相伴发。病理学特征为肾小球壁层上皮细胞增生，新月体形成，又称为新月体性肾小球肾炎。

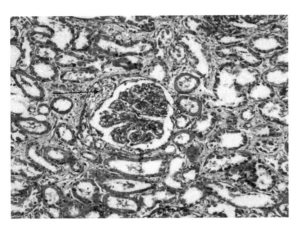

图 9-3 新月体性肾小球肾炎（镜下观）
肾小球囊腔内形成新月体（→）

1. 病理变化

肉眼观，双侧肾脏肿大，色苍白，表面可有点状出血，切面见肾皮质增厚。镜下观，特征性病变为多数肾小球囊腔内有新月体形成。新月体主要由增生的壁层上皮细胞和渗出的单核细胞构成，可有中性粒细胞和淋巴细胞浸润。以上成分在球囊壁层形成新月状或环状结构（图 9-3，见书末彩图）。

★考点提示：壁层上皮细胞增生形成新月体

新月体细胞成分间有较多纤维素。纤维素渗出是刺激新月体形成的重要原因。早期新月体以细胞成分为主，称为细胞性新月体；以后胶原纤维增多，形成纤维-细胞性新月体；最终新月体纤维化，成为纤维性新月体。新月体形成使肾小球球囊腔变窄或闭塞，并压迫毛细血管丛，使肾小球功能丧失。肾小管上皮细胞可发生变性，因蛋白吸收导致细胞内发生玻璃样变。晚期上皮细胞萎缩、消失。肾间质水肿，炎细胞浸润，后期发生纤维化。

电镜观，部分病例出现电子致密沉积物。几乎所有病例均可见肾小球基膜的缺损和断裂。

2. 临床病理联系

发病时常有明显血尿，伴红细胞管型、中度蛋白尿，并有不同程度的高血压和水肿。由于新月体出现，球囊腔阻塞，患者迅速出现少尿、无尿和氮质血症。随病变进展，大量肾小球纤维化、玻璃样变，肾单位功能丧失，最终发生肾衰竭。

急进性肾小球肾炎的预后较差，如不及时治疗，患者常于数周到数月内因尿毒症而死亡。患者的预后与新月体形成的比例相关。形成新月体的肾小球比例低于80%者预后略好。

（三）膜性肾小球肾炎

膜性肾小球肾炎（membranous glomerulonephritis）是引起成人肾病综合征最常见的原因。早期肾小球无明显炎症性反应，又称膜性肾病。病变特征是肾小球毛细血管壁弥漫性增厚，电镜下可见肾小球基膜和上皮细胞之间出现含免疫球蛋白的电子致密沉积物。大部分膜性肾小球肾炎属原发性，为慢性免疫复合物介导的疾病。临床主要表现为肾病综合征。

★考点提示：引起成人肾病综合征最常见的原因

1. 病理变化

肉眼观，可见双肾肿大，颜色苍白，称大白肾。镜下观，早期肾小球基本正常，之后肾小球毛细血管壁弥漫性增厚。PAS特殊染色使增厚的基膜明显可见。银染色显示基膜上有许多与基膜表面垂直的钉状突起（简称钉突），形如梳齿。

电镜观，上皮细胞肿胀，足突消失，基膜与上皮之间出现大量电子致密物沉积。沉积物之间基膜样物质增多，形成钉突。钉突向沉积物表面延伸并将其覆盖，使基膜明显增厚。其中的沉积物逐渐被溶解吸收，形成虫蚀状空隙。空隙又被基膜样物质填充，使基膜极度增厚，从而毛细血管腔变小，最终导致肾小球硬化。

2. 临床病理联系

膜性肾小球肾炎多见于成人，主要表现为肾病综合征。由于肾小球基膜损伤严重，通透性增高，大、小分子蛋白均可滤过，出现非选择性蛋白尿。膜性肾小球病起病隐匿，常为慢性进行性，激素治疗不敏感，治疗效果差。约有40%的患者最终发展为肾功能不全。

（四）膜增生性肾小球肾炎

膜增生性肾小球肾炎（membrano proliferative glomerulonephritis）多见于儿童和青年人，病变特点是肾小球基膜增厚、肾小球细胞增生和系膜基质增多，又称为系膜毛细血管性肾小球肾炎。此病可以是原发性的，也可以是继发性的。

1. 病理变化

镜下观，肾小球体积增大，系膜细胞增生、系膜基质增多。增生的系膜组织插入毛细血管内皮与基膜之间，导致毛细血管基膜弥漫增厚，血管球小叶分隔增宽，呈分叶状。银染和PASM染色可见增厚的基膜呈双线或双轨状。

根据超微结构和免疫荧光的特点，原发性膜增生性肾炎分Ⅰ型和Ⅱ型两个主要类型。Ⅰ型约占2/3，一般由慢性免疫复合物反应引起，主要特征是系膜区和内皮细胞下出现电子致密沉积物。Ⅱ型与补体替代途径的激活有关，电子致密物沉积在基膜致密层内。

2. 临床病理联系

多数患者临床表现为肾病综合征，常伴有血尿，也可仅表现为蛋白尿。本病预后较差，约50%的病例在10年内出现慢性肾衰竭。激素和免疫抑制剂治疗均无明显效果。肾移植后常出现复发性病变。

（五）系膜增生性肾小球肾炎

系膜增生性肾小球肾炎（mesangial proliferative glomerulonephritis）多见于青少年，男性多于女性。在我国和亚太地区常见，欧美较少见。病变特点是弥漫性系膜细胞增生和系膜基质增多。原发性系膜增生性肾小球肾炎的病因和发病机制尚不明确。

1. 病理变化

镜下观，主要改变为弥漫性系膜细胞增生伴基质增多；早期以系膜细胞增生为主，后期系膜基质增多。电镜观，除上述改变外，尚可见系膜区等处有电子致密物沉积。

免疫荧光检查结果，在我国最常见的是IgG及C3沉积，在西方国家则多为IgM和C3沉积。

2. 临床病理联系

临床表现具有多样性，可表现为无症状蛋白尿或血尿、慢性肾炎综合征或肾病综合征。本病可用激素和细胞毒药物治疗。病变轻者预后较好。病变重者可伴节段性硬化，严重者出现肾衰竭，预后较差。

（六）微小病变性肾小球肾炎

微小病变性肾小球肾炎（minimal change glomerulonephritis）是引起儿童肾病综合征的最常见原因。病变特点是弥漫性肾小球脏层上皮细胞足突消失，光镜下肾小球基本正常，肾小管上皮细胞内有大量脂质沉积，故常称为脂性肾病。本病肾小球内无免疫复合物沉积，发病可能与免疫功能异常有关。假说认为免疫功能异常导致细胞因子的释放，脏层上皮细胞的损伤导致蛋白尿。

★考点提示：脂性肾病；引起儿童肾病综合征最常见的原因

1. 病理变化

肉眼观，肾脏肿胀，色苍白，切面皮质因肾小管上皮细胞内脂质沉着而出现黄白色条纹。镜下观，肾小球结构基本正常，近曲小管上皮细胞内可见大量脂滴和蛋白小滴。

电镜观，肾小球基膜正常，无沉积物，弥漫性脏层上皮细胞足突消失，胞体肿胀，胞质内常有空泡形成，细胞表面常有多数微绒毛形成。足细胞的改变经肾上腺皮质激素治疗后可以恢复。

2. 临床病理联系

本病多见于儿童，可发生于呼吸道感染或免疫接种后。临床主要表现为肾病综合征，水肿常为最早出现的症状。因肾脏病变轻微，蛋白尿为高度选择性，主要是小分子白蛋白。皮质类固醇治疗对 90％ 以上的儿童患者有明显疗效。成人患者对皮质类固醇治疗反应缓慢或疗效不明显。

（七）IgA 肾病

IgA 肾病（IgA nephropathy）是一种特殊类型的肾小球肾炎。此型肾炎的特点是免疫荧光显示系膜区有 IgA 沉积。IgA 肾病多发于儿童和青年，发病前常有上呼吸道感染。IgA 肾病是引起反复发作的镜下或肉眼血尿最常见的原因，也可能为全球范围内最常见的肾炎类型。

IgA 肾病的发病机制尚未阐明。患者血清 IgA 含量增高，部分患者血液中出现含 IgA 的免疫复合物；部分病例与遗传因素有关。现有资料表明本病的发生与先天或后天的免疫调节异常有关。

1. 病理变化

IgA 肾病的组织学改变差异很大。最常见的是系膜增生性病变，也可表现为局灶性节段性增生或硬化，偶然可有新月体形成。免疫荧光的特征是系膜区有 IgA 沉积，常伴有 C3 和备解素，IgG 和 IgM 较少。电镜观察显示大多数病例系膜区有电子致密沉积物。

2. 临床病理联系

患者主要症状为复发性血尿，有的伴轻度蛋白尿，少数患者表现为急性肾炎综合征。本病预后差异很大，许多患者肾功能可长期维持正常，但 15％～40％ 的患者在 20 年内出现慢性肾衰竭。发病年龄大、出现大量蛋白尿、高血压或肾活检时发现血管硬化或新月体形成，提示预后不佳。肾移植后可重新出现 IgA 沉积，并引起相应的临床改变。

（八）局灶性节段性肾小球硬化

局灶性节段性肾小球硬化（focal segmental glomerulosclerosis）的病变特点是部分肾小球的部分小叶发生硬化。临床主要表现为肾病综合征。原发性的局灶性节段性肾小球硬化的发病机制尚不清楚，可能与导致通透性增高的循环因子有关。

1. 病理变化

镜下观，病变呈局灶性分布，早期仅累及皮髓质交界处的肾小球，逐渐发展到皮质全层。病变肾小球部分毛细血管襻内系膜基质增多，基膜塌陷，严重者管腔闭塞。病变持续发展可引起肾小球硬化，并出现肾小管萎缩和间质纤维化。

电镜观，弥漫性脏层上皮细胞的足突消失，并有明显的上皮细胞从基膜剥脱的现象。免疫荧光显示受累部位有 IgM 和补体 C3 沉积。

2. 临床病理联系

大部分患者临床表现为肾病综合征，少数仅表现为蛋白尿。本病与微小病变性肾炎在病程与预后等方面，均存在显著差异。不同点主要在于：①本型出现血尿和高血压的比例较高；②蛋白尿多为非选择性；③皮质类固醇疗效差；④免疫荧光显示 IgM 和补体 C3 沉积。

病变常为进行性，多发展为慢性肾小球肾炎。成人预后较儿童差。

（九）慢性肾小球肾炎

慢性肾小球肾炎为各种不同类型肾小球肾炎发展的终末阶段。病变特点是大量肾小球发生玻璃样变和硬化，又称慢性硬化性肾小球肾炎（chronic sclerosing glomerulonephritis）。本病多见于成年人。部分患者发病隐匿，没有明确的急性或其他类型肾炎的病史，发现时已进入慢性阶段。不同原因引起的肾小球损伤最终均引起肾小球纤维化、玻璃样变和硬化，相应的肾小管上皮萎缩，间质纤维化。

1. 病理变化

肉眼观，双侧肾脏对称性缩小，色苍白，质硬，表面呈弥漫性细颗粒状，故称继发性颗粒性固缩肾（图 9-4，见书末彩图）。肾切面皮质变薄，皮髓质界限不清。肾盂周围脂肪增多。镜下观，病变弥漫性分布于双侧肾脏。早期肾小球内尚可见到原先肾炎的病变，随着病变进展，大量肾小球玻璃样变和纤维化（图 9-5，见书末彩图）。由于肾炎引起的高血压，肾内细小动脉硬化，管壁增厚，管腔狭小。病变肾小球相应肾小管萎缩或消失，间质发生明显的纤维化，间质内可有淋巴细胞、浆细胞浸润。纤维化的肾间质使病变肾小球相互靠拢、集中。病变轻的肾单位常出现代偿性改变，肾小球体积大，肾小管扩张，腔内可见各种管型。硬化与纤维化收缩的肾单位和代偿扩张的肾单位相互交错，是病变肾脏外观呈颗粒状的组织学基础。

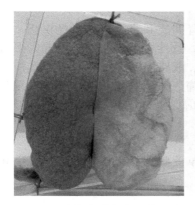

图 9-4 慢性肾小球肾炎（肉眼观）
可见肾脏体积缩小，色苍白，质硬韧，肾脏表面有大量细颗粒突起

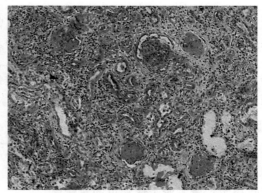

图 9-5 慢性肾小球肾炎（镜下观）
肾小球玻璃样变和纤维化，肾小管萎缩或消失。间质纤维增生，炎细胞浸润

2. 临床病理联系

早期可无任何症状，可有乏力、疲倦、腰部疼痛和食欲下降；水肿可有可无，一般不

严重。有的患者则表现为蛋白尿、高血压或氮质血症。晚期患者主要症状为慢性肾炎综合征。

(1) 尿的变化　主要为多尿、夜尿、低比重尿。由于大量肾单位结构破坏，功能丧失，残存的肾单位相对比较正常，血尿、蛋白尿、管型尿都比原发病时轻，水肿也很轻微。随肾单位损伤的进一步加重，血液在通过残存的肾单位时速度加快，肾小球滤过率增加，但肾小管重吸收功能有限，尿浓缩功能降低所导致。

(2) 高血压　肾单位纤维化使肾组织严重缺血，肾素分泌增加，引起高血压。高血压引起细小动脉硬化，使肾缺血加剧，血压长期增高，可引起左心室肥大。

(3) 贫血　由于肾单位破坏，促红细胞生成素分泌减少所致；另外体内代谢产物堆积，对骨髓造血功能也有抑制作用。

(4) 氮质血症和尿毒症　晚期大量肾单位受损，代谢产物不能及时排出，水、电解质紊乱和酸碱平衡失调，导致氮质血症和尿毒症。

慢性肾小球肾炎的预后很差。如不能及时进行血液透析或肾移植，患者最终多因尿毒症或由高血压引起的心力衰竭或脑出血而死亡。

> **知识拓展**
>
> ### 肾脏替代治疗
>
> 慢性肾炎若未能有效控制，最终将发展到尿毒症期，药物治疗无效，只能进行肾脏替代治疗，包括透析和肾移植。透析仅仅是姑息治疗，只能替代肾脏的部分排泄功能。肾移植是为患者植入一个健康的异体肾脏，术后若无严重排异反应，可以完全恢复正常。肾移植前必须进行严格的配型，包括有血型、淋巴细胞毒试验、人类白细胞抗原（HLA）系统等检查。

第二节　肾盂肾炎

肾盂肾炎（pyelonephritis）是主要累及肾盂、肾间质和肾小管的炎性疾病，是肾脏最常见的疾病之一。肾盂肾炎可分为急性和慢性两种。急性常由细菌感染引起，多与尿路感染有关。慢性除细菌感染外，还与膀胱输尿管反流、尿路阻塞等因素有关。本病可发生于任何年龄，多见于女性。临床症状为发热、腰部酸痛、血尿和脓尿等，并可出现尿频、尿急和尿痛等膀胱刺激症状。晚期可出现肾功能不全和高血压，甚至形成尿毒症。

一、病因及发病机制

肾盂肾炎主要由细菌感染引起，大肠埃希菌等革兰阴性杆菌最常见，也可由其他细菌或真菌引起。细菌感染肾脏途径主要有以下两种。

★考点提示：肾盂肾炎最常见的致病菌

1. 血源性（下行性）感染

为较少见的途径。致病微生物由体内感染灶侵入血流，随血流到达肾脏，常为全身脓毒血症的一部分。葡萄球菌为最常见的致病菌，双侧肾可同时受累。

2. 上行性感染

为常见的感染途径。原因主要有以下几方面：①尿道炎、膀胱炎等下尿路感染时，细菌可沿输尿管或输尿管周围淋巴管上行到肾盂、肾盏和肾间质。致病菌以大肠埃希菌为主，病变可为单侧或双侧性。②医源性如尿道插管和膀胱镜检查等可使细菌进入膀胱，引起感染，诱发肾盂肾炎。③女性尿道短、缺乏前列腺液中的抗菌物质等使女性经上行性感染发生肾盂肾炎的机会明显增多。④尿路的完全或不完全阻塞、尿液排泄不畅，有利于细菌繁殖、感染。⑤膀胱输尿管尿液反流。

二、类型

（一）急性肾盂肾炎

急性肾盂肾炎（acute pyelonephritis）是由细菌感染引起的肾盂、肾间质和肾小管的急性化脓性炎症。

1.病理变化

肉眼观，病变分布不规则，可累及单侧或双侧肾。肾脏肿大、充血，表面有散在、稍隆起的黄白色小脓肿，周围可见紫红色充血带。多个病灶可相互融合，形成大的脓肿。切面肾髓质内可见黄色条纹，向皮质延伸。肾盂黏膜充血水肿，表面可见脓性渗出物。严重时，肾盂内可有积脓。

急性肾盂肾炎的特征性病变是灶状间质性化脓性炎或脓肿形成、肾小管腔内中性粒细胞集聚和肾小管坏死。上行性感染引起者首先累及肾盂，镜下见黏膜充血、水肿并有大量中性粒细胞浸润和脓肿形成。早期化脓性改变局限于肾间质，随后可累及肾小管，受累肾小管内充满大量中性粒细胞，可形成白细胞管型。肾小球通常较少受累。血源性感染引起的肾盂肾炎首先累及肾皮质，尤其是肾小球和肾小球周围的间质。以后病灶扩大，破入肾小管蔓延到肾盂。

肾盂肾炎急性期过后，化脓灶可被机化，逐渐形成瘢痕。镜下见间质纤维化，其中可见萎缩的肾小管，并可见淋巴细胞浸润。上行性感染引起的病变多伴有肾盂和肾盏的变形。

2.临床病理联系

起病急，患者出现发热、寒战、白细胞增多等全身症状。肾肿大和化脓性病变可引起腰部酸痛、肾区叩击痛及尿的改变，如脓尿、蛋白尿、管型尿和菌尿等，也可出现血尿。炎症刺激泌尿道还可出现尿频、尿急、尿痛等症状。肾小管内形成白细胞管型，对肾盂肾炎的临床诊断有意义。急性肾盂肾炎病变呈灶状分布，肾小球通常较少受累，一般不出现高血压、氮质血症和肾功能障碍。

大多数患者经抗生素治疗后症状于数天内消失，但尿中细菌可持续存在，使病情易复发。如尿路阻塞不能缓解，或伴有糖尿病或免疫障碍等，病情可很严重，预后常不佳。

（二）慢性肾盂肾炎

慢性肾盂肾炎（chronic pyelonephritis）的病理特征是肾间质炎症，肾组织瘢痕形成，并伴明显的肾盂和肾盏的纤维化和变形。慢性肾盂肾炎是慢性肾衰竭的重要原因之一，根据发生机制可分为两种类型：①慢性阻塞性肾盂肾炎，由于尿路阻塞使感染反复发作，陈旧病变则转化为瘢痕；②反流性肾病（又称慢性反流性肾盂肾炎），具有先天性膀胱输尿管反流或肾内反流的儿童常反复发生感染，病变可为单侧或双侧性。

1.病理变化

肉眼观，大体改变的特征是一侧或双侧肾脏体积缩小，出现不规则的瘢痕。瘢痕多见于肾的上下极。如病变累及双侧肾脏，则两侧改变不对称。切面皮髓界限不清，肾乳头萎

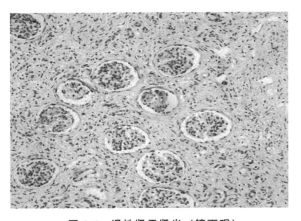

图 9-6 慢性肾盂肾炎（镜下观）
肾小球无明显改变，可见球囊周围纤维化，间质纤维组织增生

缩，肾盏和肾盂因瘢痕收缩而变形，肾盂黏膜粗糙。镜下观，肾组织内出现分布不规则的间质纤维化和淋巴细胞、浆细胞等炎细胞浸润。部分区域肾小管萎缩，有的肾小管扩张，管腔内有均质红染的胶样管型，形态与甲状腺滤泡相似。瘢痕内弓形动脉和小叶间动脉出现闭塞性动脉内膜炎，其他部位细、小动脉则因高血压而出现玻璃样变和硬化。早期肾小球通常无明显改变，但球囊周围可发生纤维化（图 9-6，见书末彩图）。后期部分肾小球可发生纤维化和玻璃样变。慢性肾盂肾炎急性发作时，大量中性粒细胞浸润，并有小脓肿形成。

2. 临床病理联系

慢性肾盂肾炎起病缓慢或表现为急性肾盂肾炎的反复发作。可伴有发热、腰部疼痛等症状，尿检显示脓尿和菌尿。肾小管受累重，尿浓缩功能下降，导致多尿、夜尿。体内电解质丢失过多，患者可出现低钠、低钾及代谢性酸中毒。肾组织纤维化和小血管硬化导致肾组织缺血，肾素分泌增加，引起高血压。晚期肾组织大量破坏，出现氮质血症和尿毒症。X 线肾盂造影显示肾脏不对称缩小，伴不规则瘢痕，肾盂、肾盏的变形。

慢性肾盂肾炎病程长，常反复发作，如能及时去除诱因并尽早治疗，病情可得到控制。如病变严重且广泛，患者可因尿毒症或高血压引起的心力衰竭而危及生命。

第三节 泌尿系统常见恶性肿瘤

一、肾细胞癌

肾细胞癌（renal cell carcinoma），简称肾癌，是肾脏最常见的原发恶性肿瘤。多发生于 40 岁以后，男性发病多于女性。来源于肾小管上皮细胞，又称肾腺癌。

（一）病因

流行病学调查显示，吸烟是肾细胞癌最重要的危险因子。其他危险因素包括肥胖（特别是女性）、高血压，接触石棉、石油产品和重金属等。遗传因素在肾细胞癌的发生中也有一定作用。

（二）病理变化

肉眼观，肾细胞癌多见于肾脏上下两极，尤以上极更为多见。肿瘤常表现为单个圆形实质性肿物，直径 3～15cm。切面淡黄色或灰白色，常有灶状出血、坏死、软化或钙化等改变，常表现出红、黄、灰、白相间的多种色彩。肿瘤界限清楚，边缘常有假包膜形成，有时肿瘤周围可见小的瘤结节。肿瘤可蔓延到肾盏、肾盂及输尿管，阻塞尿路并引起肾盂积水。肿瘤还常侵入肾静脉，在管腔内形成柱状的瘤栓，可延伸至下腔静脉，甚至右心。

镜下观，一般根据细胞的形态特征分为透明细胞型或颗粒细胞型。两种细胞可混合存在。约2%的病例肿瘤由未分化细胞组成，细胞梭形或不规则形，核深染，弥漫分布，被称为肉瘤样肾细胞癌。近来，随研究的深入和进展，有学者对肾癌的分类进行了修改，新分类的主要类型为：①肾透明细胞癌，占肾细胞癌的70%～80%。肿瘤细胞体积较大，圆形或多边形，胞质丰富，透明或颗粒状，间质具有丰富的毛细血管和血窦。②乳头状肾细胞癌，占肾细胞癌的10%～15%。肿瘤细胞呈立方或矮柱状，乳头状排列。乳头中轴间质内常见砂粒体和泡沫细胞，并可发生水肿。③嫌色性肾细胞癌，在肾细胞癌中约占5%。细胞大小不一，具有明显的胞膜，胞质淡染或略嗜酸性，核周常有空晕。

（三）临床病理联系

肾癌早期症状多不明显，或仅有发热、乏力和体重减轻等全身症状，发现时肿瘤体积常已较大。腰部疼痛、肾区包块和血尿为具有诊断意义的三个典型症状，但三者同时出现的比例很小。无痛性血尿是肾癌的主要症状，血尿常为间歇性，早期可仅表现为镜下血尿。肿瘤可产生多种异位激素和激素样物质，使患者出现多种副肿瘤综合征，如红细胞增多症、高钙血症、库欣综合征和高血压等。肾细胞癌容易转移，常在局部症状和体征出现之前就已发生了转移。转移最常发生于肺和骨，也可发生于局部淋巴结、肝、肾上腺和脑。

肾细胞癌患者的预后较差，5年生存率约为45%。肿瘤侵及肾静脉和肾周组织，5年生存率可降至15%～20%。

二、尿路上皮肿瘤

尿路上皮肿瘤可发生于肾盂、输尿管、膀胱和尿道，以膀胱最为常见。绝大多数来源于膀胱黏膜上皮，即移行上皮。膀胱也可发生其他类型的肿瘤，但较少见。膀胱癌多见发生于男性，大多数患者发病在50岁以后。

（一）病因

膀胱肿瘤的发生与接触苯胺染料等化学物质、吸烟、埃及血吸虫感染及膀胱黏膜的慢性炎症刺激有关。

（二）病理变化

根据世界卫生组织（WHO）分类，将尿路上皮肿瘤分为尿路上皮乳头状瘤、低度恶性潜能的乳头状尿路上皮肿瘤、低级别乳头状尿路上皮癌和高级别乳头状尿路上皮癌。

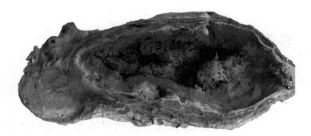

图9-7　膀胱癌（肉眼观）
可见多个癌灶，大小不等，呈乳头状生长

尿路上皮肿瘤好发于膀胱侧壁和三角区近输尿管开口处。肿瘤可为单发或多发性，大小不等，可呈乳头状或息肉状（图9-7，见书末彩图），也可呈扁平斑块状。

尿路上皮乳头状瘤发病率极低，肿瘤呈乳头状，细胞分化好。

低度恶性潜能的乳头状尿路上皮肿瘤与乳头状瘤的区别是上皮增生，乳头粗大或细胞核普遍增大。

低级别乳头状尿路上皮癌的肿瘤组织大多呈乳头状结构，上皮层次增加，维持正常极性，肿瘤细胞有一定的异型性，有明显的小灶状核异型性改变，表现为核浓染，大小、性状不一，可见少量核分裂象。术后可复发，不到10％的低级别乳头状尿路上皮癌可浸润。高级别乳头状尿路上皮癌的细胞排列紊乱，极性消失。细胞分化差，核浓染，部分细胞异型性明显，核分裂象增多，可见病理性核分裂象。高级别乳头状尿路上皮癌多为浸润性，易发生转移。

浸润性强的肿瘤可侵袭邻近的前列腺、精囊和输尿管等。约40％的浸润性肿瘤可发生局部淋巴结转移。高度间变的肿瘤晚期可经血道转移。

（三）临床病理联系

膀胱肿瘤最常见的症状是无痛性血尿。乳头状癌的乳头断裂、肿瘤表面坏死和溃疡、并发膀胱炎等均可引起血尿。肿瘤侵犯膀胱壁，刺激膀胱黏膜或并发感染，可出现尿频、尿急和尿痛等膀胱刺激症状。如肿瘤阻塞输尿管开口，则可引起肾盂积水、肾盂肾炎，甚至肾盂积脓。

膀胱移行细胞起源的肿瘤无论分化程度如何，手术后均易复发。患者的预后与肿瘤的分级和浸润有较密切的关系。膀胱镜检查和活检为主要诊断方法，早期诊断、早期治疗、密切随访是诊治本病的关键。

> **知识拓展**
>
> #### 尿液检查
>
> 每日尿蛋白定量超过150mg或尿蛋白/肌酐＞200mg/g，或尿蛋白定性试验阳性称为蛋白尿。血尿分为肉眼血尿和镜下血尿两种。新鲜尿离心沉渣检查每高倍视野红细胞超过3个，称为镜下血尿。尿外观呈洗肉水样、血样、酱油样或有血凝块时，称为肉眼血尿。尿中管型的出现表示蛋白质或细胞成分在肾小管内凝固、聚集。肾小球或肾小管性疾病可引起管型尿，但在发热、运动后偶可见透明管型，此时不一定代表肾脏有病变。新鲜尿离心沉渣检查每个高倍镜视野白细胞超过5个，称为白细胞尿。因蜕变的白细胞称为脓细胞，故白细胞尿又称为脓尿。尿标本涂片每个高倍镜视野均可见细菌，或培养菌落计数超过105个/ml时，称为细菌尿，是诊断尿路感染的重要依据。

思考题

一、名词解释

肾病综合征　急性弥漫性增生性肾小球肾炎　新月体　慢性肾小球肾炎

二、填空题

1. 免疫复合物引起肾炎的基本机制有以下两种方式_____、_____。
2. 急性肾小球肾炎是肾脏的_____性炎症，患者尿中常出现大量_____；还可见_____及_____。
3. 急性弥漫性增生性肾小球肾炎增生的细胞主要是_____和_____。
4. 急进性肾小球肾炎的病变特点是_____细胞增生，形成_____。
5. 引起成人肾病综合征最常见的肾炎类型是_____。
6. "大红肾"或"蚤咬肾"见于_____。
7. 肾炎是引起儿童肾病综合征的最常见原因，又称_____。
8. 慢性肾小球肾炎的主要病变特点为肾小球_____和_____。

9._____是各型肾小球肾炎的晚期表现，大体改变被称为_____。

10.肾盂肾炎的感染途径主要有_____、_____，其中_____途径最常见。

11.急性肾盂肾炎临床表现有尿频、尿急、尿痛等症状，这是由于_____所致，尿中出现_____有诊断意义。

12.慢性肾盂肾炎肾脏大体病变特点是肾表面_____。

三、简答题

1.简述急性弥漫性增生性肾小球肾炎的临床病理联系。

2.简述慢性肾小球肾炎的临床病理联系。

3.简述肾盂肾炎的发病病因。

四、病例分析题

患者，男，50岁，小学时曾患急性肾炎并治愈。近年来时常出现眼睑水肿，近2个月来明显多尿、夜尿。体格检查：双眼睑及双下肢水肿，血压158/109mmHg，血红蛋白58g/L，尿蛋白（＋＋＋），尿红细胞（＋），尿比重1.007，血尿素氮211mmol/L。B超提示双肾对称性缩小。

请问：

1.患者的诊断是什么？

2.简述患者肾的病理变化。

（邢安凤）

第十章

内分泌系统常见疾病

○ ○
○ ○
○ ○

【学习目标】

掌握：非毒性甲状腺肿和毒性甲状腺肿的病理变化；甲状腺腺瘤和甲状腺癌的类型和病变特点。

熟悉：非毒性甲状腺肿和毒性甲状腺肿的病因及临床病理联系。

了解：甲状腺炎和糖尿病的病变特点。

案例导入

案例回放：

李某，男性，55岁。主诉怕热、乏力1年，加重伴意识不清1日。现病史该患者缘于1年前无明显诱因出现怕热、乏力，体格检查 T 39℃，R 26 次/分，BP 120/60mmHg，P 150 次/分。

思考问题：

1. 患者最可能的诊断是什么？
2. 怕热的机制是什么？

第一节 糖 尿 病

糖尿病（diabetes mellitus）是由于人体内胰岛素相对或绝对缺乏、靶细胞对胰岛素的敏感性降低，或胰岛素本身存在结构缺陷而引起的糖类、蛋白质和脂肪代谢紊乱的一种代谢性疾病。其临床特点主要为高血糖、糖尿，从而造成患者出现多饮、多食、多尿和体重减轻（即"三多一少"）的症状。长期代谢紊乱可导致体内某些组织器官发生形态结构改变及功能障碍、并发酮症酸中毒、肢体坏疽、外周神经炎，视网膜病变和尿毒症等。随着人类生活水平的提高和生活方式的改变，本病发病率逐年增高。

一、分类、病因及发病机制

糖尿病分为原发性糖尿病和继发性糖尿病。原发性糖尿病又分为胰岛素依赖型糖尿病（insulin-dependent diabetes mellitus，IDDM）和非胰岛素依赖型糖尿病（non-insulin-dependent diabetes mellitus，NIDDM）两种。

★**考点提示：原发性糖尿病的分类**

（一）原发性糖尿病

1. 胰岛素依赖型糖尿病

胰岛素依赖型糖尿病又称 1 型糖尿病或青少年糖尿病，约占糖尿病的 10％。发病年龄多为青少年，发病突然，病情较重。此型患者胰岛 B 细胞数目显著减少，胰岛素分泌缺乏，血中胰岛素水平明显降低，易发生酮症酸中毒，治疗时需依赖胰岛素。目前认为，胰岛素依赖型糖尿病是遗传易感性的基础上在外界因素影响下，如病毒感染等诱发的针对 B 细胞的一种自身免疫病。依据如下：①患者体内可测到胰岛细胞抗体和细胞表面抗体，而且本病常与其他自身免疫病并存；②与组织相容性抗原（HLA）的关系受到重视，患者血中 HLA-DR₃ 和 HLA-DR₄ 的检出率超过半均值，说明与遗传有关；③血清中抗病毒抗体滴度显著增高，提示与病毒感染有关。

2. 非胰岛素依赖型糖尿病

非胰岛素依赖型糖尿病又称 2 型糖尿病或成人发病型糖尿病，约占糖尿病的 90％。发病年龄多为中老年，起病隐匿，病情较轻，发展缓慢，此型患者胰岛数目正常或轻度减少，血中胰岛素水平可正常，甚至出现胰岛素水平增高。多数患者体型肥胖，治疗可以不依赖胰岛素而以口服药物为主。本型糖尿病病因及发病机制尚未完全明了，多数研究者认为与肥胖导致的组织对胰岛素的敏感性下降，引起胰岛素相对不足所致。

（二）继发性糖尿病

继发性糖尿病指由已知原发病引起的慢性高血糖状态，如炎症、肿瘤，创伤或其他可引起血糖升高的某些内分泌疾病（如肢端肥大症、库欣综合征、甲状腺功能亢进症、嗜铬细胞瘤及类癌综合征）等。在原发病得到控制后，继发性糖尿病可以自愈。

二、病理变化

（一）胰岛病变

依类型、时期不同而病变不同。1 型糖尿病初起病变为胰岛的非特异性炎症，继而可出现胰岛 B 细胞空泡变性、坏死，胰岛数目减少、体积变小，晚期可见纤维组织增生及玻璃样变性；2 型糖尿病早期无明显可见病变发生，后期出现 B 细胞减少，并可见胰岛淀粉样变性（图 10-1，见书末彩图）。

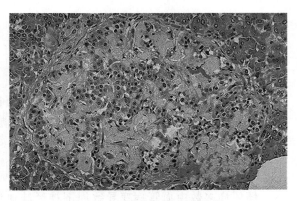

图 10-1　2 型糖尿病（镜下观）
胰岛出现粉红色的淀粉样变性

（二）血管病变

糖尿病患者从毛细血管到大中动脉均可出现不同程度病变，且血管病变发病率较非糖尿病患者群高，发病早、病变严重。光镜下主要表现为：①毛细血管及细、小动脉内皮细胞增生、基膜增厚及玻璃样变性，导致血管壁增厚、变硬，弹性下降，外周阻力增大，血压增高；②部分血管壁发生纤维素样坏死及脂肪变性，引起血管壁通透性增高；③血管内形成血栓或管腔狭窄，引起局部血液循环障碍，造成由其供血的组织器官缺血、功能障碍。

电镜下，血管内皮细胞增生，基膜明显增厚，并可见绒毛状突起向管腔伸入；内皮细胞间隙增大，窗孔形成；内皮细胞内胞饮小泡增加，有的管壁出现纤维素样坏死、血小板聚集和血栓形成；大、中动脉出现动脉粥样硬化或动脉中层钙化，病变程度较重。主要累及主动脉、冠状动脉，脑动脉、下肢动脉等，进而可导致冠心病、心肌梗死、脑萎缩、肢体坏疽等病变的发生。

（三）肾脏病变

1. 肾脏体积增大

早期由于糖尿病患者肾血流量的增加，肾小球滤过率明显增高，可引起肾脏体积代偿性增大，控制血糖后可恢复正常。

2. 结节性肾小球硬化

主要为肾小球系膜区出现结节状玻璃样物质沉积，可导致毛细血管腔阻塞。

3. 弥漫性肾小球硬化

约75%的患者晚期可出现，由于肾小球内有弥漫性玻璃样物质沉积，压迫血管球，损害毛细血管壁和系膜，加之弥漫性肾小球基膜增厚，毛细血管管腔狭窄甚至闭塞，导致肾小球缺血和玻璃样变性。

4. 肾小管及肾间质损害

早期肾小管上皮细胞出现颗粒变性和空泡变性，晚期肾小管萎缩。肾间质纤维化、水肿及白细胞浸润。

5. 血管损害

糖尿病可累及所有肾血管，以肾动脉及其主要分支受损为主，表现为动脉粥样硬化、入球和出球小动脉硬化，这些改变在糖尿病患者要比同龄非糖尿病患者出现得更早、更常见。

6. 肾乳头坏死

主要见于糖尿病患者发生急性肾盂肾炎时.多由缺血合并感染所致。

（四）视网膜病变

糖尿病累及视网膜引起的早期病变主要为视网膜小静脉扩张及微小动脉瘤，随后可发生渗出、水肿、出血及微血栓的形成；由糖尿病血管病变引起缺氧时可刺激纤维组织增生、血管生成等增生性视网膜性病变，可进一步引起患者出现白内障或失明的症状。

（五）神经系统病变

糖尿病多数由血管病变导致周围神经缺血性损伤引起相应临床症状，如肢体麻木、感觉丧失等。此外，脑细胞也可发生弥漫性变性。

（六）其他组织或器官病变

糖尿病可累及皮肤，出现皮肤病变，如黄色瘤、糖原沉积；还可引起骨代谢障碍，如骨质疏松；血糖控制不佳时可并发感染等。

★考点提示：糖尿病的基本病变

第二节 甲状腺疾病

一、慢性甲状腺炎

(一) 慢性淋巴细胞性甲状腺炎

慢性淋巴细胞性甲状腺炎又称桥本甲状腺炎 (Hashimoto thyroiditis)，本病为自身免疫性疾病，中年女性多发，临床上多表现为弥漫性非毒性甲状腺肿大，晚期可出现甲状腺功能低下，实验室检查患者血中 T_3、T_4 水平低，TSH 升高，可检测出多种自身抗体，如抗甲状腺球蛋白抗体 (TGA)、抗甲状腺微粒体抗体 (TMA) 等。

肉眼观，甲状腺呈弥漫性对称性肿大，重量增加，结节状，质韧，与周围组织无粘连，切开被膜轻度增厚，呈分叶状，色灰白灰黄 (图 10-2，见书末彩图)。镜下观，甲状腺对称性萎缩，弥漫性淋巴细胞浸润，部分区有淋巴滤泡形成。间质纤维组织增生，可见多核巨细胞 (图 10-3，见书末彩图)。

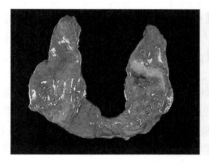

图 10-2 桥本甲状腺炎 (肉眼观)
对称的、萎缩的甲状腺

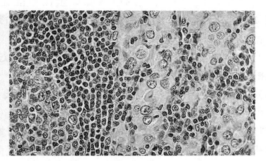

图 10-3 桥本甲状腺炎 (镜下观)
大量淋巴细胞浸润

(二) 慢性纤维性甲状腺炎

慢性纤维性甲状腺炎又称慢性木样甲状腺炎或 Riedel 甲状腺肿，病因不明。女性发病率为男性的 3 倍，30～60 岁高发，临床上早期症状不明显，甲状腺功能可正常。晚期则因纤维组织增生产生局部压迫症状，如呼吸困难及吞咽困难等，伴有甲状腺功能低下。

肉眼观，病变范围和程度不一，甲状腺多呈中度肿大，结节状，与周围组织明显粘连，切面灰白、质硬似木。镜下观，甲状腺滤泡萎缩，腺叶结构消失，间质出现纤维组织增生及玻璃样变，伴有慢性炎细胞浸润 (图 10-4，见书末彩图)。

本病与桥本甲状腺炎的区别主要为：①本病可侵犯甲状腺周围组织、粘连明显；

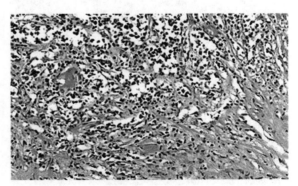

图 10-4 慢性纤维性甲状腺炎 (镜下观)
大量纤维组织增生、玻璃样变，伴有淋巴细胞浸润

后者病变多局限于甲状腺内；②本病虽有淋巴细胞浸润，一般不形成淋巴滤泡结构；③本病纤维化及玻璃样变显著，故质地较硬。

二、甲状腺肿

（一）弥漫性非毒性甲状腺肿

弥漫性非毒性甲状腺肿（diffuse nontoxic goiter）又称单纯性甲状腺肿，是由于碘缺乏导致甲状腺素合成和分泌不足，通过反馈作用使促甲状腺素（TSH）分泌增多，造成甲状腺滤泡上皮增生，滤泡内胶质堆积引起的甲状腺肿大，多不伴有甲状腺功能亢进症。本型甲状腺肿多由区域饮食中缺碘所致，故又称地方性甲状腺肿；少数病例为散发性。我国病区多位于内陆山区及半山区。该病临床主要表现为甲状腺肿大，部分患者可因甲状腺肿大引起压迫症状，如吞咽、呼吸困难甚至窒息，少数患者可同时伴有甲状腺功能亢进症（甲亢）或甲状腺功能减退症（甲减）的症状。

1. 病因及发病机制

（1）碘缺乏　地方性水土及饮食中缺碘或青春期、妊娠期和哺乳期对碘需求增加而出现碘相对缺乏，造成甲状腺素合成和分泌减少，通过机制反馈刺激垂体 TSH 分泌增多，引起甲状腺滤泡上皮增生、摄碘活动增强。如果缺碘长期不能纠正，则增多的 TSH 持续刺激滤泡上皮增生，但因所合成的甲状腺球蛋白不能充分碘化而不能被滤泡上皮细胞吸收利用，导致胶质在滤泡内大量堆积，最终造成甲状腺弥漫性肿大。食用碘盐或其他富碘的食品可预防和治疗本病。

（2）高碘　如经常饮用高碘水源，因碘摄入过多，影响酪氨酸氧化，碘的有机化过程受到影响，导致甲状腺代偿性肿大。

（3）其他引起甲状腺肿因子的长期作用　①长期食用某些可抑制碘化物在甲状腺内的运输食物可致甲状腺肿，如含氰化物较多的木薯等；②如水土中氟和钙的含量较高将影响肠道对碘的吸收，或造成滤泡上皮细胞内钙离子增多而抑制甲状腺素的分泌，进而引起甲状腺肿；③某些药物，如硫脲类药，磺胺药，锂、钴及高氯酸盐等，可抑制碘离子的聚集及碘离子的有机化；④某些化学物质，如硫氰酸盐及过氯酸盐等，可妨碍碘向甲状腺浓集进而引起本病。

（4）遗传与免疫　某些家族性甲状腺肿是由于甲状腺素合成过程中相关酶的遗传性缺乏，如过氧化物酶、去卤化酶的缺陷及碘酪氨酸耦联缺陷等。还有研究者认为甲状腺肿的发生与自身免疫有关。

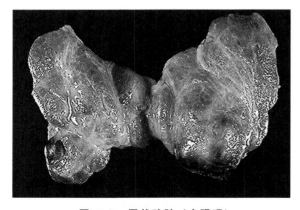

图 10-5　甲状腺肿（肉眼观）
甲状腺左下极可见一个大的胶样囊肿，右下极有一小胶样囊肿

2. 病理变化

根据弥漫性非毒性甲状腺肿的发生、发展过程和病变特点，一般分为三个时期。

（1）增生期　又称弥漫性增生性甲状腺肿，此期甲状腺功能无明显改变。肉眼观，甲状腺弥漫性对称性中度增大，表面光滑；镜下观，滤泡上皮增生呈立方形或矮柱状，可伴有小滤泡和小乳头形成，胶质较少，间质充血。

（2）胶质储存期　又称弥漫性胶样甲状腺肿。因长期持续缺碘，胶质大量贮积。肉眼观，甲状腺弥漫性对称性肿大，表面光滑，重量增加，可达 200～300g（正常

$20\sim40\text{g}$），严重者甚至达 500g 以上，切面呈褐色胶冻状；镜下观，部分滤泡上皮有增生现象，并可有小滤泡或小乳头形成，多数滤泡上皮萎缩，滤泡腔扩张、充满胶质（图 10-5，见书末彩图）。

（3）结节期　又称结节性甲状腺肿（nodular goiter），为单纯性甲状腺肿的后期改变。此期甲状腺组织内不同部分滤泡上皮增生、复旧或萎缩不一致，纤维组织增生，逐渐形成结节。肉眼观，甲状腺呈不对称结节状肿大，无完整包膜，部分结节境界清楚，结节内可出现继发性改变，如出血、坏死、钙化、囊性变及瘢痕形成（图 10-6，见书末彩图）；镜下观，滤泡大小不一，部分滤泡上皮柱状增生或乳头状增生，腔内胶质聚积，部分上皮萎缩，小滤泡内缺乏胶质；间质纤维组织增生、纤维组织包绕滤泡形成大小不一的结节状病灶（图 10-7，见书末彩图）。

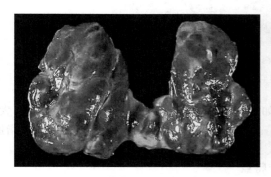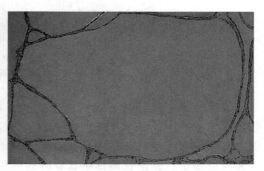

图 10-6　结节性甲状腺肿（肉眼观）

甲状腺肿大，呈结节状

图 10-7　结节性甲状腺肿（镜下观）

滤泡不规则增大，扁平上皮组织处于非增殖状态

（二）弥漫性毒性甲状腺肿

弥漫性毒性甲状腺肿（diffuse toxic goiter）指甲状腺素分泌过多所致的临床综合征，临床上称为甲状腺功能亢进症，简称"甲亢"。因 50% 以上患者伴有眼球突出的症状，故又称为突眼性甲状腺肿，也有 Graves 病之称。本病多见于女性，男女发病率之比为 $1:4\sim1:6$。临床主要表现为弥漫性甲状腺肿大，高代谢综合征和神经系统兴奋性升高，如怕热多汗、心悸、乏力、多食、消瘦、易激动、突眼等症状；实验室检查血 T_3、T_4 高，吸碘率高。

1. 病因及发病机制

目前一般认为本病与下列因素有关。

（1）免疫系统异常　Graves 病患者 T 细胞比例较正常人显著增高，服用抗甲状腺药物治疗使甲状腺功能亢进症症状缓解后，T 细胞比例可恢复正常；血中促甲状腺激素受体抗体（TRAb）是人类特有的抗体，仅在自身免疫性甲状腺疾病的患者中检出，被认为是引起 Graves 病的原因。

（2）精神创伤　各种原因导致的精神过度兴奋或抑郁，均可导致甲状腺激素分泌过多。

（3）遗传因素　甲状腺功能亢进症的发生与人白细胞抗原（HLA Ⅱ 类抗原）显著相关，Graves 病患者的亲属约有一半血中存在甲状腺自身抗体。

2. 病理变化

肉眼观，甲状腺弥漫性对称性增大，重量增加，可达 $60\sim100\text{g}$，表面光滑、充血，切面分叶状，灰红、质软如肌肉，胶质少。镜下观，部分滤泡上皮增生，呈高柱状或呈乳头状，可有小滤泡形成；滤泡腔内胶质稀薄，滤泡边缘胶质出现大小不一的上皮细胞吸收空泡；

间质充血，血管丰富，淋巴组织浸润并伴有少量纤维组织增生（图10-8，见书末彩图）。

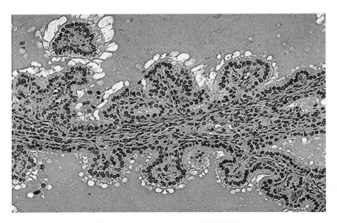

图 10-8 Graves 病（镜下观）
甲状腺增生上皮呈高柱状，邻近上皮细胞的胶质内可见清晰空泡

除甲状腺病变外，还可伴有全身症状，如淋巴组织增生、胸腺和脾增大，心脏肥大、扩张，肝细胞变性、坏死及纤维组织增生。Graves 病眼症主要由眼球外肌水肿、球后脂肪组织增生、炎细胞浸润和黏液水肿引起。

★**考点提示：弥漫性毒性甲状腺肿的病变特点**

第三节　甲状腺肿瘤

一、甲状腺腺瘤

甲状腺腺瘤（thyroid adenoma）是来源于甲状腺滤泡上皮细胞的良性肿瘤，好发于中青年女性。此瘤生长缓慢，可随吞咽上下移动。肉眼观：肿瘤多为单发，包膜完整，圆形或类圆形，直径为 3～5cm，切面以实性多见，颜色暗红或棕黄，可并发出血、钙化、囊性变及纤维化。常压迫周围组织（图10-9，见书末彩图）。镜下观，根据肿瘤组织形态学特点分为如下几种类型。

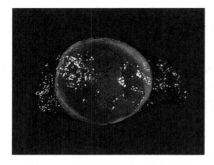

图 10-9　滤泡型腺瘤（肉眼观）
肿瘤组织有薄层白色包膜包绕

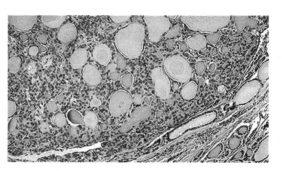

图 10-10　滤泡型腺瘤（镜下观）
左上为滤泡型腺瘤组织，右下是正常的甲状腺滤泡

（一）单纯型腺瘤

单纯型腺瘤又称正常大小滤泡型腺瘤，是最常见的一种类型，肿瘤组织有完整的包膜，由与正常成人甲状腺相似的滤泡构成，但滤泡排列拥挤（图 10-10，见书末彩图）。

（二）胶样型腺瘤

胶样型腺瘤又称巨滤泡型腺瘤，肿瘤组织由大滤泡或大小不一的滤泡构成，内含胶质，滤泡间互相可融合成囊。间质成分较少。

（三）胎儿型腺瘤

胎儿型腺瘤又称小滤泡型腺瘤，肿瘤组织由小而一致的小滤泡构成，上皮细胞呈立方形，似胎儿甲状腺组织，内含少量胶质或无胶质。间质水肿、黏液样。此型易发生出血及囊性变。

（四）胚胎型腺瘤

胚胎型腺瘤又称梁状和实性腺瘤，瘤细胞小而一致，呈条索状或片状排列，分化程度高，偶可见不完整小滤泡，内无胶质。间质疏松水肿。

（五）嗜酸细胞型腺瘤

嗜酸细胞型腺瘤又称许特莱细胞腺瘤。较少见，瘤细胞体积大，呈多角形，核小，胞质丰富呈嗜酸性。瘤细胞排列成巢状或条索状，几乎无滤泡形成。

（六）非典型腺瘤

非典型型瘤细胞成分多而间质较少，瘤细胞生长活跃，有轻度非典型增生，部分区域可观察到核分裂象。瘤细胞排列成索状或巢片状，几乎不形成完整的滤泡结构，多数肿瘤无包膜和血管侵犯。本瘤应与甲状腺髓样癌和转移癌相鉴别并追踪观察。

二、甲状腺癌

甲状腺癌（thyroid carcinoma）是一种较常见的恶性肿瘤，占所有恶性肿瘤的 1.3% 以下，占癌症死亡病例的 0.4%，约占甲状腺原发性上皮性肿瘤的 1/3，男女之比约 2：3，任何年龄均可发生，但以 40～50 岁多见。各类型的甲状腺癌生长规律有很大差异，有的生长缓慢似腺瘤；有的原发灶很小，而转移灶较大，首先表现为颈部淋巴结增大而就诊；有的短期内生长很快，浸润周围组织引起临床症状。多数甲状腺癌患者甲状腺功能正常，仅少数引起内分泌紊乱（甲状腺功能亢进或低下），甲状腺癌的主要组织学类型如下。

甲状腺癌

（一）乳头状癌

乳头状癌是甲状腺癌中最常见的类型，约占 60%，少年女性多见，约为男性的 3 倍，肿瘤生长慢，恶性程度较低，预后较好，10 年存活率达 80% 以上。肿瘤大小和是否有远处转移与生存率有关，而是否有局部淋巴结转移与生存率无关。局部淋巴结转移较早。肉眼观，肿瘤一般呈圆形，直径 2～3cm，无包膜，质地较硬，切面灰白，部分病例有囊性变，囊内可见乳头，故称为乳头状囊腺癌（图 10-11，见书末彩图）。肿瘤常伴有出血、坏死、纤维化和钙化。镜下观，乳头分支多，乳头中心有纤维血管间质，间质内常见呈同心圆状

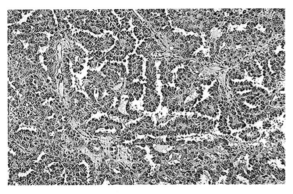

图 10-11　甲状腺乳头状癌（镜下观）
乳头分支多，乳头中心有薄层纤维血管间质

的钙化小体，即砂粒体，有助于诊断。乳头上皮可呈单层或多层，癌细胞分化程度不一，核染色质少，常呈透明或毛玻璃状，无核仁。乳头状癌有时以微小癌出现，直径小于 1cm，临床又称之为"隐匿性癌"，多在尸检或因其他疾病进行甲状腺切除时发现或因颈部淋巴结转移时才被发现。甲状腺微小癌预后较好，极少出现远处转移。

★**考点提示：甲状腺乳头状癌的病变特点**

（二）滤泡癌

滤泡癌一般比乳头状癌恶性程度高、预后差，较常见，仅次于甲状腺乳头状癌而居第 2 位。多发于 40 岁以上女性，早期易出现血道转移，癌组织侵犯周围组织或器官时可引起相应的症状。肉眼观，结节状，包膜不完整，境界较清楚，切面灰白、质软。镜下观，可见不同分化程度的滤泡，有时分化好的滤泡癌很难与腺瘤区别，须多处取材、切片，注意是否有包膜和血管侵犯加以鉴别；分化差的呈实性巢片状，癌细胞异型性明显，滤泡少而不完整。

（三）髓样癌

髓样癌又称 C 细胞癌（C-cell carcinoma），是由滤泡旁细胞（即 C 细胞）发生的恶性肿瘤，属于 APUD 瘤，占甲状腺癌的 5％～10％，40～60 岁高发，部分为家族性常染色体显性遗传，90％的肿瘤分泌降钙素，产生严重腹泻和低钙血症，有的还同时分泌其他多种激素和物质。肉眼观，肿瘤单发或多发，可有假包膜，直径 1～11cm，切面灰白或黄褐色，质实而软。镜下观，瘤细胞圆形或多角、梭形，核呈圆或卵圆形，核仁不明显。瘤细胞呈实体巢片状或乳头状、滤泡状排列，间质内常有淀粉样物质沉着（可能与降钙素分泌有关）（图 10-12，见书末彩图）。髓样癌免疫组织化学染色：降钙素（calcitonin，CT）阳性，甲状腺球蛋白（thyroglob-ulin，TG）阴性；滤泡性癌、乳头状癌和未分化癌甲状腺球蛋白均为阳性，而降钙素均为阴性。

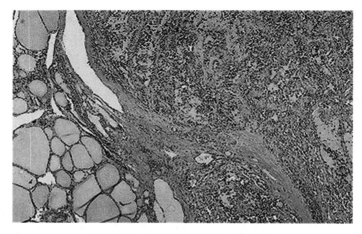

图 10-12　甲状腺髓样癌（镜下观）
右侧见甲状腺髓样癌

（四）未分化癌

未分化癌又称间变性癌或肉瘤样癌，较少见，多发生在 50 岁以上女性。生长快，早期即可发生浸润和转移，恶性程度高，预后差。肉眼观，肿块较大，形状不规则，无包膜，广泛浸润、破坏，切面灰白，常有出血、坏死。镜下观，癌细胞的大小、形态、染色深浅不一，核分裂象多。组织学上可分为小细胞型、梭形细胞型、巨细胞型和混合细胞型。可用抗角蛋白（cytokeratin，CK）、癌胚抗原（carcinoembryonic antigen，CEA）及甲状腺球蛋白等抗体作免疫组织化学染色证实是否来自甲状腺腺上皮。

> **知识拓展**
>
> ### 糖尿病饮食原则
>
> （1）养成良好的饮食习惯　定时、定量就餐，维持能量的平衡。
>
> （2）讲究营养素的分配，合理选择食物人们的饮食　习惯是长期养成的，要改变这种习惯并非一朝一夕就能完成。有些食物虽然患者很喜欢吃，但由于血糖指数或血糖负荷很高，不利于血糖的控制，因此要加以限制。
>
> （3）日常饮食要限盐、限油　糖尿病患者很多合并高血压，而盐摄入过多是导致高血压的重要危险因素，因此盐的摄入不能超标。脂肪的摄入不宜过高，一般按总能量的 20%～30% 供给，不宜超过 30% 动物性食品含饱和脂肪酸多，因此要适量。
>
> （4）均衡膳食，缺一不可　要做到不挑食、不偏食、食物多样化，主食、蔬菜、肉类、蛋类、奶类、水果一样也不能少。
>
> （5）控制总能量　肥胖是导致糖尿病发病的主要诱因之一，控制体重对糖尿病患者的治疗尤为关键。只有体重达标以后，血糖、血脂才能得到改善。要减轻体重，就要控制每日摄入的总能量。确诊糖尿病后半年，应减少体重 5%～10%。

思考题

一、名词解释

糖尿病　弥漫性毒性甲状腺肿　甲状腺腺瘤　甲状腺髓样癌　慢性淋巴细胞性甲状腺炎

二、填空题

1.根据病变发展过程，可将弥漫性非毒性甲状腺肿分为_____、_____和_____三个时期。

2.甲状腺癌根据其形态特点及分化程度，主要有_____、_____、_____和_____四种组织学类型。

三、简答题

1.试比较结节性甲状腺肿与甲状腺瘤的诊断及鉴别病变特点。

2.试比较胰岛素依赖性糖尿病及非胰岛素依赖性糖尿病的异同。

四、病例分析题

患者，女，28 岁，因心悸、怕热多汗，食欲亢进，消瘦无力，体重减轻来院诊治。体格检查：体温 37℃，脉率 99 次/分，眼球突出，睑裂增宽，双侧甲状腺弥漫性对称性肿大。基础代谢率＋57%（正常范围：－10%～＋15%）。T_3、T_4 水平升高，甲状腺摄 [131]I 率增高。入院后行甲状腺次全切除术，标本送病理检查：肉眼见甲状腺弥漫性肿大，表面光滑。

切面质实，色灰红，呈鲜红牛肉状外观。镜下见甲状腺滤泡弥漫性增生，上细胞呈柱状，并形成乳头结构突向滤泡腔。滤泡腔较小，腔内胶质少而稀薄，靠近上边缘有成排的吸收空泡。间质血管丰富，明显充血，有大量淋巴细胞浸润并有淋巴滤泡形成。

请问：

1. 病理诊断及依据是什么？

2. 分析临床病理联系。

3. 除本例外，还有哪些疾病能导致甲状腺弥漫性肿大？

（吴　蒙）

第十一章

生殖系统和乳腺常见疾病

○○○○○○○○○○○○○○○○○○○○○○○○○
○○○○○○○○○○○○○○○○○○○○○○○○○
○○○○○○○○○○○○○○○○○○○○○○○○○

【学习目标】

掌握：子宫颈上皮内瘤变、原位癌及宫颈浸润癌的病变特点及发展关系；乳腺癌的病理类型及病变特点。

熟悉：慢性宫颈炎、子宫内膜增生症、子宫内膜异位症及前列腺增生症的病变特点。

了解：葡萄胎、侵袭性葡萄胎及绒毛膜癌的病变特点及区别；卵巢肿瘤的分类、精原细胞瘤及阴茎癌的病变特点。

案例导入

案例回放：

　　张某，女，42岁，农民，腰骶部疼痛、下腹坠胀、白带增多1月余。妇检见宫颈肥大、分泌物增多，宫颈Ⅱ度糜烂。

思考问题：

　　1.子宫颈常见疾病有哪些？

　　2.宫颈糜烂的病理表现有哪些？

第一节　女性生殖系统和乳腺常见疾病

一、慢性子宫颈炎

　　子宫颈可发生急性或慢性炎症，以慢性炎症居多。慢性子宫颈炎（chronic cervicitis）是育龄期女性最常见的妇科疾病，多数是由急性子宫颈炎未及时治愈反复发作转变而来，少数患者可无急性子宫颈炎病史，直接发生慢性子宫颈炎。病变主要累及子宫颈外口及宫颈阴道部，临床主要表现为白带增多，偶有血性白带，接触性出血，伴下腹坠胀，腰骶部疼痛等症状。

（一）病因和发病机制

　　常由葡萄球菌、链球菌、大肠埃希菌、厌氧菌等引起，也可由沙眼衣原体、淋球菌、乳头状瘤病毒及单纯疱疹病毒等特殊病原微生物感染引起。分娩、流产或手术等机械因素也是慢性子宫颈炎的常见诱因。此外，雌激素水平过高，刺激子宫颈分泌过多的黏液性分泌物，或月经过多，改变了阴道内的酸性环境，损伤子宫颈黏膜上皮，也可成为感染的条件。

第十一章　生殖系统和乳腺常见疾病　　**173**

（二）类型与病理变化

常见的病理变化为子宫颈黏膜充血、水肿，间质内有淋巴细胞、浆细胞及单核细胞等慢性炎细胞浸润，或伴有子宫颈腺上皮增生及鳞状上皮化生。根据病变特点，将慢性子宫颈炎分为以下几种类型。

1. 子宫颈糜烂

子宫颈糜烂为慢性子宫颈炎常见的一种病变，包括假性子宫颈糜烂和真性子宫颈糜烂。慢性炎症导致的子宫颈阴道部鳞状上皮坏死、脱落，形成浅表缺损，称为子宫颈真性糜烂。假性子宫颈糜烂：临床上最常见，指子宫颈管黏膜的柱状上皮外移取代子宫颈阴道部损伤的鳞状上皮（图11-1、图11-2，见书末彩图）。由于柱状上皮较薄，上皮下血管清晰可见，黏膜呈红色，边界清楚，似糜烂样，故称子宫颈糜烂（cervical erosion）。

★考点提示：子宫颈糜烂的概念

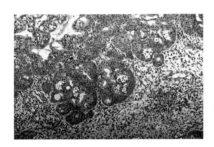

图11-1　慢性子宫颈炎（镜下观）
腺体鳞状上皮化生

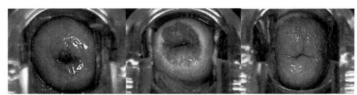

图11-2　慢性子宫颈炎（肉眼观）
轻、中、重度宫颈糜烂

2. 子宫颈息肉

由于慢性炎症长期刺激，子宫颈黏膜、腺体和间质结缔组织出现局限性增生，形成向表面突起、根部带有细蒂的肿物，称为子宫颈息肉。肉眼观，息肉可单发或多发，红色，直径多在1cm之内。镜下观，息肉由腺体、纤维结缔组织构成，伴有充血、水肿和慢性炎细胞浸润，表面被覆单层柱状上皮或鳞状上皮。

★考点提示：子宫颈息肉的概念

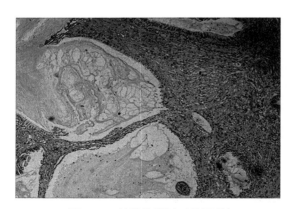

图11-3　纳博特囊肿（镜下观）
腺体扩张呈囊状，黏液潴留

3. 子宫颈肥大

由于炎症的长期刺激，子宫颈腺体和间质结缔组织明显增生导致子宫颈增大，称为子宫颈肥大。若结缔组织增生明显，则子宫颈变硬。

4. 子宫颈腺囊肿

在子宫颈糜烂愈合过程中，部分子宫颈管腺体开口被黏液或增生的鳞状上皮覆盖阻塞，或腺管被周围增生的结缔组织或瘢痕所压迫，使腺体分泌物排出受阻，黏液潴留，导致腺体逐渐扩大呈囊状进而子宫颈囊肿，称纳博特囊肿（Nabothian cyst）。囊肿常为多个突出宫颈的小囊泡，内含无色黏液（图11-3，见书末彩图）。

解析宫颈糜烂

子宫颈炎症早期，糜烂面仅为单层柱状上皮覆盖，表面光滑，称单纯性糜烂。随后由于腺上皮过度增生并伴间质增生，糜烂面凹凸不平，呈颗粒状，称乳头状糜烂。在愈合过程中，黏膜上皮增生并发生鳞状上皮化生，严重的鳞状上皮向腺体内延伸，并取代腺上皮，称为腺体鳞状上皮化生。如发生不典型增生，易发生癌变，应注意随访。

根据糜烂面积临床上分轻、中、重3度，轻度指糜烂小于整个子宫颈阴道部面积的1/3；重度指糜烂大于整个子宫颈阴道部面积的2/3；介于两者之间为中度糜烂。

二、子宫内膜增生症

子宫内膜增生症（endometrial hyperplasia）是由于内源性或外源性雌激素增高而引起的子宫内膜过度增生性疾病。本病常发生在青春期和围绝经期妇女。临床主要表现为月经过多，不规则子宫出血、经期延长或绝经后流血等，是妇科的常见病之一。子宫内膜增生、不典型增生和子宫内颈癌，无论是形态学还是生物学都为一连续的演变过程，病因和发生机制也极为相似。

★考点提示：子宫内膜增生症的概念

（一）病因和发病机制

由于青春期卵巢尚未发育成熟，围绝经期卵巢功能逐渐衰退，下丘脑-垂体-卵巢轴的负反馈功能失调，垂体前叶分泌的卵泡刺激素及黄体生成素比例失调。卵巢内仅有不同程度的卵泡成熟而无排卵，故无黄体生成，导致孕激素分泌缺乏、雌激素水平升高而使内膜过度增生。另外，精神因素、环境及气候变化等与本病的发生有一定关系。

（二）类型与病理变化

病理变化：肉眼观，子宫内膜呈弥漫性或局灶性增厚，其厚度常超过5mm，表面光滑或有小息肉形成，质地柔软、湿润似天鹅绒，有的质地较硬，但不脆。镜下观，根据细胞形态、腺体结构增生及分化程度的不同，可分为三种类型。

1. 单纯性增生

单纯性增生又称轻度增生或囊性增生，主要为局部或弥漫性子宫内膜腺体和间质增多，细胞形态和排列与增生期子宫内膜相似，部分腺腔可扩张呈囊状。被覆腺上皮呈单层高柱状或增生呈假复层，细胞无异型性（图11-4，见书末彩图）。单纯性增生约有1%可进展为子宫内膜癌。

2. 复杂性增生

复杂性增生又称中度增生或腺瘤型增生。表现为腺体增生明显，排列拥挤，形态不规则，内膜间质明显减少，无细胞异型性。复杂性增生约有3%可进展为子宫

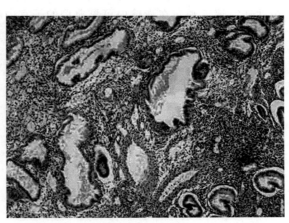

图11-4 子宫内膜单纯性增生过长（镜下观）
间质密集，腺体扩张、不规则，细胞无异型

内膜癌。

3.非典型增生

非典型增生为癌前病变，表现为腺体排列显著拥挤，结构复杂，呈"背靠背"状，腺腔内可形成乳头状或向间质内生芽生长。腺上皮细胞出现异型性，体积增大、核质比增大、染色质浓集、核仁明显，可见核分裂象，有时较难与子宫内膜癌鉴别。非典型增生约有1/3患者5年内可进展为子宫内膜腺癌。

三、子宫内膜异位症

子宫内膜异位症（endometriosis）是指子宫内膜腺体和间质出现在子宫内膜以外的组织。子宫内膜异位症80％发生于卵巢，其余可发生于子宫阔韧带、直肠阴道陷窝、盆腔腹膜、腹部手术瘢痕、阴道及阑尾等处。其病因及发生机制尚未明了。病理变化主要受卵巢内分泌激素影响，异位的子宫内膜组织产生周期性出血，肉眼观为紫红或棕黄色结节，质软似桑葚。因反复出血机化后可与周围器官发生纤维性粘连。子宫内膜异位症的临床症状和体征以子宫内膜异位的部位不同而表现不一，主要症状为痛经、月经紊乱和局部结节。

★**考点提示：子宫内膜异位症的概念**

（一）子宫腺肌症

子宫内膜异位于子宫肌层称为子宫腺肌症（adenomyosis），临床较为常见，多发生于育龄期妇女，临床多表现为子宫增大、月经过多、进行性加重的痛经。

肉眼观，可分为弥漫型和局灶型。子宫内膜弥漫异位在子宫平滑肌中者称为子宫腺肌症，子宫均匀增大；局灶性者称为腺肌瘤，子宫呈不规则增大，以子宫后壁多见，呈球形。切面可见增厚的子宫壁内散在大小不等的腔隙，可有血性或巧克力样液。镜下观，子宫肌壁内出现岛状分布的子宫内膜和间质膜，周围平滑肌细胞增生、肥大（图11-5，见书末彩图）。

（二）子宫外子宫内膜异位症

子宫外子宫内膜异位症最多见的是卵巢子宫内膜异位症，常见于卵巢表面，多为双侧，也可见于输卵管等部位。好发于青年女性与不孕症妇女。主要症状为痛经。异位的子宫内膜随月经周期变化，反复出血，在局部形成囊腔，称为子宫内膜异位囊肿。由于囊内含咖啡色样黏稠液体，故又称为巧克力囊肿。囊肿若继续增大可破裂，引起腹腔出血和周围组织粘连。镜下观，在囊壁内可见典型的子宫内膜腺体及间质（图11-6，见书末彩图）。

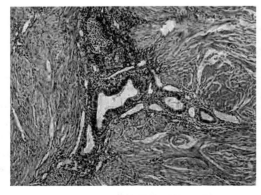

图11-5 子宫腺肌症（镜下观）
子宫肌层见多少不等的子宫内膜腺体和间质

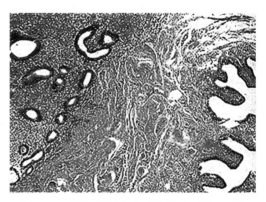

图11-6 输卵管子宫内膜异位症（镜下观）
可见典型的子宫内膜腺体和间质

四、乳腺增生症

乳腺增生症多见于30～40岁女性。目前认为本病的发生是卵巢内分泌失调，引起黄体素水平低下、雌激素水平升高导致乳腺实质和间质不同程度增生。本病的病理改变复杂多样、名称繁多，本节主要介绍两种需与肿瘤性病变相鉴别的病理类型。

（一）乳腺纤维囊性变

乳腺纤维囊性变是最常见的乳腺疾病，属非肿瘤性病变，多发于25～45岁的女性，其确切的发病机制尚未明了，推测与卵巢内分泌失调有关。病理变化以小叶末梢导管和腺泡扩张、间质纤维组织和上皮不同程度增生为特点，可分为增生型和非增生型两种。

1. 非增生型纤维囊性变

肉眼观，多为双侧，呈多灶小结节性分布，边界不清，病灶常呈囊状，大小不一，大的囊肿因含半透明浑浊的液体，外表面呈蓝色，故称为蓝顶囊肿（图11-7，见书末彩图）。镜下观，囊肿被覆的上皮可为柱状或立方上皮，但多数为扁平上皮，亦可上皮完全缺如，仅见纤维性囊壁。如囊肿破裂，内容物外溢进入周围的间质，可致炎症性反应和间质纤维组织增生，纤维化的间质进一步发生玻璃样变。囊肿上皮常可见大汗腺化生，细胞体积较大，胞质嗜酸性，细胞质的顶部可见典型的顶浆分泌小突起，形态和大汗腺的上皮相似（图11-8，见书末彩图）。

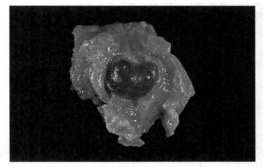

图 11-7　乳腺纤维囊性变（肉眼观）
可见病灶呈囊状，乳腺可触诊到不明原因的"肿块"

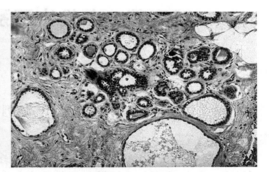

图 11-8　乳腺纤维囊性变（镜下观）
小导管和腺泡扩张，部分上皮呈乳头状增生，间质纤维组织增生

2. 增生性纤维囊性变

病变以囊肿形成、间质纤维组织增生以及末梢导管和腺泡上皮增生或伴有不典型增生为主要特征。由于细胞增生，使上皮层次增多，乳头形成并突入囊内，乳头顶部相互吻合而成筛状结构。若增生的上皮伴有不典型增生时，有演化为乳腺癌的可能，应视为癌前病变。

依据上皮增生程度的轻重不同分为：①轻度增生；②旺炽性增生；③非典型性增生；④原位癌。

★考点提示：乳腺纤维囊性变的病理分型及病变特点

（二）硬化性腺病

硬化性腺病（sclerosing adenosis）是增生性纤维囊性变的一种少见类型，主要病变是：①小叶末梢导管上皮、肌上皮和间质纤维组织增生；②小叶中央或小叶间的纤维组织增生；

③小叶腺泡受压、扭曲变形，但一般无囊肿形成；④若腺泡明显受挤压，管腔消失，则成为细胞条索，组织像似浸润性小叶癌。硬化性腺病一般认为与癌关系不大（图 11-9，见书末彩图）。

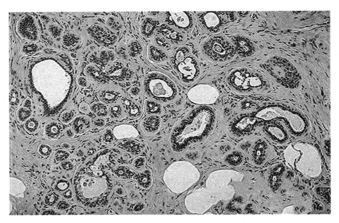

图 11-9　乳腺硬化性腺病（镜下观）
纤维间质中小导管增生

第二节　女性生殖系统和乳腺常见肿瘤

案例导入

案例回放：
　　李某，女，43 岁，已婚，子宫颈炎病史多年，反复不愈，近 3 月来有接触性出血，妇科检查见宫颈黏膜潮红、粗糙，部分呈乳头状突起，质脆易出血，有脓性白带伴特殊臭味。
思考问题：
　　1.本例最可能的疾病是什么？
　　2.若要明确诊断你认为应做何种检查？

一、子宫颈上皮内瘤变与子宫颈癌

（一）子宫颈上皮内瘤变

　　子宫颈上皮内瘤变（cervical intraepithelial neoplasia，CIN）是子宫颈上皮非典型增生和原位癌的统称。子宫颈上皮非典型增生属于癌前病变，表现为鳞状细胞异常增生，从基底细胞层开始，逐渐累及表层。根据非典型增生累及上皮的范围和程度，将 CIN 分为三级：CIN Ⅰ级相当于轻度非典型增生，异常增生的细胞局限于上皮全层的下 1/3；CIN Ⅱ级相当于中度非典型增生，异常增生的细胞累及上皮全层的下 1/3～2/3；CIN Ⅲ级包括重度非典型增生和原位癌，异常增生的细胞超过上皮全层的下 2/3 甚至上皮全层但尚未突破基膜

（表 11-1）。CIN 各级之间无明显界限，子宫颈上皮 CIN Ⅰ 和 CIN Ⅱ 不一定发展为 CIN Ⅲ 乃至浸润癌，经适当治疗多数 CIN 可逆转。大约 50％的 CIN 可自然消退，约 10％的 CIN Ⅰ需经 10 年以上经由 CIN Ⅱ 转变为 CIN Ⅲ。但随病变加重癌变可能性增加。约 20％的 CIN Ⅲ可在 10 年内发展为浸润癌（图 11-10，见书末彩图）。病变级别越高，其转化概率越高，所需时间越短。

CIN 多无自觉症状，肉眼观亦无特殊改变，子宫颈鳞状上皮和柱状上皮交界处是发病的高危部位，可利用碘液对可疑 CIN 处进行染色鉴别。正常子宫颈鳞状上皮因富含糖原，故对碘着色，如患处对碘不着色，提示有病变。此外，醋酸可使子宫颈有 CIN 改变的区域呈白色斑片状。如要确诊急需进一步进行脱落细胞学或组织病理学检查。

★考点提示：子宫颈上皮内瘤变的概念

表 11-1　宫颈鳞状上皮癌前病变分类

异性增生/原位癌	子宫颈上皮内瘤变	
子宫颈上皮异性增生Ⅰ级	CINⅠ	低级别
子宫颈上皮异性增生Ⅱ级	CINⅡ	低级别
子宫颈上皮异性增生Ⅲ级、原位癌	CINⅢ、原位癌	高级别

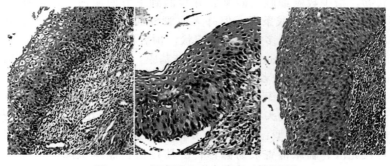

图 11-10　子宫颈上皮内瘤变（镜下观）
从左至右分别为 CINⅠ、Ⅱ、Ⅲ级

（二）子宫颈癌

子宫颈癌（carcinoma of the cervix）是女性生殖系统常见的恶性肿瘤之一。发病年龄多见于 40～60 岁，45 岁左右为高峰期。近年来，由于我国防癌普查以及妇科门诊常规宫颈脱落细胞学检查的开展，使许多癌前病变和早期癌得到早期防治，子宫颈癌的预后大为改善，死亡率也已明显降低，已成为可以治愈的恶性肿瘤之一。

子宫颈癌

1. 病因及发病机制

子宫颈癌的病因及发病机制目前尚不十分清楚，一般认为与早婚、多产、子宫颈裂伤、局部卫生不良和感染等多种因素有关，尤其与高危型人类乳头状瘤病毒（HPV）16、18、31 型和单纯疱疹病毒Ⅱ型（HSV-Ⅱ）的感染密切相关。

2. 类型及病理变化

子宫颈癌组织学类型主要为鳞状细胞癌，占 80％～95％，腺癌占 10％～20％，近年来其发病率有上升趋势。其他类型癌很少。

★考点提示：子宫颈癌的主要类型

（1）宫颈鳞状细胞癌　根据发展过程可分为原位癌、早期浸润癌及浸润癌。

①原位癌：指子宫颈上皮全层细胞发生异型增生，但癌细胞尚未突破基膜称为宫颈原位癌（图11-11，见书末彩图）。原位癌的癌细胞可由表面沿基膜通过宫颈腺口蔓延至子宫颈腺体内，取代部分或全部腺上皮，但仍未突破腺体的基膜，为原位癌累及腺体（图11-12，见书末彩图），仍属于原位癌范畴。

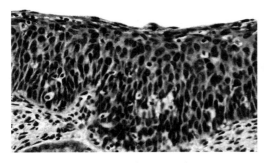 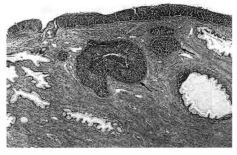

图 11-11　宫颈原位癌

细胞异型明显，累及全层，但尚未突破基膜

图 11-12　原位癌累及腺体

宫颈原位癌伸入腺体内，腺体基膜完整

②早期浸润癌：指少数癌细胞突破基膜并浸润到下方间质内，浸润深度不超过基膜下5mm，形成不规则的癌细胞巢或条索，但并无血管浸润和淋巴道转移。原位癌和早期浸润癌都属早期癌，肉眼不能判断，多数无明显症状，预后良好。

③浸润癌（invasive carcinoma）：癌细胞突破基膜，向间质内浸润性生长，浸润深度超过基膜下 5mm，并伴有临床症状者。肉眼观，可分为四型。a.糜烂型；病变处黏膜呈红色颗粒状，质脆，触之易出血。组织学上多属原位癌和早期浸润癌；b.外生菜花型：癌组织主要向子宫颈表面生长，形成乳头状或菜花状突起，表面常有出现坏死和浅表溃疡（图11-13，见书末彩图）；c.内生浸润型：癌组织主要向子宫颈深部浸润生长，导致宫颈前后唇增厚变硬，表面常较光滑。临床检查极易漏诊；d.溃疡型：癌组织除向深部浸润外，表面同时有大块坏死脱落，形成溃疡，状似火山口（图11-14，见书末彩图）。

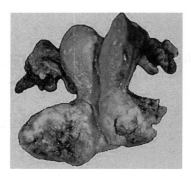 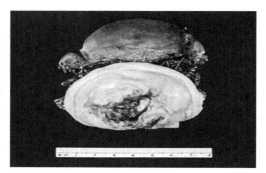

图 11-13　子宫颈癌

（外生菜花型，肉眼观）

表面呈菜花状突起，局部出血坏死

图 11-14　子宫颈癌（溃疡型，肉眼观）

病变局限于宫颈，肿瘤呈黄褐色

镜下观，按分化程度分三型。a.高分化鳞癌：约占 20%，癌细胞主要为多角形，有明显的角化珠形成；b.中分化鳞癌：约占 60%，癌细胞主要为大梭形或卵圆形，无明显角化，核分裂象和细胞异型性较明显；c.低分化鳞癌：约占 20%，癌细胞多呈小梭形，似基底细胞，异型性和核分裂象都很明显。

（2）子宫颈腺癌　癌细胞起源于子宫颈管黏膜上皮和腺体。肉眼观，形状与鳞癌无明显区别。镜下观，大多数为高分化或中分化腺癌。腺癌对化疗、放疗敏感性较差，转移早，预后差。

3. 扩散及转移

子宫颈癌主要扩散途径为直接蔓延和淋巴道转移，血道转移较少。

（1）直接蔓延　子宫颈癌向上浸润破坏整个子宫颈段，但很少侵犯子宫体；向下浸润可累及阴道穹隆及阴道壁；向两侧侵入输尿管、阔韧带、子宫旁及盆腔壁组织，肿瘤可压迫输尿管引起肾盂积水和肾衰竭，是患者死亡的主要原因。晚期可侵犯膀胱和直肠（图 11-15，见书末彩图）。

（2）淋巴道转移　是子宫颈癌最重要和最常见的转移途径。癌组织首先通过子宫颈旁淋巴结，依次转移至闭孔、髂内、髂外淋巴结，然后转移至髂总、深腹股沟或骶前淋巴结，晚期可转移至锁骨上淋巴结。

（3）血道转移　很少见，晚期可转移至肺、骨、肝等处。

★考点提示：子宫颈癌的扩散方式

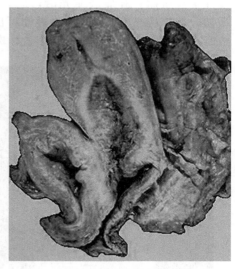

图 11-15　子宫颈癌直接蔓延（肉眼观）
癌组织向前累及膀胱，向后侵及直肠

4. 临床病理联系

早期多无自觉症状，与慢性宫颈炎不易区别，检查时可仅见局部黏膜粗糙，临床表现主要为接触性出血，阴道排液增多。晚期癌组织破溃、坏死、继发感染，有特殊臭味白带排出。癌组织浸润、压迫盆腔内神经，可出现下腹部及腰骶部疼痛。当癌组织侵犯膀胱及直肠时，可引起尿路梗阻、子宫膀胱瘘和子宫直肠瘘。

知识拓展

子宫颈癌临床分期

0 期：原位癌（CIN Ⅲ）。

Ⅰ 期：肿瘤已浸润间质，但局限于宫颈。

Ⅱ 期：肿瘤扩散到宫颈旁组织，但未达骨盆壁或阴道下 1/3。

Ⅲ 期：肿瘤扩展到骨盆壁或阴道下 1/3。

Ⅳ 期：肿瘤侵犯直肠壁或膀胱，或远处转移。

临床分期可以较好地描述肿瘤的严重程度和受累范围，了解疾病的程度，从而制定相应的治疗计划，了解疾病的预后和转归。

二、子宫平滑肌瘤

子宫平滑肌瘤（leiomyoma of uterus）是女性生殖系统最常见的良性肿瘤。育龄期妇女性的发病率可高达 40%。其发病有一定的遗传倾向，并与体内雌激素水平增高有关。多数肿瘤绝经期后可逐渐萎缩。

1. 病理变化

肉眼观，多数肿瘤发生于子宫肌层，可位于黏膜下、浆膜下、子宫腔或子宫颈口。肌瘤大小不一，小者仅镜下可见，大者直径可超过30cm。单发或多发，多者达数十个，称多发性子宫肌瘤。肿瘤表而光沿，边界清楚，无包膜（图11-16，见书末彩图）。切面灰白，质韧，编织状或旋涡状。有时肿瘤可出现透明、黏液变性或钙化。当间质血管内有血栓形成时，肿瘤局部可发生梗死、出血，肉眼呈暗红色，称红色变性（图11-17，见书末彩图）。

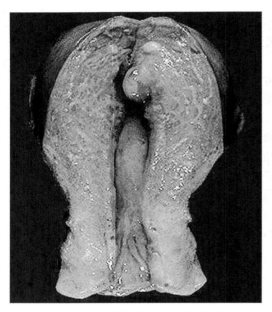

图 11-16　子宫平滑肌瘤（肉眼观）
可见子宫肌层、黏膜下有大小不等的结节状肿物

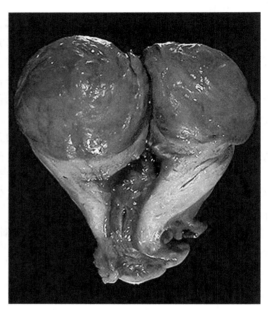

图 11-17　子宫肌瘤红色变性（肉眼观）

镜下观，瘤细胞与正常子宫平滑肌细胞相似，梭形，核呈长杆状，两端钝圆，束状或旋涡状排列，核分裂象少见，与周闱正常平滑肌界限清楚。平滑肌瘤极少发生恶变，如肿瘤组织出现坏死，边界不清且细胞异型及核分裂增多时，应考虑为平滑肌肉瘤。

2. 临床病理联系

与肌瘤位置及大小有关。主要的症状是由于黏膜下肌瘤引起的出血或压迫膀胱引起的尿频。血流阻断可引起突发性疼痛，其次平滑肌瘤可导致自然流产、胎儿先露异常和绝经后流血。

> **知识拓展**
>
> **子宫疾病的预防**
>
> （1）积极采取预防措施　积极防治子宫颈慢性疾病，减少或消除致癌因素，提倡晚婚少育。加强防癌宣传，定期妇科普查，争取做到早发现、早诊断和早治疗。
>
> （2）健康教育　加强经期保健，注意经期卫生，注意护理外阴部，防止交叉感染，观察痛经、月经量、颜色等。

三、滋养层细胞疾病

案例导入

案例回放：

患者，女，26 岁，已婚，孕 1 产 0，平素月经规律，末次月经 2008 年 3 月 6 日，停经 61 天，为确定胎囊发育是否正常到医院就诊。妇科超声：宫腔内弱强回声，5.6cm×5.5cm×5.0cm，其内可见较多小囊泡样回声。血人绒毛促性腺激素明显升高。妇科检查：宫颈轻度紫蓝着色，子宫增大如孕 12 周大小。

思考问题：

1. 本例最可能的疾病是什么？
2. 滋养层细胞疾病有哪几种疾病？它们之间的区别是什么？

滋养层细胞疾病（gestational trophoblastic disease，GTD）是一组以滋养层细胞异常增生为特点的疾病，包括葡萄胎、侵袭性葡萄胎、绒毛膜癌等。

（一）葡萄胎

葡萄胎（hydatidiform mole）又称水泡状胎块，是以胎盘绒毛间质高度水肿、滋养层细胞呈不同程度增生为特征的一种良性病变。多见于 20 岁以下及 40 岁以上的女性，这可能与卵巢功能不足或衰退有关。我国的发病率约为 1/150 次妊娠。临床主要表现为闭经或阴道排出水泡状物。分为完全性葡萄胎和部分性葡萄胎两种。

★**考点提示：葡萄胎的概念**

1. 病因和发病机制

病因未明，经染色体研究表明，80% 以上完全性葡萄胎为 46XX，可能在受精时，父方的单倍体精子 23X 在丢失了所有的母方染色体的空卵中自我复制而成纯合子 46XX。其余 10% 的完全性葡萄胎为空卵在受精时和两个精子结合（23X 和 23Y），染色体核型为 46XY。提示完全性葡萄胎均为男性遗传起源（图 11-18），缺乏卵细胞的染色体，故胚胎不能发育。部分性葡萄胎染色体核型为三倍体（80% 为 69，XXY，其余为 69，XXX 或 69，XYY），这可能为一个正常卵子与双精子结合或第一次减数分裂失败的精子与正常卵结合受精。可出现胎儿或胎膜发育。

2. 病理变化

肉眼观，多数葡萄胎发生在子宫内，病变局限于宫腔内，不侵入肌层。少数病例也可发生于子宫外的异位妊娠部位。完全性葡萄胎所有绒毛水肿，形成直径数毫米至 2cm 的大小不等、壁薄含清亮液体的葡萄状结构（图 11-19，见书末彩图），无胎儿和胎盘。部分性葡萄胎可见部分绒毛呈葡萄状结构，仍保留部分正常绒毛，伴有或不伴有胎儿及其附属器官。

镜下观，葡萄胎有三个特点：①绒毛间质高度水肿；②滋养层细胞出现不同程度的增生，增生的细胞包括不同比例混合存在的有轻度异型的合体滋养层细胞和细胞滋养层细胞；③绒毛间质内血管减少或消失（图 11-20，见书末彩图）。完全性葡萄胎呈弥漫性改变。部分性葡萄胎则为局灶性改变，部分绒毛水肿，滋养细胞常为局灶性或轻度增生，有时还可见胎儿成分。滋养层细胞增生为葡萄胎的重要特征。细胞滋养层细胞位于绒毛内层，呈立方或多边形，胞质淡染，核圆形居中，染色质疏松；合体滋养层细胞位于绒毛外层，细胞体积大而不规则，胞质嗜酸性，多核，核深染。

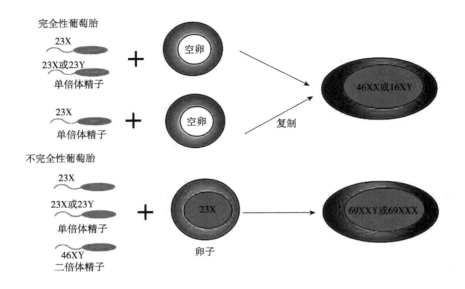

图 11-18　葡萄胎发病机制示意图

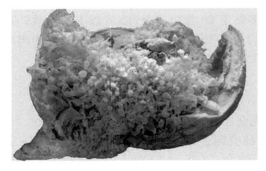

图 11-19　葡萄胎（肉眼观）
绒毛水肿，形成壁薄含透亮液体的成串囊泡，状似葡萄

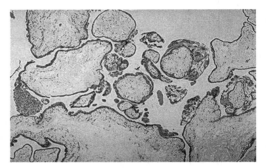

图 11-20　葡萄胎（镜下观）
绒毛间质水肿，滋养层细胞增生，间质血管消失

3. 临床病理联系

　　多数患者在妊娠 11～25 周出现症状。由于水泡状胎块充满宫腔，致子宫明显增大，超出相应月份正常妊娠子宫体积，但听不到胎心，也无胎动。滋养层细胞侵袭血管能力较强，致使患者停经后发生不规则阴道流血，偶可自然排出葡萄状组织。因滋养层细胞高度增生，产生大量绒毛膜促性腺激素（HCG），使血清、尿中 HCG 明显增高，是诊断葡萄胎的重要指标。超声检查可进一步明确诊断。经彻底刮宫后 80%～90% 葡萄胎患者可痊愈。约 10% 患者可发展为侵袭性葡萄胎，2%～3% 可恶变为绒毛膜癌。对葡萄胎患者在彻底刮宫后必须连续监测血及尿中 HCG 水平，密切随访观察。

（二）侵袭性葡萄胎

　　侵袭性葡萄胎指葡萄胎组织侵入子宫肌层甚至子宫外组织，甚至经血管栓塞至阴道、肺和脑等远隔器官，是介于葡萄胎和绒毛膜癌之间的交界性肿瘤，又称恶性葡萄胎。

1. 病理变化

肉眼观，水泡状绒毛局限性浸润子宫肌层，造成出血、结节性坏死。镜下观，在子宫肌壁内可见完整的水泡状绒毛，滋养层细胞增生、浸润，细胞异型性显著，绒毛间质水肿。有无线毛结构是侵袭性葡萄胎与绒毛膜癌的主要区别。

2. 临床病理联系

临床上，多次清宫后，患者血、尿 HCG 持续阳性，阴道持续或间断性不规则出血。若滋养层细胞侵入血管，可经血道转移至肺、脑等器官，或转移至阴道壁或外阴等处，形成转移结节。因侵袭性葡萄胎刮宫不易清除，需进行化学药物治疗，治疗效果较好。即使已有转移，经综合治疗也多能治愈，仅少数有复发。

★考点提示：**葡萄胎和侵袭性葡萄胎的区别**

（三）绒毛膜癌

绒毛膜癌（choriocarcinoma）简称绒癌，是一种来源于胎盘绒毛滋养层上皮的具有高度侵袭性的恶性肿瘤，少数可发生于性腺或其他组织的多潜能细胞。多数绒毛膜癌的发生与妊娠有关，其中 50％继发于葡萄胎，25％继发于自然流产，20％发生于正常分娩后，5％发生于早产和异位妊娠等。其特点是滋养层细胞高度增生，不形成绒毛或水泡状结构，肿瘤广泛侵入子宫肌层或转移至其他脏器及组织。发病年龄以 20 岁以下和 40 岁以上女性居多，发病原因不清。

1. 病理变化

肉眼观，肿瘤呈结节状，单个或多个，暗红色或蓝紫色，形似血肿，可位于子宫不同部位，常深藏在子宫壁内，大者可突入宫腔，破溃时形成溃疡。镜下观，癌组织中无绒毛结构（可鉴别侵袭性葡萄胎），肿瘤由分化不良的细胞滋养层细胞及合体滋养层细胞构成，细胞异型显著，呈巢状或条索状排列，常见核分裂象。肿瘤常广泛侵犯子宫壁肌层，病灶周围常有大片出血、坏死（图 11-21，见书末彩图）。癌细胞不形成绒毛和水泡状结构，这一点和侵袭性葡萄胎明显不同。

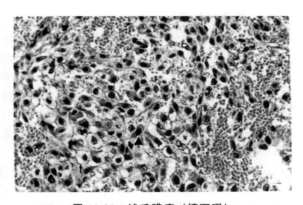

图 11-21　绒毛膜癌（镜下观）

细胞滋养层细胞及合体滋养层细胞高度增生，异型明显，呈团片状排列，不含血管和间质，组织中未见绒毛

2. 扩散与转移

绒毛膜癌侵袭血管的能力极强，主要通过血道转移，以肺和阴道壁最为多见，其他转移部位脑、肝、肾和肠等。绒毛膜癌恶性度高，早期即可发生转移，但化疗效果好，可明显降低死亡率，甚至可治愈后正常妊娠。

3. 临床病理联系

绒毛膜癌患者多在发生葡萄胎或正常妊娠数月甚至数年后，出现阴道持续不规则流血，子宫增大。因癌细胞产生和分泌 HCG，故患者血、尿 HCG 水平明显升高。当癌组织穿透子宫壁，可引起腹腔内大出血。发生肺、脑、肝、肾等器官转移时，可出现相应的临床症状，如咯血、头痛、呕吐、瘫痪等。

★考点提示：**侵袭性葡萄胎和绒毛膜癌的区别**

妊娠滋养层细胞疾病的预防

卵子发育不成熟或老化，是形成葡萄胎重要原因。因此，葡萄胎多发生于年龄小于 20 岁或大于 40 岁的女性。有多次流产经历的女性也是葡萄胎的高位人群。临床上如何预防和治疗葡萄胎？主要注意如下两点。

(1) 积极采取预防措施　计划生育、减少流产，水泡状胎块彻底治愈等。

(2) 健康教育　应做好宣教工作，帮助患者解除思想顾虑，正视疾病，积极配合治疗，定期检查和随访。

四、卵巢肿瘤

(一) 卵巢上皮性肿瘤

卵巢肿瘤是常见女性生殖系统肿瘤之一，按组织来源可分为三类。①上皮性肿瘤：主要包括浆液性肿瘤、黏液性肿瘤、子宫内膜样肿瘤等；②生殖细胞肿瘤：主要包括畸胎瘤、无性细胞瘤、内胚窦瘤及绒毛膜癌；③性索间质肿瘤：包括颗粒细胞-卵泡膜细胞瘤及支持-间质细胞瘤。卵巢上皮性肿瘤又是最常见的卵巢肿瘤，多数来源于卵巢的表面上皮，以囊腺瘤最为多见，主要包括浆液性和黏液性两种，依生物学行为又可分为良性、交界性和恶性三种。

1. 浆液性肿瘤

(1) 浆液性囊腺瘤　是卵巢肿瘤中最常见的一种，好发于 30～40 岁，单侧居多，也可双侧发生（约占 15%）。肉眼观，肿瘤直径一般为 5～10cm，圆形或卵圆形，表面光滑；切面为单房或多房，内壁光滑，囊内充满清亮浆液，偶可混有黏液。多房者，内壁多有乳头形成，乳头较宽，细胞无异性，称为浆液性乳头状囊腺瘤。镜下观，囊内壁衬以单层立方或矮柱状上皮，有纤毛。约 25% 的乳头状囊腺瘤间质内可见钙盐沉积形成砂粒体。浆液性囊腺瘤的恶变率为 35%，有乳头形成者可达 50%（图 11-22，见书末彩图）。

★**考点提示：浆液性囊腺瘤的病变特点**

(2) 交界性浆液性囊腺瘤　约占卵巢浆液性肿瘤的 10%，34% 为双侧发生。其形态结构和生物学行为介于良、恶性浆液性囊腺瘤之间。肉眼观，与良性浆液性乳头状囊腺瘤相似，但切面乳头较多，常布满整个囊内壁。镜下观，主要表现为上皮细胞层次增多，可达 2～3 层，细胞有一定异型性，核分裂象增多，有或无间质浸润。交界性浆液性囊腺瘤 10 年生存率为 75%～95%。有腹腔转移者预后差。

(3) 浆液性囊腺癌　约占卵巢癌的 1/3，为卵巢恶性肿瘤中最常见的类型，晚期肿瘤多见于双侧卵巢，可能为肿瘤通过种植性转移至对侧卵巢所致。患者年龄以 40～60 岁最多。

肉眼观，肿瘤直径为 5～30cm，表面

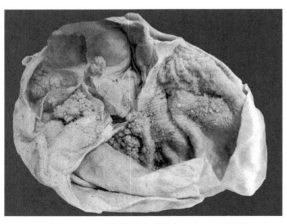

图 11-22　卵巢浆液性囊腺瘤（肉眼观）
呈囊性，囊内壁有乳头状突起

光滑或有乳头状突起，多数为多囊性，囊内含混浊液体，乳头状物多为实性菜花状，灰白色，质脆，常侵犯包膜并有出血坏死。镜下观，细胞有明显异型性，核分裂象常见，乳头分支多或呈实心团块，上皮细胞增生多呈 3 层以上，伴有明显的破坏性间质浸润，砂粒体较多见。

临床上早期可无自觉症状，因其生长较快，短期内下腹部可触及到肿块。有外生乳头的良性及交界性肿瘤都可以有盆腔或腹腔腹膜的种植。70%以上浆液性囊腺癌患者在就诊时已出现转移。

2. 黏液性肿瘤

（1）黏液性囊腺瘤　此型较浆液性肿瘤少见，约占所有卵巢肿瘤的 25%，多数为单侧，其中 85%是良性和交界性，其余为恶性。发病年龄与浆液性肿瘤相同。

肉眼观，肿瘤圆形或卵圆形，表面光滑，发现时直径 15～30cm，多由多个大小不一的囊腔组成，腔内充满胶冻状富于糖蛋白的黏稠液体。囊内壁光滑，乳头少见（图11-23，见书末彩图）。镜下观，囊腔被覆单层高柱状上皮，核位于细胞基底部，胞质充满黏液，无纤毛。交界性肿瘤含有较多乳头结构，细胞层次增多，一般不超过三层，核轻至中度异型，无间质和被膜浸润。间质为纤维结缔组织。良性及交界性黏液性囊腺瘤偶尔可自行穿破，使黏液性上皮种植于腹膜上继续生长并分泌黏液，形成腹膜假黏液瘤。

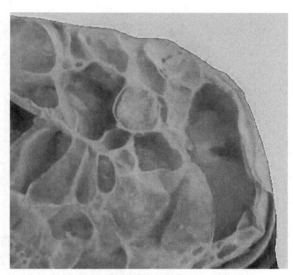

图 11-23　卵巢黏液性囊腺瘤（肉眼观）
肿瘤呈囊状，多房性，内含胶冻样黏液

临床主要表现为腹胀或下腹部触到肿块，发展较慢。较大的肿瘤常有蒂，易发生蒂扭转而致出血、坏死，出现急性腹痛的症状。

★考点提示：黏液性囊腺瘤的病变特点

（2）黏液性囊腺癌　发病年龄多在 40～60 岁。肉眼观，肿瘤呈囊性或囊实性，常与周围器官粘连，多为多房性伴有实性区域，实性区为灰白色或质松脆的乳头状结构，常伴出血坏死。镜下观，肿瘤形成复杂的腺体和乳头结构，可有出芽、搭桥及实性巢状区，上皮细胞多超过 3 层，异型性明显，病理核分裂象易见。间质较少，可见包膜及间质浸润。

卵巢黏液性囊腺癌可直接蔓延至阔韧带、输卵管和子宫，浸润包膜的癌细胞也可脱落至腹腔或沿淋巴管扩散，可转移至盆腔、腹腔、器官表面、腹膜、大网膜、阑尾及对侧卵巢等。

（二）卵巢生殖细胞肿瘤

来源于生殖细胞的肿瘤约占卵巢肿瘤的 25%。儿童和青春期卵巢肿瘤中有 60%为生殖细胞肿瘤，绝经后少见。由原始性生殖细胞构成的肿瘤称无性细胞瘤；如原始生殖细胞向胚胎体壁细胞方向分化则形成畸胎瘤；向胚外组织分化，瘤细胞和胎盘的间充质细胞或它的前身相似，称作卵黄囊瘤。

1. 畸胎瘤

畸胎瘤来源于原始生殖细胞，具有向体壁细胞分化的潜能，大多数畸胎瘤含有至少两个或三个胚层组织成分。

（1）成熟畸胎瘤　是最常见的生殖细胞肿瘤，好发于 20～30 岁女性。

肉眼观，肿瘤呈囊性，内含皮脂样物，囊壁上可见头节，表面附有毛发，可见牙齿（图 11-24，见书末彩图）。镜下，由三个胚层的各种成熟组织构成，常见皮肤、毛囊、汗腺、脂肪、肌肉、骨、软骨、呼吸道上皮、消化道上皮、甲状腺和脑组织等（图 11-25，见书末彩图）。以表皮和附件组成的单胚层畸胎瘤称为皮样囊肿（dermoid cysts）。畸胎瘤约 1% 可发生恶性变，多发生在老年女性，75% 为鳞状细胞癌。

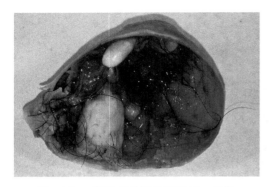

图 11-24　卵巢成熟囊性畸胎瘤，又称"皮样囊肿"（肉眼观）
肿瘤呈囊性，囊壁附有牙齿、毛发

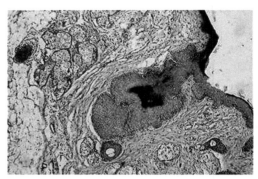

图 11-25　成熟性囊性畸胎瘤（镜下观）
瘤组织内可见皮脂腺、毛囊和角化物等

（2）未成熟性畸胎瘤　未成熟性畸胎瘤占 20 岁以下女性所有恶性肿瘤的 20%，随年龄的增大，发病率逐渐减少。在肿瘤组织中可查见未成熟组织。

肉眼观，未成熟性畸胎瘤多呈实体分叶状，内含数量不等的小囊腔。实体区域常可见未成熟的骨或软骨组织。镜下观，背景与成熟性畸胎瘤的组织结构相似，可见幼稚的神经组织构成的原始神经管和菊形团，偶可见神经母细胞瘤的成分，常见未成熟的骨或软骨组织。肿瘤预后和分化程度有关。

2. 无性细胞瘤

卵巢无性细胞瘤是由未分化、多潜能原始生殖细胞组成的恶性肿瘤，如果该肿瘤发生在睾丸则称为精原细胞瘤。多数患者发病年龄在 10～30 岁，多发生于单侧，发生于隐睾的概率较正常位睾丸高几十倍。本瘤属低度恶性。无性细胞瘤仅占卵巢恶性肿瘤的 2%，而精原细胞瘤则是睾丸最常见的肿瘤。

肉眼观，多数肿瘤体积较大，质实，表面结节状。切面质软，呈鱼肉样（图 11-26，见书末彩图）。镜下观，细胞体积大而一致，细胞膜清晰，胞质空亮，充满糖原，细胞核居中，有 1～2 个明显的核仁，核分裂多见。瘤细胞排列成巢状或条索状。瘤细胞巢周围的纤维间隔中常有淋巴细胞浸润，并可有结核样肉芽肿结构。约 15% 的无性细胞瘤含有和胎盘合体细胞相似的合体细胞滋养层成分。肿瘤细胞胎盘碱性磷酸酶阳性可有助于确诊。

无性细胞瘤对放疗和化疗敏感，五年生存率可达 80% 以上。晚期主要经淋巴道转移至髂部和主动脉旁淋巴结。

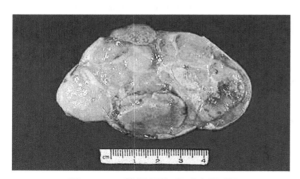

图 11-26　精原细胞瘤（肉眼观）
右侧是残留正常睾丸的少量边缘。肿块质软、棕褐色、分叶状

3. 胚胎性癌

胚胎性癌主要发生于 20～30 岁的青年人，比无性细胞瘤更具有浸润性，是高度恶性的肿瘤。

肉眼观，肿瘤体积小于无性细胞瘤，切面肿瘤边界不清，可见出血和坏死。镜下观，肿瘤细胞排列成腺管、腺泡或乳头状，分化差的细胞则排列成片状。肿瘤细胞形态呈上皮样，细胞大，显着异型，细胞之间界限不清，细胞核大小形态不一，核仁明显，常见核分裂象和瘤巨细胞。若伴有畸胎瘤、绒毛膜癌和卵黄囊瘤成分，应视为混合性肿瘤。

4. 卵黄囊瘤

卵黄囊瘤又称内胚窦瘤，因形态结构和小鼠的胎盘结构相似而得名，多发生于 30 岁以下妇女，是婴幼儿生殖细胞肿瘤中最常见的类型，生物学行为呈高度恶性。

肉眼观，肿瘤体积一般较大，结节分叶状，边界不清。切面灰黄色，呈实体状，局部可见囊腔形成，可有局部出血坏死。镜下可见多种组织形态：①疏网状结构，是最常见的形态，相互交通的间隙形成微囊和乳头，内衬立方或扁平上皮，背景呈黏液状。②S-D（Schiller-Duval）小体，由含有肾小球样结构的微囊构成，中央有纤维血管轴心。免疫组织化学显示肿瘤细胞 AFP 和 α1-抗胰蛋白酶阳性。③多泡性卵黄囊结构，形成与胚胎时期卵黄囊相似大小不等的囊腔，内衬扁平上皮、立方上皮或柱状上皮，囊之间为致密的结缔组织。④细胞外嗜酸性小体也是常见的特征性结构。

（三）卵巢性索间质肿瘤

卵巢性索间质肿瘤起源于原始性腺中的性索和间质组织。女性的性索间质细胞可各自形成女性的颗粒细胞瘤和卵泡膜细胞瘤，男性则形成支持细胞瘤和间质细胞瘤，亦可混合构成颗粒-卵泡膜细胞瘤或支持-间质细胞瘤。卵泡膜细胞和间质细胞可分别产生雌激素和雄激素，故患者常有内分泌功能改变。

1. 颗粒细胞瘤

颗粒细胞瘤是伴有雌激素分泌的功能性肿瘤，属于低度恶性肿瘤，可发生局部扩散。肉眼观，颗粒细胞瘤体积较大，呈囊实性。肿瘤部分区呈黄色，为含脂质的黄素化颗粒细胞，间质呈白色，常伴发出血（图 11-27，见书末彩图）。镜下观，瘤细胞椭圆形或多角形，均匀一致地排列成弥漫型、梁索状、岛屿状结构，细胞体积较小，胞质少，有核沟，呈咖啡豆样外观。分化好的瘤细胞常围绕一腔隙，排列成卵泡样的结构，中央为粉染的蛋白液体或退化的细胞核，称为 Call-Exner 小体。

2. 卵泡膜细胞瘤

卵泡膜细胞瘤是伴有雌激素分泌的良性功能性肿瘤，多数患者有雌激素增多体征，通常表现为月经不调和乳腺增生，多发生于绝经后妇女。肉眼观，肿瘤呈实体状，切面色黄，因肿瘤细胞含脂质所致。镜下观，瘤细胞由成束的短梭形细胞构成，核卵圆形，胞质含脂质丰富，呈空泡状。玻璃样变的胶原纤维可将瘤细胞分割成巢状。瘤细胞黄素化时，细胞大而圆，核圆居中，与黄体细胞相像，称为黄素化的卵泡膜细胞瘤。

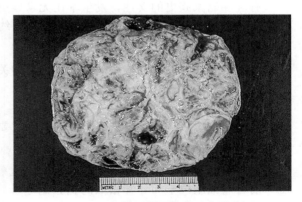

图 11-27　卵巢颗粒细胞瘤（肉眼观）
肿瘤部分区呈白色，伴出血，切面呈杂色

（四）支持-间质细胞瘤

支持-间质细胞瘤主要发生于睾丸，较少发生在卵巢，任何年龄均可发病，多发于年轻育龄期妇女。此瘤可分泌雄激素，若大量分泌可表现为男性化。

肿瘤多为单侧发生，呈实体结节分叶状，色黄或棕黄。镜下观，由支持细胞和间质细胞按不同比例混合而成。高分化的肿瘤手术切除可治愈，低分化的肿瘤可复发或转移。

五、乳腺癌

案例导入

案例回放：

女性，50岁。已婚育，绝经后一年。一年前左乳外上象限发现一质硬无痛性肿块，直径约2.0mm，稍微活动。未诊治。肿块渐大、渐硬，半年前出现乳头内陷并固定。2个月前出现左乳皮肤红、肿、热、痛，左乳头可挤出少许褐色液体。

思考问题：

1. 该病的可能诊断是什么？
2. 乳腺癌的病理类型有哪些？

乳腺癌（carcinoma of the breast）是起源于乳腺导管上皮和腺泡上皮的恶性肿瘤。常见于40～60岁的女性，据统计，在我国部分大城市乳腺癌已跃居女性恶性肿瘤的第一位，偶可发生于男性，预后较差。肿块多位于乳腺外上象限，其次在乳腺中央区和其他象限。

（一）病因及发病机制

乳腺癌病因及发病机制目前尚未完全阐明，可能与下列因素有关。

1. 雌激素长期作用

目前认为乳腺癌的发生与雌激素水平过高，引起乳腺导管上皮增生有关。也有人认为乳腺癌的发生与雌激素和孕激素的平衡失调关系更为密切。

2. 遗传因素

有乳腺癌家族史的女性，发生率比无家族史的女性高2～3倍，研究表明约20%的遗传性乳腺癌患者中可查见突变的 *BRCA1* 基因（约占所有乳腺癌的3%）。

3. 环境因素

与环境和长时间大量接触放射线等因素相关。

（二）分类及病理变化

乳腺癌组织结构非常复杂，类型较多，主要分为非浸润性癌和浸润性癌两类。

1. 非浸润性癌

非浸润性癌分为导管内原位癌和小叶原位癌，两者均来自终末导管小叶单位的上皮细胞。前者瘤细胞位于和导管相似的扩张的小叶，不见小叶结构；后者瘤细胞充满轻度扩张的小叶腺泡，小叶结构尚存。二者均未突破基膜向间质浸润。

（1）导管内原位癌　占乳腺癌的15%～30%，可发生于各级导管。癌细胞局限于扩张的导管内，管壁基膜完整。肉眼观，肿块小，边界较清楚，质软、切面呈灰白或灰黄色。部分癌组织中央可发生坏死，挤压出粉刺样物，称为粉刺癌。镜下观，癌细胞在扩张的导管内排列成实性团块，其中央常出现坏死，是导管内原位癌的特征性变化，常作为确诊的依据。经活检证实的导管内原位癌如不经任何治疗，20 年后，约 30％ 可发展为浸润癌。转变为浸润癌的概率与组织类型有关，粉刺癌远远高于非粉刺型导管癌。

（2）小叶原位癌　癌细胞局限于乳腺小叶末梢导管和腺泡内，增生的癌细胞未突破基膜。肉眼观，无明显肿块，常在乳腺切除标本中偶然发现。镜下观，小叶结构紊乱，肿瘤细胞大小形状较为一致，核圆形或卵圆形，呈实体排列，充满管泡（图 11-28，见书末彩图）。25％～30％ 可发展为浸润癌。手术切除预后好。一般无癌细胞坏死，亦无间质的炎症反应和纤维组织增生。小叶原位癌发展为浸润性癌的概率和导管内原位癌相似。

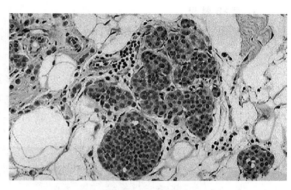

图 11-28　乳腺小叶原位癌（镜下观）
由末端乳腺导管与腺泡内的瘤性细胞增生形成，瘤细胞小而圆

2. 浸润性癌

（1）浸润性导管癌　是乳腺癌最常见的类型，约占乳腺癌的 70％。由导管内癌突破基膜向间质浸润发展而来。肉眼观，肿块常单发，无包膜，呈树根状浸润性生长，切面灰白质硬，有砂粒感。当癌组织侵及乳头并伴有大量纤维组织增生时，由于癌周增生的纤维组织收缩，可导致乳头下陷。如癌组织阻塞真皮内淋巴管，可致局部皮肤水肿，而毛囊汗腺处皮肤相对凹陷，呈橘皮样外观。晚期乳腺癌形成巨大肿块，向周围组织浸润，可形成多个卫星结节。若癌组织穿透皮肤，可在乳房表面形成溃疡。镜下观，根据瘤实质与间质的比例可分为以下几种。①单纯癌：实质与间质的比例大致相等（图 11-29，见书末彩图）；②硬癌：实质少，间质成分多而致密，质硬；③不典型髓样癌：实质成分多，间质少，间质中无淋巴细胞浸润。

（2）浸润性小叶癌　少见，小叶原位癌的癌细胞突破基膜向间质浸润。临床可触及明显肿块。肉眼观，肿块边界不清，灰白，质韧似橡皮样。镜下观，典型者癌细胞呈列兵样单行线状浸润于纤维间质中，或环状排列于正常导管周围，细胞小而一致。预后较差（图 11-30，见书末彩图）。

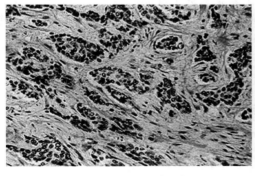

图 11-29　乳腺单纯癌（镜下观）
癌细胞呈团块状排列，瘤实质和间质大致相等

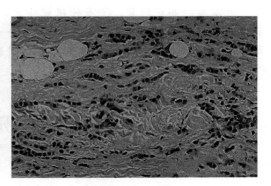

图 11-30　浸润性小叶癌（镜下观）
纤维间质中可见浸润性小叶癌癌细胞列兵样排列的特征性病变

3. 特殊类型癌

类型繁多，组织结构特殊，如髓样癌、黏液癌、Paget病、大汗腺癌等。

★考点提示：乳腺癌的病理分型及病变特点

（三）扩散

1. 直接蔓延

乳腺癌可向乳腺周围组织浸润，累及胸肌、筋膜、胸壁、乳头甚至肋骨。

2. 转移

（1）淋巴道转移　是乳腺癌最常见的转移途径，首先转移到同侧腋窝淋巴结，晚期可转移到锁骨下淋巴结，继而逆行转移至锁骨上淋巴结。肿块位于乳腺内上象限时，癌细胞可经乳内动脉旁淋巴结转移至纵隔淋巴结。

（2）血道转移　晚期患者癌细胞可侵入体静脉，转移至肺、骨、肝、脑等处，形成转移癌结节。

★考点提示：乳腺癌的转移方式

（四）临床病理联系

早期常无明显症状，或仅为无痛性肿块。晚期症状与浸润范围有关，若肿块位于乳头下方，因有大量纤维组织增生并牵拉乳头，可致乳头内陷。若癌细胞阻塞乳腺真皮层淋巴管，致使淋巴回流受阻可引起局限性皮肤水肿，导致肿块所在部位的皮肤呈橘皮样外观（图11-31，见书末彩图）。

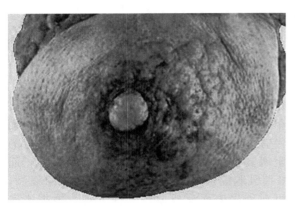

图 11-31　乳腺癌（肉眼观）
乳头凹陷，肿块表面皮肤呈橘皮样外观

> **知识拓展**
>
> 简单乳腺癌自检
>
> 手法触诊是发现乳腺癌最有效的方法，定期进行自我检查，发现肿块后进行针吸细胞学检查可及时确定诊断。钼靶X线照相可早期发现乳腺癌。
>
> 乳腺癌的高危因素：①有肿瘤家族史，尤其是家族中有乳腺癌史；②未哺乳或哺乳不正常；③终身未生育或高龄生育；④一侧已患乳腺癌；⑤月经初潮早于13岁，绝经年龄迟于55岁；⑥营养过剩，中年后明显肥胖。

第三节　男性生殖系统疾病及肿瘤

一、前列腺增生症

良性前列腺增生又称结节状前列腺增生或前列腺增生，以前列腺上皮和间质增生为特征，发生与激素平衡失调有关。由于增生多发生在前列腺的内区、移行区和尿道周围区，尿道受压而产生尿道梗阻或尿流不畅。前列腺增生症是 50 岁以上男性的常见疾病，发病率随年龄的增加而递增。

肉眼观，呈结节状，颜色和质地与增生的成分有关，以腺体增生为主的呈淡黄色，质地较软，切面可见大小不一的蜂窝状腔隙，挤压可见乳白色前列腺液体流出；而以纤维平滑肌增生为主者，色灰白，质地较韧，与周围正常前列腺组织界限不清（图 11-32，见书末彩图）。

镜下观，前列腺增生的成分主要由纤维、平滑肌和腺体组成，三种成分所占比例因人而异。增生的腺体和腺泡相互聚集或在增生的间质中散在随机排列，腺体的上皮由两层细胞构成，内层细胞呈柱状，外层细胞呈立方或扁平形，周围有完整的基膜包绕。上皮细胞向腔内出芽呈乳头状或形成皱折，腔内常含有淀粉小体（图 11-33，见书末彩图）。此外，可见鳞状上皮化生和小灶性梗死，化生的上皮常位于梗死灶的周边。一般认为，前列腺增生极少发生恶变。

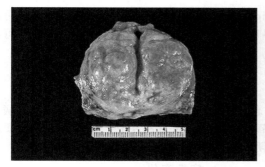

图 11-32　前列腺增生症（肉眼观）
前列腺明显增大，切面呈结节状，部分区域可见扩张成小囊的腔隙

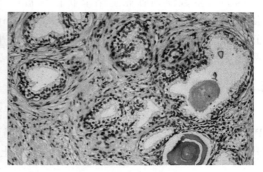

图 11-33　前列腺增生症（镜下观）
腺体数目增加，腺腔扩张，上皮细胞双层排列，腺腔内可见淀粉小体

二、前列腺癌

前列腺癌是源自前列腺上皮的恶性肿瘤，多发于 50 岁以后，发病率随年龄增加逐步提高。其发病率和死亡率在欧美国家仅次于肺癌，居所有癌肿的第二位。亚洲地区的发病率则较低。去势手术（切除睾丸）或服用雌激素可抑制肿瘤生长，说明雄激素和前列腺癌的发生相关。和正常前列腺一样，前列腺癌上皮细胞也具有雄激素受体，激素和受体结合可促进肿瘤生长。

1. 病理变化

肉眼观，约 70% 的肿瘤发生在前列腺的周围区，以后叶多见。切面结节状，质韧硬，和周围前列腺组织界限不清。

光镜下，前列腺癌多数为分化较好的腺癌，肿瘤腺泡较规则，排列拥挤，可见背靠背现象。腺体由单层立方或低柱状上皮构成，外层的基底细胞常常缺如。偶见腺体扩张，腺上皮在腔内呈乳头或筛状。细胞质一般无显著改变，但是细胞核体积增大，呈空泡状，含有一个或多个大的核仁。

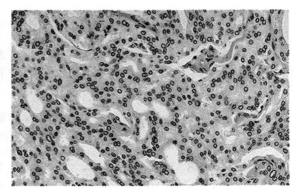

图 11-34　前列腺癌（镜下观）
前列腺癌中腺体仍可辨认，但其间缺少间质且核染深色

细胞核大小形状不一，但总体上说，多形性不是很明显。核分裂象很少见。前列腺癌并不全是高分化癌，在低分化癌中，癌细胞排列成条索状、巢状或片状（图 11-34，见书末彩图）。

高分化前列腺癌最可靠的恶性证据是包膜、淋巴管、血管和周围神经的浸润。

2. 扩散

5%～20%的前列腺癌可发生局部浸润和远方转移，常直接向精囊和膀胱底部浸润，后者可引起尿道梗阻。血道转移主要转移到骨，以脊椎骨最常见，其次为股骨近端、盆骨和肋骨。男性肿瘤骨转移应首先想到前列腺癌转移的可能。偶见内脏的广泛转移。淋巴转移首先至闭孔淋巴结，随之到内脏淋巴结、胃底淋巴结、髂骨淋巴结、骶骨前淋巴结和主动脉旁淋巴结。

3. 临床病理联系

早期前列腺癌一般无症状，常在因前列腺增生的切除标本中，或在死后解剖中偶然发现。因为大多数前列腺癌呈结节状位于被膜下，肛诊检查可直接扪及。正常前列腺组织可分泌前列腺特异性抗原（prostatic-specific antigen，PSA），但前列腺癌的 PSA 分泌量可高出正常前列腺的 10 倍以上，如血中 PSA 水平明显增高时，应高度疑为癌，必要时，可行前列腺组织穿刺，由组织病理检查确诊。

三、阴茎癌

阴茎鳞状细胞癌是起源于阴茎鳞状上皮的恶性肿瘤，多发于 40～70 岁的男性。发病与 HPV 有一定关系，包皮环切可保持生殖器局部的卫生，减少含有 HPV 和其他致癌物质的包皮垢，减低 HPV 的感染概率，有效地防止阴茎癌的发生。

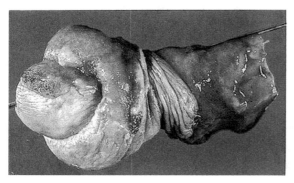

图 11-35　阴茎龟头的鳞状细胞癌（肉眼观）
暗红色的肿块表面有溃疡形成，未行包皮切除术

1. 病理变化

阴茎鳞状细胞癌通常发生在阴茎龟头或包皮内接近冠状沟的区域。肉眼观呈乳头型或扁平型：乳头型似尖锐湿疣，或呈菜花样外观；扁平型局部黏膜表面灰白，增厚，表面可见裂隙，逐渐可出现溃疡（图 11-35，见书末彩图）。镜下为分化程度不一的鳞状细胞癌，一般分化较好，有明显的角化。

疣状癌为发生在男性或女性的外阴黏膜的高分化鳞癌，低度恶性。肿瘤向外向内呈乳头状生长，仅在局部浸润，极少发生转移。因大体观和镜下观均和尖锐湿疣相似，外观似疣状而得名。和尖锐湿疣一样，发病原因和 HPV 6 型和 11 型感染有关，在肿瘤表层的细胞也可见挖空细胞。和尖锐湿疣不同的是，疣状癌可呈舌状向下推进性浸润。

2. 临床病理联系

阴茎鳞状细胞癌进展缓慢，可局部转移，除非有溃疡形成或感染，一般无痛感，常可伴有出血。早期肿瘤可转移至腹股沟和髂淋巴结，除非到晚期，广泛播散极其少见。

四、睾丸肿瘤

除卵巢囊腺瘤极少发生在睾丸以外，和卵巢性索间质及生殖细胞肿瘤相同类型的肿瘤均可发生于睾丸，发生于睾丸或卵巢同一类型肿瘤的肉眼、组织学改变、和生物学行为无明显差别。

思考题

一、名词解释

子宫颈上皮内瘤变（CIN）　　纳博特囊肿　　葡萄胎

二、填空题

1.宫颈鳞癌大多发生在_____，通常由局部上皮_____进一步发展所致，就其发展过程可分为_____、_____、_____。

2.慢性宫颈炎伴随的病变可有_____、_____、_____、_____。

3.葡萄胎镜下形态为_____、_____、_____。

4.侵袭性葡萄胎与良性葡萄胎的不同之处在于_____、_____、_____、_____。

5.绒毛膜癌镜下的主要特征是_____、_____、_____、_____。

6.乳腺癌好发于乳腺的_____，主要起源于_____。

7.前列腺增生症其增生的组织主要有_____、_____和_____。

三、简答题

1.子宫腺肌瘤与子宫平滑肌瘤有何区别？

2.简述乳腺癌的病理类型。

四、病例分析题

患者，女性，30岁。7月前曾患葡萄胎，经刮宫后阴道流血停止，妊娠试验转为阴性。半月前咳嗽，咯血，1周前出现阴道不规则出血。妇科检查：子宫约3月妊娠大小，形状不规则。妊娠试验阳性。X线胸片：右肺下叶二个圆形占位病变。诊断：恶性葡萄胎。行子宫及双侧附件切除。病理资料：子宫及双侧附件。子宫有13cm×6cm×5cm大小，剖开子宫见右侧壁有一2cm大息肉状暗红色结节、突入子宫腔、其深部子宫肌壁有出血、坏死，经多个切面未见绒毛结构。光镜见息肉状结构为有明显异型性的两种细胞构成，一种细胞胞质丰富、淡染，单核或多核，核大呈泡状，大小不一；另一种细胞胞质亦丰富，深红色，多数为多核，少数为单核，核深染。细胞间有大量红细胞及坏死组织，未见间质和血管。肿瘤向子宫肌层浸润。经连续切片见少量绒毛。

请问：

1.患者可能的诊断及其依据是什么？

2.此次发病与葡萄胎有无关系？

3.肺部病变的性质及其发生机制有哪些？

（吴　蒙）

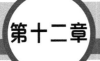

常见传染病和寄生虫病

○ ○
○ ○
○ ○

【学习目标】

掌握：结核结节、干酪样坏死、原发性肺结核病、继发性肺结核病、原发综合征、伤寒细胞和伤寒肉芽肿的概念；结核病的基本病理变化及转归，原发性肺结核病的病变特点、发展和结局，继发性肺结核病的类型和病变特点；细菌性痢疾的类型和病理变化；伤寒、流行性脑脊髓膜炎、流行性乙型脑炎和血吸虫病的病理变化。

熟悉：肺外器官结核病的病变特点；细菌性痢疾、伤寒、流行性脑脊髓膜炎、流行性乙型脑炎及血吸虫病的病理临床联系。

了解：结核病的病因、传播途径和发病机制；细菌性痢疾、伤寒、流行性脑脊髓膜炎、流行性乙型脑炎及血吸虫病的病因和传播途径；淋病、尖锐湿疣、梅毒、艾滋病的病因和基本病变。

案例导入

案例回放：

患者，女性，48岁，工人。咳嗽，消瘦2年多，加重2月入院。1年前患者出现咳嗽，多痰，数月后咳嗽加剧，并伴有大量咯血。反复出现畏寒、低热及胸痛。10年前其父因结核性脑膜炎死亡，患病期间同其父密切接触。胸片可见肺部有大小不等的透亮区及结节状阴影，痰液检出抗酸杆菌。入院后经积极抗结核治疗无效而死亡。尸检摘要：全身苍白，消瘦，肺与胸壁广泛粘连，胸腔、腹腔内均可见大量积液，喉头黏膜及声带粗糙。两肺胸膜增厚，右上肺有一厚壁空洞，直径2.8cm，两肺各叶均见散在大小不一灰黄色干酪样坏死灶。镜下见结核结节及干酪样坏死区。回肠下段黏膜面见多处带状溃疡，镜下有结核病变。

思考问题：

1.患者患何种疾病？有哪些诊断依据？

2.用病理知识解释相应临床症状。

传染病（infectious disease）是由病原微生物通过一定的传播途径侵入易感人群的个体所引起的一类疾病。传染病在人群中发生和流行必须同时具备传染源、传播途径和易感人群。传染病的病原微生物主要有病毒、细菌、支原体、真菌等，还有一部分是寄生虫，由寄生虫引起者又称寄生虫病。不同病原体引起的基本病变大多属于炎症范畴，因此传染病的局部和全身反应的变化规律遵循炎症规律。多数传染病通过增强机体抵抗力和适当的治

疗可获痊愈，如抵抗力差而又未获及时治疗，可转为慢性或蔓延扩散，甚至导致患者死亡。

传染病曾在世界各地流行并严重地威胁人类的健康，但随着社会经济的发展和卫生保障系统的完善，传染病的发病率和病死率在发达国家越来越居于相对次要的地位。新中国成立后，随着一些疾病疫苗相继研究成功，基因诊断技术和有效抗生素在临床治疗中的广泛应用，使得某些传染病得到了极大的控制甚至被消灭，如天花、麻风、脊髓灰质炎等；但近几年来，由于种种原因，一些被控制的传染病又死灰复燃，如结核病、梅毒、淋病等；而且一些新传染病（如艾滋病、SARS、甲型 H1N1 流感）的出现，使得人类健康再次面对严重的威胁。本章将重点介绍结核病、细菌性痢疾、流行性脑脊髓膜炎、流行性乙型脑炎、伤寒、性传播性疾病以及血吸虫病等几种常见的传染病。

> ### 临床应用
>
> #### 传染病的分类
>
> 传染病依据传染性的强弱，可分为甲、乙、丙三类。甲类传染病也称为强制管理传染病，包括：鼠疫、霍乱。乙类传染病也称为严格管理传染病，包括：传染性非典型肺炎、艾滋病、病毒性肝炎、脊髓灰质炎、人感染高致病性禽流感、麻疹、流行性出血热、狂犬病、流行性乙型脑炎、登革热、炭疽、细菌性和阿米巴性痢疾、肺结核、伤寒和副伤寒、流行性脑脊髓膜炎、百日咳、白喉、新生儿破伤风、猩红热、布鲁菌病、淋病、梅毒、钩端螺旋体病、血吸虫病、疟疾、甲型 H1N1 流感。丙类传染病也称为监测管理传染病，包括：流行性感冒、流行性腮腺炎、风疹、急性出血性结膜炎、麻风病、流行性和地方性斑疹伤寒、黑热病、包虫病、丝虫病，除霍乱、细菌性和阿米巴性痢疾、伤寒和副伤寒以外的感染性腹泻病。

第一节　结　核　病

一、概述

结核病（tuberculosis）是由结核杆菌引起的一种慢性肉芽肿性病，其病变特征为结核结节形成并伴有不同程度的干酪样坏死。结核病可侵及全身多种组织器官，但以肺结核最为常见。

结核病曾威胁整个世界，由于有效抗结核药物的发明和应用，其流行曾一度有下降趋势。但是近年来，由于耐药结核菌的产生和扩展，结核菌和人体免疫缺陷病毒的双重感染以及结核病控制制度的不完善，结核病疫情又有所上升。

> ### 知识拓展
>
> #### 结核病的历史
>
> 结核病是一个有着悠久历史的疾病，古埃及金字塔的木乃伊和我国马王堆里出土的老太太身上都能查到感染结核病的痕迹。在国外、肖邦、契诃夫、卡夫卡、雪莱、济慈以及哈佛大学的早期捐助者哈佛都是死于肺结核。在我国死于肺结核的名人也有鲁迅和林徽因。在文学著作里，也充满了对结核病的描述，例如鲁迅《药》中的华小栓，

曹雪芹《红楼梦》中的林黛玉，小仲马《茶花女》中的玛格丽特。结核病在我国古代被称为"痨病"，中医指积劳损削之病为痨。可以看出结核病是一种"穷人病"，欧洲的结核病是在工业革命后，由于社会化大生产导致工厂工人大量集中，造成结核病传播，由于患者晚期身体重度消瘦，营养不良、贫血导致肤色苍白，所以结核病又被称为"白色瘟疫"。直到 20 世纪 40 年代链霉素发明之前，结核病都被视为绝症。

我国传染病防治法将结核病定为乙类传染病。比它厉害的甲类传染病只有两种：鼠疫和霍乱。当年肆虐的 SARS 和现在全世界横行的 AIDS 都是和结核病一样的乙类传染病。现在全球仍有大概 1/3 的人感染过结核菌，2009 年 WHO 统计的结果我国发患者数排世界第二——130 万！世界第一是印度——200 万！其中据不完全统计，每年世界上会有 177 万人死于结核病，而我国的结核病病死率约占总数的 12.5%。最近几年结核病又有抬头趋势，主要原因是耐药结核菌株的出现和艾滋病的泛滥。

（一）病因和发病机制

引起结核病的病原菌是结核分枝杆菌，引起人类结核病的是人型和牛型结核杆菌。

结核病以肺结核最常见，主要经呼吸道传染，少数人也可经消化道和皮肤伤口感染。肺结核（尤其是空洞型肺结核）患者是主要的传染源。结核患者在说话、咳嗽和打喷嚏时，从呼吸道排出的含结核杆菌的微滴（其中直径小于 5μm 的微滴可进入肺泡），被健康人吸入可引起肺结核。也可因食入带结核杆菌的食物或者吞咽了含结核菌的痰液引起消化道结核。

结核杆菌的致病性与其荚膜、脂质和蛋白质有密切关系。荚膜可以抵抗吞噬细胞的吞噬。脂质和蛋白质可促使单核细胞增生形成结核结节，激发机体产生迟发超敏反应，引起组织坏死和全身中毒症状。

结核病的免疫以细胞免疫为主，同时也出现超敏反应。侵入机体的结核杆菌可被巨噬细胞吞噬，细菌的脂质可抵抗溶菌酶的溶解而继续繁殖，巨噬细胞遭到破坏，释放大量的结核杆菌在肺泡引起炎症，而少量的结核杆菌进入血液向全身扩散。结核杆菌还可使 T 淋巴细胞致敏，当致敏的淋巴细胞再次接触结核杆菌时，可释放多种淋巴因子，使巨噬细胞聚集在细菌周围，吞噬杀灭细菌，并转化成上皮样细胞，后者形成多核巨细胞，即朗汉斯巨细胞（Langhans giant cell）。细菌中的脂质可抑制蛋白酶对组织的溶解，使病灶组织溶解不完全，形成干酪样坏死。

机体对结核杆菌的反应取决于感染菌的毒力、数量和机体的反应性（免疫反应或超敏反应）。当菌量多，毒力强，机体抵抗力低时，超敏反应强，病灶以渗出和坏死为主，局部病变恶化。当菌量少，毒力弱，机体抵抗力强时，病灶以增生为主，形成具有诊断价值的结核结节，疾病向好转、痊愈方向发展。结核病基本病变与机体反应性见表 12-1。

★考点提示：结核病的主要传播途径

表 12-1　结核病基本病变与机体反应性

| 病变 | 结核杆菌 | | 机体状态 | | 病理特征 |
	菌量	毒力	抵抗力	超敏反应	
渗出为主	多	强	低	较强	浆液性或浆液纤维素性炎
增生为主	少	较低	较强	较弱	结核结节
坏死为主	多	强	低	强	干酪样坏死

（二）基本病理变化

1. 渗出为主的病变

在结核病的早期或当机体抵抗力低下，感染的结核菌量多、毒力强或超敏反应较强时，常发生渗出为主的病变。多发生在疾病早期或病变恶化时，表现为浆液性或浆液纤维蛋白性炎。此期好发于肺、浆膜、滑膜、脑膜等部位，病灶组织充血水肿，白细胞浸润。病变早期以中性粒细胞为主，很快被巨噬细胞所取代。渗出物可完全被吸收，病变也可向增生或坏死方向转变。

2. 增生为主的病变

当机体抵抗力较强，感染的结核菌量少、毒力弱时，常发生增生为主的病变。此期形成结核病的典型病理变化即结核结节（tubercle），也称结核性肉芽肿，是病理诊断结核病的主要依据。肉眼观察，单个结核结节不易看见，几个结节融合成较大结节时才能见到，这种融合结节呈圆形，稍隆起于器官表面，境界清楚，粟粒大小，呈黄白色。镜下观察，典型的结核结节中央是干酪样坏死，周围为上皮样细胞、朗汉斯巨细胞，外周为淋巴细胞和成纤维细胞（图 12-1，见书末彩图）。上皮样细胞是由吞噬结核杆菌的巨噬细胞逐渐转化而来的，呈梭形或多角形，边界不清，胞质丰富淡染，核呈圆形或椭圆形，染色质少，核内有 1～2 个核仁。多个上皮样细胞可融合或核分裂胞质不分裂形成朗汉斯巨细胞，该细胞体积大，胞质丰富，核数目较多，可达十几个、几十个甚至上百个，排列在胞质周围呈花环状、马蹄状或聚集在胞体一侧（图 12-2，见书末彩图）。

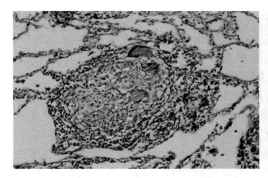

图 12-1　结核结节（镜下观）
中央轻微的干酪样坏死，周围见类上皮细胞和朗汉斯巨细胞

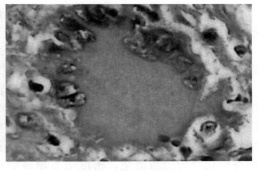

图 12-2　朗汉斯巨细胞
细胞体积大，核排列成花环或马蹄状，数目不等，胞质丰富淡染

3. 变质为主的病变

当机体抵抗力低下，感染的结核菌量多、毒力强或超敏反应强时，强烈的超敏反应导致组织细胞变性、坏死，常发生变质为主的病变。细菌的某些菌体成分使坏死组织不被炎细胞释放的蛋白溶解酶溶解，而形成凝固性坏死。肉眼观察，由于坏死病灶脂质多，呈淡黄色，细腻均匀，质地较实，状似奶酪，故称干酪样坏死（caseous necrosis）。干酪样坏死可发生在渗出或增生性病变的基础上，对结核病病理诊断具有一定的意义。镜下观察，坏死组织为红染无结构的颗粒状物（图 12-3，见书末彩图）。干酪样坏死灶内含有结核杆菌，可随液化的坏死物排出，造成病菌播散，可导致病灶恶化或疾病传播。

以上三种病变往往同时存在，但以某一种为主，可相互转化，构成了结核病的复杂性和难治性。

★考点提示：结核病的基本病理变化；干酪样坏死

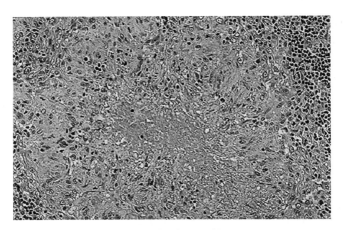

图 12-3　干酪样坏死（镜下观）
结节中央的干酪样坏死物红染，无结构，呈细颗粒状

（三）结核病的转归

结核病的转归取决于机体抵抗力和结核杆菌毒力之间的关系。在机体抵抗力增强时，结核杆菌被抑制甚至杀死，病变转向愈合；反之则转向恶化。

1. 转向愈合

（1）吸收消散　是渗出性病变的主要愈合方式，渗出性病变可经附近的淋巴管、微静脉吸收，病灶缩小或消散。小的干酪样坏死及小范围的增生性病变也可被吸收、消散或缩小。肺结核病时，X 线检查呈云雾状阴影，边缘模糊，密度不均。随着渗出物的吸收，阴影逐渐缩小，甚至完全消失，临床上称为吸收好转期。

（2）纤维化、包裹及钙化　增生性病变转向愈合时，结节周围的上皮样细胞转变为成纤维细胞，长入结核结节中，结节纤维化，较小的干酪样坏死灶也可通过纤维化而愈合。纤维化的病灶 X 线检查显示为边缘清楚、密度增高的条索状阴影。较大的干酪样坏死灶中的坏死物被病灶周围增生的组织纤维包裹，继而坏死物逐渐干燥或有钙盐沉积而钙化。X 线检查钙化灶为边缘清楚，密度明显增高的斑点或斑块状阴影，临床称为硬结钙化期。完全纤维化和钙化的病灶内无结核杆菌存活。被包裹的病灶中尚可有少量细菌存活，表现为临床痊愈，但当机体免疫力下降时，可复发。

2. 转向恶化

（1）浸润进展　疾病恶化进展时，在原有病灶的周围发生渗出性病变，病灶逐渐扩大，继发干酪样坏死。X 线检查为原发病灶周围出现边缘模糊的絮状阴影，临床上称为浸润进展期。

（2）溶解播散　干酪样坏死可液化，液化的坏死物可通过自然管道（如支气管、输尿管等）排出，而在局部留下空洞。肺结核病时，X 线检查见空洞为大小不等、形态不规则的透亮区及大小不等的新播散病灶阴影，临床称为溶解播散期。液化的干酪样坏死物内有大量的结核杆菌，可通过自然管道播散到其他部位，形成新的结核病灶，还可通过淋巴管和血液播散到全身，引起全身多个器官的结核病。

★考点提示：结核病的转归

结核菌素试验

结核菌素试验又叫 PPD 试验。PPD 称为结核菌素纯蛋白衍化物，是一种从结核菌中提取的分泌性蛋白质。将一定量的 PPD 注入皮内（一般在前臂内侧前 1/3 中央部位）。我国规定以 72h 为观察反应时间，48～96h 内皆可测量反应，记录方法是将测得的硬结横径毫米数×纵径毫米数表示，如有水疱、硬结、坏死和淋巴结炎时，应作记录。

阴性反应：无硬结或硬结平均直径＜5mm 者。阳性反应：硬结平均直径在 5mm 或 5mm 以上者为阳性，5～9mm 为一般阳性，10～19mm 为中度阳性，20mm 以上局部有水疱，出血、坏死及淋巴管炎者均为强阳性。

二、肺结核病

案例导入

案例回放：

患儿，男，1 岁 5 个月。因"发热 20 余天"就诊。20 余天前无明显诱因下低热，食欲下降，活动少，盗汗明显。近 2 天轻咳，在当地给抗生素治疗无明显效果。体检：神清，呼吸平稳，浅表淋巴结不大，营养欠佳，贫血貌。X 线检查：双肺门影增浓。PPD 试验（＋）8mm×8mm。

诊断：肺门淋巴结结核。

思考问题：

1. 患儿患何种疾病？有哪些诊断依据？
2. 用病理知识解释相应临床症状。

肺结核病是机体感染结核杆菌所导致的肺组织的结核病变，是发病率最高的结核病。中国是结核病大国，据卫生部 2011 年公布的全国第五次结核病流行病学调查，中国结核病年发患者数约为 130 万，占全球发病量的 14.3％，位居全球第 2 位，仅次于印度。其中耐多药结核病率为 6.8％，为全球第一位，远高于全球约 4.9％的比例。机体对结核杆菌的初次感染和再次感染的反应性不同，导致肺部病变的发生、发展也不相同，因而可将肺结核病分为原发性和继发性两种。

（一）原发性肺结核病

原发性肺结核病是指机体初次感染结核杆菌所发生的肺结核病。常见于儿童，偶见于未感染过结核杆菌的青少年或成人。临床上多无明显症状。

结核杆菌被吸入肺泡后，在通气较好的上叶下部或下叶上部靠近胸膜处形成渗出性原发病灶，病灶呈圆形或卵圆形，大小多在 1～1.5cm，色灰白，大部分病灶中央发生干酪样坏死。体内的结核杆菌可迅速侵入淋巴管，并随淋巴液引流到达所属肺门淋巴结，引起结核性淋巴管炎和淋巴结炎，表现为肺门淋巴结增大和干酪样坏死。肺的原发病灶、结核性淋巴管炎和肺门的淋巴结结核称为原发综合征（primary complex），此为原发性肺结核病的特征性病变（图 12-4，见书末彩图），X 线呈哑铃状阴影（图 12-5）。

★考点提示：原发综合征

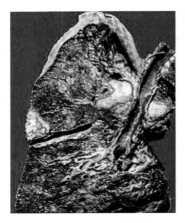

图 12-4　肺结核原发综合征
（肉眼观）

右肺胸膜下的干酪样坏死为原发
灶，肺门淋巴结增大并发生干酪
样坏死，气管旁淋巴结已受累

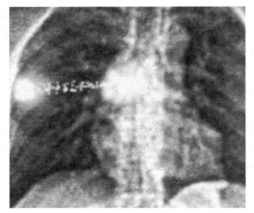

图 12-5　肺结核原发综合征

X 线示：哑铃状阴影

原发性肺结核病的临床症状轻微，常无明显的体征，多数患儿仅表现结核菌素试验阳性。少数病变较重者，可出现食欲减退、潮热和盗汗等中毒症状，但很少有呼吸道症状。由于机体细胞免疫的建立，大多数的病灶可完全吸收或进行性纤维化和钙化。少数患儿由于营养不良或同时患有其他传染性疾病，病灶扩大，结核杆菌可通过淋巴道、血道和支气管播散，引起粟粒性肺结核病或全身粟粒性结核病。

（二）继发性肺结核病

继发性肺结核病指机体再次感染结核杆菌所引起的肺结核病，因多见于成年人，故又称成人型肺结核病。关于再次感染的机制有两种学说。①外源性再感染学说：认为外界结核杆菌重新进入体内，再次感染引起肺结核；②内源性再感染学说：认为由原发性肺结核病血源性播散时在肺尖部形成潜伏的病灶，当机体免疫力下降时，可发展为继发性肺结核病。也可以是肺内未愈合的原发灶内的结核菌经支气管蔓延或由肺外器官结核病灶内的结核菌经血道播散至肺的结果。

继发性肺结核病患者对结核杆菌已有一定的免疫力，与原发性肺结核病不同：①病变多从肺尖开始，这可能与该处动脉血液循环较差，通气不畅，以致局部组织抵抗力较低，细菌易繁殖有关。②由于超敏反应，易发生干酪样坏死，由于免疫反应较强，在坏死灶周围常形成以增生为主的结核结节；免疫反应能使病变局限化，还可抑制结核杆菌的繁殖和播散；故淋巴道和血道播散极少见；病变在肺内蔓延主要通过支气管播散。③病程较长，机体免疫反应和超敏反应此消彼长，临床经过时好时坏，有时以增生性病变为主，有时则以渗出、坏死病变为主，常见新旧病变交杂存在。

继发性肺结核根据病变特点和临床经过，分为以下几种类型。

1. 局灶型肺结核

局灶型肺结核是继发性肺结核的早期病变。病灶边界清楚，有纤维包裹，多位于肺尖下 2～4cm 处，大小为 0.5～1cm，呈单个或多个结节。病变以增生为主，中央为干酪样坏死

（图 12-6，见书末彩图）。X 线示肺尖部单个或多个结节状阴影（图 12-7）。临床症状不明显，患者往往在体检时发现。属非活动性结核病。当患者免疫力降低时，可演变为浸润型肺结核。

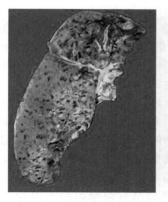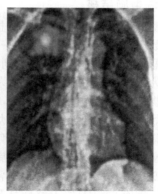

图 12-6　局灶型肺结核
（肉眼观）
肺尖部可见卵圆形灰白色病灶

图 12-7　局灶型肺结核
X 线示：锁骨下见局灶性结节状阴影

2. 浸润型肺结核

浸润型肺结核是临床最常见的继发性、活动性肺结核，大多数由局灶型肺结核恶化发展而来，少数也可开始即为浸润型肺结核。病灶以渗出为主，伴有不同程度的干酪样坏死（图 12-8，见书末彩图）。X 线示锁骨下边缘模糊的絮状阴影（图 12-9）。患者临床上常有低热、疲乏、盗汗、咳嗽和咯血等症状，痰中可查出结核杆菌。早期及时合理治疗，多可吸收、纤维化和钙化而愈合。如病情进展恶化，则干酪样坏死灶不断扩大，坏死物经支气管排出，局部形成急性空洞。空洞大小不一、形状不规则，壁薄，洞壁坏死层内附有大量的结核杆菌，经支气管播散引起干酪性肺炎。急性空洞经治疗后，肉芽组织增生，形成瘢痕组织而愈合。如果空洞经久不愈，洞壁增厚，病灶广泛纤维化，随着机体免疫力的波动，病灶修复、恶化交替发生，发展为慢性纤维空洞型肺结核。如患者免疫力差或未得到及时治疗，病变可浸润进展，坏死物质液化经支气管排出后形成急性空洞，洞内壁粗糙，坏死层中有大量结核杆菌，坏死物质可被薄层结核性肉芽组织包绕。从空洞不断向外排出含菌的液化坏死物质，经支气管播散引起干酪样肺炎。如空洞穿破肺膜可造成自发性气胸；大量液化坏死物

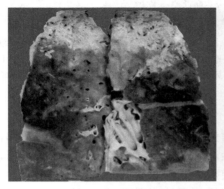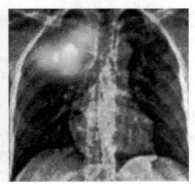

图 12-8　浸润型肺结核（肉眼观）
病灶位于肺尖部，为渗出性病变，境界不清楚，可见结核结节

图 12-9　浸润型肺结核
X 线示：锁骨下见边缘模糊的絮状阴影

进入胸腔可引起结核性脓气胸。急性空洞一般较易愈合，可通过肉芽组织增生而最终形成瘢痕，或空洞塌陷，形成索状瘢痕愈合。急性空洞经久不愈则可发展为慢性纤维空洞型肺结核。

3. 慢性纤维空洞型肺结核

慢性纤维空洞型肺结核又称开放性肺结核，是成年人慢性肺结核的常见类型。病变有以下特点。①形成数个大小不等、形状不一的厚壁空洞，壁厚可达1cm，多位于肺上叶（图12-10，见书末彩图）；镜下，洞壁由内到外分为三层：内层为干酪样坏死物，内含大量的结核杆菌；中层为结核性肉芽组织；外层为纤维结缔组织（图12-11，见书末彩图）。②空洞内的干酪样坏死物液化后通过支气管播散，广泛破坏肺组织，形成新旧不一、大小不等、病变类型不同的病灶，尤以肺下叶多见。病灶越往下越新鲜。③晚期肺组织广泛破坏，纤维组织大量增生，胸膜增厚并与胸壁粘连，肺叶或全肺收缩，肺功能严重受损甚至丧失。

★考点提示：慢性纤维空洞型肺结核的病变特点

本型肺结核病变空洞与支气管相通，经常排出含菌痰液，是重要的传染源。此型肺结核的转归与疾病的发展有关：①如干酪样坏死侵蚀到洞壁内的大血管，引起大咯血，可发生失血性休克，有时可因血块阻塞大气道引起窒息而死亡，空洞可突破胸膜引起气胸或脓气胸。严重的病例可因肺组织广泛纤维化导致肺动脉高压，引起肺源性心脏病。②带菌的痰液经常咳出可引起喉结核，咽下则可引起肠结核。③经临床有效治疗后，较小的空洞可通过纤维组织增生，收缩而闭塞。大的空洞，内壁的坏死组织脱落，肉芽组织逐渐被纤维瘢痕组织所取代，表面再由支气管上皮增生覆盖，此时，空洞的组织缺损仍存在，但无结核杆菌，已属愈合，称为开放性愈合。

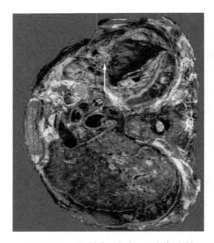 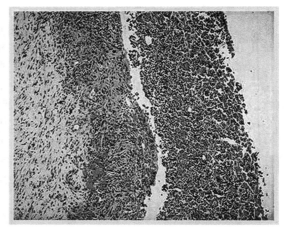

图 12-10　慢性纤维空洞型肺结核
（肉眼观）
右肺上叶可见一不规则的厚壁空洞（↑）

图 12-11　慢性纤维空洞型肺结核（镜下观）
洞壁由内（右）到外（左）分别为三层：内层为干酪样坏死物；中层为结核性肉芽组织；外层为纤维结缔组织

4. 干酪性肺炎

此型结核病病情危重，可由浸润型肺结核恶化而来，或由急、慢性空洞内的结核菌经支气管播散所致。按病变范围可分为小叶性和大叶性干酪性肺炎。结核杆菌引起强烈的超敏反应，使得病灶出现大片干酪样坏死，使病情呈急性进展，出现严重的毒性症状。肉眼观察，病变肺叶肿大实变，可见灰黄色干酪样坏死灶（图12-12，见书末彩图），有时可见坏死物液化排出后形成的急性空洞。镜下观察，肺内广泛干酪样坏死，肺泡腔内有大量浆液纤维蛋白性渗出物。X线显示肺内大片絮状阴影（图12-13）。

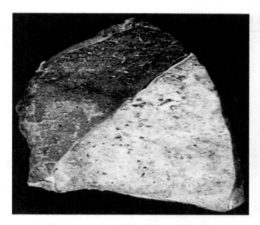

图 12-12　干酪性肺炎（肉眼观）
肺切面见呈黄白色，有大片干酪样坏死

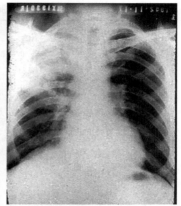

图 12-13　干酪性肺炎
X 线示：肺内大片絮状阴影

5. 结核球

结核球又称结核瘤，为纤维包裹孤立的干酪样坏死灶，肉眼观察，多位于肺上叶，一般为单个，呈球形，境界清楚，直径 2～5cm（图 12-14，见书末彩图）。可由浸润型肺结核的干酪样坏死灶或多个融合在一起的小型干酪样坏死灶经纤维组织包裹形成，也可由结核性空洞因引流的支气管阻塞，空洞被干酪样坏死物填充而形成。结核球由于有纤维包膜的存在，抗结核药难以进入病灶发挥作用，可恶化播散。X线片上有时需与周围型肺癌鉴别，因此临床上多采取手术切除。

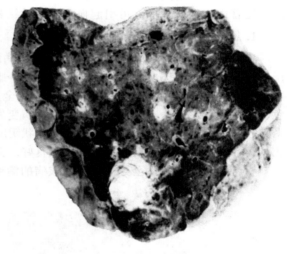

图 12-14　肺结核球（肉眼观）
肺叶上有一灰白色病灶，呈球形，较大，边界清楚

6. 结核性胸膜炎

按病变性质可分为以下两种。

（1）湿性结核性胸膜炎　此型较常见，多见于年轻人。由肺内的原发病灶或肺门淋巴结病灶中的结核杆菌播散至胸膜所致，病变广泛，一般累及病变肺的同侧胸膜。病变主要表现为浆液纤维蛋白渗出，故也称渗出性结核性胸膜炎，可形成胸腔积液，有时伴有大量红细胞漏出而呈血性。经有效治疗后，渗出液一般可吸收。如渗出物中纤维蛋白较多，则不易吸收，可发生机化造成胸膜粘连和增厚。

（2）干性结核性胸膜炎　由胸膜下结核病灶直接向胸膜蔓延所致，病变局限，常发生于肺尖。病变以增生为主，少有胸腔积液。也称增殖性结核性胸膜炎。一般可通过纤维化而愈合。

★考点提示：继发性肺结核的类型及病变特点

原发性肺结核与继发性肺结核存在许多不同的特征，其差别见表 12-2。

表 12-2　原发性肺结核病与继发性肺结核病比较

区别点	原发性肺结核病	继发性肺结核病
结核杆菌染	初次	再次
发病人群	儿童	成人
特异性免力	无	有
起始病灶	上叶下部、下叶上部靠近胸膜处	肺尖部
病变性质	以渗出和坏死为主	以肉芽肿形成和坏死为主
病理特征	肺原发综合征	病变多样，新旧并存，较局限，常见空洞形成
播散方式	淋巴道、血道	支气管
病程	短，大多自愈	长，波动性，需积极治疗

（三）血源播散所致病变

由于肺内原发病灶或肺门干酪性坏死灶，以及肺外结核病灶内的结核杆菌侵入血流或经淋巴管由胸导管入血，可引起血源播散性结核病。根据病变特点可分为以下几种类型。

1. 急性全身粟粒性结核病

急性全身粟粒性结核病多由原发性肺结核病恶化而来。大量结核杆菌短时间内一次或多次反复侵入肺静脉及其分支，由左心进入体循环，播散至全身各脏器（如肺、肝、脾和脑膜等处），可引起急性全身性粟粒性结核病。肉眼观察，全身多个脏器密布着均匀一致、粟粒大小的灰白色、境界清楚的结节。镜下观察，以增生性病变为主，偶尔出现渗出，坏死为主的病变。X线示两肺散在分布，粟粒大小，密度均匀，细点状阴影。临床表现高热、寒战、烦躁、衰竭等中毒症状，病情险恶。如能及时有效治疗，预后良好。少数患者可死于结核性脑膜炎。

★考点提示：急性全身粟粒性结核病的病变特点

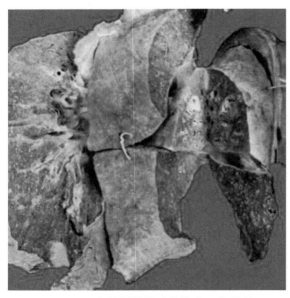

图 12-15　急性粟粒性肺结核病（肉眼观）
肺脏各叶散在分布均匀的黄白色粟粒大小的结节，境界清楚

2. 慢性全身粟粒性结核病

急性全身粟粒性结核病病情未及时控制，病程迁延3周以上或结核杆菌在较长时期内每次以少量反复多次不规则进入血液，则可形成慢性全身粟粒性结核病。多见于成人，病程较长，肉眼观察，结核结节大小不一，分布不均，新旧各异。镜下观察，同时可见渗出、坏死和增生性病变。

3. 急性粟粒性肺结核病

急性粟粒性肺结核病是急性全身粟粒性结核病的一部分，也可由含结核杆菌的淋巴液经胸导管回流或由肺门、支气管旁或纵隔淋巴结干酪样坏死侵入邻近大静脉，入右心，沿肺动脉播散到两肺。播散病灶形态与全身粟粒性结核病相同，肉眼观察，肺表面和切面可见灰黄色或灰白色粟粒大小结节（图12-15，见书末彩图）。

4. 慢性粟粒性肺结核病

原发灶已痊愈，由肺外器官的结核病灶中的结核杆菌间歇入血而致病。多见于成年人，病程长，肉眼观察，病变新旧并存、大小不一。小的如粟粒，大者直径可达数厘米以上。镜下观察，病变以增生性改变为主。

（四）肺外器官结核病

淋巴道播散可致淋巴结结核；带菌的食物或痰液进入消化道可引起消化道结核；损伤的皮肤感染结核杆菌引起皮肤结核；原发性肺结核病血源播散至其他器官形成潜伏病灶，在机体免疫力下降时，可导致相应器官的结核病变，这些都属于肺外结核病。

1. 肠结核

大多数肠结核继发于活动性空洞型肺结核病，咽下大量含菌痰液所致。分为原发性和继发性两型。原发性主要是由于饮用含结核杆菌的乳制品而致病，多见于小儿，可形成肠原发综合征，即肠的原发性结核病灶、结核性淋巴管炎和肠系膜淋巴结炎。继发性肠结核病变好发于回盲部，依病变特点的不同分为两型。

（1）溃疡型　此型较多见，结核杆菌侵入肠壁淋巴组织，形成结核结节，继而发生干酪样坏死并融合，黏膜处破溃形成溃疡。肉眼观察，由于肠壁淋巴管呈环形分布，因而肠结核溃疡长径多与肠腔长轴垂直。溃疡边缘不规则，深浅不一，有时可达肌层或浆膜层。镜下观察，溃疡底部是干酪样坏死，其下为结核性肉芽组织（图 12-16，见书末彩图）。

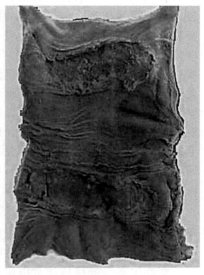

图 12-16　溃疡型肠结核（肉眼观）
肠黏膜面有多个溃疡形成，溃疡的长轴与肠管长轴垂直

溃疡型肠结核在病变修复过程中，大量纤维组织增生和瘢痕形成，使肠腔收缩变形而致肠腔狭窄。临床上常有腹痛、腹泻、营养障碍和结核中毒症状。溃疡边缘与基底多有闭塞性动脉内膜炎，故出血少见。

★**考点提示**：溃疡型肠结核的病变特点

（2）增生型　较少见，病变特征是大量结核性肉芽组织增生，使肠壁局限性增厚和变硬，常见瘤样肿块突入肠腔引起狭窄和慢性不完全低位肠梗阻。临床上右下腹可触及包块，需与肠癌相鉴别。

2. 结核性腹膜炎

青少年多见。常由肠系膜淋巴结结核、输卵管结核以及肠结核等原发病灶直接蔓延形成，腹膜外结核灶经血道播散至腹膜者少见。根据临床病变特征可分为干性结核性腹膜炎和湿性结核性腹膜炎，但常常两者同时存在。

湿性结核性腹膜炎病变特点以渗出为主，可导致腹腔积液，形成腹水，渗出液呈草黄色，有时可为血性，呈淡红色，偶见乳糜性腹水。干性结核性腹膜炎以大量纤维蛋白渗出为主，使腹膜和肠系膜明显增厚，肠襻之间、肠管与其他邻近脏器粘连在一起，可发生肠梗阻，临床上腹部触诊时腹壁有柔韧感，有时可触及腹内包块形成。

3. 结核性脑膜炎

多见于儿童，主要由原发性肺结核病血道播散而来。在成人，还可由骨关节结核和泌尿生殖系统结核病经血流播散至脑膜所致。部分病例可因脑实质结核病灶破溃，结核杆菌直接蔓延至脑膜而发病。

病变以脑底部最明显。肉眼观察，蛛网膜下腔积聚大量灰黄色混浊而黏稠的渗出物。在脑室脉络丛及室管膜偶见细小的灰白色结核结节。镜下观察，渗出物可见纤维蛋白、巨噬细胞、淋巴细胞等。临床上结核性脑膜炎患者常有脑膜刺激征和颅内压增高的表现。脑脊液涂片检查常可找到结核杆菌。另外，渗出物机化后可使蛛网膜粘连，堵塞第四脑室中孔和外侧孔，影响脑脊液循环，引起脑积水。病变严重者可累及脑皮质而引起脑膜脑炎。

4. 泌尿系统结核病

常见于 20～40 岁男性，多为单侧性。主要由结核杆菌经血道播散而来，病变大多起于皮质和髓质交界处或肾乳头内。早期为肾皮质内多发性结核结节。随着病变的进展，病灶侵入肾髓质并相互融合，早期的结核性肉芽肿发展为干酪样坏死，坏死物从肾乳头处破入肾盂形成空洞，逐渐蔓延至全肾（图 12-17，见书末彩图）。干酪样坏死物中的结核菌随尿液排出，可感染输尿管和膀胱，可使输尿管黏膜发生结核性溃疡，形成肉芽肿，纤维组织增生，使管壁增厚、狭窄，甚至阻塞，从而引起肾盂积水或积脓。膀胱结核以膀胱三角最先受累，逐渐扩散至整个膀胱形成溃疡，严重者溃疡可深至肌层。偶见结核溃疡穿透膀胱壁与邻近器官形成瘘，如结核性膀胱直肠瘘或膀胱阴道瘘。病变愈合后因广泛纤维化和瘢痕收缩，使膀胱失去伸张能力，膀胱容量显著减少。如病变影响到健侧输尿管口，造成狭窄或闭合不全，使对侧肾脏引流不畅，可引起肾盂积水。临床上可表现为尿频、尿急和尿痛，实验室检查可出现血尿、脓尿，尿中结核菌阳性。

5. 生殖系统结核病

男性生殖系统结核病多由泌尿系统结核直接蔓延而来，偶见血源性感染。首先在前列腺、精囊腺中引起病变，再经输尿管蔓延至附睾和睾丸。病变主要表现为结核结节和干酪样坏死。临床上附睾结核是导致男性不育的重要原因之一。

女性生殖系统结核病常由血道或淋巴道播散引起，也可由邻近器官结核病直接蔓延而来，以输卵管结核最多见，是女性不孕症的原因之一，其次为子宫内膜结核和卵巢结核。

6. 骨与关节结核病

好发于儿童和青少年，多由血道播散所致。

（1）骨结核 多累及脊椎骨、指骨及长骨骨骺（股骨下端和胫骨上端）等处。早期病变发生于骨松质，形成小的结核病灶，逐渐发展为干酪样坏死型或增生型。

①干酪样坏死型：病灶骨质破坏形成干酪样坏死及死骨，坏死物液化后在骨旁组织聚集形成结核性脓肿，由于缺乏红、热等急性炎性反应，称为"冷脓肿"或"寒性脓肿"。脓肿可向体表破溃形成经久不愈的窦道，向与空腔内脏器官沟通形成内瘘，再经皮肤穿出体外，形成外瘘。

②增生型：少见，以形成结核性肉芽肿为病变特征，无明显的干酪样坏死和死骨形成，病灶内骨小梁被侵蚀、吸收和消失。

★**考点提示：骨结核的好发部位及冷脓肿的概念**

脊椎结核占全身骨结核的首位，其中以椎体结核占大多数，多发生于第 10 胸椎至第 2 腰椎。椎体常发生干酪样坏死，破坏邻近的椎间盘和椎体（图 12-18，见书末彩图），引起椎体塌陷，造成脊柱后突畸形，甚至压迫脊髓引起瘫痪。当病变穿破骨皮质，脓液汇集在椎体旁，形成椎旁脓肿；当椎旁脓肿聚集到一定数量，压力增高，则穿破骨膜，沿肌筋膜间隙向下方流动，在远离病灶的部位形成冷脓肿，称为流注脓肿。

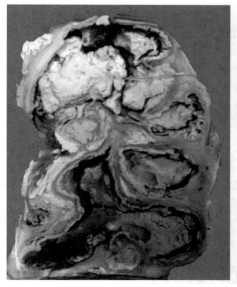 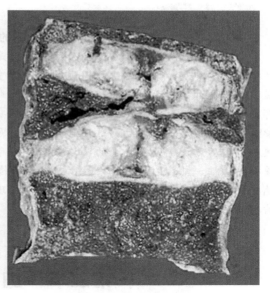

图 12-17　肾结核（肉眼观）
病灶呈干酪样，累及整个肾，残存肾脏萎缩

图 12-18　脊椎结核（肉眼观）
椎体发生干酪样坏死，邻近的椎间盘和椎体受累

（2）关节结核　好发于一些负重大，活动多，易受伤的关节，如髋、膝、踝和肘关节。多继发于骨结核。病变通常始于骨骺或干骺端，发生干酪样坏死，当骨结核侵及邻近关节软骨和滑膜时，则形成关节结核。关节结核痊愈后，由于关节腔纤维性粘连造成纤维性强直而产生关节功能障碍。

7. 淋巴结结核

淋巴结结核好发于儿童和青年。最常累及的是颈部、支气管和肠系膜淋巴结，尤以颈部淋巴结结核最为常见（图 12-19，见书末彩图）。颈部淋巴结结核的结核杆菌多来自肺门淋巴结和口腔、咽喉的结核病灶。早期可推动，随着病变发展，淋巴结与周围的组织粘连，各个淋巴结相互融合成团，形成不易推动的结节性肿块。晚期发生干酪样坏死、液化，形成寒性脓肿。脓肿破溃后，形成经久不愈的窦道。

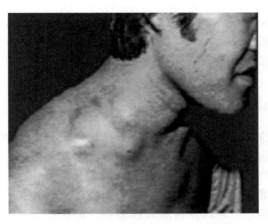

图 12-19　颈部淋巴结结核（肉眼观）
颈部有多个淋巴结结核病灶形成

结核病的预防

结核病的预防措施，首先要了解结核病是如何传染的。痰涂片抗酸杆菌阳性的肺结核患者才具有传染性。他们通过咳嗽、打喷嚏、大声说话等方式经鼻腔和口腔将结核菌喷出体外，含菌的微滴核被健康人吸入肺泡，就可能引起感染。当然，并不是所有类型的结核病都具有传染性，如肺外结核病（骨结核病、脑膜结核等）就不具有传染性。肺结核患者治愈后，就不再成为传染源。衡量和判断患者是否具有传染性最简便、可靠的方法就是对患者的痰液做涂片染色，进行显微镜检查。如涂片检查发现抗酸杆菌阳性，则认为具有传染性，或称为"传染源"。传染性肺结核传染性最强的时间是在发现及治疗之前，所以应当重视早期发现和正确、及时治疗传染源，这也是防治结核病的最主要措施。

第二节 细菌性痢疾

案例导入

案例回放：

患者张某，男，26岁，3天前出现发热、腹痛、腹泻，最初为稀便，以后为黏液脓血便，偶见片状灰白色膜状物排出。患者有里急后重感。体温高达39.7℃。在当地经抗生素治疗，效果不佳。近两天病情加重，至我院就诊。入院查体：体温39.5℃，神志清，精神差，急性面容。腹平软，左下腹压痛，肠鸣音亢进。实验室检查：大便常规黏液（＋＋），白细胞计数（＋＋＋），红细胞计数（＋＋＋），大便培养：痢疾杆菌（＋）。

思考问题：

1. 张某患什么病？病因是什么？
2. 患者大便内为何出现灰白色膜状物？

细菌性痢疾（bacillary dysentery）简称菌痢，是由痢疾杆菌引起的一种常见肠道传染病。病变主要在直肠和乙状结肠，病变以大量纤维蛋白渗出并形成假膜为特征。临床主要表现为腹痛、腹泻、里急后重、黏液脓血便等。本病全年散发，以夏秋季多见。好发于儿童，其次是青壮年。

一、病因与发病机制

痢疾杆菌为革兰阴性无鞭毛杆菌。按其抗原结构不同可分为福氏菌、鲍氏菌、宋内菌和志贺菌，我国以福氏菌和宋内菌为主要流行菌群。各型痢疾杆菌均产生内毒素，引起全身毒血症，志贺菌还可产生外毒素。

细菌性痢疾患者及带菌者为本病的传染源。病原菌随粪便排出，直接或以苍蝇为媒介污染食物、水、生活用品等，经口使健康人群感染。痢疾杆菌进入消化道后大部分被胃酸杀死，当细菌量大、致病力强或人体抵抗力下降时，细菌通过肠黏膜上皮细胞进入到黏膜固有层大量繁殖。菌体裂解后释放内、外毒素，引起肠黏膜的炎症反应，肠上皮细胞坏死，形成溃疡。细菌在固有层易被单核-巨噬细胞所吞噬，一般不侵入血流，故极少发生菌血症和败血症。但内毒素吸收入血，可引起全身毒血症。

人群对痢疾杆菌普遍易感，病后不产生稳定持久的免疫力，且各菌群间缺乏交叉免疫，易复发和重复感染。

二、病理变化与临床病理联系

细菌性痢疾主要累及大肠，尤以乙状结肠和直肠病变最显著。严重者可累及整个结肠和回肠末段。根据肠道病变特征和临床经过，细菌性痢疾可分为以下三种类型。

（一）急性细菌性痢疾

病变早期表现为急性卡他性炎，黏膜充血、水肿，中性粒细胞浸润，肠黏膜表面有大量黏液脓血性渗出物覆盖。随病变进一步发展成为本病特征性的假膜性炎，肠黏膜浅表组织坏死，大量纤维蛋白渗出。坏死组织、渗出的纤维蛋白、炎细胞，以及红细胞和细菌一起形成膜样物质，称为假膜。假膜呈糠皮样，灰白色，当受胆色素浸染或出血明显时，则呈灰绿色或红色（图 12-20，见书末彩图）。随病变的扩大，假膜融合成片。

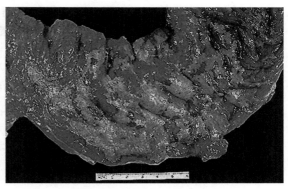

图 12-20　细菌性痢疾（肉眼观）
肠黏膜表面散在分布有较多灰白色的假膜，外观呈地图样

约 1 周，假膜在中性粒细胞释放的蛋白水解酶的作用下溶解、脱落，形成大小不等、形状不规则的浅表溃疡。切面上溃疡呈口大底小的"V"字形。溃疡一般局限于固有层，很少引起肠穿孔及大量肠出血。适当治疗后，周围健康组织再生修复溃疡。较深而较大的溃疡愈合后可形成浅表瘢痕，很少引起肠腔狭窄。

临床上，由于细菌毒素的吸收，患者常表现为发热、头痛、乏力等全身中毒症状。毒素作用于肠壁自主神经系统和炎症的刺激，使肠功能发生紊乱、肠蠕动失调和痉挛，患者有阵发性腹痛、腹泻和里急后重等症状，里急后重具有临床诊断意义。初期大便为混有黏液的稀便，随着病情的发展转为黏液脓血便，偶尔排出片状假膜。

急性细菌性痢疾病程一般持续 1～2 周，适当治疗后，大多痊愈，少数病程迁延转为慢性。

（二）慢性细菌性痢疾

急性细菌性痢疾病程迁延超过 2 个月病情未愈者即为慢性细菌性痢疾。多由急性细菌性痢疾转变而来，其中以福氏菌感染者居多。有的病程可长达数月或数年，随着患者全身及局部抵抗力的波动，肠道病变此起彼伏，原有病变未完全愈合时新的病变又发生，故病变新旧混杂。慢性溃疡边缘不整，其周围黏膜常过度增生而形成息肉。由于肠壁反复损伤，肉芽组织和瘢痕组织的形成，使得肠壁不规则增厚、变硬，甚至引起肠腔狭窄。临床上出现不同程度的肠道症状。急性发作时，出现急性细菌性痢疾症状，但全身中毒症状不明显。少数慢性隐匿型患者临床无明显的症状和体征，但大便培养持续阳性，成为慢性带菌者。

（三）中毒性细菌性痢疾

中毒性细菌性痢疾起病急骤，病势凶险，发病后数小时即可出现中毒性休克或呼吸衰竭而导致死亡。常由毒力较低的福氏或宋氏痢疾杆菌引起。多发生于 2～7 岁体质较好的儿童，可能与儿童神经系统发育不健全、胃酸少（杀菌能力低下）、特异体质（对细菌毒素产生强烈的超敏反应）有关。

结肠局部病变较轻，一般为卡他性炎，有时肠壁集合和孤立淋巴小结滤泡增生肿大，呈滤泡性肠炎的变化，以全身微循环功能障碍为主要改变。临床常常以严重毒血症、休克和中毒性脑病为主要症状，肠道症状轻。

★考点提示：细菌性痢疾的基本病理变化

> **知识拓展**
>
> ### 细菌性痢疾的预防
>
> ①做好消毒隔离，饭前便后一定要洗手。急性期患者的餐具、衣被应煮沸消毒。尿、粪应加其量的 1/10 的漂白粉搅拌后放置 24h 再弃去。
>
> ②饮食宜选择少渣、易消化、高热量、富营养的流质或半流质的食物。少油腻，忌牛奶、生冷及刺激性食品。
>
> ③避免受凉，特别是腹部受凉，做好保暖。
>
> ④起居有时，生活有规律，病情有反复时应注意适当休息，病情稳定时，应适当锻炼。
>
> ⑤慢性痢疾病程较长，应注意避免任意调换抗菌药物，以免导致细菌对药物的耐受。

第三节　流行性脑脊髓膜炎

案例导入

案例回放：

患者王某，男性，17 岁。因头痛 3h，呕吐、昏迷半小时，于 2 月 1 日来院就诊。3h 前开始头痛，半小时前出现喷射状呕吐、颈强直、全身酸痛、呼吸短促、昏迷。体格检查：体温 39.7℃，脉搏 122 次/分，呼吸短促，昏迷，瞳孔散大、对光反射消失，膝腱反射消失。实验室检查：外周血白细胞 45.0×10^9/L，中性粒细胞 0.90。经急救治疗无效于入院后 2h 死亡。尸检摘要：双侧瞳孔散大（直径 0.9cm），脑 1450g，脑膜、脊髓膜血管扩张，左顶及右颞叶血管周围有黄白色的渗出物，脑底部有较多黄绿色液体。光镜下：蛛网膜下腔血管扩张，大量纤维蛋白渗出和中性粒细胞浸润，革兰染色查见革兰阴性球菌，部分神经元变性。

思考问题：

1.王某患什么病？病因是什么？

2.该病的主要病理变化是什么？

流行性脑脊髓膜炎（epidemic cerebrospinal meningitis），简称流脑，是脑脊髓膜的急性化脓性炎症，由脑膜炎双球菌感染引起，患者多为儿童及青少年。冬春季多见，多为散发性，也可引起流行。临床主要表现为突发高热、头痛、呕吐、脑膜刺激征以及皮肤、黏膜瘀斑、瘀点，严重者可出现中毒性休克。

一、病因与发病机制

脑膜炎双球菌为革兰阴性菌，具有荚膜和菌毛，存在于患者或带菌者的鼻咽部，其菌毛可帮助细菌黏附至咽部黏膜上皮细胞表面，利于进一步侵入。其荚膜能抵抗体内白细胞的吞噬。脑膜炎双球菌通过咳嗽、喷嚏等由飞沫经呼吸道传播。脑膜炎双球菌侵入人体后，大多数不发病，或仅有轻微上呼吸道感染症状。当机体免疫力低下或细菌毒力强时，细菌从鼻咽部入血，引起短暂的败血症。血液中的细菌迅速繁殖并释放内毒素，作用于小血管和毛细血管，引起坏死、出血，致使皮肤出现瘀点和瘀斑。病情进一步发展时，细菌通过血-脑屏障进入脑脊髓膜引起化脓性炎症。

★考点提示：流行性脑脊髓膜炎的病因

二、病理变化

流行性脑脊髓膜炎按病情发展，一般分为三期。

（一）上呼吸道感染期

此期细菌在鼻咽部黏膜内繁殖，经 2～4 日潜伏期后，临床上表现出上呼吸道感染症状，分泌物增多。病理变化为黏膜充血、水肿和少量中性粒细胞浸润。1～2 日后有部分患者进入败血症期。

（二）败血症期

此期主要的病理变化为血管内皮损伤，细胞坏死，血栓形成，皮肤、黏膜局灶性出血。临床上患者有高热、头痛、呕吐和皮肤、黏膜的瘀斑、瘀点及中性粒细胞增高。血培养脑膜炎双球菌可呈阳性。

（三）脑膜炎症期

此期特征性病变为脑脊髓膜的化脓性炎症，以软脑膜和蛛网膜病变显著。肉眼观察，脑脊髓膜血管高度扩张充血，蛛网膜下腔聚集大量脓性渗出物，覆盖脑沟脑回，使其结构模糊不清，以大脑额叶、顶叶最为明显（图 12-21，见书末彩图）。由于渗出物阻塞，致脑脊液循环障碍，脑室出现不同程度的扩张。镜下观察，蛛网膜血管高度扩张充血，蛛网膜下腔间隙增大，其内含有大量中性粒细胞和纤维蛋白，少量单核细胞、淋巴细胞（图 12-22，见书末彩图）。脑实质一般不受累及，邻近皮质可有轻度水肿和神经细胞变性。严重病例可累及邻近脑膜的脑实质，引起脑膜脑炎，脑实质可有充血、水肿、出血，甚至发生梗死。

三、病理临床联系

（一）脑膜刺激征

脑膜刺激征是脑膜受炎症刺激所表现的一组症状，包括颈项强直、凯尔尼格征阳性、布鲁津斯基征阳性。

1.颈项强直

颈项强直是由于炎症累及脊髓神经根周围的蛛网膜、软脑膜和软脊膜，脊神经根在椎间孔处受压，当颈部或背部肌肉运动时引起疼痛，颈部肌肉发生保护性痉挛而呈僵硬紧张状态。在婴幼儿，由于腰背部肌肉发生保护性痉挛而呈"角弓反张"。

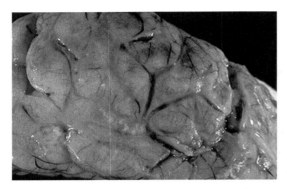

图 12-21　流行性脑脊髓膜炎（肉眼观）
脑膜表面血管高度扩张充血，蛛网膜下腔内见大量的脓性渗出物

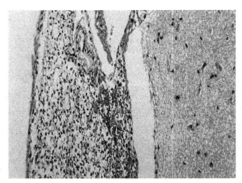

图 12-22　流行性脑脊髓膜炎（镜下观）
脑膜表面血管高度扩张充血，蛛网膜下腔内见大量的脓性渗出物

2. 凯尔尼格征阳性

表现为患者取仰卧位，下肢髋、膝关节屈曲成直角，然后被动慢慢伸直小腿，有阻抗，且伸直幅度小于 135°（正常可达 135°以上）并感觉疼痛，又称屈髋伸膝试验阳性，是由于炎症波及腰骶节段神经后根，肿大的神经根受压所致。

3. 布鲁津斯基（布氏）征阳性

表现为患者取仰卧位，被动前屈颈项时发生双下肢自动屈曲，是由于小脑脑膜受炎症刺激所致。

（二）颅内压升高

由于脑膜血管扩张充血、蛛网膜下腔脓性渗出物的聚集，脓性渗出物阻塞蛛网膜颗粒影响脑脊液吸收，导致颅内压升高。患者出现头痛、喷射性呕吐、视盘水肿"三联征"，小儿可出现颅缝增宽、前囟饱满等症状。

（三）脑脊液的变化

脑脊液的压力增高，外观混浊，白细胞升高明显，以多核细胞为主，蛋白质含量增多，氯化物和含糖量减少。涂片或细菌培养可查见脑膜炎双球菌。

（四）全身症状

由于细菌侵入血流大量生长繁殖，患者有寒战、高热和皮肤黏膜瘀斑、瘀点等败血症表现。取瘀点处渗出物涂片，可找到脑膜炎双球细菌。

四、结局和并发症

由于抗菌药物和磺胺类药物的广泛应用，早期合理治疗，多能痊愈。有少数病例起病急，发展快，如不及时治疗，可危及生命，成为暴发型流行性脑脊髓膜炎，多见于儿童。根据病理临床特点，分为两型。①暴发型脑膜炎双球菌败血症：由于大量内毒素释放入血，引起中毒性休克和弥散性血管内凝血，表现为全身皮肤黏膜广泛瘀斑、瘀点和循环衰竭，而脑膜炎的病变较轻；②暴发性脑膜脑炎：病变累及脑实质，由于脑的微循环障碍，引起脑水肿，严重者形成脑疝，临床表现为突然高热、剧烈头痛、频繁呕吐、惊厥、昏迷等，可危及生命。

流行性脑脊髓膜炎如治疗不当，可发生中耳炎、化脓性关节炎、肺炎等并发症。本病的主要后遗症如下。

1. 脑积水

由于脑膜粘连，蛛网膜粒吸收脑脊液受阻，导致脑脊液循环障碍，从而引起脑积水，脑实质受压萎缩。

2. 脑神经受损

炎症累及颅底部，致使该处出颅的脑神经损害，引起相应的临床表现，如视力障碍、耳聋、斜视和面神经麻痹等。

3. 脑梗死

脑底部动脉炎使血管壁增厚，管腔狭窄甚至闭塞，脑组织因缺血发生坏死。

临床应用

流行性脑脊髓膜炎疫苗六种人不宜接种

流行性脑脊髓膜炎是一种冬春常见呼吸道传染病，2～5月份为发病高峰期。流行性脑脊髓膜炎一般多见于5岁以下的儿童，特别是2～6岁的儿童更易感染。流行性脑脊髓膜炎病毒存在于人体鼻咽腔的分泌物中，通过说话、咳嗽、打喷嚏等方式经空气飞沫传播。与病毒携带者密切接触，如怀抱、喂奶等方式是2岁以下幼儿感染的主要途径。人感染流行性脑脊髓膜炎后只有不到1%的人会出现临床症状，潜伏期一般为1～10天，多为2～3天。发病后，患者会出现高热、头痛、呕吐、神志改变等症状。

接种流行性脑脊髓膜炎疫苗是预防流行性脑脊髓膜炎的重要措施，但是流行性脑脊髓膜炎疫苗不是人人能接种，处于下列6种情况的人不适宜接种流行性脑骨髓膜炎疫苗：①中枢神经系统感染的患者；②有高热惊厥史者；③有严重心脏、肝脏、肾脏疾病，尤其是脏器功能不全者；④有精神系统疾病和精神病者；⑤有过敏史的人，过敏史包括药物和食物的过敏；⑥如发热或正处于疾病的急性期，可以等康复后再补种。

第四节　流行性乙型脑炎

流行性乙型脑炎（epidemic encephalitis B）是由乙型脑炎病毒感染引起的脑实质变质性炎症为主要病变的急性传染病，简称乙脑。多在夏秋季流行，好发于儿童，尤以10岁以下儿童多见，占乙型脑炎的50%～70%。临床表现为高热、意识障碍、抽搐等。本病起病急，发展迅速，病情重，死亡率高。

一、病因与发病机制

乙型脑炎病毒为嗜神经性RNA病毒。感染乙脑病毒的人和家畜、家禽（如牛、马、猪、羊、鸡等）是本病的传染源，其中幼猪是乙脑病毒传播环节中最重要的中间宿主或扩散宿主。蚊子是流行性乙型脑炎的主要传播媒介，在我国主要是库蚊和伊蚊。

带病毒的蚊虫叮咬人后，乙脑病毒侵入人体，先在皮下毛细血管壁内皮细胞及全身单核巨噬细胞系统复制，然后入血引起病毒血症。若机体免疫功能强，血-脑屏障正常，病毒则不进入中枢神经系统，仅成为隐性感染。若免疫功能低下，或血-脑屏障功能不健全，病毒则可侵入脑组织，造成脑实质和脑膜病变。

★考点提示：流行性乙型脑炎的病因

二、病理变化

流行性乙型脑炎的病变范围广，可累及整个中枢神经系统，以大脑皮质、基底核和视丘最为严重，小脑皮质、延髓及脑桥次之，脊髓病变最轻。

（一）肉眼观

软脑膜血管充血，脑组织肿胀。切面可见弥漫或成群聚集的针尖或粟粒大小半透明软化灶。

（二）镜下观

通常可见以下几种基本病变。

1. 血管病变

脑膜与脑实质小血管扩张、充血，血管内皮细胞损害，以淋巴细胞为主的炎细胞围绕血管呈袖套状浸润，称淋巴细胞套（图 12-23，见书末彩图）。

2. 神经细胞变性坏死

病毒在神经细胞内复制，导致神经细胞变性，尼氏小体消失，细胞内出现空泡，重者细胞核固缩、溶解。在变性、坏死的神经细胞周围，常有增生的少突胶质细胞围绕，称为神经细胞卫星现象；此外，小胶质细胞、中性粒细胞侵入神经细胞内，称为噬神经细胞现象（图 12-24，见书末彩图）。

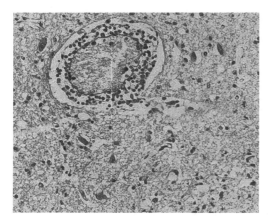

图 12-23　流行性乙型脑炎（镜下观）
淋巴细胞围绕脑血管呈袖套状浸润

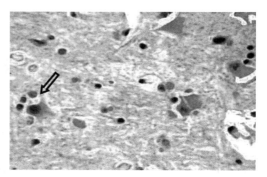

图 12-24　噬神经细胞现象（镜下观）
神经细胞被小胶质细胞和中性粒细胞吞噬

3. 软化灶形成

病变严重时，神经细胞局灶性坏死、液化，形成染色较浅、质地疏松、边界较清楚的坏死病灶，似筛网状，称为筛状软化灶（图 12-25，见书末彩图）。软化灶如不能修复，则可引起后遗症。

4. 胶质细胞增生

小胶质细胞增生明显，可聚集成群，形成小胶质细胞结节，多位于坏死的神经细胞附近或小血管旁，吞噬和修复坏死组织。

★**考点提示：流行性乙型脑炎的病理变化**

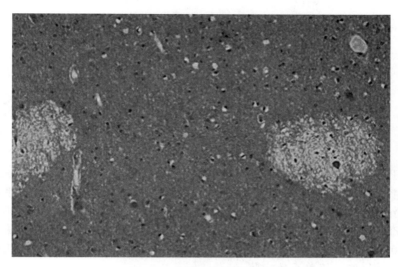

图 12-25　软化灶（镜下观）
脑组织坏死、液化，质地疏松，淡染，呈筛网状

三、临床病理联系

（一）颅内压升高

脑血管扩张充血，血管内皮受损，血管壁通透性增高，导致脑水肿，引起颅内压升高，患者出现剧烈的头痛、呕吐，严重的颅内压升高可形成脑疝，如发生小脑扁桃体疝，延髓呼吸和心血管中枢受压而引发中枢性呼吸、循环衰竭，甚至死亡。

（二）神经细胞受损的表现

嗜睡和昏迷是神经元受损的早期症状，昏迷的深浅、持续时间的长短与病情的严重性和预后密切相关。当运动神经细胞受损时，出现肌张力增高，浅反射消失，深反射亢进、肢体强直性瘫痪等临床表现。

（三）脑膜刺激征

当炎症累及脑膜和脊髓膜时，可出现脑膜刺激症状，但程度较轻。

（四）脑脊液变化

脑脊液的压力增高，外观透明或微混，白细胞增多，以淋巴细胞为主，蛋白质含量轻度增高，糖含量正常或偏高，氯化物正常。

四、结局和并发症

多数患者及时合理治疗后可痊愈，病情严重的患者可死于中枢性呼吸、循环衰竭。

支气管肺炎是本病最为常见的并发症，病情极重的患者应警惕应激性溃疡导致的上消化道大出血。脑组织损害程度大的患者，可出现意识障碍、痴呆、肢体瘫痪、癫痫和精神失常等后遗症。

流行性脑脊髓膜炎和流行性乙型脑炎

第五节　伤　寒

案例导入

案例回放：

　　患者，王某，女，22 岁，持续高热和腹泻 5 天，大便每天 5～6 次，偶尔有黏液，右下腹隐痛，伴食欲差、恶心、呕吐。入院查体：体温 39℃，脉搏 80 次/分，呼吸 24 次/分，血压 80/60mmHg。急性面容，表情淡漠，躯干背侧可见多个 2～4mm 大小、压之褪色的淡红色皮疹。肝脏右肋下 2cm，脾脏左肋下 1cm。实验室检查：白细胞未见升高，中性粒细胞占 0.7，淋巴细胞占 0.3，肥达反应"H"1∶160，"O"1∶320。大便检查：见少许白细胞及脓细胞，培养无致病菌。

思考问题：

　　1. 王某患得什么病？病因是什么？

　　2. 本病的病变主要在哪？

　　伤寒（typhoid fever）是由伤寒杆菌引起的一种急性传染病。病变特点为全身单核巨噬细胞增生，尤以回肠末端淋巴组织病变最为明显。临床表现主要为持续高热，相对缓脉，神志淡漠，皮肤玫瑰疹，脾大，中性粒细胞减少等。

　　本病全年均可发病，夏秋为多。以儿童和青壮年患者多见。人体对本病普遍易感，病后可获得持久的免疫力，再感染的可能性很小。

一、病因与发病机制

　　伤寒杆菌属于沙门菌属中的 D 群，革兰阴性菌。菌体裂解释放出的内毒素是致病的重要因素。该菌具有菌体"O"抗原、鞭毛"H"抗原和表面"Vi"抗原，三种抗原均能使人体产生相应的抗体，其中以"O"及"H"抗原性较强，用血清凝集试验（肥达反应）来检测血清中增高的抗体，有助于临床诊断。Vi 抗体效价低，大多数带菌者 Vi 抗体阳性，有助于发现慢性带菌者。

　　伤寒患者与带菌者是本病的传染源。伤寒杆菌随粪便和尿液排出，污染饮用水、食物或以苍蝇和蟑螂为媒介污染食物经口从消化道感染。水源污染是本病传播的重要途径。

　　伤寒杆菌进入消化道后，大部分被胃酸破坏。当感染菌量较大或消化道防御屏障功能遭到损伤时，细菌在小肠内通过小肠黏膜上皮细胞侵入肠壁淋巴组织，再由淋巴管侵袭到肠系膜淋巴结。伤寒杆菌在淋巴组织中被巨噬细胞吞噬并在其中生长繁殖，再经胸导管进入血液，引起菌血症，很快进入血液的细菌被肝、脾、骨髓和淋巴结中的单核-巨噬细胞系统吞噬并在其中大量繁殖，致使肝大、脾大、淋巴结增大。此阶段属潜伏期，约 10 天，患者无任何临床症状。此后，细菌和其释放的内毒素再次入血，引起败血症和毒血症。在胆囊中大量繁殖的伤寒杆菌随胆汁再次进入肠道，重复入侵肠壁的淋巴组织，使原已致敏的淋巴组织产生严重的过敏反应，致使肠黏膜坏死、脱落和溃疡形成。

★考点提示：伤寒的病因和传播途径

二、病理变化与临床病理联系

伤寒是全身单核-巨噬细胞系统的急性增生性炎症。增生的巨噬细胞吞噬功能活跃，胞质内含有被吞噬的伤寒杆菌、红细胞和坏死的细胞碎片，这种巨噬细胞称为伤寒细胞，是伤寒的特征性细胞。伤寒细胞常聚集成团，呈结节状，称伤寒肉芽肿或伤寒小结（图 12-26，见书末彩图），具有病理诊断价值。

★考点提示：伤寒肉芽肿的概念

（一）肠道病变

以回肠末端的集合淋巴小结和孤立淋巴小结的病变最具特征性。按照自然病程病变分为四期，每期持续约 1 周。

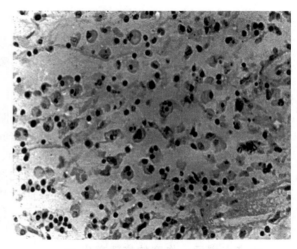

图 12-26　伤寒肉芽肿（镜下观）

大量伤寒细胞增生，其胞质内可见吞噬的淋巴细胞、红细胞和组织碎片

1. 髓样肿胀期

发病第 1 周。肉眼观察，肠壁淋巴组织肿胀，突起于黏膜表面，质软，表面凹凸不平，形似脑的沟回，以集合淋巴小结变化最为典型［图 12-27（a），见书末彩图］。镜下观察，肠壁淋巴组织内伤寒细胞增生，形成伤寒肉芽肿。

2. 坏死期

发病第 2 周。肠壁内增生的淋巴组织压迫周围血管，致使局部组织缺血，同时由于致敏后的淋巴组织发生过敏反应，使得病变肠黏膜发生坏死［图 12-27（b），见书末彩图］。

3. 溃疡期

发病第 3 周。坏死的肠黏膜溶解、脱落，形成溃疡。集合淋巴小结处的溃疡长轴与肠的长轴平行［图 12-27（c），见书末彩图］，而孤立淋巴小结处发生的溃疡，其外形与淋巴小结形态一致，小而圆，此为肠伤寒溃疡的特点。溃疡深浅不一，浅至黏膜下层，严重者可达肌层和浆膜层，甚至穿孔，如累及病灶血管，可引起肠出血。

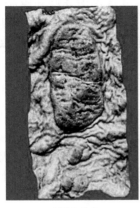
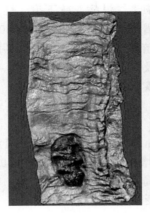
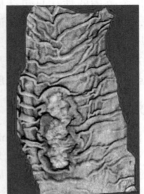

（a）髓样肿胀期　　　　　（b）坏死期　　　　　（c）溃疡期

图 12-27　伤寒肠道病变（肉眼观）

4. 愈合期

发病第 4 周。溃疡处长出的肉芽组织将其填平，溃疡周围的黏膜上皮再生进行覆盖愈合。由于病灶的长轴与肠管长轴平行，因此，瘢痕收缩不会导致肠管狭窄。

（二）其他病变

由于巨噬细胞的增生致使肠系膜淋巴结、肝、脾及骨髓肿大，镜下可见伤寒肉芽肿和局灶性坏死。心肌纤维可有细胞水肿，严重者可发生心肌坏死，心肌收缩力减弱，临床上出现相对缓脉；细菌毒素可使脑神经细胞变性、坏死；肾小管上皮细胞增殖，发生细胞水肿；皮肤出现玫瑰疹，多见于胸、腹部，压之褪色；腹直肌、膈肌和股内收肌发生凝固性坏死；胆囊病变不明显，但伤寒杆菌可在胆汁中大量繁殖和长期存在，通过胆汁由肠道排出造成污染。因此即使有的患者临床痊愈了，但由于胆囊保留病菌而成为慢性带菌者或终身带菌者。

★考点提示：伤寒的病理变化

三、结局和并发症

如无并发症，一般 4～5 周可自愈。病情较重时，可发生以下并发症。

1. 肠穿孔

肠穿孔是最严重的并发症，好发于回肠末段。穿孔后可引起弥漫性腹膜炎。

2. 肠出血

肠出血是较常见的并发症，严重时可发生出血性休克。

3. 支气管炎或支气管肺炎

通常为继发感染，多见于小儿。

★考点提示：伤寒的并发症

第六节　性传播性疾病

性传播性疾病（sexually transmitted diseases，STD）是指主要通过性接触而传播的一类疾病。传统范围的性病只包括梅毒、淋病、软下疳、性病性淋巴肉芽肿和腹股沟肉芽肿。近十年来，性传播性疾病的疾病谱已经扩大，病种已达 30 余种，除传统范围的性病还包括非淋菌性尿道炎、尖锐湿疣、生殖器疱疹、艾滋病、外阴阴道念珠菌病、毛滴虫病等。本节仅叙述尖锐湿疣、淋病、梅毒及艾滋病。

★考点提示：常见的性传播疾病

一、尖锐湿疣

尖锐湿疣（condyloma acuminata）是由人乳头状瘤病毒（human papillary virus，HPV）引起的皮肤黏膜良性疣状增生，最常发生于 20～40 岁年龄组。临床主要表现为粉红色或淡白色的乳头状疣或丘疹，局部可伴有瘙痒和灼痛。尖锐湿疣与宫颈癌、外阴癌等生殖道肿瘤密切相关，已经引起广泛重视。

（一）病因及传播途径

HPV 属 DNA 病毒，目前已经分离出 100 余种，分为高危型和低危型。尖锐湿疣主要由低危型的 HPV6、HPV11 型引起。HPV 主要感染上皮细胞，人是唯一宿主。性接触是最重要的传播途径，也可通过非性接触间接感染。新生儿可通过产道被感染而发生喉头疣。

★考点提示：尖锐湿疣的病因

（二）病理变化及临床病理联系

本病潜伏期一般为 3 个月。好发于温暖潮湿的黏膜与皮肤交界部位。女性好发于大阴唇、小阴唇、阴道、尿道口、宫颈和肛周。男性常见于龟头、冠状沟、尿道口和肛门附近。也可发生在身体其他部位（如腋窝等）。HPV 侵入皮肤黏膜引起增生性病变。肉眼观察，初起形成散在的、小而尖的突起，逐渐增大、增多，表面凸凹不平，呈粉红色、暗红色或污灰色，可互相融合形成鸡冠状或菜花状团块，顶端可角化或感染溃烂，根部有蒂，触之易出血（图 12-28，见书末彩图）。位于温度较低或干燥部位的疣常较小，呈扁平疣状。镜下观察，表皮角化不全，棘细胞明显增生，表皮增厚延长呈乳头瘤样增生，棘细胞层或上部可见特征性改变的挖空细胞（图 12-29，见书末彩图）。该细胞胞质淡染，核大而圆，染色深，核周有大空泡。真皮水肿，毛细血管扩张，周围有大量的炎细胞浸润。应用免疫组织化学方法可检测 HPV 抗原，用原位杂交、聚合酶链式反应（PCR）和原位 PCR 技术可检测 HPV DNA 有助于诊断。

★考点提示：尖锐湿疣的病理变化

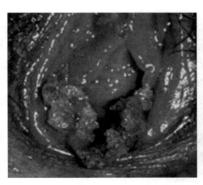 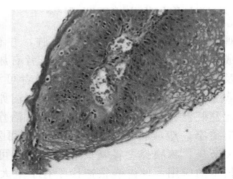

图 12-28　尖锐湿疣（肉眼观）
小而尖的突起，可互相融合形成鸡冠状或菜花状团块，顶端可感染溃烂

图 12-29　尖锐湿疣（镜下观）
鳞状上皮呈乳头状增生，棘层肥厚，棘层中表层内出现挖空细胞

> **知识拓展**
>
> ### 正确认识宫颈癌与 HPV 感染
>
> HPV 指人乳头瘤病毒，是球形 DNA 病毒，能引起人体皮肤黏膜的鳞状上皮增殖。表现为寻常疣、生殖器疣（尖锐湿疣）等症状。HPV 感染途径很广泛。HPV 感染除了性行为是主要传播途径以外，还可通过直接接触感染。也就是说，如果在日常生活中手接触到了带有 HPV 的东西，如厕、沐浴时会不经意将病毒带入生殖器官，或者是生殖器官直接接触到带有 HPV 的浴巾、浴缸、马桶等物品都可以传染上 HPV，所以说感染 HPV 的概率非常大。感染 HPV 后，大多数感染会在一定时间后自然消退，并不引起宫颈细胞的改变和致病。即使出现持续性的 HPV 感染，如果能在早期就及时进

行了治疗，就可以避免宫颈癌的发生。35 岁以上的女性如果存在持续 HPV 感染的情况，就属于高危人群，患宫颈癌的风险相对高一些。

现在基本明确宫颈癌的病因就是高危型 HPV 的持续性感染。感染 HPV 病毒到发展成浸润癌需要大约十年的历程，只要定期进行妇科健康检查，就可以及早发现子宫颈癌癌前病变并加以治疗，就可预防子宫颈癌的发生。

二、淋病

淋病（gonorrhea）是指由淋球菌引起的急性化脓性炎，是最常见的 STD。临床上以尿痛、尿道口溢脓为主要表现。男女均可发病，以 20～24 岁年龄组最多见。

（一）病因和发病机制

淋病的病原菌为淋球菌，属革兰阴性球菌。通过性交直接传染或接触被患者分泌物污染的用品间接传染。新生儿可通过产道感染，引起淋菌性结膜炎。

人是淋球菌的唯一天然宿主。病菌进入人体后黏附于泌尿生殖系统的黏膜上，对柱状上皮和移行上皮有特别的亲和力，进入细胞内繁殖，细胞溶解破裂后，再进入黏膜下层，中性粒细胞聚集病变处，吞噬病菌引起局部急性炎症。当细菌进入尿道腺体和隐窝后，腺管开口和隐窝被阻塞，潜藏的细菌成为慢性淋病的主要感染方式。

★考点提示：淋病的病因

（二）病理变化与临床病理联系

肉眼观察，病变部位组织充血、水肿，并有脓性渗出物形成。镜下观察，黏膜充血，有溃疡形成，黏膜下中性粒细胞浸润。患者有尿频、尿急、尿痛等急性尿道炎症状，局部可有疼痛及烧灼感，病变继续发展男性患者可波及附近的前列腺、附睾、精囊腺与膀胱，女性患者病变可波及前庭大腺、子宫内膜、输卵管和卵巢，引起相应器官的慢性炎症，严重者可引起盆腔器官粘连。感染后如不及时治疗或治疗不彻底，转为慢性淋病，炎性瘢痕可导致尿道狭窄，造成排尿困难。少数病例可发生淋球菌性菌血症，表现为皮疹。此外，还可发生关节炎、脑膜炎、骨髓炎等，严重者可引起全身播散性淋球菌感染。近年来由于基因诊断技术的应用，使淋病快速诊断有了重大突破。

三、梅毒

梅毒（syphilis）是由梅毒螺旋体引起的慢性传染病。早期病变主要侵害皮肤黏膜，晚期可侵犯全身各脏器，尤其是心血管和中枢神经系统。临床上症状复杂，病程长，常反复发作。

★考点提示：梅毒的病原体

（一）病因和传播途径

梅毒螺旋体又称苍白螺旋体，体外活力低，不易生存。对理化因素抵抗力极弱，对苯酚酸、青霉素、四环素、红霉素、砷剂等敏感。梅毒患者是梅毒的唯一传染源。梅毒分为先天性和后天性两种，前者通过胎盘感染胎儿，后者主要经性接触传播，少数经输血、接吻、妇科检查等方式传播。

梅毒螺旋体通过破损的皮肤黏膜进入人体，感染后第 6 周，血清出现特异性抗体及反应素，有血清学诊断价值。随着抗体的增多，病变部位的梅毒螺旋体数量减少，以致早期梅毒病变可不治自愈。若治疗不及时或不合理，播散到全身的梅毒螺旋体常难以完全消灭，导致复发梅毒、晚期梅毒的发生。少数病例成为隐性梅毒，表现为感染后梅毒螺旋体在体内终身潜伏，仅有血清反应阳性，而无症状和病变；或在第二、三期梅毒活动，局部病变消失而血清反应阳性。

（二）基本病变

1. 闭塞性动脉内膜炎和小血管周围炎

闭塞性动脉内膜炎表现为小动脉内皮细胞及内膜纤维组织增生，管壁增厚，管腔狭窄闭塞。小血管周围炎表现为小血管周围有大量的单核细胞、淋巴细胞和浆细胞浸润（图12-30，见书末彩图）。浆细胞恒定出现是本病的特征之一。血管炎的病变见于各期梅毒。

2. 树胶样肿

树胶样肿又称梅毒瘤，是一种由细胞介导的迟发型超敏反应引起的肉芽肿。肉眼观察，边界清楚，呈灰白色，大小不一，质坚韧，有弹性，似树胶状。镜下观察，似结核结节，中央为凝固性坏死组织，类似干酪样坏死，但坏死不彻底，弹力纤维仍保存，周围有淋巴细胞、浆细胞浸润，而上皮样细胞及朗汉斯巨细胞少见。树胶肿可被吸收、纤维化，形成瘢痕而使器官变形，但很少钙化。树胶样肿仅见于第三期梅毒，常见于皮肤、黏膜、肝、骨和睾丸。

（三）病程分期

1. 先天性梅毒

受梅毒螺旋体感染的妇女受孕时，胎儿可通过胎盘被感染，称为先天性梅毒。先天性梅毒可分为早发性和晚发性两种。

（1）早发性先天性梅毒　是胎儿或婴儿期发病的先天性梅毒。胎龄2～3个月时的胎儿体内已有螺旋体存在。受染的胎儿可死于宫内，引起晚期流产，或出生不久即死亡。突出病变为皮肤黏膜出现多种梅毒斑疹、大疱和大片的剥脱性皮炎，内脏损害广泛。病变脏器呈淋巴细胞及浆细胞浸润、弥漫性纤维化和发育不良等。肺发生弥漫性纤维化、间质血管床减少，而呈灰白色称白色肺炎。

（2）晚发性先天性梅毒　为2岁以后发病者。患儿发育不良、智力低下，以角膜、骨和神经系统损害最为严重。间质性角膜炎、Hutchinson（哈钦森）齿即楔形门齿（因牙及牙釉质发育不全，致使切牙边缘中央呈锯齿状缺损，上宽下窄，牙体呈圆柱状）和神经性耳聋构成晚发性先天性梅毒的三大标记性损害，具有诊断意义。

2. 后天性梅毒

按病程分为三期。第一、二期梅毒称早期梅毒，有传染性。第三期梅毒又称晚期梅毒，常侵犯内脏，也称内脏梅毒。

（1）第一期梅毒　局部发生炎症反应，形成下疳，因其质硬，故称硬下疳。硬下疳为梅毒螺旋体在侵入处发生的最初病变。潜伏期平均3周。病变常见于阴茎包皮、冠状沟、阴唇等处，也可发生于如唇、舌、肛周等生殖器以外部位。病变初起时为单个暗红色斑丘疹或丘疹，逐渐增大，很快表面破溃，形成溃疡。肉眼观察，典型硬下疳呈圆形或类圆形，表面糜烂，基底呈细颗粒，状伴少量浆液性分泌物，其中有大量梅毒螺旋体，皮损境界清楚，触之如软骨样硬度，无疼痛（图12-31，见书末彩图）。镜下观察，为溃疡底部闭塞性动脉内膜炎及血管周围炎。梅毒螺旋体可沿淋巴管进入淋巴结内繁殖，1～2周后，局部淋巴结增大，但彼此不融合，呈非化脓性增生性改变。硬下疳可于 2～6 周后自行愈合，肿大的局部淋巴结消退，但体内螺旋体仍继续繁殖，可发展为第二期梅毒。

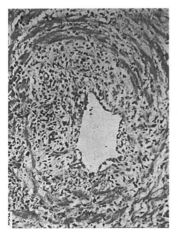

图 12-30　梅毒血管炎
（镜下观）

小血管壁及其周围大量淋巴细胞、单核细胞和浆细胞浸润，血管腔狭窄或闭塞

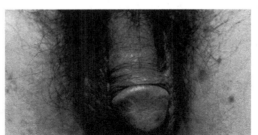

图 12-31　硬下疳（肉眼观）

局部皮肤红、肿，表面有渗出和溃疡形成，质硬

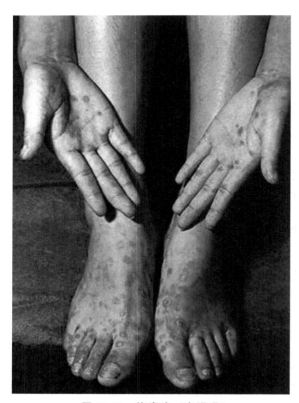

图 12-32　梅毒疹（肉眼观）

手和足广泛对称分布的褐红色斑疹

（2）第二期梅毒　硬下疳发生 7～8 周后，体内的螺旋体再次大量繁殖进入血液循环，引起全身性非特异性淋巴结增大和广泛的皮肤黏膜梅毒疹。肉眼观观察，梅毒疹常发生于躯干两侧、肩、臀和四肢内侧等处，呈红斑、丘疹、斑疹或扁平湿疣状，铜红色、褐红色，分布广泛对称（图 12-32，见书末彩图）。镜下观察，呈典型的血管周围炎，表现为淋巴细胞和浆细胞浸润。皮肤梅毒疹内含有梅毒螺旋体，因此此期梅毒传染性极强。皮肤黏膜病变可不经治疗自然消退，而进入潜伏状态。

（3）第三期梅毒　常在感染后 4～5 年发生，病变侵犯内脏器官，尤其是心血管和中枢神经系统。此期的病变特点是形成特征性的树胶肿。因树胶肿发生纤维化、瘢痕收缩而导致严重的组织破坏、变形和功能障碍。

①心血管梅毒：以梅毒性主动脉炎为主，损害主动脉瓣的瓣膜环部，导致主动脉瓣关闭不全。管壁弹力纤维的广泛破坏，形成主动脉瘤。患者常死于主动脉瘤破裂。

②中枢神经梅毒：病变广泛，主要为

脊髓结核和麻痹性痴呆。

③其他器官病变：肝的树胶样肿使肝呈结节样肿大。若发生纤维化，则可因瘢痕收缩使肝脏呈分叶状。骨梅毒主要累及鼻骨、颅骨、长骨、肩胛骨，鼻骨受累时形成马鞍鼻。第三期梅毒病灶中梅毒螺旋体少，传染性小，梅毒血清反应阳性率低。

★考点提示：梅毒的分期

四、艾滋病

艾滋病是获得性免疫缺陷综合征（acquired immunodeficiency syndrome，AIDS）的简称，是由人类免疫缺陷病毒（human immunodeficiency virus，HIV）感染引起的以全身严重免疫缺陷为主要特征的致命性传染病。艾滋病潜伏期长，临床主要表现为发热、乏力、体重下降、全身淋巴结增大和神经系统症状，50％患者有肺部机会性卡氏肺孢子虫感染，约有 1/3 患者伴发卡波西（Kaposi）肉瘤、淋巴瘤等。病情险恶，死亡率高。自 1981 年美国发现 AIDS 以来，该病在全球日益蔓延，目前已呈较广泛流行趋势。根据 2015 年世界卫生组织的调查估计，全国约有 3670 万名艾滋病携带者，其中 180 万左右为儿童。绝大多数艾滋病病毒携带者在低收入和中等收入国家。

（一）病因和发病机制

艾滋病的病原体是人类免疫缺陷病毒（HIV），是一种 C 型反转录病毒，分为 HIV-1 和 HIV-2 两个亚型。90％的患者血清可被检出抗 HIV 抗体。HIV 具有嗜淋巴细胞和嗜神经性，主要感染 CD_4^+ T 淋巴细胞。艾滋病患者及病毒携带者是本病的传染源，HIV 携带者的血液、精液、阴道分泌物、唾液、眼泪、尿液、母乳等体液，以及脑、皮肤、淋巴、骨髓等组织内均存在有 HIV。

传播途径包括：①性接触传播，是最主要的传播途径，约占 75％，其中以同性恋和异性恋的男性多见；②输血或血制品传播，对献血者进行抗 HIV 抗体筛查可大大降低因输血而感染 HIV 的可能；③通过注射针头或医用器械等传播，静脉吸毒人群共用注射器和针头可经血液传播；④母婴垂直传播，母体的病毒可经胎盘感染胎儿或通过哺乳、黏膜接触等方式感染婴儿；⑤其他途径，如器官或组织移植等。

HIV 选择性地侵犯和破坏 T 淋巴细胞是 AIDS 发病的基本环节。T 淋巴细胞参与调节整个免疫系统的功能，其消减必然影响到 IL-2、干扰素 γ 以及激活巨噬细胞和 B 细胞等有关的多种淋巴因子的分泌，继而影响 T 淋巴细胞及其他免疫活性细胞的功能，如 T 淋巴细胞克隆增生和混合淋巴细胞反应降低，淋巴因子减少，对可溶性抗原的反应也相应减弱；Ts（Tc）细胞克隆增生降低，特异性细胞毒反应减少；NK 细胞杀灭肿瘤细胞的功能降低；B 淋巴细胞在特异性抗原刺激下缺乏正常的抗体反应，但原因不明的激活和分化引起高丙种球蛋白血症；巨噬细胞反应性降低，其溶解肿瘤细胞、杀灭降解胞内细菌、真菌和原虫的功能减弱等。HIV 进入人体后，病毒表面 gp120 与 CD_4^+ T 淋巴细胞的受体 CD_4 分子结合，HIV 的膜与 CD_4^+ T 淋巴细胞的膜融合，核心部分进入细胞，在反转录酶的作用下，HIV RNA 逆转录为前病毒 DNA，然后整合到宿主细胞核的染色体中，复制形成大量新病毒颗粒，这些新病毒颗粒以芽生的方式释放，再感染其他细胞。HIV 还可以侵袭单核巨噬细胞。HIV 在宿主细胞内大量复制而导致细胞溶解和破裂，免疫系统平衡遭到破坏发生免疫缺陷，最终发生机会感染和肿瘤。

★考点提示：艾滋病的病原体

（二）病理变化

1. 淋巴组织的变化

病变早期淋巴结明显增生，髓质内出现较多浆细胞。生发中心活跃，随之滤泡的外套层淋巴细胞减少或消失，伴小血管增生，并有纤维素样物质或玻璃样物质沉积，生发中心被分割。副皮质区的 CD_4^+ 淋巴细胞进行性减少，代之以浆细胞浸润。晚期淋巴结结构逐渐破坏，呈现出一片荒芜，T 淋巴细胞、B 淋巴细胞几乎均消失殆尽，无淋巴滤泡及副皮质区之分，仅残留一些巨噬细胞和浆细胞。AIDS 患者的脾也呈轻度增大，镜下观察，脾淤血，T 淋巴细胞、B 淋巴细胞均减少，淋巴滤泡和淋巴鞘结构缺如。死于感染的病例，脾内常可见较多量的中性粒细胞和巨噬细胞浸润。腭扁桃体、小肠、阑尾及结肠内的淋巴样组织均呈明显萎缩，淋巴细胞减少。胸腺组织与同龄人相比，表现为过早萎缩、淋巴细胞减少及胸腺小体钙化。

2. 继发性感染

多种病原体引起的机会性感染是本病的一个特点。感染的范围较广泛，可累及全身各个器官，以中枢神经系统、肺和消化道的感染最常见，病原种类繁多，通常为两种以上的混合感染。但由于严重免疫缺陷，炎症反应常常不典型。约 50% 患者有肺部机会性卡氏肺孢子虫感染，对诊断本病具有一定参考价值。病变肺间质和肺泡腔内可见较多巨噬细胞和浆细胞浸润，其特征性病变是肺泡腔内出现大量嗜伊红染色的泡沫样渗出物，其组成为免疫球蛋白和原虫。约 70% 病例中枢神经系统受累。其中继发性机会感染有播散性弓形虫或新型隐球菌感染所致的脑炎或脑膜炎；巨细胞病毒和乳多空病毒所致的进行性多灶性白质脑病等。HIV 感染也可直接引起脑膜炎、亚急性脑病、痴呆等。

3. 恶性肿瘤

1/3 的 AIDS 患者常伴有卡波西肉瘤。该肿瘤起源于血管内皮，广泛累及内脏，以下肢易见。肉眼观察，肿瘤呈暗蓝色或紫棕色结节（图 12-33，见书末彩图）。镜下观察，由成片的梭形细胞构成毛细血管样腔隙，其中可见红细胞。此外，其他恶性肿瘤如未分化性非霍奇金淋巴瘤、霍奇金淋巴瘤和 Burkitt 淋巴瘤、脑原发性淋巴瘤等亦常见。

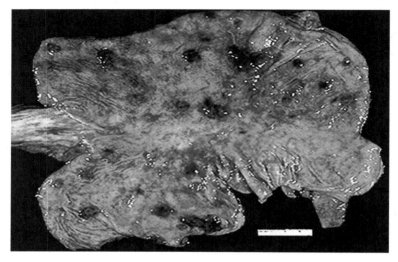

图 12-33　卡波西肉瘤（肉眼观）
胃黏膜面分布的紫棕色结节

4. 中枢神经系统改变

脑组织是 AIDS 患者最常受累的组织之一，HIV 对神经细胞有亲和力，能侵犯神经系统，引起脑组织的破坏，包括神经胶质细胞的灶性坏死、血管周围炎细胞浸润和脱髓鞘改变等。

★**考点提示：艾滋病的继发性病变**

> **临床应用**
>
> **艾滋病的治疗**
>
> 艾滋病是感染艾滋病病毒（HIV 病毒）引起，是一种危害性极大的传染病。而 HIV 能攻击人体免疫系统。将人体中 T 淋巴细胞大量破坏，使人体丧失免疫功能，而发生各种疾病。艾滋病并非死于艾滋本身，而是死于各种感染疾病、恶性肿瘤。HIV 在人体内的潜伏期平均为 8～9 年。
>
> ①艾滋病的治疗目前并没有确实有效的药物，目前的治疗也只能是延长患者的生命，而不能治愈疾病。国家免费提供的艾滋病治疗药物中如拉米夫定、齐多夫定等，都具有一定的疗效，均由中国生产。
>
> ②一些国外进口的药物，如替诺福韦、奈韦拉平、依非韦伦，价格高，需要患者来承担。
>
> ③"鸡尾酒疗法"并不是酒吧的那种鸡尾酒，而是多种逆转录药物的混合，依据不同的艾滋病时期的药物，但价格昂贵。
>
> ④加强锻炼，HIV 攻击人体免疫系统而患病，可以通过加强锻炼来降低免疫系统的损伤程度来降低 HIV 的伤害。
>
> ⑤洁身自好，养成一个良好的生活习惯，有利于躲避艾滋病的困扰。

（三）临床病理联系

从感染 HIV 到发病有一个完整的自然过程，主要分为三期。

1. 潜伏期

感染者可以没有任何临床症状，但血清中可检测出 HIV 抗体、KIV 核心蛋白和包膜蛋白抗体，具有传染性。此期可持续 2～10 年。

2. 急性感染期

患者出现发热、全身不适、皮疹、肌肉酸痛和淋巴结增大等，是 HIV 侵袭人体后对机体的刺激所引起的反应。此期病毒在体内复制，但由于患者免疫反应能力尚好，2～3 周后上述急性感染症状可自行缓解。在感染 2～6 周后，血清 HIV 抗体可呈现阳性反应。

3. 艾滋病期

早期开始出现与艾滋病有关的症状和体征，主要表现为持续性全身浅表淋巴结增大、全身不适、肌肉疼痛、周期性低热和各种特殊性或复发性的非致命性感染。

此时机体的免疫功能与病毒之间处于相互抗衡阶段，某些患者可维持长达数年或持续停留在此阶段。晚期，机体的免疫功能全面崩溃，患者持续发热、消瘦、乏力、腹泻，并出现神经系统症状，发生各种致命性机会性感染和恶性肿瘤，血液检查可见淋巴细胞明显减少（<30%），CD_4^+ 细胞减少尤为显著，CD_4^+ 细胞与 CD_8^+ 细胞之比可由原来的 2 降至 0.5 以下，细胞免疫反应丧失。

★**考点提示：艾滋病的临床病理联系**

第七节　血吸虫病

案例导入

案例回放：

　　患者，李某，男性，42岁，长期在码头从事搬运工作，因明显消瘦、腹部膨隆入院。患者一年前发现足部、小腿等处皮肤出现米粒大小红色丘疹，奇痒，有时出现风疹块，以为是蚊虫叮咬所致。几天后出现发热、咳嗽、咳痰，自行服用感冒药，几天后好转。3个月前患者食欲减退，消瘦明显，腹部逐步增大，并伴有腹痛、腹泻，偶有便血。查体：体温39℃，消瘦病容，神志清楚，腹部膨隆，有积水，肝区有压痛，脾可触及。

思考问题：

　　1. 李某得的什么病？病因是什么？

　　2. 李某腹部膨隆的原因是什么？

　　血吸虫病（schistosomiasis）是由血吸虫寄生于人体引起的一种地方性寄生虫病。寄生于人体的血吸虫主要有埃及血吸虫、曼氏血吸虫和日本血吸虫3种。我国只有日本血吸虫流行，故通常将日本血吸虫病简称为血吸虫病。我国的血吸虫病主要在长江流域及以南的十三省市的水稻作物区流行。病变主要累及结肠和肝。临床表现为发热、肝大、腹痛、腹泻等。晚期可发展为肝硬化。

一、病因及传播途径

　　日本血吸虫为本病的病原体，其生活史可分为虫卵、毛蚴、胞蚴、尾蚴、童虫及成虫等阶段。成虫以人体或其他哺乳动物（如猪、牛等）为终宿主，自毛蚴至尾蚴的发育繁殖阶段以钉螺为中间宿主。随同患者或病畜排出的粪便中的血吸虫虫卵进入水中，卵内的毛蚴成熟孵化，破壳而出，钻入钉螺体内，发育成尾蚴，并游动于水中。受感染的人、畜是血吸虫病的传染源。患者或病畜带虫卵的粪便排入水中，虫卵入水后，孵化成毛蚴，在中间宿主钉螺中发育繁殖，成为具有感染性的尾蚴，并从螺体中逸出，当人、畜接触疫水（有尾蚴的水体）时，尾蚴穿过皮肤或黏膜侵入体内，脱去尾部变成童虫，随血流经心肺抵达肝门静脉内，发育后雌雄虫体合抱，再从肝门静脉移行到肠系膜静脉寄生产卵，含毛蚴的虫卵进入肠腔，随粪便排出体外，重演生活周期。

　　★**考点提示：血吸虫病的病原体**

二、病理变化及发病机制

　　血吸虫发育阶段的尾蚴、童虫、成虫和虫卵等均可引起病变，但虫卵的危害最大。

（一）尾蚴引起的损害

　　尾蚴借其头腺分泌的溶组织酶和机械性运动钻入其皮肤或黏膜后数小时至2～3日，引起尾蚴性皮炎。尾蚴分泌的毒素致使局部皮肤出现红色小丘疹，奇痒。数日后，皮疹消退。

镜下观察，毛细血管充血、出血，早期为嗜酸性粒细胞浸润，晚期为单核细胞浸润。

（二）童虫引起的损害

童虫的代谢产物或死亡虫体蛋白分解产物及其移行时的机械性损伤，可引起血管炎和血管周围炎，以肺组织受损最明显。临床表现为发热，一过性咳嗽，痰中带血等症状。童虫表面有特殊抗原表达，可产生相应的免疫反应，同时巨噬细胞、嗜酸性粒细胞也参与免疫反应，人体对再次感染尾蚴有免疫力。

（三）成虫引起的损害

成虫的表面含有宿主的抗原，可以逃避免疫攻击，对机体的损害相对较轻。成虫可吞食红细胞，红细胞的血红蛋白在虫体内珠蛋白酶作用下分解成血红素样色素，该色素呈黑褐色，被肝脾增生的单核巨噬细胞所吞噬。临床主要表现为发热、贫血、嗜酸性粒细胞增多、肝脾大等。

（四）虫卵引起的损害

虫卵沉着所引起的损害是最主要的病变。虫卵随血流沉积于肝、结肠、直肠和肺引起虫卵肉芽肿，导致血管纤维化。成熟虫卵中毛蚴分泌可溶性抗原（SEA），导致虫卵结节形成。未成熟的虫卵，因卵中的毛蚴不成熟，不分泌毒性分泌物，引起的病变轻微。本病以形成虫卵结节为特征，按其病变发展过程可分为急性和慢性两种。

1. 急性虫卵结节

成熟的毛蚴分泌的 SEA 致敏 T 细胞，使得致敏的 T 细胞产生各种淋巴因子，吸引嗜酸性粒细胞和巨噬细胞聚集到虫卵周围形成肉芽肿。肉眼观察，为灰黄色粟粒大小的结节。镜下观察，结节中央可见一至数个成熟虫卵，卵壳上附有放射状嗜酸性的棒状体，又称为 Hoeppli 现象（图 12-34，见书末彩图）。用免疫荧光法已证实为抗原-抗体复合物。其虫卵周围是一片无结构的颗粒状坏死物质及大量嗜酸性粒细胞浸润，状似脓肿，故又称为嗜酸性脓肿。在坏死组织中可混杂多数菱形或多面形屈光性蛋白质晶状体，即夏科-雷登（Charcot-Leyden）结晶，系嗜酸性粒细胞的嗜酸性颗粒互相融合而成。随后"脓肿"周围产生肉芽组织层，随着病程的发展，虫卵内毛蚴死亡，肉芽组织层向虫卵结节中央生长，并出现围绕结节呈放射状排列的类上皮细胞层，病变逐渐演变为慢性虫卵结节。

2. 慢性虫卵结节

急性虫卵结节经过 10 天左右，随着卵内毛蚴衰老或死亡，SEA 分泌量减少，脓肿和坏死细胞被单核细胞、类上皮细胞和淋巴细胞所取代，肉芽组织增生，酷似结核病变，称为假结核结节（图 12-35，见书末彩图）。最后结节纤维化，其中卵壳碎片和死亡、钙化的虫卵可长期存留，这是病理学诊断血吸虫病的依据。

★考点提示：血吸虫病的病理损害

三、重要器官的病变及其临床病理联系

1. 结肠

主要累及乙状结肠和直肠。虫卵在肠壁黏膜下层和固有层内沉积，形成急性虫卵结节。肉眼观察，肠黏膜充血水肿，表面形成多发性、黄色及棕色粟粒或绿豆大小的小结节。严重者虫卵结节向肠腔穿破，病灶组织坏死脱落形成边缘不规则的浅表性溃疡，虫卵可由此排入肠腔，虫卵粪检阳性，成为重要的传染源。临床表现为腹痛、腹泻和脓血便。慢性期，

虫卵反复沉着，肠黏膜形成新旧不一的虫卵结节，肠黏膜反复形成溃疡、修复，黏膜增生形成息肉，最终导致肠壁增厚变硬、肠腔狭窄，虫卵难以排入肠腔，故虫卵粪检阴性。患者可出现肠梗阻等，少数病例可并发绒毛状腺瘤和结肠腺癌。

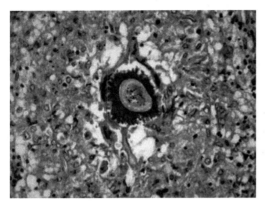

图 12-34　急性虫卵结节（镜下观）

结节中央有数个成熟的虫卵，虫卵周围见大量嗜酸性粒细胞浸润

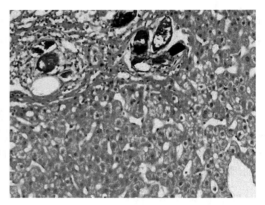

图 12-35　假结核结节（镜下观）

虫卵内毛蚴死亡，坏死物质逐渐被巨噬细胞清除，虫卵破坏或钙化，其周围有少量类上皮细胞，伴有淋巴细胞浸润，形态上类似结核结节

2. 肝

虫卵随肝门静脉血液进入肝，沉积在门静脉的小分支引起病变。早期肝大，表面呈粟粒状灰白或灰黄色结节。镜下观察，汇管区内有多数虫卵结节形成，肝细胞可因而受压萎缩，门静脉分支可有静脉内膜炎改变；也可有变性及小灶性坏死；库普弗细胞内可见黑褐色血吸虫色素沉着。晚期，以汇管区慢性虫卵结节和纤维化为特征，肝门静脉分支周围与门静脉区纤维组织增生，导致血吸虫性肝硬化。增生的纤维组织沿门静脉分支呈树枝状分布，又称为干线型肝纤维化，其肝小叶结构一般不遭破坏，不形成假小叶。肉眼观，肝体积缩小，质地变硬，表面起伏不平，有散在浅沟纹，形成不规则的微隆起区。门静脉周围纤维化，导致门静脉阻塞，同时由于虫卵本身的压迫、静脉内膜炎和静脉内血栓形成等，造成窦前性阻塞，形成门静脉高压。临床上出现脾大、腹水和食管下段静脉曲张等。

3. 脾

早期因成虫代谢产物的刺激，单核巨噬细胞增生引起脾轻度增大。晚期由于门静脉高压引起脾淤血，脾体积显著增大，重量可达 1000g，甚至 4000g。肉眼观察，青紫色，包膜增厚，质韧；切面暗红色，可见散在黄褐色含铁小结，主要由陈旧性出血灶伴有铁质和钙盐沉积及纤维组织增生构成。偶见多数陈旧性梗死灶。镜下观察，脾窦扩张充血，脾髓纤维化，脾小体萎缩减少，单核巨噬细胞增生，并吞噬血吸虫色素。临床上患者有贫血、血小板和白细胞减少等脾功能亢进症状。

4. 肺

肺是常见的异位血吸虫病，多见于急性血吸虫病患者。病变主要为间质性粟粒状虫卵结节，周围肺泡腔内有渗出，X 线所见类似粟粒性肺结核。呼吸道症状大多轻微，大多病例在 3～6 个月痊愈，极少数病例发展为肺源性心脏病。

5. 脑

病变以顶叶和颞叶为多，虫卵肉芽肿多分布于大脑灰白质交界处。镜下可见到血吸虫卵结节伴软化灶形成，周围有胶质细胞增生。临床上可出现占位性症状和体征。急性型主要表现为脑膜脑炎症状，慢性型多表现为癫痫发作。

6. 其他部位

少数血吸虫虫卵可在肠系膜及腹膜后淋巴结、皮肤、心包、肾及子宫颈等处有沉着。儿童因反复重度感染使肝脏生长素介质减少，影响其生长发育造成侏儒症。

思考题

一、名词解释

结核结节　肺原发综合征　干酪样肺炎　伤寒细胞　伤寒小结　神经细胞卫星现象 树胶肿　嗜酸性脓肿　假结核结节

二、填空题

1. 原发性肺结核的原发综合征表现为＿＿＿＿＿、＿＿＿＿＿、＿＿＿＿＿。
2. 常见的肺外器官结核有＿＿＿＿＿、＿＿＿＿＿、＿＿＿＿＿。
3. 肠结核的溃疡多呈＿＿＿＿＿状，其长径与肠的长轴＿＿＿＿＿。
4. 继发性肺结核是指＿＿＿＿＿所引起的肺结核病，多见于＿＿＿＿＿。
5. 绝大多数原发性肺结核患者结局是＿＿＿＿＿。
6. 一般将肺结核分为＿＿＿＿＿和＿＿＿＿＿两大类。
7. 结核病病变转向恶化的方式有＿＿＿＿＿、＿＿＿＿＿。
8. 流行性脑脊髓膜炎是一种＿＿＿＿＿炎症。
9. 继发性肺结核的类型有＿＿＿＿＿、＿＿＿＿＿、＿＿＿＿＿、＿＿＿＿＿。
10. 结核性肉芽肿是由＿＿＿＿＿、＿＿＿＿＿、＿＿＿＿＿组成。
11. 结核病的免疫反应主要是以＿＿＿＿＿为主。
12. 肠伤寒的并发症有＿＿＿＿＿、＿＿＿＿＿。
13. 伤寒的肠道病变分为＿＿＿＿＿、＿＿＿＿＿、＿＿＿＿＿。
14. 急性细菌性痢疾假膜的成分有＿＿＿＿＿、＿＿＿＿＿、＿＿＿＿＿。
15. 乙型脑炎病毒为＿＿＿＿＿病毒，其传播媒介为＿＿＿＿＿。
16. 对乙型脑炎的病理诊断具有一定特征性的形态表现是＿＿＿＿＿。
17. 结核病的免疫反应以＿＿＿＿＿为主，结核病时发生的＿＿＿＿＿属于超敏反应。
18. 伤寒杆菌引起的炎症属于＿＿＿＿＿炎症，主要是＿＿＿＿＿的增生。
19. 梅毒的病原体为＿＿＿＿＿。
20. 血吸虫发育阶段的＿＿＿＿＿、＿＿＿＿＿、＿＿＿＿＿和＿＿＿＿＿等均可引起病变，以＿＿＿＿＿对机体的危害最大。
21. 血吸虫虫卵引起的病变为＿＿＿＿＿。

三、简答题

1. 肠伤寒与肠结核均有溃疡形成，两者病变有何不同？
2. 结核性脑膜炎与流行性脑脊髓膜炎肉眼和镜下的特点是什么？
3. 比较急性细菌性痢疾和肠伤寒的好发部位及炎症性质有何不同？
4. 比较原发性肺结核与继发性肺结核病变有何不同点？
5. 乙型脑炎病理变化如何？
6. 试述结核病的基本病变及转化规律。
7. 简述伤寒的病理特点及其常见的并发症。

8. 简述急性细菌性痢疾的发病部位及病变特点。

9. 试述梅毒的基本病变特点。

10. 血吸虫引起人体致病的阶段有哪些？分别引起什么样的病变？

四、病例分析题

患者，男，18岁，因发热、头痛、呕吐急症入院。患者于25天前因淋雨后头痛、发热，体温38.5～40℃。起病3天后头痛加重，15天后开始出现喷射状呕吐，呕吐物为食物。给予阿司匹林、复方磺胺甲噁唑、伤风感冒胶囊治疗，症状无改善。2天前患者感双下肢麻木，乏力，急症入院。

既往病史：3岁时患过麻疹。

查体：T 39.5℃，P 112次/分，BP 19.2/9.6kPa（114/72mmHg）。患者痛苦重病容，神志恍惚，嗜睡，颈硬，瞳孔对称等大，对光反射良好。心、肺检查未见异常，腹部平有压痛。神经系统检查：浅反射及腹部反射减弱，浅感觉存在，深反射减弱，膝反射及跟腱反射未引出，颈项强直，凯尔尼格征及布鲁津斯基征阳性。实验室检查：WBC 9.2×10^9/L，L 0.41。脑脊液检查：压力高，糖低，蛋白高，细胞数高，查见抗酸杆菌。X线检查：双肺上部各有一个结节状阴影，边缘模糊呈云雾状。

请问：

1. 患者的主要病变是什么？

2. 解释临床症状、体征及异常的检验结果。

3. 解释各病变之间的相互关系。

（付玉环）

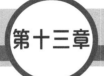

病理生理学绪论

○○○
○○○
○○○

【学习目标】

掌握：病理生理学的概念。

熟悉：病理生理学的性质、任务及内容。

了解：病理生理学的发展趋势。

病理生理学（pathophysiology）是一门研究疾病发生、发展、转归的规律和机制的科学。病理生理学重点研究疾病时机体功能和代谢的变化，阐明疾病发生的本质，为疾病的防治提供理论和实验依据。因此，病理生理学是联系基础医学和临床医学的"桥梁"，是医学教育中的主干课程之一。

一、性质、任务及特点

病理生理学的研究范围比较广泛，临床各科疾病及在实验动物身上复制的任何疾病，都含有病理生理学的内容。其主要任务是研究疾病发生、发展和转归的一般规律与机制，研究患病机体的功能、代谢的变化和机制，根据其病因和发病机制进行实验治疗，分析疗效原理，探讨疾病的本质，为疾病的防治提供理论和实验依据。

病理生理学是一门理论性较强的学科，它的研究对象是人体疾病，围绕疾病的发生、发展进行科学探讨。在病理生理学的学习过程中，需要将正常人体中形态、功能和代谢的各种有关知识加以分析、综合后用到患病的机体，使知识融会贯通，只有如此才能正确地认识疾病时患病机体内出现的各种变化，因此病理生理学与许多医学基础学科之间均有着横向联系；在知识融会贯通过程中，要引导学生认识患病机体的生命活动规律，重点掌握疾病时功能和代谢变化的共同规律，为临床各学科的学习奠定坚实的理论基础。因此，病理生理学具有承前启后、纵向沟通的作用，是理论性和实践性都很强的桥梁学科。

随着生物医学模式向生物-心理-社会医学模式的转变，以及分子生物学和相关前沿生命科学向各学科间的渗透，人们在对疾病本质的阐明和发病机制的研究过程中，必然要把各相关学科的知识有机联系在一起，进行科学思维和综合分析，只有这样才能全面正确地认识疾病，所以，病理生理学又是一门综合性很强的交叉学科。

二、发展趋势

病理生理学是一门年轻的学科，它是顺应科学的迅速发展和临床实践的迫切需要而创立和发展起来的，它的发展史与人类对疾病本质的认识过程密切相关。

19世纪，法国生理学家伯纳德和俄国病理学家谢琴诺夫开创了以研究活体疾病为主要内容的实验病理学。1879年俄国的喀山大学成立了第一个病理生理学教研室，我国自20世纪50年代开始在各医学院校陆续建立了独立的病理生理学教研室。1961年召开了第一次全国病理生理学术讨论会，并成立了中国生理科学会病理生理专业委员会筹委会；1963年举办第二届全国学术会议，大大推动了学科的发展；1980年成立了中国生理学会病理生理学会；1985年3月，中国科协批准正式成立国家一级学会——中国病理生理学会（Chinese Association of Pathophysiology，CAP），下设15个专业委员会，主办4本杂志。1992年成立了国际病理生理学会。

病理生理学是生命科学技术的重要组成部分，是生理学与病理学交叉产生的分支学科，是在生物医学中起桥梁作用的应用基础学科。我国对心血管、血液、消化等系统的疾病，以及危重病医学的基础与临床的研究已取得了较好效果。如陈德昌进行的全身感染与多器官功能障碍综合征（MODS）的基础与临床研究，在世界上首次发现了某些等位基因可能是MODS的高危基因标志，将有助于筛选高危患者及进行相应的预防；韩德五提出了肝衰竭的肠源性内毒素假说，邱长春报道了高血压患者的基因多态性，我国学者对糖尿病的基因多态性也进行了研究等。当前，病理生理学研究的发展主要聚焦在分子生物学方面的研究，如重视环境（致病）因素引起的分子水平的异常变化在细胞水平和整体水平进行功能整合的研究；重视人体或细胞易发生某种损伤、疾病的倾向的研究；利用基于数学、物理、化学和生物学迅速发展的技术，开发研制仪器、试剂和药物以提高疾病的诊断和治疗水平。

21世纪是生命科学占主导的时代，病理生理学作为生物医学的一门独立学科，将依据医学模式的转变和临床疾病谱的变化，大力加强与生命科学、分子生物学等新兴学科的结合和渗透，积极引入新兴科学的新技术、新理论、新成果，加强疾病发生发展过程中多因素综合作用的研究，加强从分子和基因水平阐明疾病机制的变化，使病理生理学这门新兴学科在医学中得到长足发展，使其在医学中显得尤为重要和突出。

三、主要内容及学习方法

（一）主要内容

疾病种类繁多，但是不同的疾病可以具有一些相同的变化和共同的发病规律，而不同器官系统的疾病，又有其特殊的变化和特殊的发生发展规律，因此病理生理学主要包括以下三部分内容。

1. 总论

总论包括绪论和疾病概论。讨论疾病的概念、疾病发生发展的普遍规律即病因学和发病学的一般规律，为正确理解和掌握具体疾病的特殊规律打下基础。

2. 病理过程

病理过程（pathological process）又称基本病理过程，主要是指多种疾病中可能出现的、共同的、成套的功能、代谢和结构的变化，如水、电解质代谢紊乱，酸碱平衡失调，缺氧，发热，弥散性血管内凝血，休克，炎症，细胞增殖和凋亡障碍等。

3. 各论

各论又称各系统器官病理生理学。主要论述体内几个主要系统的某些疾病在发生、发展过程中可能出现一些常见而共同的病理过程，临床上称其为综合征（syndrome）。如心血管系统疾病时的心力衰竭，呼吸系统疾病时的呼吸衰竭，严重肝脏病时的肝衰竭，泌尿系统疾病时的肾衰竭等。个别疾病的病理生理变化将在临床讲授，本书不作介绍。

（二）学习方法

病理生理学内容抽象，具有非常强的理论性和逻辑性，为了取得较好的学习效果，在病理生理学的学习过程中应注意以下几个方面。

1. 坚持辩证唯物主义的世界观和方法论

学习病理生理学，要转变思维模式，坚持辩证唯物主义的世界观和方法论。用辩证、运动变化、发展和联系的观点认识疾病的发展过程，遵循规律用抽象的思维方法进行判断推理，并对具体问题进行具体分析，这样才能全面认识疾病的本质。

2. 基础知识扎实牢固，做到融会贯通

病理生理学是联系基础医学与临床各学科的桥梁，要学好病理生理学，必须要有扎实牢固的基础知识，并且要学会把正常人体的知识引入到对患病机体生命规律的认识，做到知识的融会贯通，为临床各学科的学习奠定坚实的理论基础。

3. 重视基本病理过程的学习

基本病理过程如水、电解质代谢紊乱，酸碱平衡失调，缺氧，发热，弥散性血管内凝血，休克等，这些病理过程几乎涉及所有疾病的发生机制，是病理生理学的基础知识。例如：心力衰竭时会联系水肿、缺氧、酸碱平衡失调、休克等知识，分析心源性水肿的发生机制，既可以复习已学过的知识内容，又可把它运用到解决问题的过程中，起到学以致用、事半功倍的效果。

4. 提纲挈领，抓住关键章节的学习

例如："缺氧"对很多章节都具有提纲挈领的作用，缺氧有低张性缺氧、血液性缺氧、循环性缺氧和组织性缺氧四种类型，而"休克""心力衰竭"可引起循环性缺氧，"呼吸衰竭"可引起低张性缺氧，这些病理过程的代偿机制与缺氧时机体功能、代谢的变化是基本一致的。在学习中要做到能"举一反三"地运用已学知识理论，使知识融会贯通，这样就可以使复杂的问题简单化，使课本越学越"薄"。

5. 有机联系各章节，整体理解学习

人体是一个完整的统一体，全身各个系统和器官是互相联系、密切相关的。疾病引起的局部病变可影响全身，全身的改变也可影响局部的变化。病理生理学是以疾病为研究对象的科学，各病理过程之间相互联系，故在学习时要有局部和整体的观念，有机联系各章节的内容，进行整体的理解、学习和记忆。

知识拓展

病理生理学的主要研究方法

常用的病理生理学研究方法如下。

（1）动物实验　这是病理生理学研究的主要手段。在动物身上复制类似人类疾病的模型，或利用动物的某些自发性疾病进行研究，以便对疾病时功能、代谢变化进行深入的动态观察，并在必要时对动物进行实验性治疗，以探索疗效的机制。

（2）临床观察　病理生理学研究的是患病机体中的功能代谢变化，而人体是其主要的研究对象。因此，很多研究必须在对患者作周密细致的临床观察后得出结论，有时甚至要在对患者长期的随访中探索疾病动态发展的规律，为此应在不损害患者健康的前提下，进行一系列必要的临床检查与实验研究。

（3）疾病的流行病学研究　为了从宏观和微观探讨疾病发生的原因、条件，发生、发展的规律和趋势，从而为疾病的预防、控制和治疗提供依据，传染病和非传染病的群体流行病学研究和分子流行病学研究都已成为疾病研究中重要的方法与手段。

思考题

一、名词解释

病理生理学　病理过程

二、填空题

1.病理生理学研究的对象是_____。

2.病理生理学着重是从_____和_____角度研究患病机体生命活动的规律和机制的科学。

3.病理生理学的主要研究方法是_____、_____和_____。

4.病理生理学动物试验的基本手段是在动物身上_____的模型，对患病机体的功能、代谢变化及规律进行研究。

三、简答题

1.病理生理学的主要任务是什么？

2.病理生理学教学内容有哪些？

（聂雪丽）

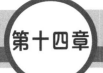

疾病概论

○○
○○
○○

【学习目标】

掌握：健康和疾病的概念，死亡和脑死亡的概念，脑死亡的诊断标准。

熟悉：亚健康的概念，疾病的病因学、发病学和疾病转归的基本知识。

了解：脑死亡的意义。

案例导入

案例回放：

郑某，男性，43 岁，被调到公司另一个部门做负责人。因为对环境不熟悉，郑某无法在短期内适应自己的新工作，心情烦躁，经常恶心、呕吐，无缘无故地紧张，时而无精打采，陷入情绪低潮期，时而狂躁不安。到医院检查，各项检查和化验结果都正常。

思考问题：

1.郑某身体是否健康？

2.你认为健康的标准是什么？

第一节　健康、亚健康及疾病

一、健康

传统观念认为不生病就是健康。1946 年，世界卫生组织（World Health Organization，WHO）提出：健康（health）不仅指没有疾病或衰弱现象，而是躯体上、精神上和社会适应上的一种完好状态。

二、亚健康

亚健康（sub-health）是指介于健康与疾病之间的一种生理功能低下状态。世界卫生组织的一项调查表明，人群中真正健康者仅约 5％，患疾病者约 20％，另 75％处于亚健康状态者。中年人是亚健康的高发人群。

亚健康诊断标准目前尚未统一。亚健康的主要表现形式体现在躯体状态、心理状态和社会适应能力三方面。①躯体性亚健康状态：主要表现为疲乏无力、精神不振、工作效率低等。②心理性亚健康状态：主要表现为焦虑、烦躁、易怒、睡眠不佳等，严重时可伴有胃痛、心悸等表现。这些问题的持续存在可诱发心血管疾病及肿瘤等的发生。③社会适应亚健康状态：主要表现为对工作、生活和学习等环境难以适应，对人际关系难以协调，产生被社会抛弃和遗忘的孤独感。

亚健康状态处于动态变化之中，可以向健康或疾病转化。若适时采取积极、健康的生活、工作和思维方式，亚健康状态可向健康状态转化；若长期忽视亚健康状态，不予积极应对，则亚健康状态可向疾病转化。

三、疾病

疾病（disease）是在一定病因作用下，机体自稳调节紊乱而导致的异常生命活动过程。在疾病过程中，躯体、精神及社会适应的完好状态被破坏，机体进入内环境稳态失衡、与环境或社会不相适应的状态。现代医学认为疾病的特征有：①机体稳态遭破坏而导致身体各个系统、器官、组织和细胞的活动不能维持相互协调，从而引起内环境紊乱和生命活动障碍。机体稳态是否被打破主要取决于两方面的因素，即病因的强度和机体自身调节稳态的能力；②任何疾病都是由病因引起的，没有病因的疾病是不存在的，虽然有些疾病原因不清，但并不意味着没有病因存在，只是目前尚未发现；③疾病的发生是损伤与抗损伤斗争的过程，通常会引起机体的生理功能、物质代谢和形态结构的改变，出现各种临床症状、体征和社会行为异常；④疾病是一个过程，具有自身的一般规律，疾病过程一般包括发生、发展和转归三个阶段。

★考点提示：疾病的概念

第二节 病因学

病因学主要研究疾病发生的原因和条件。

一、疾病发生的原因

疾病发生的原因简称病因（etiology agents），是指引起疾病必不可少的、赋予疾病特征或决定疾病特异性的因素。病因种类繁多，常见病因有以下几类。

1. 生物因素

生物因素是最常见的病因，包括病原微生物（如细菌、病毒、真菌、立克次体等）和寄生虫。这类致病因素的作用特点为：①病原体有一定的入侵门户和定位，例如甲型肝炎病毒可从消化道入血，经门静脉到肝，在肝细胞内寄生和繁殖并致病。②病原体的致病力强弱不仅取决于侵入机体的数量、侵袭力和毒力，还与机体的防御功能特别是免疫力密切相关。病原体与机体的抗衡决定疾病发展的方向和程度。③病原体可引起机体的免疫反应，同时病原体也可能发生变异，产生抗药性。

2. 理化因素

物理性因素主要有机械力、高温、低温、电流、大气压、电离辐射、噪声等；化学性因素有强酸、强碱、各种化学毒物及药物中毒、化学毒气等。理化因素致病，主要由其自身的强度或浓度、作用部位、持续时间等决定，发病原因往往比较明确，机体的防御功能对其发生的影响不大。

3. 营养因素

各种营养素（如糖、脂肪、蛋白质、维生素、无机盐等），某些微量元素（如氟、硒、锌、碘等）以及纤维素是维持生命活动必需的物质，摄入不足或过多时都可引起疾病。如糖类、蛋白质、脂肪摄入不足可导致营养不良，摄入过剩可导致肥胖及代谢性疾病；维生素 B_1 摄入不足引起脚气病；维生素 D 和钙缺乏可引起小儿佝偻病和老年骨质疏松症，但维生素 D 摄入过度又可导致中毒；微量元素铁的缺乏可引起缺铁性贫血，而铁过多可导致肝纤维化。

4. 遗传因素

遗传因素指染色体或基因等遗传物质畸变或变异引起的疾病，在许多疾病的发生中占重要地位。一方面，基因突变可导致相应蛋白质的结构和功能改变而引起疾病，如血友病、半乳糖血症和白化病等；染色体畸变所引起的先天愚型、性染色体畸变导致的两性畸形等。另一方面，由遗传决定的个体易于罹患某种疾病的风险（即在相同环境下不同个体患病的风险）称为遗传易感性。例如，糖尿病肾病的发生发展与遗传易感性密切相关，有些糖尿病患者（20%～25%）无论血糖控制好坏，患病多年也不会发生糖尿病肾病；相反，有些患者（约5%）即使血糖控制良好，在短期内便可出现严重的糖尿病并发症。这种现象与遗传易感性有关。

5. 先天因素

先天因素指那些损害胎儿发育的因素，而由先天因素引起的疾病称为先天性疾病，胎儿出生前就已患病。例如，孕妇怀孕早期感染风疹病毒可导致先天性心脏病。有的先天性疾病是可以遗传的，如多指（趾）、唇裂等；有些先天性疾病不遗传，如先天性心脏病等。

6. 免疫因素

机体免疫反应低下、缺陷或免疫反应过强、自身免疫反应等免疫因素均可导致疾病发生。人类免疫缺陷病毒（HIV）感染后，病毒破坏 T 淋巴细胞，引起获得性免疫缺陷综合征（AIDS）；机体对自身抗原发生免疫反应并引起自身组织损伤，称为自身免疫性疾病，如系统性红斑狼疮、类风湿关节炎、慢性溃疡型结肠炎、慢性淋巴细胞性甲状腺炎等。

7. 心理和社会因素

随着生物学模式向生物-心理-社会医学模式的转换，心理和社会因素在疾病的发生发展中的作用日益受到重视。心理和社会因素，如长期的紧张工作、不良的人际关系、恐惧、焦虑、愤怒等情绪反应，以及自然灾害等均可通过精神、心理作用导致机体的功能、代谢和形态结构变化，如过度悲伤或忧郁可导致高血压、冠心病、消化性溃疡和肿瘤等。

综上所述，引起疾病的病因是多种多样的，疾病的发生可以主要由一种病因引起，也可以由多种病因同时作用或先后参与。目前，有许多疾病病因尚不完全明确，有待医学科学进一步阐明。

二、疾病发生的条件

条件（condition）是指能促进或减缓疾病发生、发展的机体内、外因素。条件本身不引起疾病，但可影响疾病对机体的作用。例如，结核杆菌是引起结核病的病因，但充足的营养、良好的休息、适量的体育活动等，都能增强机体对病原微生物的抵抗力，此时如有结核杆菌侵入，也可不发生结核病。此外，年龄和性别也可作为某些疾病发病的条件。例如小儿易患呼吸道和消化道传染病，这可能与小儿呼吸道、消化道的解剖生理特点和防御功能不够完善有关；女性易患乳腺癌、癔症等疾病。有些疾病的发生有明显的地域性，如发达国家中的糖尿病发生率较高。由此可见，在疾病的病因学预防中，应该重视条件的作用。

诱因（precipitating factor）是指疾病的条件中，能加强病因作用或促进疾病发生、发展的因素。如高蛋白饮食、消化道出血等可引发肝硬化患者发生肝性脑病；妊娠、过量体力活动、情绪激动等常常是心脏病患者发生心力衰竭的诱因。

原因和条件在不同疾病中可相互转化。例如，营养不良是肺结核发生的条件，但又是营养不良症的原因；寒冷是上呼吸道感染的条件，但又是冻伤的原因。

第三节　发　病　学

发病学（pathogenesis）主要研究疾病发生、发展的规律和机制。不同疾病均有特定的发生机制和发展规律，本章仅讨论疾病发生、发展的一般规律及基本机制。

一、疾病发生发展的一般规律

疾病发生发展的一般规律是指各种疾病过程中一些普遍存在的共同规律，归纳如下。

（一）损伤与抗损伤

在疾病的发生、发展过程中，损伤与抗损伤作用常常同时出现，贯穿始终且不断变化，双方的力量对比决定疾病的发展方向和结局。在抗损伤反应占优势时，则疾病好转或痊愈；损伤强于抗损伤时，则疾病发生恶化。例如，机械性外伤引起组织坏死时，血管破裂引起的出血、循环血量减少和血压下降等变化均属损伤性变化，体内同时出现一系列抗损伤反应，如血管收缩、减少出血以维持一定水平的动脉血压，有利于心、脑等重要器官的血液供应；心率加快、心肌收缩力加强以增加心排血量，血凝加速，以利于止血等。如果损伤较轻，通过上述反应和及时有效的治疗，机体可恢复健康；反之，病情恶化，会出现创伤性或失血性休克甚至危及生命。可见，损伤与抗损伤反应的斗争及其力量对比常常影响疾病的发展方向和转归。

损伤和抗损伤反应通常具有两重性并可相互转化。如外伤出血，血管收缩有利于维持血压和减少出血，对机体具有保护作用，但长时间的血管收缩会加重组织的缺血、缺氧，从而加重组织损伤，此时的抗损伤反应则变成了损伤反应。因此，对损伤和抗损伤要辩证认识，才能进行正确的判断和治疗。

（二）因果交替

因果交替是指在疾病的过程中，原始致病因素作用于机体后，机体产生一定的结果，这些结果又作为病因引起新的结果。病因和结果之间相互交替和转化，推动疾病发展，甚至常常形成因果交替的恶性循环（图 14-1），直至患者死亡。

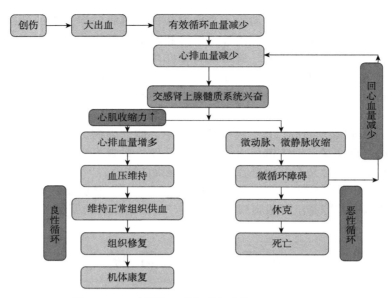

图 14-1　严重创伤导致机体损伤的因果交替示意图

（三）局部与整体的关系

　　疾病可表现为局部变化或全身变化或二者兼有。局部病变可通过神经和体液途径影响整体，而机体的全身功能状态也可通过神经和体液途径影响局部病变的发展。例如，扁桃体炎时，除扁桃体局部呈现红、肿、热、痛等炎症表现外，还可出现发热、白细胞升高、寒战等全身反应。机体抵抗能力下降时炎症可进一步发展甚至经血液播散引起毒血症。在某些情况下，疾病的全身反应常常最初表现在某一局部病变，如糖尿病患者全身性血糖持续升高对细菌的抵抗力降低，局部皮肤易发生疖肿，此时若单纯给予局部治疗而不控制糖尿病则不会有明显效果，必须首先进行糖尿病治疗。因此，医务工作者应善于识别局部和整体病变之间的主从关系，抓住主要矛盾进行处理，不能"头痛医头、脚痛医脚"。

二、疾病发生的基本机制

　　随着医学科学的发展，对疾病发生机制的认识从系统水平、器官水平、细胞水平逐步深入到分子水平。疾病发生的基本机制包括神经机制、体液机制、细胞机制和分子机制四方面。

（一）神经机制

　　神经系统在人体生命活动的维持和调控中起主导作用。因此，许多致病因素通过改变神经系统的功能而影响疾病的发生发展。有些致病因子可直接损害神经系统，例如，流行性乙型脑炎病毒可直接破坏神经细胞，导致高热、意识障碍、惊厥、强直性痉挛和脑膜刺激征等。有些因素也可通过影响神经递质的合成、释放、分解或影响神经递质受体的功能，阻断神经信号的正常传递而导致疾病的发生。例如，有机磷农药中毒可致乙酰胆碱酯酶失活，使大量乙酰胆碱在神经-肌肉接头处堆积，引起肌肉痉挛、流涎、多汗等胆碱能神经过度兴奋的表现。此外，各种社会、心理因素，如长期紧张、心情抑郁、焦虑、烦恼等，也可损伤中枢神经系统而导致躯体疾病，被称为身心疾病。

（二）体液机制

疾病的体液机制主要是指致病因素通过改变体液的质或量，引起内环境紊乱而致病的过程。体液量的严重减少，如大失血、严重脱水可导致休克；体液质的改变，如羊水、组织因子和毒蛇等促凝血物质入血，可引起凝血系统广泛激活而导致弥散性血管内凝血。体液因子包括可作用于全身的组胺、儿茶酚胺、前列腺素、激活的补体、凝血因子、纤溶物质等和一般作用于局部的内皮素、某些神经肽及细胞因子等。

知识拓展

体液因子作用方式

体液因子主要通过内分泌、旁分泌和自分泌三种方式作用于靶细胞。

①内分泌：体内一些特殊的分泌细胞分泌的各种化学介质（如激素），通过血液循环输送到身体的各个部分，被远距离靶细胞上的受体识别并发挥作用。

②旁分泌：某些分泌的信息分子只能对邻近的靶细胞起作用，如神经递质、某些血管活性物质（如一氧化氮、内皮素）等。

③自分泌：细胞对自身分泌的信息分子起反应，许多生长因子是以这种方式作用。

在许多疾病的发生发展中，神经机制常常与体液机制共同参与，被称为"神经-体液机制"。如失血性休克引发的急性肾衰竭机制中，由于交感神经活动兴奋，交感-肾上腺髓质系统功能亢进，交感神经分泌去甲肾上腺素和肾上腺髓质分泌肾上腺素的增加，肾血管收缩，肾脏血流减少。以上神经和体液共同作用是肾衰竭的重要发病机制。

（三）细胞机制

细胞是生物机体最基本的结构、功能单位，致病因素可损伤细胞的代谢、功能和结构，从而引起细胞的自稳调节紊乱。病因引起的细胞损伤可以是选择性的，也可以是非选择性的，如肝炎病毒侵入肝细胞、疟原虫侵犯红细胞、汞中毒时主要损伤肾脏等。

（四）分子机制

细胞的生命活动由分子执行，因此在疾病过程中细胞的损伤均涉及分子的变化。自20世纪末以来，大量研究试图从分子水平研究生命现象和解释疾病机制，产生了分子病的概念。

分子病是由遗传物质或基因（包括DNA和RNA）的变异引起的一类以蛋白质异常为特征的疾病。由于已知的分子病大部分由基因变异引起，有人提出基因病的概念，即由基因本身突变、缺失或其表达调控障碍引起的疾病。如多囊肾，是由常染色体16p13.3区域蛋白激酶D等位基因缺陷引起的显性遗传病。

人类基因组计划的完成提高了人类对生命和疾病的认识水平，如糖尿病、高血压病、肿瘤等常见病，可从分子、基因、蛋白质水平逐渐揭示其发病机制。很多疾病易感基因的发现，为阐明疾病发生的个体差异和疾病治疗的个性化提供了新的视野，基因治疗将成为未来人类治疗疾病的新方法。

第四节　疾病的经过

疾病都有一个发生发展过程，有其开始和终结，一般可以将疾病发展的过程分成四期。

一、潜伏期

潜伏期指病原体侵入人体至最早出现临床症状的这段时间。潜伏期长短随病因的特异性、疾病的类型和机体本身的特征而不同。传染病潜伏期明显，但有些疾病无潜伏期，如创伤等。正确认识疾病的潜伏期有很重要的意义，如确定或怀疑某些个体已经感染某种传染病时，就应当及早进行隔离并预防治疗。

二、前驱期

前驱期指在最初症状出现到典型症状出现之前的一段时期。主要表现为非特异症状，如不适感，倦怠、食欲缺乏、微热等，是提醒患者及时就医的信号。前驱期的发现有利于早期诊断和早期治疗。

三、症状明显期

症状明显期即出现该疾病特征性临床表现的时期，如糖尿病时的三联症（高血糖、糖尿、多尿）等。这个时期的特殊症状和体征往往是疾病诊断的重要依据。

四、转归期

转归期即疾病最后走向终结的时期，疾病的转归主要有康复和死亡两种。主要取决于病因的类型及损伤程度、机体抗损伤反应能力以及合理及时的治疗方案等因素。

（一）康复

根据康复的程度可分为完全康复和不完全康复。

1. 完全康复

完全康复（complete recovery）是指疾病所致的损伤完全消失，机体的功能、代谢及形态完全恢复正常。临床上，多数疾病治疗后可以完全康复，如大多数感染性疾病，其中一些传染性疾病完全康复后还可使机体获得特异性免疫力，如天花可获得终身免疫能力。

2. 不完全康复

不完全康复（imcomplete recovery）是指疾病所致的损伤得到控制，主要症状消失，机体通过代偿机制维持相对正常的生命活动。但是，此时疾病基本病理改变并未完全恢复，有些可留有后遗症。

（二）死亡

死亡（death）是生命活动过程的必然结局。传统观点认为，死亡过程包括濒死期、临床死亡期和生物学死亡期，依据这一观点很难准确判定死亡时间。在临床上，医务工作者一直把心跳和呼吸的永久性停止作为死亡的标志（即心肺死亡模式）。随着复苏技术的提高和器官移植的广泛应用，人们对死亡的概念和判定标准提出了新的认识，使上述"心肺死亡"时间的确定面临挑战。1968 年，美国哈弗大学医学院死亡定义审查特别委员会正式提出将脑死亡作为人类个体死亡的判定标准。

脑死亡（brain death）是指全脑功能（包括大脑、间脑和脑干）不可逆地永久性丧失以及机体作为一个整体功能的永久性停止。判断脑死亡的依据包括：①自主呼吸停止（脑干是控制呼吸和心跳的中枢，脑干死亡以呼吸心跳停止为标准，然而，由于心肌具有自发收缩特性，在脑干死亡后的一定时间内还可能有微弱的心跳，因此自主呼吸停止被认为是临床脑死亡的首要指标）；②不可逆性深度昏迷；③脑干神经反射消失（如瞳孔散大或固定，瞳孔对光反射、角膜反射、咳嗽反射、吞咽反射等均消失）；④脑电波消失；⑤脑血液循环完全停止。

确定脑死亡的实际意义在于：①准确判断死亡时间，有利于解决实际需法律解决的问题；②确定终止复苏的界限，停止无效抢救；③使器官移植有了合法依据，并为移植成功创造了有利的条件。

脑死亡须与"植物人"相区别。"植物人"脑干的功能是正常的，昏迷是由于大脑皮质受到严重损害或处于突然抑制状态，因此患者可以有自主呼吸、心跳等脑干反应。

★考点提示：脑死亡的概念

思考题

一、名词解释

健康　疾病　脑死亡

二、填空题

1.同一个因素可以是某一个疾病发生的_____，也可以是另一个疾病发生的_____。

2.疾病发生发展的规律包括_____、_____和_____。

3.机体作为一个整体功能的永久性停止的标志是_____，它是指_____的永久性丧失。

三、简答题

1.举例说明疾病中损伤与抗损伤的相应表现及其在疾病发展中的意义。

2.判断脑死亡的依据有哪些？简述其意义。

（赵春歌）

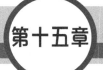

水、电解质代谢紊乱

○○
○○
○○

【学习目标】

　　掌握：脱水、水中毒、水肿的概念；各种类型脱水的特点和原因；水肿的发生机制，水肿对机体的影响；低钾血症、高钾血症的概念、原因。

　　熟悉：各种脱水及水中毒的机制；水肿的特点；脱水及钾代谢紊乱对机体的影响。

　　了解：水中毒时机体的变化；脱水及钾代谢紊乱的防治原则。

案例导入

案例回放：

　　患者，男性，40岁，呕吐、腹泻伴发热、口渴、尿少4天入院。

　　体格检查：体温38.2℃，血压110/80mmHg，汗少、皮肤黏膜干燥。实验室检查：血 Na^+ 155mmol/L，血浆渗透压320mmol/L，尿比重（尿相对密度）>1.020，其余实验室检查基本正常。立即给予静脉滴注5%葡萄糖溶液2500ml/d和抗生素等。2天后除体温、尿量恢复正常和口不渴外；反而出现眼窝凹陷、皮肤弹性明显降低、头晕、厌食、肌肉软弱无力，肠鸣音减弱，腹壁反射消失。浅表静脉萎陷，脉搏110次/分，血压72/50mmHg，血 Na^+ 120mmol/L，血浆渗透压255mmol/L，血 K^+ 3.0mmol/L，尿比重<1.010，尿钠8mmol/L。

思考问题：

　　1.患者在治疗前和治疗后发生了何种水、电解质代谢紊乱？为什么？

　　2.解释患者临床表现的病理生理学基础。

　　水、电解质广泛分布于细胞内外，参与机体很多重要的生理过程。疾病和外界环境的剧烈变化会引起水、电解质代谢紊乱，如不能及时纠正，常会导致机体代谢和功能发生相应的障碍而引起严重后果，甚至危及生命。因此掌握水、电解质代谢紊乱的发生和演变的规律，及时发现和正确处理水、电解质紊乱对医护工作者十分重要。

第一节　水、钠代谢紊乱

　　水是机体中含量最多的成分，是维持人体正常生理活动的必需物质之一。其生理功能主要有：①促进物质代谢；②调节体温；③与蛋白质、黏多糖、磷脂等物质结合发挥重要的生理功能；④润滑作用。成人每天饮水量波动于 1000～1300ml；食物含水量为 700～900ml；糖、脂肪、蛋白质等物质在体内氧化生成的水称代谢水，每天约为 300ml。正常人每天摄入水的总量为 2000～2500ml。正常人的水经皮肤蒸发、肺呼出及消化道、肾排出。水出入量基本相当，维持动态平衡，称为水平衡。

正常成人体内钠总量为 40～50mmol/kg，其中 50％存在于细胞外液，10％存在于细胞内液，40％存在于骨骼基质中。正常血清钠含量为 130～150mmol/L。一般成人每日摄入钠的总量为 100～200mmol，主要来自食盐。摄入的钠盐几乎全部经消化道吸收，经尿、粪及汗液排出，其中经肾排出的量约占 90％。肾对钠有较好的调节功能，摄入多、排出多，摄入少、则排出少。

体内水和钠具有相互依存的关系，机体对水和钠平衡的调节主要通过肾实现，其功能又受神经内分泌系统的调节。

1. 抗利尿激素

主要功能是促进远曲小管和集合管对水的重吸收，以维持体液渗透压的相对恒定。其分泌主要受细胞外液渗透压、血容量和血压的调节。

2. 醛固酮

醛固酮是由肾上腺皮质球状带分泌的激素，它的主要作用是促进肾小管对 Na^+ 的主动重吸收和 K^+、H^+ 的分泌，所以醛固酮有"保钠、排钾、排氢"的作用。随着 Na^+ 的主动重吸收增加，Cl^- 和水的被动重吸收也增加，可见醛固酮亦有保水的作用，从而起到调节血容量的功能。

3. 利钠激素

主要作用：①抑制肾近曲小管重吸收钠，使尿钠与尿量增多；②减少肾素的分泌；③抑制 ADH 和醛固酮的分泌。

临床上水、钠代谢紊乱总是同时或先后发生，其分类方法很多，本节主要讨论脱水、水肿和水中毒。

一、脱水

脱水（dehydration）是指多种原因引起的体液容量明显减少。按血浆渗透压的不同可将脱水分为高渗性脱水、等渗性脱水和低渗性脱水三种类型（表 15-1）。

表 15-1　脱水类型及主要特征

类型	水、钠丢失比例	失水部位	血清钠浓度/(mmol/L)	血浆渗透压/(mmol/L)
高渗性脱水	失水＞失钠	细胞内为主	＞150	＞310
低渗性脱水	失钠＞失水	细胞外为主	＜130	＜280
等渗性脱水	成比例丢失	细胞内外液均丢失	130～150	280～310

（一）高渗性脱水

高渗性脱水（hypertonic dehydration）的特征是失水多于失钠，血清 Na^+ 浓度＞150mmol/L，血浆渗透压＞310mmol/L，以缺水为主，又称缺水性脱水，细胞外液呈高渗状态。

1. 原因

（1）饮水不足　①不能或不会饮水，如吞咽困难、频繁呕吐，或昏迷的患者；②渴感障碍，如下丘脑病变口渴中枢受损的患者；③水源断绝，如沙漠迷路。

（2）失水过多　①经胃肠道丢失，大量排水样便，如婴幼儿腹泻；②经皮肤和肺丢失，如发热、出汗过多（汗液为低渗液）、通气过度等；③经肾丢失，如尿崩症患者排出大量低渗尿，渗透性利尿（反复静脉注射甘露醇、尿素、高渗葡萄糖或鼻饲高蛋白饮食）等。

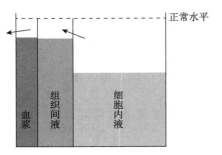

图 15-1　高渗性脱水体液变动示意图

显减少（图 15-1）。

2. 机体调节

机体调节结果为细胞内液明显减少。当失水多于失钠，细胞外液渗透压升高，引起：①下丘脑口渴中枢受到刺激引起渴感，促使患者主动饮水；②下丘脑的视上核渗透压感受器受刺激，引起 ADH 分泌增多，肾小管对水的重吸收增加。经上述调节，如果细胞外液的高渗状态未及时纠正，就可使渗透压相对较低的细胞内液中的水分进入细胞外液，使细胞外液得到补充，细胞内液则明显减少。

高渗性脱水的机体调节

3. 对机体的影响（图 15-2）

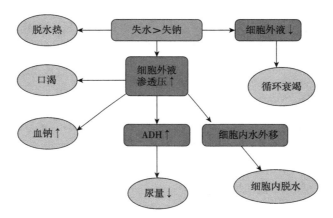

图 15-2　高渗性脱水对机体的影响

（1）脱水热　严重高渗性脱水患者，由于细胞内液明显减少，从皮肤蒸发的水分也就减少，散热功能减弱，因而体温升高，称脱水热。

（2）脑细胞脱水　由于细胞内液明显减少，当脑细胞严重脱水时，引起中枢神经系统功能障碍，出现烦躁不安、谵妄、惊厥、昏迷等症状。一般完全断水 7～10 天即可死亡。

（3）明显的渴感　由于细胞外液渗透压升高，口渴中枢受到刺激；同时细胞内液的明显减少，致使唾液腺分泌明显减少，口腔及咽喉部干燥，使患者出现明显的渴感，而主动饮水。

（4）血容量　此型脱水的早期，血容量减少不明显，血压一般不降低。如果当脱水进一步加重发展到晚期时，细胞外液明显减少，使血容量不足，导致循环功能障碍，甚至发生休克。

（5）尿的变化　①尿量：高渗性脱水时，ADH 分泌增多，肾小管上皮细胞对水的重吸收增加，故排尿减少，尿比重升高；②尿钠：在脱水早期，由于血容量减少不明显，醛固酮分泌正常，尿钠不减少，因肾小管对水的重吸收增加，尿钠还可以增高。在晚期和重症病例，血容量明显减少，醛固酮分泌增多，尿钠亦随之减少。

4. 防治的病理生理基础

（1）防治原发病，去除病因。

（2）"缺什么，补什么""缺多少、补多少"　高渗性脱水应首先补充足够的水分，不能经口进食者可由静脉滴入 5%～10% 葡萄糖溶液，但要注意，输入不含电解质的葡萄糖溶液过多反而有引起水中毒的危险，输入过快则有加重心脏负担。

（3）补给适当的 Na^+　虽然患者血 Na^+ 升高，但体内总钠量是减少的，只不过是由于失水多于失钠而已。故在治疗过程中，待缺水情况得到一定程度纠正后，适当补充 Na^+，可给予生理盐水与 5%～10% 葡萄糖混合液。

（4）适当补 K^+　由于细胞内脱水，K^+ 也同时从细胞内释出，引起血 K^+ 升高，尿中排 K^+ 也多。尤其当患者醛固酮增加时，补液若只补盐水和葡萄糖溶液，则由于增加了 K^+ 的转运至细胞内，易出现低钾血症，所以适当补 K^+。

（二）低渗性脱水

低渗性脱水（hypotonic dehydration）的特征是失钠多于失水，血清 Na^+ 浓度<130mmol/L，血浆渗透压<310mmol/L，又称缺钠性脱水，细胞外液呈低渗状态。

1. 原因

（1）肾外性丢失　如呕吐、腹泻、胃肠引流、大面积烧伤、大量出汗等情况下，体液丢失过多，如只补充水或葡萄糖液而未补钠，可引起低渗性脱水。

（2）经肾丢失　①大量连续使用排钠利尿药，如呋塞米（速尿）、依他尼酸（利尿酸），由于抑制了肾小管对钠的重吸收，使钠从尿中大量丢失；②急性肾衰竭多尿期，由于肾小管中尿素等溶质增高引起渗透性利尿，还由于肾小管功能未完全恢复，因而对钠、水重吸收减少；③肾实质性疾病，使髓襻升支功能受损，髓质间质的结构破坏，影响肾小管对钠的重吸收；④肾上腺皮质功能不全，醛固酮分泌减少，使肾小管对钠重吸收减少。上述经肾失钠过多，如果只注意补充水，而忽视补钠，也可引起低渗性脱水。

2. 机体调节

结果是细胞外液明显减少。当失钠多于失水，细胞外液渗透压降低时，导致 ADH 分泌减少，肾小管对水的重吸收减少，患者早期可排出较多低渗尿。一方面可使细胞外液容量进一步减少；另一方面可使细胞外液渗透压得到一定程度恢复。如果细胞外液的低渗状态未能纠正，则水分可从细胞外液移向渗透压相对较高的细胞内液，因而细胞外液明显减少（图 15-3）。

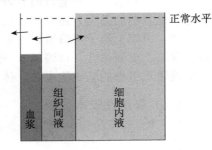

图 15-3　低渗性脱水体液变动示意图

3. 对机体的影响（图 15-4）

（1）血容量减少症　严重低渗性脱水血容量明显减少时，易引起血压降低，严重者可发生休克和急性肾衰竭。

（2）脱水征　当血容量减少时，血液浓缩、血浆渗透压升高，因而组织液进入血管补充血容量，结果组织液减少更为明显，患者表现为眼窝凹陷，皮肤弹性降低。

（3）脑细胞水肿　低渗性脱水时，因水分移到细胞内，导致细胞内液渗透压降低，而容量增加。严重病例，可因水分过多移至细胞内，而导致脑水肿，引起中枢神经系统功能紊乱，出现神志恍惚、嗜睡，甚至昏迷。

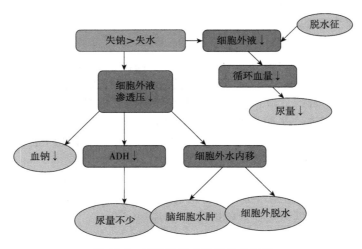

图 15-4　低渗性脱水对机体的影响

（4）尿的变化

①尿量：早期 ADH 分泌减少，尿量无明显减少。晚期由于血浆容量明显减少，可使 ADH 分泌增多，肾小管对水的重吸收增加，尿量减少。肾重吸收水分增多，对维持血容量起一定作用，但细胞外液的渗透压却进一步降低。这是因为渗透压与血容量调节产生矛盾时，维持血容量的机制往往占优势，渗透压调节暂时失去作用。

②尿钠：低渗性脱水由于血容量减少，循环血量减少，使醛固酮分泌增多，肾小管对钠重吸收增多，因此尿钠极少以至于出现无钠尿。

4. 防治的病理生理基础

（1）积极防治原发病。

（2）补充水分，不能口服者静脉给予 5%～10% 葡萄糖溶液。应当注意的是，高渗性脱水患者也有钠的丢失，还应该补充一定量的含钠溶液，以免发生细胞外液低渗。

（3）原则上给予等渗液，以恢复细胞外液容量。护理时注意患者一般情况的变化（如精神状态、皮肤弹性、口渴等），密切观察患者的脉搏、血压、尿量、体温的指标变化，及早发现脱水引起的脑细胞水肿、休克等多种危重病情，并给予及时治疗和护理。

（三）等渗性脱水

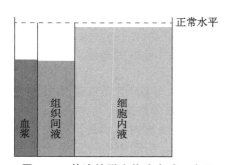

图 15-5　等渗性脱水体液变动示意图

等渗性脱水（isotonic dehydration）的特征是钠与水成比例丢失，血容量减少，但血清 Na^+ 浓度和血浆渗透压仍在正常范围，细胞外液呈等渗状态，又称混合性脱水（图 15-5）。

1. 原因

任何等渗液体的大量丢失所造成的脱水，在短期内均属于等渗性脱水，常见以下几种情况：①胃肠液大量丢失，如严重呕吐、腹泻、小肠梗阻、胃肠引流等；②血浆大量丢失，如大面积烧伤、严重创伤等；③反复大量抽放胸腔积液和腹水等。

2. 对机体的影响

等渗性脱水时，细胞外液量减少，细胞内液量变化不大。由于血容量减少，可引起 ADH 和醛固酮的分泌增加，发挥代偿调节作用。如果细胞外液明显减少，则可发生血压下降，甚至休克等情况。等渗性脱水血容量减少时，通过调节系统使醛固酮和 ADH 分泌增多，肾对钠和水的重吸收增强，故尿钠下降，尿量减少。

等渗性脱水患者，如果未能及时补液，由于从皮肤和呼吸不断蒸发水分，细胞外液渗透压就会逐渐升高而转变为高渗性脱水。反之，如果只注意补充水，而忽视补钠，又可转变为低渗性脱水。

3. 防治的病理生理基础

防治原发病，等渗性脱水应补充偏低渗的氯化钠溶液。

区别三种类型的脱水对临床治疗效果具有决定性意义（表 15-2）。

表 15-2　三类脱水的差别

项目	高渗性脱水	低渗性脱水	等渗性脱水
原因	饮水不足，失水过多	大量体液丢失后只补水	水、钠等比例丢失 未补充
血清 Na^+	>150mmol/L	<130mmol/L	130～150mmol/L
血浆渗透压	>310mmol/L	<280mmol/L	280～310mmol/L
主要失水部位	细胞内液	细胞外液	细胞外液丢失为主 细胞内液变化不大
口渴	明显	早期：轻度、无	不明显
脱水征	无	明显	不明显
外周循环衰竭	早期：轻度、无	早期可发生	不明显
尿量	减少	早期不减少，中晚期减少	不明显
尿钠	早期较高，严重时降低	极低	减少
治疗	补水为主，补钠为辅	补生理盐水为主	补充偏低渗的氯化钠溶液

二、水肿

过多液体在组织间隙或体腔内积聚，称水肿（edema）。过多液体在体腔内积聚，称为积液或积水，如胸腔积液、腹腔积液、心包积液、脑室积液等。水肿不是独立疾病，而是伴随许多疾病发生的一种常见病理过程。

水肿的分类：①根据水肿的分布范围，可分为全身水肿和局部水肿；②根据水肿发生的原因，可分为心源性水肿、肝性水肿、肾性水肿、营养不良性水肿、淋巴性水肿和炎症性水肿等；③根据发生水肿的部位，分为肺水肿、脑水肿、喉头水肿等。还有些水肿至今原因不明，称为特发性水肿。

（一）水肿的发生机制

正常人体组织间液总量较为恒定，约占体重的 15%，这主要依赖血管内外液体交换的平衡和体内外液体交换的平衡来维持，当这两种平衡失调时就可能引起水肿。

1. 血管内外液体交换失平衡导致组织间液增多

血管内外液体交换主要在毛细血管进行，液体自毛细血管动脉端滤出，其中大部分经毛细血管静脉端回流，小部分含蛋白质较多经毛细淋巴管回流入血液循环。正常情况下，维持血管内外液体动态平衡的因素一方面是驱使血管内液体向外滤出的因素，包括毛细血管流体静压（即毛细血管血压）和组织液胶体渗透压；另一方面是促使液体回流至毛细血管内的因素，有血浆胶体渗透压和组织液流体静压。上述两方面因素的对比决定液体的流向和流量。生成组织液的有效滤过压＝（毛细血管平均流体静压＋组织液胶体渗透压）－（血浆胶体渗透压＋组织液流体静压）。此外，毛细血管壁的通透性及淋巴回流对液体交换平衡也具有重要影响（图 15-6）。以上任何因素发生异常变化，都可引起血管内外液体交换失平衡，组织液生成大于回流，而导致水肿。

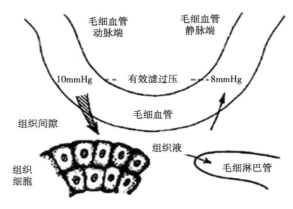

图 15-6　组织间液生成与回流图

（1）毛细血管流体静压增高　毛细血管流体静压增高时，有效滤过压增大，使组织液生成增多而回流减少。当组织液增多超过淋巴回流的代偿能力时，就会发生水肿。毛细血管流体静压增高的最常见原因是静脉压增高，这种情况可由全身或局部静脉压升高引起，前者常由右心衰竭引起，后者常见原因有静脉血栓形成或肿瘤压迫静脉等。

（2）血浆胶体渗透压降低　血浆胶体渗透压是限制血管从毛细血管滤出和促进组织间液重吸收的主要因素。血浆胶体渗透压的大小主要取决于血浆清蛋白的含量。血浆清蛋白含量减少，血浆胶体渗透压下降，可导致有效滤过压增大，组织液生成大于回流而引起水肿。引起血浆清蛋白含量减少的原因有：①蛋白质摄入不足，见于禁食、胃肠消化吸收障碍等；②清蛋白合成减少，见于肝硬化等；③蛋白质丢失过多，见于肾病综合征，从尿中丢失大量蛋白质；④蛋白质分解代谢增强，见于慢性消耗性疾病，如慢性感染、恶性肿瘤等。

（3）微血管壁通透性增高　正常情况下，血浆蛋白只有很少一部分通过毛细血管壁进入组织间隙，所以血浆胶体渗透压远高于组织间隙胶体渗透压。当微血管壁通透性增高时，可使大量血浆蛋白滤出至组织间隙，造成血浆胶体渗透压降低和组织间液胶体渗透压升高，结果导致组织间液生成过多，引起水肿。感染、烧伤、冻伤、化学损伤，某些超敏反应及缺氧和酸中毒等，都可直接损伤微血管壁或通过组胺、激肽等炎症介质的作用而使微血管壁通透性增高。

（4）淋巴回流受阻　淋巴管通畅时，不仅能把组织液及其所含的少量蛋白质回收到血液循环中，而且在组织液生成增多时，淋巴回流还能代偿性增加，因此它是一种重要的抗水肿因素。当淋巴回流受阻时，含蛋白的水肿液就会在组织间隙中积聚，而形成淋巴性水肿。淋巴回流受阻常见的原因有：恶性肿瘤细胞侵入并阻塞淋巴管；乳腺癌根治术等摘除腋窝淋巴结可引起同侧上肢水肿；丝虫成虫阻塞主要的淋巴管可引起下肢和阴囊的慢性水肿，称为象皮肿。

2. 体内外液体交换失平衡导致钠、水潴留

正常人钠、水的摄入量和排出量处于动态平衡，以维持体液容量相对恒定。摄入的水和钠主要通过肾排泄，因此肾对这种动态平衡调节起重要作用。肾对钠、水的调节，主要靠肾小球滤过率（GFR）和肾小管的重吸收之间的平衡实现。正常肾小球滤过的钠水总量中，99%～99.5%被肾小管重吸收，仅 0.5%～1%从尿中排出。如果这种平衡被破坏，如 GFR 减低，但肾小管对钠、水的重吸收没有相应的减少甚至增加，就会引起钠、水潴留和细胞外液量增多，导致水肿。

（1）肾小球滤过率下降　引起 GFR 下降的原因有：①广泛的肾小球病变，如急性和慢性肾小球肾炎都可使滤过面积明显减少，GFR 因而减低；②有效循环血量减少，如充血性心力衰竭、肝硬化腹水等均可使有效循环血量减少，肾血流下降，并可通过交感-肾上腺髓质系统和肾素-血管紧张素系统的兴奋，引起入球小动脉收缩，肾血流量进一步减少，GFR 下降。由于肾对钠、水的排出减少，而引起钠水潴留。

（2）肾小管对钠、水的重吸收增多　通常情况下，肾小球滤过率降低时，肾小管重吸收也会相应减少，不会发生钠水潴留。无论肾小球滤过有无减少，只要肾小管重吸收增多，都会引起钠水潴留。因此，对于钠水潴留，肾小管重吸收作用增强比肾小球滤过率降低更为重要。肾小管重吸收增强的原因及机制如下：①醛固酮和抗利尿激素分泌增加，醛固酮和 ADH 对调节远曲小管和集合管重吸收钠、水具有重要作用。在充血性心力衰竭、肝硬化腹水等有效循环血量减少时，醛固酮和 ADH 分泌增加，使肾小管对钠、水重吸收增加，导致钠水潴留。此外，肝功能障碍时，肝脏灭活醛固酮和 ADH 减少，亦可使二者数量增加。②肾血流重新分布，正常时的肾血流 90%以上分布在皮质肾单位，这些肾单位髓袢较短，不能进入髓质高渗区，对钠、水的重吸收功能较弱；而不足 10%的肾血流量分布在近髓肾单位，其肾小管深入髓质高渗区，对钠、水的重吸收功能较强。在有效循环血量减少时，皮质肾单位的血流明显减少，而近髓肾单位的血流量大大增加，发生肾血流的重新分布，使钠、水重吸收增加而造成水肿。③利钠激素分泌减少，利钠激素能抑制肾小管重吸收钠。当有效循环血量减少时，利钠激素分泌减少，对近曲小管重吸收钠的抑制作用减弱，从而导致钠、水潴留。

临床水肿病例中由单一因素引起者并不多见，通常是多因素共同或相继作用的结果。

★考点提示：水肿发生的机制

（二）常见类型水肿的特点与发生机制

1. 心源性水肿

心源性水肿由心力衰竭引起。水肿液的分布与心力衰竭发生的部位有关。左心衰竭引起肺水肿，右心衰竭引起全身性水肿。临床上通常将右心衰竭引起的水肿称为心源性水肿。皮下组织水肿是心源性水肿的重要临床特征。常首先出现于下垂部位，是因为毛细血管流体静压受重力因素的影响，距心脏水平越远的部位，其毛细血管流体静压越高，故较早出现水肿。在立位或坐位时，水肿以足部、内踝及胫前区较为明显，仰卧的患者则以背部及骶部较为明显。严重时发展为全身性水肿和浆膜腔积液（如腹水、胸腔积液和心包积水等）。

心源性水肿的发生机制主要与钠水潴留和体循环静脉压升高两方面因素有关。

（1）钠水潴留　心力衰竭时，有效循环血量减少，肾血流量减少，使肾小球滤过率下降；同时引起醛固酮及 ADH 分泌增加，从而导致钠、水潴留。这是严重右心衰竭发生全身性水肿的重要机制。

（2）毛细血管流体静压增高　右心衰竭导致体循环静脉回流受阻，静脉淤血，使静脉压和毛细血管血压升高，因而组织间液生成增多；体静脉压升高还会使淋巴回流减少，因而影响淋巴回流的代偿作用。

（3）其他因素　右心衰竭患者可引起淤血性肝硬化，导致蛋白质合成障碍，使血浆胶体渗透压下降；肝淤血时对醛固酮和 ADH 灭活不足，这些因素与心源性水肿的发生亦有关。

2. 肺水肿

过多的液体积聚于肺组织内称肺水肿。通常水肿液先在间质中积聚，称间质性肺水肿。水肿液溢入肺泡腔称为肺泡性肺水肿。急性肺水肿临床常突然发生甚至呈暴发性，患者出现严重的呼吸困难，端坐呼吸，口唇发绀，阵发咳嗽并咳出大量粉红色泡沫样痰。患者心率和脉搏增快，听诊两肺布满湿啰音。X 线可见两侧肺门阴影向外伸展，呈蝴蝶状的大片阴影。慢性肺水肿症状和体征往往不明显，水肿液主要在肺间质中积聚，偶尔出现急性发作。

肺组织具有较强的抗水肿能力。肺循环的低压和丰富的淋巴系统对防止肺水肿均具有重要意义。引起肺水肿的病因很多，发生机制也不尽相同。

（1）压力性肺水肿　由肺毛细血管血压升高引起的肺水肿称压力性肺水肿。它又可分为心源性肺水肿和非心源性肺水肿。①心源性肺水肿，主要见于左心衰竭和二尖瓣狭窄。二者均可引起左心房、肺静脉和毛细血管血压增高。当肺泡毛细血管血压增高，使组织液生成大于回流，并超出淋巴回流的代偿能力时，可发生肺水肿。②非心源性肺水肿，见于肺静脉阻塞或狭窄以及快速过量输液等，均可引起肺泡毛细血管血压增高，此外快速过量输液还可使血浆胶体渗透压减低，因而有利于肺水肿形成。

（2）通透性肺水肿　肺微血管壁通透性增高或伴有肺泡上皮通透性增高可引起通透性肺水肿。引起原因很多：肺部感染（生物因子）、吸入毒气（光气、双光气、氯气）和氧中毒时，均可直接损害毛细血管使其通透性增高；休克、急性呼吸窘迫综合征、超敏反应时，肺内血管活性物质（如组胺、激肽、前列腺素和蛋白水解酶）的释放也可使肺毛细血管通透性增高。结果使蛋白质滤出增多，血浆胶体渗透压降低，组织液胶体渗透压升高而引起水肿。

此外，血浆胶体渗透压降低及肺淋巴回流障碍也与肺水肿形成有关。门静脉性肝硬化、肾病综合征等可引起血浆清蛋白含量明显减少，血浆胶体渗透压降低。在左心功能正常时，一般不会出现肺水肿。但当输液过多时，肺血容量增多，可能会引起肺水肿。有资料表明，当肺毛细血管滤出增多时，淋巴回流可增加 3～10 倍，淋巴回流虽是重要的抗水肿因素，但当硅沉着病、肺癌等引起肺淋巴管阻塞，淋巴回流代偿受限时，则易发生肺水肿。

3. 脑水肿

脑组织细胞内外液体含量增多引起容积增大和重量增加，称脑水肿。脑室内液体增多称脑积水，也属于脑水肿范畴。临床特点主要是由颅内压增高引起的，轻者可无明显的症状和体征；重者可有头痛、头晕、呕吐及视盘水肿等表现；严重者可因脑疝致死。根据原因分为三种类型。

（1）血管源性脑水肿　临床最常见。见于化脓性脑膜炎、脑脓肿、脑肿瘤、脑外伤和脑出血等疾病。主要因脑内毛细血管的通透性增高，机制可能为炎症介质和自由基对微血管的损伤所致。表现为含蛋白的液体进入细胞间隙，因白质细胞间隙较大而主要发生在白质。

（2）细胞中毒性脑水肿　见于急性脑缺氧（如心脏停搏、窒息等）、某些内源性中毒（如尿毒症、糖尿病等）、急性低钠血症及某些代谢抑制物（如二硝基酚、三乙基锡等）中毒。其特点是神经细胞、神经胶质细胞和血管内皮细胞均发生肿胀，而脑细胞外液却减少，微血管通透性不增高。引起脑细胞肿胀的机制主要是：①急性缺氧或代谢抑制物的作用，使 ATP 生成减少，钠泵功能障碍，细胞不能主动向外转运钠离子，细胞内钠离子增多，渗透压急剧升高，水分进入脑细胞内引起水肿；②急性低钠血症时，细胞外液渗透压急剧降低，水分转入细胞内而引起水肿。

（3）间质性脑水肿　是由脑脊液循环障碍引起的脑室积水。常见于肿瘤和炎症阻塞大脑导水管或脑室孔道，造成阻塞性脑室积水。过多脑脊液在脑室内积聚，脑室内压上升，使室管膜通透性增高甚至破裂。继而脑脊液渗入脑室周围白质中，本型脑水肿表现为脑室积水和相应脑室周围的间质水肿。

4. 肾性水肿

肾原发性疾病过程中发生的水肿，称为肾性水肿。肾性水肿的临床特点为水肿液分布在皮下组织疏松的部位。故患者晨起时可出现眼睑和面部水肿，之后逐渐扩展至全身。

肾性水肿的发生机制分为肾病性水肿和肾炎性水肿。肾病性水肿指发生于肾病综合征的水肿，患者有大量的蛋白质从尿中丢失，导致低蛋白血症及血浆胶体渗透压下降，这是肾病性水肿发生的中心环节。此外，由于有效循环血量减少，还可导致钠、水潴留。肾炎性水肿见于各型肾小球肾炎，急性肾小球肾炎时，由于肾小球病变，使肾小球滤过率明显下降，而肾小管的重吸收无相应减少，即球-管平衡失调，从而导致钠、水潴留。

5. 肝性水肿

肝性水肿往往以腹水为主要表现，下肢及皮下水肿不明显。若患者长期保持坐位或立位，或因其他原因引起下肢静脉明显淤血，则下肢皮下水肿也会明显。腹水患者因腹腔积液的牵张作用，加上肠道积气，可使腹部尤其两侧显著鼓胀；脐部外翻，腹腔内压过高易致肠疝，还可妨碍膈肌运动而影响呼吸。

腹水最常见的原因是肝硬化，但多见于失代偿期，代偿期很少有水肿。肝硬化晚期出现腹腔内聚积大量淡黄色透明液体（漏出液）。腹水形成的原因：①门静脉高压使门静脉系统的毛细血管流体静压升高，管壁通透性增高；②肝脏合成蛋白功能减退导致的低蛋白血症，使得血浆渗透压降低；③肝灭活功能障碍，血中醛固酮、抗利尿激素水平升高，引起水、钠潴留而促使腹水形成。

（三）水肿对机体的影响

水肿对机体的影响取决于水肿的部位、程度、发生速度和持续时间。重要生命器官的水肿，对机体的影响很大。如喉头水肿可引起窒息；肺水肿可引起严重缺氧；脑水肿可引起颅内压增高，甚至形成脑疝。水肿发生在四肢和体表，对生命活动影响较小，仅引起组织受压和局部血液循环障碍，造成组织细胞营养不良，组织抵抗力下降，易发生感染及伤口修复不良等。

三、水中毒

正常人摄入水分过多时，血浆渗透压就会降低，从而抑制 ADH 的分泌，引起大量排尿，这一现象称为水利尿。在某些病理或治疗措施不当的情况下，水的摄入量超过肾排水量，以致在体内大量潴留，引起细胞内、外容量均增多，并呈低渗状态，称水中毒或水过多（water intoxication or excess）。

（一）原因

1. ADH 分泌过多

ADH 分泌过多是水中毒的常见原因。见于各种原因所致的应激反应，如创伤、大手术及强烈精神刺激等；应用镇痛药，如吗啡、哌替啶、巴比妥类等可促进 ADH 释放增多；肾上腺皮质功能低下，肾上腺皮质激素分泌减少，对下丘脑分泌 ADH 的抑制作用减弱，因而 ADH 分泌增多；某些恶性肿瘤，如肺的燕麦细胞癌，可异位分泌 ADH。

2. 肾泌尿功能障碍

见于严重充血性心力衰竭及肝硬化腹水患者，由于有效循环血量和肾血流量减少，而使肾排水减少；急性肾衰竭少尿期及慢性肾衰竭少尿或无尿的患者，当饮用或输入过多的水，亦可发生水中毒。

3. 其他

严重低渗性脱水患者，过多输入水分时，亦可引起水中毒。

（二）对机体的影响

由于水分在体内潴留，细胞外液水分过多，血钠被稀释而浓度降低。由于肾不能及时将其排出，水分向渗透压相对较高的细胞内转移而引起细胞水肿，继而细胞内、外液容量均增多且呈低渗状态。

急性水中毒时，全身细胞都发生水肿，但以脑细胞水肿最为严重。由于脑细胞水肿和颅内压增高，可出现各种神经精神症状，如恶心、呕吐、嗜睡，甚至发生惊厥、昏迷等。严重的颅内压增高患者可因脑疝引起呼吸和心脏骤停。轻度或慢性水中毒时，症状常不明显，可有头痛、恶心、呕吐、软弱无力等症状。

（三）防治和护理原则

（1）积极防治原发疾病，消除病因。

（2）轻度患者，暂停给水即可自行恢复。对重症急性水中毒患者，则应给予利尿药、静脉滴注高渗盐水等。

（3）做护理记录时，应准确记录患者的体重变化、出入量，确保治疗期间入量小于出量。

第二节　钾代谢紊乱

钾是体内最重要的矿物质和无机阳离子之一，人类的天然食物中含有丰富的钾。钾具有调节细胞内酶的活性，维持细胞新陈代谢、保持细胞静息膜电位、调节细胞内外渗透压及酸碱平衡等多种生理功能。

正常人体内钾总量为 $50\sim55mmol/kg$，其中 90% 存在于细胞内液，8% 存在于骨骼中，约 2% 存在于细胞外液。正常血清钾含量为 $3.5\sim5.5mmol/L$。人体的钾主要来自食物，正常膳食含有丰富钾，成人每日随食物摄入的钾为 $50\sim200mmol$，其中 90% 经消化道吸收。正常情况下，80% 钾经肾排出，约 10% 随粪便排出，少量随汗液排出。肾保钾能力较差，多吃多排、少吃少排、不吃也排，因而对于禁食患者应适当补钾。

钾代谢紊乱主要指细胞外液中钾离子浓度的异常变化，包括低钾血症和高钾血症。

一、低钾血症

血清钾浓度低于 3.5mmol/L 称为低钾血症（hypokalemia）。血清钾减少除钾在体内分布异常外，也可伴有体钾总量减少。

（一）原因

1. 钾摄入不足

常见于不能进食的胃肠梗阻或昏迷患者，以及胃肠手术后较长时间禁食，而未注意补钾或补钾不足的患者。进食不足或禁食 3～4 天后，由于钾的来源不足，而肾仍继续排钾，故引起低钾血症，甚至缺钾。

2. 钾丢失过多

（1）经胃肠失钾　因胃肠液含钾量高于血浆，大量消化液的丢失是低钾血症最常见的原因。主要见于频繁呕吐、严重腹泻、胃肠减压及肠瘘等。

（2）经肾失钾　是成人常见的失钾原因。常见于：①长期使用排钾利尿药，如呋塞米（速尿）、依他尼酸（利尿酸）等，可抑制髓襻升支粗段及远曲小管起始部对 Cl^- 和 Na^+ 的重吸收，使远曲小管原尿量和钠量增多，促进 K^+-Na^+ 交换，使排 K^+ 增多；②渗透性利尿，如糖尿病、急性肾衰竭多尿期、使用甘露醇等所致的利尿常伴有排钾增多；③肾上腺皮质激素过多，如原发性和继发性醛固酮增多症时，肾远曲小管和集合管 Na^+-K^+ 交换增多，肾排钾增加；库欣综合征时，皮质醇分泌增多，亦可引起低钾血症；④碱中毒，肾小管上皮细胞排 H^+ 减少，H^+-Na^+ 交换减少，而 K^+-Na^+ 交换加强，使排 K^+ 增多。

（3）经皮肤失钾　汗液中含钾 9mmol/L，高温或剧烈运动引起大量出汗时，可引起失钾。

3. 钾分布异常

主要指钾向细胞内转移，但此时体钾总量并不减少，主要见于：①碱中毒，碱中毒时，H^+ 从细胞内移至细胞外，同时细胞外 K^+ 进入细胞内而引起低钾血症；②糖原合成增强，大量输入葡萄糖溶液，尤其在应用胰岛素时，钾随葡萄糖大量进入细胞内合成糖原，使血钾降低；③低钾血症型周期性瘫痪，一种家族性疾病，发作时细胞外钾突然进入细胞内，使血清钾浓度急剧减少而发生肌肉瘫痪。

（二）对机体的影响

低钾血症时机体可出现多种功能和代谢变化，一般取决于失钾快慢和血清钾降低的程度。即失钾越快，血清钾浓度越低，临床症状越明显。

1. 骨骼肌

一般当血清钾浓度低于 3mmol/L 时，就可出现四肢软弱无力；低于 2.5mmol/L 时，可出现松弛性瘫痪，通常下肢重于上肢，严重时累及躯干，甚至发生呼吸肌麻痹而致死。

低钾性肌无力或肌麻痹是因细胞外液钾浓度急剧降低，致使细胞内外液钾浓度比值增大，于是肌细胞静息电位负值增大而处于超极化状态，使肌细胞兴奋性降低所致。

2. 胃肠

低钾可使消化道平滑肌收缩性减弱，患者出现恶心、呕吐、厌食、便秘等症状。严重缺钾使胃肠扩张而引起腹胀，甚至发生麻痹性肠梗阻。

3. 心脏

主要是心律失常，严重时可出现心室颤动。其主要机制是低血钾影响心肌电生理特性，使心肌兴奋性和自律性增高，传导性降低，收缩性先增高（急性低钾血症）后降低（严重慢性低钾血症）。心电图上可见 S-T 段降低，T 波低平或倒置，Q-T 间期延长和出现明显的 U 波（图 15-7）。

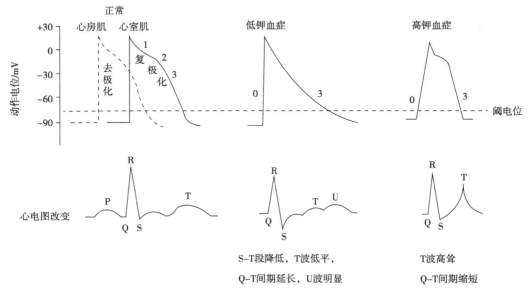

图 15-7　血钾对心肌细胞电位及心电图的影响

4. 肾

慢性缺钾时，肾小管上皮细胞受损，致使其对 ADH 的反应性降低，因而肾浓缩功能低下，可出现多尿和低比重尿。

5. 中枢神经系统

低钾使中枢神经系统兴奋性降低，轻者表现为精神萎靡、表情淡漠，重者可出现嗜睡、昏迷等。

6. 酸碱平衡

低钾血症时常伴有代谢性碱中毒。其机制为：①细胞内 K^+ 移向细胞外，细胞外 H^+ 进入细胞内，使细胞外液 H^+ 减少，导致碱中毒；②低钾血症时，K^+-Na^+ 交换减少，H^+-Na^+ 交换增多，因而肾泌 H^+ 增多，此时血液呈碱性，而尿呈酸性，称为反常性酸性尿。

（三）防治和护理原则

首先应该积极防治原发病。对严重低钾血症或有明显临床表现者，应及时补钾。补钾以口服方式最佳。有恶心、呕吐等症状不能口服者，则由静脉滴入，静脉补钾时不宜过多过快，且应密切注意肾功能，每日尿量一定要在 500ml 以上，方可补钾。因细胞内缺钾恢复较慢，有时需补钾 4～6 日后细胞内外的钾才能达到平衡。

二、高钾血症

血清钾浓度高于 5.5mmol/L 称为高钾血症（hyperkalemia）。

（一）原因

1. 肾排钾减少

肾排钾减少是引起高钾血症最主要的原因。可见于：①急性肾衰竭少尿或无尿以及慢性肾衰竭末期，肾小球滤过率减少或肾小管排钾功能障碍；②慢性肾上腺皮质功能减退，肾上腺皮质激素，特别是醛固酮分泌减少，肾远曲小管排钾保钠功能降低而引起高钾血症；③长期使用螺内酯（安体舒通）或氨苯蝶啶等保钾利尿药，可因抑制远曲小管泌钾，致使肾排钾减少。

2. 细胞内钾释放至细胞外液

常见于：①大量溶血，红细胞内的钾释放入血；②严重创伤，特别是挤压伤，从损伤的肌肉组织可释放大量钾；③组织缺氧，ATP 生成不足，细胞膜钠泵功能障碍，使 Na^+ 潴留在细胞内而 K^+ 释放到细胞外液；④急性酸中毒，细胞外液的 H^+ 进入细胞内，细胞内的 K^+ 则转移到细胞外液。

3. 钾摄入过多

肾排钾能力很强，因钾摄入过多而引起高钾血症是罕见的。当静脉输入钾盐过多、过快或大量输入库存过久的血液，尤其伴有尿量减少时，可引起高钾血症。

（二）对机体的影响

高钾血症时对机体的影响主要表现为对骨骼肌和心脏的作用。

1. 骨骼肌

轻度高钾血症时，由于细胞内外钾浓度差变小，静息膜电位降低，故肌细胞兴奋性增高，临床上出现肌肉轻度震颤、手足感觉异常等；重度高钾血症时，静息膜电位极度降低，呈除极化阻滞状态，临床上出现肌肉无力、腱反射减弱或消失，发生松弛性瘫痪。

2. 心脏

高钾血症对心脏的毒性作用十分严重，表现为严重心律失常，甚至心脏停搏。高钾血症可使心肌自律性、传导性、收缩性降低，兴奋性先增高（急性高钾血症）后降低（严重高钾血症）。心电图的变化对高血钾的早期诊断很有价值，主要有 T 波高耸，P-R 间期延长，Q-T 间期缩短，QRS 波群增宽（图 15-7）。

3. 对酸碱平衡的影响

高钾血症时，由于细胞外液 K^+ 移入细胞内，细胞内的 H^+ 移至细胞外，导致酸中毒。此时，由于肾小管上皮细胞内 H^+ 降低，排 H^+ 减少，使尿液呈碱性，称为反常性碱性尿。

（三）防治和护理原则

积极防治原发病，限制高钾饮食。对重度高钾血症，须立即采取降低血钾措施，以保护心脏。可采用高渗葡萄糖溶液加胰岛素静脉注射或乳酸钠、碳酸氢钠溶液静脉注射或滴注，促使钾进入细胞内；10% 葡萄糖酸钙静脉注射拮抗钾对心肌的毒性作用；应用离子交换树脂、腹膜透析和血液透析等措施可将过多的钾排出体外。

思考题

一、名词解释

低渗性脱水　水中毒　高渗性脱水　水肿　低钾血症　高钾血症

二、填空题

1.高渗性脱水时，失水_____失钠，主要丢失_____液。

2.低渗性脱水时，失水_____失钠，主要丢失_____液。

3.容易出现休克的脱水类型为_____，出现明显渴感的脱水类型为_____。

4.低钾血症时，血清钾_____，其对机体最严重的危害是_____。

5.高钾血症时，血清钾_____，其对机体最严重的危害是_____。

三、简答题

1.高渗性脱水和低渗性脱水对机体的最主要危害有何不同。

2.高渗性脱水机体可通过哪些措施使细胞外液高渗有所回降？

3.患儿一岁半，发热一天，水样便6～7次，最可能发生何种水、电解质代谢及酸碱平衡失调？为什么？

4.引起血管内外液体交换失衡的因素有哪些？试各举一例说明。

5.严重高钾血症对心脏最严重的危害是什么？为什么？

6.给低钾血症患者补钾时能否经静脉注射？为什么？

7.高渗性脱水和低渗性脱水在原因、病理生理变化、临床表现和治疗上有哪些主要差别？

8.试述水肿的发病机制。

四、病例分析题

患儿，男，15个月，因腹泻、呕吐4天入院。发病以来，每天腹泻6～8次，水样便，呕吐4次，不能进食，每日补5%葡萄糖溶液1000ml，尿量减少，腹胀。体格检查：精神萎靡，体温37.5℃（肛查）（正常36.5～37.7℃），脉搏速弱，150次/分，呼吸浅快，55次/分，血压86/50mmHg，皮肤弹性减退，两眼凹陷，前囟下陷，腹胀，肠鸣音减弱，腹壁反射消失，膝反射迟钝，四肢凉。实验室检查：血清Na^+ 125mmol/L，血清K^+ 3.2mmol/L。

请问：该患儿发生了何种水、电解质代谢紊乱？为什么？

（赵春歌）

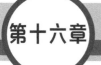

第十六章

酸碱平衡失调

○○○○○○○○○○○○○○○○○○○○○○○○○○○○○○○○○○○○○○
○○○○○○○○○○○○○○○○○○○○○○○○○○○○○○○○○○○○○○
○○○○○○○○○○○○○○○○○○○○○○○○○○○○○○○○○○○○○○

【学习目标】

掌握：代谢性酸中毒、呼吸性酸中毒及碱中毒的概念，常用的酸碱平衡指标及意义。

熟悉：各种单纯性酸碱平衡失调时机体的代偿调节及对机体的影响。

了解：各种单纯性酸碱平衡失调的病因和发生机制。

案例导入

案例回放：

患者，男，46 岁，以"呕吐 1 周"入院，诊断为幽门梗阻。体格检查：病态面容，烦躁，心率 108 次/分，血压 100/60mmHg。实验室检查：pH 7.53，$PaCO_2$ 60mmHg，B^E +9.0mmol/L，血 HCO_3^- 45mmol/L。

思考问题：

1. 该患者出现了哪些病理生理改变？如何发生的？

2. 该患者的尿检结果提示什么？

机体内环境体液中酸碱度的相对稳定是组织细胞进行正常生命活动的必要条件之一。正常人体动脉血 pH 为 7.35～7.45，尽管在机体代谢过程中不断出现酸性或碱性物质的变化，但是机体依靠缓冲系统、肺和肾的调节功能，仍然能使动脉血 pH 稳定在正常范围内。机体通过调节，维持体液 pH 相对稳定的过程称为酸碱平衡（acid-base balance）。

虽然机体对酸碱负荷具有较强的缓冲能力和调节能力，但是当体内酸碱物质来源过多或丢失过多超过机体的调节能力，或肺、肾功能出现严重障碍，则导致体液环境酸碱度稳定性的破坏，出现酸碱平衡失调（acid-base disturbance）。

第一节　酸碱平衡及其调节

一、人体体液中酸碱物质的来源

在化学反应中能够释放出 H^+ 的化学物质称为酸，如 H_2SO_4、HCl、NH_4^+、H_2CO_3 等；在化学反应中能够接受 H^+ 的化学物质称为碱，如 OH^-、NH_3、HCO_3^- 等。体液中的酸性或碱性物质可来自体内细胞的分解代谢，也可来自体外摄入。

（一）酸性物质的来源

1. 代谢产生

（1）挥发酸（volatile acid）　糖、蛋白质、脂肪在分解代谢中，氧化的最终产物是 CO_2，CO_2 与 H_2O 在碳酸酐酶作用下结合生成 H_2CO_3，H_2CO_3 可释放出 H^+ 和 CO_2，CO_2 从肺排出体外，故称为挥发酸。正常成人在安静状态下每天生成 CO_2 300～400L，如果全部与 H_2O 结合生成 H_2CO_3，约可释放 15mol H^+，成为体内酸性物质的最主要来源。

（2）固定酸（fixed acid）　是指不能变成气体由肺呼出，只能通过肾排出的酸性物质，又称非挥发酸。固定酸主要包括：蛋白质分解代谢产生的磷酸、硫酸、尿酸；糖酵解生成的乳酸、丙酮酸、甘油酸等；脂肪代谢产生的乙酰乙酸和 β-羟丁酸等。正常成人每日由固定酸释放的 H^+ 为 50～100mmol。

2. 摄入

机体有时会摄入酸性物质，如摄入酸性药物（水杨酸、氯化铵等），成为体液酸性物质的另一种来源。

（二）碱性物质的来源

体液中碱性物质主要来自食物，特别是蔬菜、瓜果中所含的有机酸盐，如苹果酸盐、柠檬酸盐和草酸盐等。体内代谢过程中也可产生一些碱，如 HCO_3^-、NH_3 等。

二、机体对酸碱平衡的调节

在正常情况下，机体在不断的生成或摄取酸碱物质，但是体液 pH 却不发生明显变化，这是由于机体对酸碱负荷有强大的缓冲能力和有效的调节功能，保持了酸碱的稳定。机体对体液酸碱度的调节主要通过体液的缓冲、肺和肾对酸碱平衡的调节来实现的。

（一）血液的缓冲作用

血液缓冲系统由缓冲酸及其相对应的缓冲碱组成，在细胞外液的缓冲中起主要作用。血液中有多种缓冲对，其缓冲能力各不相同，血液缓冲系统分为两类：

血液缓冲系统　$\dfrac{NaHCO_3}{H_2CO_3}$　$\dfrac{Na_2HPO_4}{NaH_2PO_4}$　$\dfrac{NaPr}{HPr（Pr 血浆蛋白）}$

红细胞内缓冲系统　$\dfrac{KHCO_3}{H_2CO_3}$　$\dfrac{K_2HPO_4}{KH_2PO_4}$　$\dfrac{KHb}{HHb}$　$\dfrac{KHbO_2}{HHbO_2}$

在血浆和红细胞中，分别以 $NaHCO_3$/ H_2CO_3 和血红蛋白缓冲对为主，特别是 $NaHCO_3$/ H_2CO_3 具有最强的缓冲能力，通过接受 H^+ 或释放 H^+，将强碱转变为弱碱或把强酸转变为弱酸来维持体液 H^+ 浓度，以减轻 pH 变动的程度。

（二）肺的调节作用

肺是通过改变呼吸运动的频率和幅度，控制 CO_2 的排出量，调节血浆 H_2CO_3 的浓度，从而维持 $NaHCO_3$/ H_2CO_3 的比值关系是 20/1，以保持血浆 pH 的相对稳定。

（三）肾的调节作用

肾主要是通过排出过多的酸或碱来调节血浆中 $NaHCO_3$ 的含量，以维持血浆 pH 的相对稳定。肾脏主要是针对固定酸负荷进行调节。其主要作用机制是：肾小管上皮细胞在不断分泌 H^+ 的同时，还要将肾小球滤过的 $NaHCO_3$ 重吸收入血，以防止细胞外液 $NaHCO_3$ 的丢失。如仍不能维持细胞外液 $NaHCO_3$ 浓度，则通过磷酸盐的酸化和泌 NH_4^+ 生成新的 $NaHCO_3$，以补充机体的消耗，从而维持血液 HCO_3^- 浓度的相对稳定。肾脏通过调节血浆中 HCO_3^- 的浓度对酸碱平衡失调发挥调节作用，其特点是作用强大，但发挥作用慢，故只对慢性的酸碱平衡失调有调节作用。

（四）组织细胞的调节作用

组织细胞主要通过细胞内外的离子交换发挥对酸碱平衡的调节作用，如 H^+-Na^+、H^+-K^+、Na^+-K^+ 交换等。红细胞、肌细胞和骨组织均能发挥这种作用。如酸中毒时，因细胞外液 H^+ 浓度增高，故细胞外 H^+ 弥散进入细胞内，同时细胞内 K^+ 移出细胞外，维持细胞内外的电荷平衡，但血清 K^+ 浓度增高；碱中毒时则与之相反。

第二节　酸碱平衡失调的类型及常用判断指标

一、酸碱平衡失调的类型

依据 Henderson-Hasselbalch 方程式：$pH = pK_a + lg [HCO_3^-] / [H_2CO_3]$，从公式中可得知血液 pH 取决于 $[HCO_3^-]$ 与 $[H_2CO_3]$ 的比值，若此比值保持在 20/1，则血液 pH 为 7.40。血液中 HCO_3^- 的含量受代谢因素的影响，主要与肾功能有关，若 pH 变化是由 HCO_3^- 原发变动引起，则称为代谢性酸碱平衡失调；HCO_3^- 原发性减少，称为代谢性碱中毒；HCO_3^- 原发性增多，则称为代谢性酸中毒。血液中 H_2CO_3 的含量受呼吸因素的影响，主要与肺功能有关，若 pH 变化是由 H_2CO_3 原发变动引起，则称为呼吸性酸碱平衡失调；H_2CO_3 原发性增多，称为呼吸性酸中毒；H_2CO_3 原发性减少，则称为呼吸性碱中毒。

在酸碱平衡失调发生时，通过体液缓冲和机体的调节，可使 $[HCO_3^-]$ 与 $[H_2CO_3]$ 发生变化，使其比值仍是 20/1，这种情况称为代偿性酸中毒或碱中毒；若通过体液缓冲和机体的调节，不能使 $[HCO_3^-]$ 与 $[H_2CO_3]$ 的比值保持 20/1，则称为失代偿性酸中毒或碱中毒。此外，临床上常见两种或两种以上的酸碱平衡失调同时存在，则称为混合型酸碱平衡失调。

二、判断酸碱平衡失调的常用指标

（一）pH

pH 是血液中 H^+ 浓度的负对数，即 $pH = -lg [H^+]$。动脉血正常 pH 为 7.35～7.45，平均为 7.40。pH＜7.35，称为酸中毒；pH＞7.45，称为碱中毒；pH 在正常范围内可见于三种情况：①机体未发生酸碱平衡失调；②代偿性酸碱平衡失调；③程度相当的混合型酸碱平衡失调。人体生命所能耐受的 pH 范围极其狭小，pH＜6.8 或 pH＞7.8 时可引起死亡。

（二）二氧化碳分压（PCO_2）

二氧化碳分压（partial pressure of CO_2，PCO_2）是指物理溶解于血浆中的 CO_2 分子所产生的张力。正常人动脉血二氧化碳分压（$PaCO_2$）变动在 4.39～6.25kPa（33～

46mmHg），平均值为 5.32kPa（40mmHg）。血浆 H_2CO_3 浓度与 $PaCO_2$ 呈正相关，$[H_2CO_3]=\alpha\times PaCO_2$。$PaCO_2$ 反映了肺的通气功能，当通气不足时，CO_2 在体内潴留，$PaCO_2$ 增高，可见于呼吸性酸中毒或代谢性碱中毒的代偿反应；当通气过度时，CO_2 排出过多，$PaCO_2$ 降低，可见于呼吸性碱中毒或代谢性酸中毒后代偿反应。

（三）缓冲碱（BB）

缓冲碱（buffer base，BB）是指血液中具有缓冲作用的碱性物质总和，包括 HCO_3^-、Hb^-、Pr^-、HPO_4^{2-} 等。正常值范围是 45～52mmol/L，平均为 48mmol/L。BB 是反映代谢性因素的指标，不受呼吸性因素的影响。BB<45mmol/L 为代谢性酸中毒或呼吸性碱中毒后代偿反应所致；BB>52mmol/L 为代谢性碱中毒或呼吸性酸中毒后代偿性所致。

（四）碱剩余（BE）

碱剩余（base excess，BE）是指在标准条件下，即在 38℃，$PaCO_2$ 为 5.32kPa（40mmHg），血红蛋白完全氧合的条件下，将 1L 全血或血浆滴定至 pH=7.40 时所需酸或碱的量。BE 正常值是 0±3mmol/L。对检测血样如用酸滴定至 pH=7.40，耗酸大于 3mmol/L，说明血样碱过剩，此时 BE 用正值表示，即 BE>3mmol/L，多见于代谢性碱中毒或呼吸性酸中毒后代偿性反应；如用碱滴定至 pH=7.40，耗碱大于 3mmol/L，说明血样酸过剩碱欠缺，BE 用负值表示，即 BE<−3mmol/L，多见于代谢性酸中毒或呼吸性碱中毒后代偿反应。

（五）标准碳酸氢盐（SB）和实际碳酸氢盐（AB）

标准碳酸氢盐（standard bicarbonate，SB）是指在标准条件下（38℃，$PaCO_2$5.32kPa，Hb 氧饱和度 100%）所测血浆中 HCO_3^- 的含量。因排除了呼吸性因素的影响，故 SB 为反映代谢性因素的指标，正常值为 22～27mmol/L，平均值为 24mmol/L。

实际碳酸氢盐（actual bicarbonate，AB）是指隔绝空气的血液样本，在实际的 $PaCO_2$ 和血氧饱和度条件下所测血浆中 HCO_3^- 的含量。AB 受呼吸和代谢两方面因素的影响，正常人 AB 与 SB 相等。AB 与 SB 不相等时反映出呼吸因素对酸碱平衡的影响。AB>SB 表明有 CO_2 在体内潴留，是呼吸性酸中毒或代偿后的代谢性碱中毒；AB<SB 表明 CO_2 排出过多，是呼吸性碱中毒或代偿后的代谢性酸中毒；AB 与 SB 均小于正常值为代谢性酸中毒；AB 与 SB 均大于正常值为代谢性碱中毒。

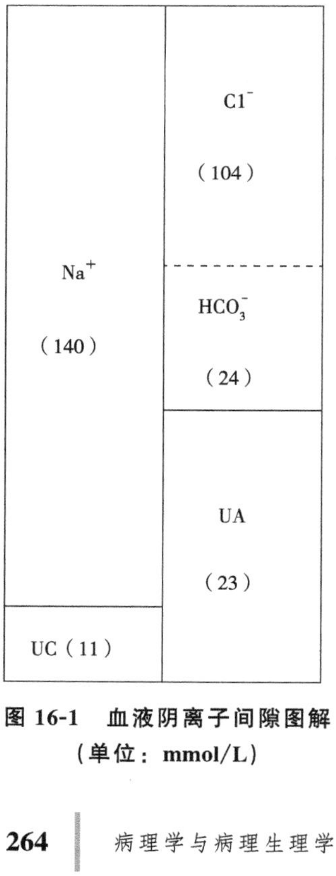

（六）阴离子间隙（AG）

阴离子间隙（anion gap，AG）是指血浆中未测定阴离子（undetermined anion，UA）减去未测定阳离子（undetermined cation，UC）的差值，即 AG=UA−UC。推导过程如下：

根据电荷平衡：$[Na^+]+UC=[Cl^-]+[HCO_3^-]+UA$

故：$AG=UA-UC=[Na^+]-([Cl^-]+[HCO_3^-])$

即：$AG=140-(24+104)=12mmol/L$，波动范围 10～14mmol/L（图 16-1）。AG 是判断代谢性酸碱平衡失调的一项重要指标，尤其是区分代谢性酸中毒的类型和判断混合性酸碱

图 16-1 血液阴离子间隙图解
（单位：mmol/L）

（图中标注：Cl^-（104），Na^+（140），HCO_3^-（24），UA（23），UC（11））

平衡失调。

在代谢性酸中毒时，根据 AG 的变化可分为：①AG 正常，血 Cl^- 增高型代谢性酸中毒，多见于腹泻、肾小管性酸中毒等，体内 $NaHCO_3$ 大量丢失，血 Cl^- 代偿性增多，UA 未变；②AG 增大，血 Cl^- 正常型代谢性酸中毒，见于固定酸根 UA 在体内蓄积，如乳酸、酮体增多、水杨酸中毒、甲醇中毒等，体内 UA 增大，血 Cl^- 正常。

★考点提示：酸碱平衡常用指标及其意义

第三节　常见酸碱平衡失调

一、代谢性酸中毒

代谢性酸中毒（metabolic acidosis）是以 $[HCO_3^-]$ 原发性减少为基本特征的病理过程，是临床上最常见的酸碱平衡失调类型。根据 AG 的变化，可分为 AG 正常血 Cl^- 增高型代谢性酸中毒和 AG 增大血 Cl^- 正常型代谢性酸中毒两种类型。

（一）原因与机制

1. AG 增大血 Cl^- 正常型代谢性酸中毒

其特点是血中固定酸增加，AG 增大，血浆 HCO_3^- 浓度减少，血 Cl^- 含量正常。

（1）固定酸产生过多　①乳酸酸中毒：休克、心力衰竭、呼吸衰竭、严重贫血等引起机体组织器官灌流不足和缺氧，使糖无氧酵解增强，乳酸增多，使 UA 增大，AG 增大；②酮症酸中毒：糖尿病、酒精中毒、严重饥饿等使体内脂肪大量动员分解，产生大量酮体（乙酰乙酸、β-羟基丁酸、丙酮），引起代谢性酸中毒。

（2）固定酸摄入过多　过量摄入阿司匹林（乙酰水杨酸）或误饮甲醇（在体内生成甲醛和甲酸）均可造成体内固定酸蓄积，使 UA 增大，AG 增大。

（3）肾排酸功能障碍　急慢性肾衰竭晚期，肾单位大量破坏，使肾小球滤过率严重降低，当降低至正常的 25% 以下时，机体代谢生成的 HPO_4^{2-}、SO_4^{2-} 等不能由尿排出，使血中固定酸增多。

2. AG 正常血 Cl^- 增高型代谢性酸中毒

其特点是 AG 正常，血浆 HCO_3^- 浓度减少，血 Cl^- 含量增加。

（1）经消化道丢失 HCO_3^-　严重腹泻、小肠及胆管瘘、肠内减压术等均可因丢失大量碱性消化液而引起 HCO_3^- 大量减少，血氯代偿性增高。

（2）含氯酸性药物摄入过多　长期或大量服用氯化铵、盐酸精氨酸等含氯酸性药物，其在体内解离成 HCl，HCl 被缓冲时可消耗 HCO_3^-，引起 AG 正常、血氯增加型代谢性酸中毒。

（3）肾丢失 HCO_3^-　①轻度或中度肾功能不全时可使肾小管泌 H^+、泌 NH_4^+ 功能下降，使 HCO_3^- 重吸收减少；②应用乙酰唑胺等碳酸酐酶抑制剂时可抑制肾小管上皮细胞内碳酸酐酶的活性，使 H_2CO_3 生成减少，泌 H^+ 和重吸收 HCO_3^- 减少。

（二）机体的代偿调节

1. 血液的缓冲作用

血液中 H^+ 增高后，可立即被血浆缓冲系统所缓冲，如 $H^+ + HCO_3^- \longrightarrow H_2CO_3 \longrightarrow$

$H_2O + CO_2$，消耗大量的 HCO_3^-，CO_2 由肺排出。其他缓冲碱也不断进行缓冲并被消耗。

2. 肺的调节

血液中 H^+ 增高时，可刺激外周化学感受器，反射性兴奋呼吸中枢，呼吸加深加快，CO_2 排出增多，$PaCO_2$ 代偿性降低。

3. 肾的调节

酸中毒时，肾小管上皮细胞内碳酸酐酶和谷氨酰胺酶活性加强，泌 H^+、泌 NH_4^+ 功能增强，重吸收 HCO_3^- 增加。从尿中排出的 H^+ 增多，尿液呈酸性。

通过上述代偿调节后，机体酸碱平衡的指标变化是：血浆 pH 正常（代偿性代谢性酸中毒）或下降（失代偿性代谢性酸中毒），AB、SB、BB 降低，BE 负值增大；继发性 $PaCO_2$ 降低，AB＜SB，血 K^+ 升高。

（三）对机体的影响

1. 心血管系统的变化

（1）心肌收缩力降低　酸中毒时，H^+ 增多可抑制 Ca^{2+} 内流，减少肌浆网摄取和释放 Ca^{2+}，并可竞争性抑制 Ca^{2+} 与肌钙蛋白结合，从而抑制心肌的兴奋-收缩耦联过程，使心肌收缩力减弱。

（2）心律失常　酸中毒时，细胞内外 H^+ 和 K^+ 交换增多，肾小管泌 H^+ 增多、排 K^+ 减少，引起高钾血症，导致心律失常。

（3）血管对儿茶酚胺的敏感性降低　H^+ 增多可降低毛细血管前括约肌及微动脉壁平滑肌对儿茶酚胺的敏感性，导致外周血管扩张，血压降低。

2. 中枢神经系统的变化

酸中毒时，抑制中枢神经系统的功能，表现为乏力、反应迟钝、意识障碍、嗜睡和昏迷等，这可能与 H^+ 增多抑制生物氧化酶的活性，引起脑组织能量代谢障碍，使 ATP 生成减少有关；此外，还与 H^+ 增多使谷氨酸脱羧酶活性增强，抑制性神经递质 γ-氨基丁酸生成增多有关。

（四）防治原则

积极预防和治疗原发病，如纠正水和电解质紊乱、改善肾功能。严重者可给予碱性药物治疗等。

二、呼吸性酸中毒

呼吸性酸中毒（respiratory acidosis）是以血浆 H_2CO_3 浓度原发性增高为基本特征的酸碱平衡失调。

（一）原因及发生机制

呼吸性酸中毒主要见于肺通气障碍而导致 CO_2 排出受阻，如肺部疾病、呼吸道阻塞、胸廓疾病、呼吸中枢抑制和呼吸肌麻痹等；也可由 CO_2 吸入过多所致，多见于通气不良、空气中 CO_2 浓度较高的矿井、坑道、防空洞等。

（二）机体的代偿调节

由于呼吸性酸中毒发生的关键环节是肺通气功能障碍，故呼吸系统不能发挥其代偿作用。机体主要的代偿调节如下所述。

1. 细胞内外离子交换和细胞内缓冲

此为急性呼吸性酸中毒的主要代偿方式。在体内潴留的 CO_2 与 H_2O 结合生成 H_2CO_3，其解离成 H^+ 和 HCO_3^-，H^+ 与细胞内 K^+ 交换，进入细胞内的 H^+ 可被蛋白质及磷酸盐缓冲，HCO_3^- 则留在细胞外液发挥其代偿作用（图 16-2）。

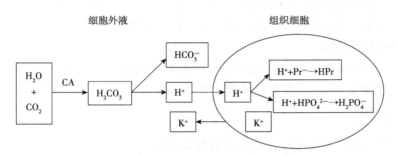

图 16-2　呼吸性酸中毒时组织细胞的缓冲调节

此外，进入红细胞的 CO_2 在碳酸酐酶（CA）作用下形成 H_2CO_3，其解离成 H^+ 和 HCO_3^-，H^+ 主要由 Hb 结合缓冲，而 HCO_3^- 则进入血浆，并与 Cl^- 交换，使血浆 HCO_3^- 升高发挥其代偿作用（图 16-3）。

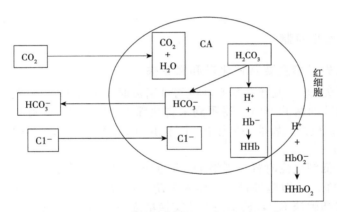

图 16-3　呼吸性酸中毒时红细胞的代偿调节

2. 肾脏的调节

此为慢性呼吸性酸中毒的主要代偿方式。慢性呼吸性酸中毒是指持续性 CO_2 潴留在 24h 以上。此代偿机制与代谢性酸中毒时相同，也是通过肾小管上皮细胞泌 H^+、泌 NH_4^+ 功能增强，重吸收 HCO_3^- 增加来进行代偿。

呼吸性酸中毒时反映酸碱平衡的常用指标变化是：反映血浆 H_2CO_3 浓度的指标 $PaCO_2$ 升高，AB＞SB；机体代偿后 AB、SB、BB 继发性升高，BE 正值增大，血 K^+ 升高，血 Cl^- 降低。

（三）对机体的影响

呼吸性酸中毒对机体的影响与代谢性酸中毒基本相同，均有 H^+ 浓度升高引起。但因呼吸性酸中毒因 CO_2 潴留，CO_2 本身对机体组织的作用与代谢性酸中毒有明显不同。

1. 中枢神经系统的变化

严重的急性呼吸性酸中毒出现持续性头痛、尤以夜间和晨起时最显著。若呼吸性酸中毒持续时间较长，则可引起定向障碍、精神错乱、震颤、谵妄或嗜睡。其发生机制是：①CO_2潴留，CO_2是脂溶性气体，能迅速通过血-脑屏障，高浓度CO_2使脑血管扩张，使脑血流增加、颅内压升高，发生脑水肿和视盘水肿；②脑脊液中H^+浓度升高但缓冲能力低下，CO_2迅速通过血-脑屏障进入脑组织后形成H_2CO_3，而HCO_3^-为水溶性物质，通过血-脑屏障缓慢，故与代谢性酸中毒相比，急性呼吸性酸中毒脑脊液pH降低更显著。

2. 心血管系统的变化

与代谢性酸中毒相似，不同的是严重呼吸性酸中毒时，大量CO_2潴留可扩张外周血管，使患者面部潮红，球结膜充血，呈现"醉酒样面容"。

（四）防治原则

积极预防原发病、去除病因，如去除引起通气障碍的各种原因，祛痰，排出异物，控制感染，解除气道痉挛，若有呼吸中枢抑制可给予呼吸中枢兴奋剂等。若pH过低或出现严重并发症，可根据需要选择应用碱性药物进行治疗。

三、代谢性碱中毒

代谢性碱中毒（metabolic alkalosis）是指以血浆HCO_3^-浓度原发性升高为基本特征的病理过程。

（一）原因和发生机制

1. 体液H^+丢失过多主要从消化道和肾丢失

（1）经消化道失H^+　见于频繁呕吐或胃液引流时，富含HCl的胃液大量丢失，使胃微循环中来自胃黏膜壁细胞的HCO_3^-得不到来自胰腺H^+的中和，故血浆中HCO_3^-浓度升高，引起代谢性碱中毒。此外，胃液丢失伴有Cl^-和K^+的丢失，可引起低氯血症和低钾血症。

（2）经肾失H^+

①低钾血症：低钾血症时肾小管泌H^+和重吸收HCO_3^-增加。机体缺钾时，细胞内K^+外移以代偿血K^+降低，细胞外液H^+移入细胞，造成细胞外碱中毒和细胞内酸中毒；同时，因肾小管上皮细胞缺K^+，使K^+-Na^+交换增强，H^+排出增多，HCO_3^-重吸收增多。

②低氯血症：某些利尿药可以抑制肾髓襻升支对Cl^-、Na^+重吸收，促进远曲小管和集合管上皮细胞泌H^+、泌K^+增加，加强对Na^+的重吸收，Cl^-以NH_4Cl形式随尿排出。同时，H^+-Na^+交换增强促进HCO_3^-重吸收。

③肾上腺皮质激素增多：多见于原发性或继发性醛固酮增多症。醛固酮增多可促进肾远曲小管和集合管H^+-Na^+交换、K^+-Na^+交换和HCO_3^-重吸收，引起代谢性碱中毒和低钾血症。

2. 碱性物质摄入过多

口服或输入过量$NaHCO_3$、乳酸钠、柠檬酸钠等也可引起代谢性碱中毒。

（二）机体的代偿调节

1. 血液的缓冲作用

因血液缓冲系统中碱性物质远多于酸性物质（如$NaHCO_3/H_2CO_3=20/1$），故血液对碱性物质增多的缓冲能力有限。当血浆中H^+降低，OH^-升高时，可被弱酸所缓冲，如

$$OH^- + H_2CO_3 \longrightarrow HCO_3^- + H_2O$$，并导致 HCO_3^- 浓度升高。

2. 肺的代偿

代谢性碱中毒时，pH 升高可通过外周化学感受器反射性抑制呼吸中枢，使呼吸变浅变慢，CO_2 排出减少，$PaCO_2$ 和 H_2CO_3 浓度升高，使 pH 有所下降。但肺的代偿调节是有限的，因肺通气不足引起 PaO_2 降低会反射性兴奋呼吸中枢。

3. 肾的代偿

代谢性碱中毒时，pH 升高可致肾小管上皮细胞内的碳酸酐酶和谷氨酰胺酶的活性降低，使肾小管泌 H^+、泌 NH_3 能力降低，HCO_3^- 重吸收减少而排出增加，使血液 HCO_3^- 浓度降低。这种调节使尿液呈碱性，但当缺钾或由肾排 H^+ 增多引起的碱中毒时，尿液仍呈酸性。

4. 细胞内外离子交换

细胞外液 H^+ 降低时，细胞内 H^+ 外移补充细胞外 H^+ 不足，为维持电荷平衡，细胞外 K^+ 进入细胞内，导致低钾血症。

总之，代谢性碱中毒发生及代偿后，反映酸碱平衡的指标变化是：SB、BB、BE 正值增大，$PaCO_3$ 可代偿性增加，失代偿时 pH 增高，血浆电解质 K^+、Cl^- 降低。

（三）对机体的影响

1. 中枢神经系统兴奋

代谢性碱中毒时，pH 增高可使脑内 γ-氨基丁酸转氨酶活性增强而谷氨酸脱羧酶活性降低，从而使 γ-氨基丁酸分解增多而生成减少，γ-氨基丁酸对中枢神经系统的抑制作用减弱，故出现中枢神经系统兴奋的表现，如患者出现烦躁不安、精神错乱、谵妄等症状。

2. 机体组织缺氧

血液 H^+ 降低，可使 Hb 与 O_2 的亲和力增强，使血红蛋白氧离曲线左移，HbO_2 上的 O_2 不易解离释放，导致组织供氧不足。

3. 神经-肌肉应激性增高

代谢性碱中毒时，pH 增高可使血浆游离 Ca^{2+} 浓度降低，神经肌肉阈电位下移，兴奋性增高；此外，γ-氨基丁酸减少对中枢神经系统的抑制作用减弱，两者均可使神经肌肉应激性增高，患者可出现面部和肢体肌肉的抽动、手足颤动和惊厥等症状。

4. 低钾血症

碱中毒时，细胞外液 H^+ 浓度降低，细胞内外进行离子交换，细胞内 H^+ 外移而细胞外 K^+ 内移，血钾降低；肾小管上皮细胞排 H^+ 减少，H^+-Na^+ 交换减少而 K^+-Na^+ 交换增多，肾排 K^+ 增多而致低钾血症。

（四）治疗原则

积极治疗原发病，如去除引起剧烈呕吐的病因，合理利用利尿药等。严重者可合理选用药物纠正 pH，如对氯反应性碱中毒患者可选用生理盐水，对缺钾症状较重者、有明显抽搐症状的代谢性碱中毒可适量补充 KCl、NH_4Cl 等，还可选用碳酸酐酶抑制剂等。

四、呼吸性碱中毒

呼吸性碱中毒（respiratory alkalosis）是指以血浆 H_2CO_3 浓度原发性减少为特征的病

理过程。

（一）病因及发生机制

引起呼吸性碱中毒的主要环节是肺通气过度，导致 CO_2 排出过多，血浆 H_2CO_3 降低。常见于如下病因。

1. 精神性过度通气

多见于癔症、创伤和烧伤早期，出现快而深的呼吸，通气过度，CO_2 排出过多。

2. 低氧血症

吸入气体氧分压过低、外呼吸功能障碍等使 PaO_2 降低，刺激外周化学感受器反射性兴奋呼吸中枢，呼吸加深加快，CO_2 排出过多。

3. 机体代谢旺盛

发热、甲状腺功能亢进症等使机体处于分解代谢亢进状态，引起呼吸中枢兴奋，通气过度，CO_2 排出过多，$PaCO_2$ 降低。

4. 中枢神经系统疾病

颅脑损伤、脑血管病变、脑炎、脑部肿瘤等可直接刺激呼吸中枢引起通气过度。

5. 某些药物作用

水杨酸、氨等，可直接刺激呼吸中枢引起通气过度，导致 CO_2 排出过多，$PaCO_2$ 降低。

6. 呼吸机使用不当

通气量过大引起呼吸性碱中毒。

（二）机体的代偿调节

呼吸性碱中毒时机体的代偿主要依赖于发生相对迅速的细胞内缓冲和缓慢进行的肾排酸减少、HCO_3^- 排出增加。

1. 细胞内外离子交换和细胞内缓冲作用

这是急性呼吸性碱中毒时的主要代偿方式。

（1）细胞内外离子交换　细胞内 H^+ 外移，细胞外 K^+ 内移。外移的 H^+ 与 HCO_3^- 结合生成 H_2CO_3，从而使血浆 H_2CO_3 浓度回升。

（2）细胞内缓冲　血浆 HCO_3^- 可进入红细胞，与红细胞内的 H^+ 结合生成 H_2CO_3，再分解成 CO_2 和 H_2O，CO_2 进入血浆通过 $PaCO_2$，使血浆 H_2CO_3 浓度有所回升。

2. 肾的代偿

在慢性呼吸性碱中毒时，肾小管代偿性泌 H^+、泌 NH_3 减少，HCO_3^- 重吸收减少，尿液呈碱性。

代谢性碱中毒发生及代偿后，反映酸碱平衡的常用指标变化是：$PaCO_2$ 原发性降低，AB＜SB；机体代偿调节后 BB、BE、SB 可升高；失代偿时 pH 升高，伴有血 K^+ 降低，血 Cl^- 升高。

（三）对机体的影响

1. 中枢神经系统的变化

$PaCO_2$ 降低可引起脑血管收缩和脑血流量减少，患者出现头晕、头痛、意识障碍等。

2. 神经肌肉的变化

pH 增高可使血浆游离 Ca^{2+} 浓度降低，可使神经-肌肉应激性增高，患者可出现面部和肢体肌肉的抽动、手足颤动和惊厥等症状。

3. 低钾血症

碱中毒时，细胞外液 H^+ 浓度降低，细胞内外进行离子交换，细胞内 H^+ 外移而细胞外 K^+ 内移，血钾降低；肾小管上皮细胞排 H^+ 减少，H^+-Na^+ 交换减少而 K^+-Na^+ 交换增多，肾排 K^+ 增多而致低钾血症。

（四）防治原则

积极治疗原发病，针对病因可选择使用解热药、镇痛药、抗甲状腺功能亢进治疗，精神性通气过度者可用镇静药，低氧血症者可吸氧等。对严重者或一时难以解除病因者，可让患者吸入含 5% CO_2 的混合气体，或用纸袋罩于患者的口鼻使其吸入呼出的气体等。

五、混合型酸碱平衡失调

混合型酸碱平衡失调是指同一患者有两种或两种以上的单纯性酸碱平衡失调同时存在，可分为双重性、三重性和多重性酸碱平衡失调。双重性酸碱平衡失调如呼吸性酸中毒合并代谢性酸中毒、呼吸性酸中毒合并代谢性碱中毒、代谢性酸中毒合并呼吸性碱中毒、代谢性酸中毒合并代谢性碱中毒；三重性酸碱平衡失调如呼吸性酸中毒合并代谢性酸中毒及代谢性碱中毒、呼吸性碱中毒合并代谢性酸中毒及代谢性碱中毒。三重和多重酸碱平衡失调较复杂，需在原发病的基础上，依据实验室检查综合分析才能得出正确结论。

如何快速判断
酸碱平衡失调

需要指出的是，无论是单纯性或是混合型酸碱平衡失调，都不是一成不变的随着疾病的发展和治疗措施的影响，原有的酸碱平衡失调可被纠正，也可能转变或合并其他类型的酸碱平衡失调。因此，在诊断和治疗酸碱平衡失调时，一定要密切结合患者的病史，观测酸碱平衡常用指标的变化，综合分析病情，及时做出正确诊断和适当治疗。

> **知识拓展**
>
> 判断酸碱平衡失调的方法
>
> 酸碱平衡失调是临床疾病常见的病理生理过程，正确判断酸碱平衡失调的类型对于临床治疗和护理具有重要意义。酸碱平衡失调的判断方法可归纳如下。
>
> ①首先要掌握酸碱平衡失调的类型和常用酸碱平衡指标的正常值范围及其意义。
>
> ②看 pH 判定是酸中毒还是碱中毒。
>
> ③病史分析。从病史中了解酸碱平衡失调的诱发原因，估计是代谢性因素还是呼吸性因素导致的，判定 HCO_3^- 和 $PaCO_2$ 变化谁是原发和谁是继发，这是判定原发紊乱的先决条件。
>
> ④看原发改变，判定是代谢性或是呼吸性酸碱平衡失调。
>
> ⑤看 AG，判定代谢性酸中毒的类型。
>
> ⑥看继发性改变，判定单纯性或混合性酸碱平衡失调。利用代偿公式，注意 HCO_3^- 与 $PaCO_2$ 变化的方向、幅度。
>
> ⑦根据症状、体征及实验室检查，验证判断的准确性。

思考题

一、名词解释

酸碱平衡失调　代谢性酸中毒　碱剩余　阴离子间隙

二、填空题

1.机体内最重要的缓冲对是_____，其比值为_____。

2.机体酸碱平衡的维持主要是依靠_____、_____、_____和_____的共同调节来实现的。

3.代谢性酸中毒时，血浆 HCO_3^- 原发性_____；代谢性碱中毒时，血浆 HCO_3^- 原发性_____。

4.在疾病状态下，若 AB＞SB，则见于_____或代偿后_____。

三、简答题

1.若 pH 为 7.40，是否就表明机体处于酸碱平衡状态？为什么？

2.代谢性酸中毒对心血管系统有何影响？其机制是什么？

四、病例分析题

患儿，男，2 岁，以呕吐 3 天入院。体格检查：病态面容，烦躁，心率 118 次/分，血压 90/60mmHg。实验室检查：pH 7.56，$PaCO_2$ 48mmHg，SB40mmol/L，血 Na^+ 145mmol/L，血 K^+ 2.7mmol/L，血 Cl^- 92mmol/L，尿比重 1.026，尿 Na^+ 5.8mmol/L，尿 K^+ 44mmol/L。

请问：

1.该患儿出现了哪些病理生理改变？如何发生的？

2.该患儿的尿检结果提示什么？

（聂雪丽）

第十七章

发　热

〇〇〇
〇〇〇
〇〇〇

【学习目标】

掌握：发热、发热激活物、内生致热原的概念，发热的分期。

熟悉：发热时机体的代谢和功能变化。

了解：过热的概念、发热的原因与发病机制。

案例导入

案例回放：

　　患儿，男，5 岁，发热、咽喉肿痛 1 天、抽搐 1 次入院。患儿 1 天前因受凉出现咽喉肿痛、鼻塞、流涕、全身肌肉酸痛，体温 38℃。今体温升至 39.6℃，嗜睡。入院前半小时出现头向后仰、四肢抽搐、双眼上翻，持续约 3min 自行缓解。

　　查体：体温 39.6℃，呼吸 30 次/分，脉搏 107 次/分，神志清楚，精神萎靡，咽部明显充血，双侧扁桃体肿大Ⅱ度，有脓。颈软，双肺呼吸音粗。腹软，肝脾未触及。

　　辅助检查：血常规：WBC 28×10^9/L，中性粒细胞 90%。胸部 X 线片无异常。

　　入院后给予物理降温，青霉素等治疗。住院 6 天痊愈。

思考问题：

　　1. 患儿"体温升高、四肢抽搐、白细胞变化等"是如何引起的？

　　2. 患儿发热期间机体代谢发生哪些变化？

　　人和大部分哺乳动物在体内外环境变化时能保持体温相对稳定，这是由于机体具有完善的体温调节中枢，使机体产热与散热过程保持动态平衡，又称体热平衡。体温调节的高级中枢位于视前区-下丘脑前部（POAH），在 POAH 区有较密集的热敏神经元和冷敏神经元。当热敏神经元兴奋性升高时，放电频率增加，促进散热；当冷敏神经元兴奋性升高时，则促进产热。体温调节的次级中枢位于延髓、脑桥、中脑和脊髓等部位。此外，大脑皮质也参与体温的行为性调节。体温中枢的调节方式目前多数以"调定点"学说来解释。一般认为，将体温计插入肛门 6cm 以上所测得的直肠温度最接近机体深部体温，即核心体温。口腔体温平均值较直肠温度低 0.5℃，腋窝体温平均值较直肠低温度 1℃（表 17-1）。正常人昼夜间体温也有周期性波动，通常清晨 2：00～5：00 最低，14：00～17：00 最高，但昼夜上下波动不超过 1℃。

表 17-1　成人不同部位体温正常范围及平均值

部位	正常范围/℃	平均值/℃
直肠温度	36.5~37.7	37.5
口腔温度	36.3~37.2	37.0
腋窝温度	36.0~37.0	36.5

临床上通常将体温超过正常值 0.5℃ 称体温升高，但并非所有体温升高都叫发热。体温升高包括生理性体温升高和病理性体温升高。在某些生理情况下，如月经前期、剧烈运动、应激时，体温也会超过正常体温的 0.5℃，由于这些情况属于生理性反应，故称为生理性体温升高。病理性体温升高包括发热（fever）和过热（hyperthermia）。

发热是指在各种致热原作用下，体温调节中枢的调定点上移而引起的调节性体温升高。发热时体温调节功能正常，只是由于调定点上移，使体温被迫在较高水平波动。

过热是由于体温调节障碍（如体温调节中枢损伤），或散热障碍（皮肤鱼鳞病和环境高温所致的中暑等）及产热过多（甲状腺功能亢进）等引起的被动性体温升高，并超过调定点水平，属于病理性体温升高。发热和过热有本质上的区别（表 17-2）。

★考点提示：发热的概念

表 17-2　发热与过热的区别

区别点	发热	过热
致热原	有	无
发病机制	体温调定点上移体温＝调定点	调定点无变化，产热过度，散热障碍，体温调节障碍，体温＞调定点

一、发热的原因和发生机制

（一）发热激活物

发热激活物（pyrogenic activator）是指能激活体内产内生致热原细胞产生和释放内生致热原，进而引起体温升高的物质，又叫内生致热原诱导物，包括外致热原和某些体内产物。

1. 外致热原（主要是病原微生物及其产物）

细菌、病毒等病原微生物都是机体外部的发热激活物，故将其称为外致热原。这种由病原微生物引起的急慢性、局部或全身性感染导致的发热称感染性发热。

（1）革兰阳性（G^+）细菌　主要有肺炎双球菌、链球菌、金黄色葡萄球菌、白喉杆菌、枯草杆菌等，此类细菌是人类感染性发热的常见原因。其致热成分为全菌体、外毒素、肽聚糖。

（2）革兰阴性（G^-）细菌　主要有大肠埃希菌、伤寒杆菌、志贺菌、脑膜炎球菌、淋球菌等。其致热成分除全菌体和胞壁中所含的肽聚糖外，胞壁中的脂多糖致热性尤为突出。LPS 又称内毒素，位于革兰阴性细菌外膜，它由 O-特异性侧链、核心多糖和脂质 A 三部分组成，其中脂质 A 是致热的主要成分。

（3）病毒　主要包括流感病毒、麻疹病毒或柯萨奇病毒、SARS 病毒等。其致热成分：全病毒体和其包膜中的血细胞凝集素。实验证明：将病毒注入家兔静脉内引起家兔发热的同时循环血中会出现内生致热原，将白细胞与病毒在体外一起培育也可产生内生致热原。

（4）其他微生物 主要包括真菌、寄生虫、立克次体、衣原体、螺旋体，这些微生物的胞壁中亦含有脂多糖，其致热性可能与此有关。另外，微生物在体内繁殖引起相应的抗原表达或细胞自身抗原的变异，启动免疫反应，也是它们引起发热的可能机制之一。

2.体内产物（非微生物发热激活物）

（1）抗原-抗体复合物 实验证明，抗原-抗体复合物可激活产内生致热原细胞，使其产生内生致热原。用牛血清蛋白使家兔致敏。然后把致敏兔的血浆或血清转移给正常家兔，再用特异抗原攻击受血家兔可以引起家兔发热。但牛血清蛋白对正常家兔却无致热作用，表明是由于抗原-抗体复合物起了激活作用。

（2）类固醇 主要是睾酮代谢产物本胆烷醇酮，可引起发热和产生内生致热原。实验证明，将本胆烷醇酮给人体肌内注射时，可引起明显的发热反应，但本胆烷醇酮不会引起兔、狗、猫等动物的发热反应，说明其具有种系特异性。

（3）其他实验 证明淋巴因子、组织坏死崩解产物、尿酸盐结晶沉积、胆汁代谢产物尤其是石胆酸也具有致热作用。

（二）内生致热原

内生致热原（endogenous pyrogen，EP）是指在各种发热激活物作用下，产内生致热原细胞产生和释放具有致热活性的物质，这种物质叫内生致热原。EP 是一组内源性、不耐热的小分子蛋白质。加热 $70℃$ $20min$ 或蛋白水解酶均能破坏其致热性。EP 可通过血-脑屏障作用于视前区-下丘脑前部的体温调节中枢，继而引起调节性体温升高。已经证实的 EP 有如下几种。

1.白细胞介素-1（IL-1）

IL-1 是最早发现的内生致热原，主要由单核细胞、巨噬细胞、内皮细胞、星形胶质细胞、小胶质细胞及肿瘤细胞等多种细胞合成和分泌的小分子多肽类物质。IL-1 具有两种不同的基因型，其中表型为酸性的 IL-1 称为 IL-1α，而中性 IL-1 称为 IL-1β。二者虽然仅有 26% 的氨基酸序列同源性和 45% 的核苷酸序列同源性，但都作用于相同的受体，有相同的生物学活性。

2.白细胞介素-6（IL-6）

由单核细胞、成纤维细胞、内皮细胞、T 细胞、B 细胞释放，作用弱于 TL-1 和肿瘤坏死因子（TNF）。TNFα 和 IL-1β 能诱导 IL-6 产生，而 IL-6 可下调 TNFα 和 TL-1β 的表达。

3.TNF

TNF 是由巨噬细胞等分泌的一种小分子蛋白质，有两种亚型：TNFα 和 TNFβ，二者有相似的致热活性。

4.干扰素（IFN）

IFN 是一种具有抗病毒、抗肿瘤作用的蛋白质，是细胞对病毒感染的反应产物。主要由淋巴细胞或单核细胞产生，有三种亚型 IFN-α、IFN-β 和 IFN-γ，其中与发热有关的是 IFN-α 和 IFN-γ，这成为 IFN 临床治疗的主要副作用。

此外，巨噬细胞炎性蛋白-1（MIP-1）、白细胞介素-2（IL-2）、白细胞介素-8（IL-8）、睫状神经营养因子（CNTF）以及内皮素也被认为与发热有一定的关系。

EP 信号如何到达体温调节中枢？

二、发热的分期

多数发热尤其是急性传染病和急性炎症的发热，其临床经过大致可分三个时相，每个时相有各自的临床和热代谢特点。

（一）体温上升期

在致热原的作用下，体温调节中枢调定点上移，体温调节中枢发出指令，使机体产热增加，散热减少，体温升高至新"调定点"水平的一段时间，称体温上升期。

1. 临床表现

畏寒、皮肤苍白，重者寒战并出现鸡皮疙瘩。

2. 热代谢特点

产热增加，散热减少，产热大于散热，体温升高。

3. 机制

（1）产热增加　①寒战：是骨骼肌的不随意的周期性收缩，产热率较高，代谢可比正常增加4～5倍；②代谢率增高：受EP影响，机体棕色脂肪细胞内脂质分解和氧化增强。

（2）散热减少　由于皮肤血管收缩，血流减少因而表现出皮肤苍白。同时因皮肤血流减少，皮温下降刺激冷感受器，使信息传入中枢而有畏寒感觉。与此同时，经交感神经传出的冲动又引起皮肤竖毛肌的收缩，故出现"鸡皮疙瘩"。

（二）高温持续期

当体温上升到与新的调定点水平相适应的高度后，便不再上升，而是在这个与新调定点相适应的高水平上波动，称高温持续期，又叫高峰期或高热稽留期。

1. 临床表现

患者自觉酷热，皮肤发红、干燥。

2. 热代谢特点

体温与上升的调定点水平相适应，产热和散热在较高水平上保持相对平衡。

3. 机制

体温已达到或略高于体温调定点新水平，故下丘脑不再发出引起"冷反应"的冲动。皮肤血管由收缩转为舒张，同时血温上升也有舒血管作用。浅层血管舒张使皮肤血流增多，因而皮肤发红，散热增加。由于温度较高的血液灌注使皮温增高，热感受器将信息传入中枢而使患者产生酷热感。此外，高热时水分经皮肤蒸发较多，因而皮肤和口唇干燥。

（三）体温下降期

因发热激活物在体内被控制或消失，EP以及发热介质也被消除，加上内生降温物质的作用，上升的体温调定点回降到正常水平，机体出现明显的散热反应，又称退热期。

1. 临床表现

皮肤潮红、出汗或大汗；体温下降；严重者出现脱水、休克。

2. 热代谢特点

散热增加，产热减少，体温开始下降，逐渐恢复到正常调定点水平。

3. 机制

（1）产热减少　POAH 的冷敏神经元受抑制，减少产热。

（2）散热增加　①皮肤血管舒张，增加散热；②出汗：由于热信息刺激发汗中枢，使汗腺分泌增多，增加散热。

三、发热时机体的代谢和功能变化

（一）物质代谢的改变

一般认为，体温升高 1℃，基础代谢率提高 13%。高温持续期的伤寒患者，其基础代谢率可增加 30%～50%。持续的发热可使物质消耗明显增加，如果营养物质补充不足，就会消耗自身物质，出现消瘦和体重下降。

1. 蛋白质代谢

高热患者蛋白质分解加强，尿素氮明显增高，可导致负氮平衡，出现抵抗力下降，组织修复能力减弱。

2. 糖与脂肪代谢

发热时肝糖原和肌糖原分解增加，因葡萄糖的无氧酵解也增强，组织内乳酸增加，故患者出现肌肉酸痛。发热时脂肪分解也显著增加，患者可见消瘦。由于脂肪分解加强和氧化不全，部分患者可出现酮血症和酮尿。

3. 水、电解质代谢

在体温上升期和高热持续期，患者排尿减少，可导致水、钠和氯在体内潴留。在高热后期和体温下降期，由于通过皮肤和呼吸道大量蒸发水分，出汗增多，又可引起脱水。由于发热时，组织分解增强，细胞内钾释放入血，血钾和尿钾均增高。严重的也可以发生代谢性酸中毒。

（二）生理功能变化

1. 循环系统功能改变

体温每升高 1℃，心率增加约 18 次/分。心率加快主要是血温增高刺激窦房结以及交感肾上腺髓质系统的结果。心率过快（>150 次/分）会增加心脏负担，尤其对心肌劳损或有潜在性病灶的患者，则会因加重心肌负荷而诱发心力衰竭。在体温上升期，动脉血压可轻度上升。在高峰期由于外周血管舒张，动脉血压会轻度下降。但体温骤降时可因大汗而失液，严重者可导致休克。

2. 呼吸系统功能改变

发热时，由于血温增高和酸性代谢产物的刺激作用，呼吸中枢兴奋使呼吸加深加快。深而快的呼吸在增加散热的同时，也可引起呼吸性碱中毒。

3. 消化系统功能改变

发热时交感神经系统兴奋性增高，消化液分泌减少，胃肠蠕动减慢，使食物的消化、吸收与排泄功能异常。患者可表现为食欲低下、恶心、呕吐等。

4. 中枢神经系统功能改变

发热患者可表现为中枢神经系统兴奋性增高，出现头痛、谵妄和幻觉、嗜睡等情况。小儿在高热时易出现全身或局部肌肉抽搐，常见于出生后 6 月至 6 岁的儿童，称为热惊厥。

表现为全身性搐搦，发作时间较短的，这可能与小儿中枢神经系统发育不成熟及脑缺氧有关。

除此之外，发热使机体防御系统功能发生改变，提高机体抗感染能力，适度的抑制肿瘤细胞的生长。

发热是多种疾病所共有的病理过程，所以对发热的处理原则应掌握以下几点。

（1）针对原发病积极治疗。

（2）对原因不明的发热患者，若体温不太高，可不急于退热。

（3）对体温过高（如40℃以上）或持续发热的患者，应在治疗原发病的同时，及时采用适当的退热措施。对恶性肿瘤患者和心肌梗死、心肌劳损者的发热，也应及时解热。

（4）适时补充营养物质，增强机体抵抗力，注意补给糖和维生素，纠正水、电解质紊乱和酸碱平衡失调。

思考题

一、名词解释

发热　发热激活物　内生致热原

二、填空题

1.内生致热原的效应部位是_____，它的作用使_____上移。

2.在临床上多数发热分为三个时相：_____、_____、_____。

三、简答题

1.发热时机体糖、脂肪、蛋白质代谢以及水、电解质代谢发生哪些变化？

2.简述发热激活物的种类。

四、病例分析题

某女，30岁，妊娠晚期因大叶性肺炎入院，曾有心肌炎病史。发热39.5℃，2h，心率120次/分。

请问：

1.该患者是否需要采取解热措施？

2.如需要可采取哪些措施？

（杨　翠）

第十八章

缺　氧

○○○○○○○○○○○○○○○○○○○○○○○○○○○○○○○○○○○○○○○
○○○○○○○○○○○○○○○○○○○○○○○○○○○○○○○○○○○○○○○
○○○○○○○○○○○○○○○○○○○○○○○○○○○○○○○○○○○○○○○

【学习目标】

掌握：缺氧的概念及缺氧的原因和类型。

熟悉：各种类型缺氧时机体的功能代谢变化。

了解：机体对缺氧耐受性的影响因素。

案例导入

案例回放：

患者，女性，45 岁，菜农。清晨 4 时在蔬菜温室为火炉添煤时昏倒在温室里，2h 后被其丈夫发现，急诊入院。患者以往身体健康。

体检：体温 37.5℃，呼吸 20 次/分，脉搏 110 次/分，血压 100/70mmHg。神志不清，口唇呈樱红色。其他无异常发现。

实验室检查：PaO_2 12.6kPa，血氧容量 10.8ml％，动脉血氧饱和度 95％，$HbCO_3$ 0％。入院后立即吸氧，不久渐醒。给予纠酸、补液等处理后，病情迅速好转。

思考问题：

1. 患者昏迷的原因是什么？简述其机制。

2. 患者属于哪种类型的缺氧？

氧是维持机体正常生命活动不可缺少的物质。因氧供应不足和（或）利用障碍，导致组织代谢、功能及形态结构发生异常变化的病理过程称为缺氧（hypoxia）。健康成人需氧量约为 0.25L/min，而体内氧储量仅 1.5L 左右。因此，体内组织代谢需要的氧，必须不断地由外界提供。一旦呼吸、心跳停止，数分钟内就可能死于缺氧。缺氧是临床上多种疾病所共有的一个基本病理过程，也是许多疾病引起死亡的重要原因。

第一节　常用的血氧指标及其意义

氧的获得和利用过程十分复杂。组织的供氧量＝动脉血氧含量×血流量；组织的耗氧量＝（动脉血氧含量－静脉血氧含量）×血流量。故血氧是反映组织的供氧与耗氧的重要指标。

1. 血氧分压（PO₂）

血氧分压（PO_2）指以物理状态溶解在血浆内的氧所产生的张力，又称氧张力。动脉血氧分压（PaO_2）约 100mmHg（13.3kPa），主要取决于吸入气体的氧分压和肺的通气与弥散功能。静脉血氧分压（PVO_2）正常约 40mmHg（5.32kPa），其变化可反映内呼吸状况。

2. 血氧容量（CO₂ max）

血氧容量（$CO_2\,max$）指在氧分压为 150mmHg，温度为 38℃时，100ml 血液内血红蛋白（Hb）被氧充分饱和时的最大带氧量。每 100ml 血液含 15g 血红蛋白，每克血红蛋白能结合氧 1.34 ml。血氧容量正常值约 20ml/dl。取决于血液中血红蛋白的质（与氧结合的能力）和量。血氧容量的大小反映血液携氧能力。

3. 血氧含量（CO₂）

血氧含量（CO_2）指 100ml 血液内实际的带氧量，包括血红蛋白实际结合的氧和溶解在血浆内的氧。正常动脉血氧含量约 19ml/dl，混合静脉血氧含量约 14ml/dl。血液氧含量主要取决于氧分压及氧容量。

4. 动-静脉血氧含量差

动-静脉血氧含量差即动脉血氧含量减去静脉血氧含量所得的毫升数，正常值为 5ml/dl。它反映组织对氧的消耗量。

5. 血红蛋白氧饱和度（SO₂）

血红蛋白氧饱和度（SO_2）指血红蛋白与氧结合的百分数，简称血氧饱和度。血氧饱和度＝（血氧含量－溶解的氧量）/血氧容量×100%。正常动脉血氧饱和度（SaO_2）95%～97%，静脉血氧饱和度（SVO_2）约 75%。血氧饱和度高低主要取决于氧分压的高低，氧分压与氧饱和度之间的关系，可用氧合血红蛋白解离曲线来表示（图 18-1）。

6. P50

P50 指血红蛋白氧饱和度达到 50% 时的氧分压。血红蛋白与氧亲和力的高低，常用 P50 表示。正常成人 P50 约为 27mmHg（3.59kPa）。当血液 PCO_2 升高、pH 降低、红细胞内 2,3-二磷酸甘油酸（2,3-DPG）含量增多及血温升高时，都可使血红蛋白与氧亲和力降低。氧离曲线右移，P50 增大；氧离曲线左移，P50 变小（图 18-1）。

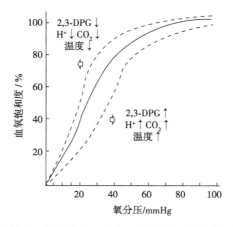

图 18-1　氧合血红蛋白解离曲线及其影响因素

第二节 缺氧的原因和类型

外界氧被吸入肺泡、弥散入血液，与血红蛋白结合，由血液循环输送到全身，最后被组织细胞摄取利用。其中任何一个环节发生障碍都能引起缺氧。一般将缺氧分为四种类型（图18-2）。

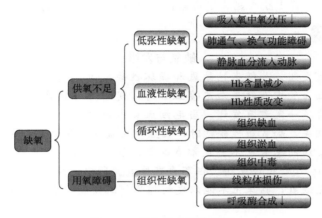

图 18-2　缺氧的分类和原因

一、低张性缺氧

低张性缺氧（hypotonic hypoxia）是以动脉血氧分压（PaO_2）明显降低并导致对组织供氧不足为主要特点的缺氧，又称乏氧性缺氧。

（一）原因和机制

1. 吸入气氧分压低

多发生于海拔 3000m 以上高原、高山或高空，这些地方空气稀薄，氧分压低；在通风不良的矿井、坑道内，吸入气中氧分压也降低，吸入气氧分压过低引起的缺氧又称为大气性缺氧。

2. 外呼吸功能障碍

由肺通气或换气功能障碍而导致动脉血氧分压下降，常见于各种呼吸系统疾病或某些肺外疾病，如慢性阻塞性肺疾病、肺炎、气胸、呼吸中枢抑制或呼吸肌麻痹等。由外呼吸功能障碍而引起的缺氧，又称呼吸性缺氧。

3. 静脉血分流入动脉

静脉血分流入动脉又称静脉血掺杂，多见于先天性心脏病患者，如室间隔缺损或房间隔缺损伴有肺动脉狭窄或肺动脉高压时，右心的压力高于左心，未经氧合的静脉血可直接掺入左心动脉血中导致动脉血氧分压降低。

（二）血氧变化及临床特点

无论是吸入气氧分压低还是外呼吸功能障碍，均使吸入的氧量减少，血液中溶解的氧减少，动脉血氧分压降低，与血红蛋白结合的氧量减少，造成动脉血氧含量减少，血氧饱和度降低。低氧血症是指血氧含量降低，低张性缺氧又称为低张性低氧血症。因血红蛋白无明显变化，故血氧容量一般是正常的，但慢性缺氧患者可因红细胞和血红蛋白代偿性增多而使氧容量增加。低张性缺氧时，动脉血氧分压降低，血氧含量减少，使同量血液中向组织弥散的氧量减少，故动-静脉血氧含量差一般是减少的。如慢性缺氧使组织利用氧的能力代偿性增强，则动-静脉血氧含量差也可变化不显著。

正常情况下，毛细血管中脱氧血红蛋白的平均浓度为 2.6g/dl。低张性缺氧时，毛细血管中氧合血红蛋白减少，脱氧血红蛋白浓度则增加。如毛细血管中脱氧血红蛋白平均浓度超过 5g/dl 时，可使患者皮肤与黏膜呈青紫色，这种现象称为发绀（cyanosis）。

> **知识拓展**
>
> ### 缺氧与发绀
>
> 缺氧患者可有发绀，如低张性缺氧和循环性缺氧时，脱氧血红蛋白含量增加，可出现发绀。当毛细血管中血红蛋白浓度正常时，发绀可与缺氧同时存在，两者呈正相关；但缺氧的患者不一定都有发绀，当毛细血管内血红蛋白浓度过高或过低时，发绀与缺氧常为非正相关，如贫血性缺氧时，血红蛋白减少，脱氧血红蛋白不足 5g/dl，故不出现发绀；有发绀的患者也不一定都有缺氧，红细胞增多症患者，血液中脱氧血红蛋白的浓度超过 5g/dl，出现发绀，但不存在缺氧。所以，缺氧不一定都有发绀，而出现发绀也不一定是缺氧，临床上不能以发绀作为判断缺氧的唯一依据。

二、血液性缺氧

血液性缺氧（hemic hypoxia）是指由于血红蛋白含量减少或性质发生改变，致血液携带氧的功能下降所引起的缺氧。这型缺氧的 PaO_2 正常，又称等张性缺氧。

血液性缺氧的
原因和机制

（一）原因和机制

1. 血红蛋白含量降低

各种原因引起的严重贫血，使血红蛋白含量降低，血液携带氧减少，供给组织氧不足，又称为贫血性缺氧。

2. 血红蛋白性质改变

（1）一氧化碳中毒　由于 CO 与 Hb 的亲和力为 O_2 与 Hb 亲和力的 210 倍（37℃），当吸入气体中有少量浓度的 CO 时，血液中的 Hb 就会与 CO 结合形成碳氧血红蛋白（HbCO），从而失去携带氧的能力，导致机体严重缺氧。另外，CO 还能抑制红细胞内的糖酵解，使其 2,3-DPG 生成减少，氧离曲线左移，不利于幸存的氧合血红蛋白（HbO_2）中的氧释放，从而加重组织缺氧。所以，CO 中毒既妨碍 Hb 与氧的结合，有妨碍氧合血红蛋白中的氧解离，共同造成供氧不足。

CO 气体无色无味，人可在清醒状态下不知不觉发生一氧化碳中毒。CO 与 Hb 结合是可逆的，停止与 CO 接触，O_2 便可取代 CO 重新形成 HbO_2。因此，CO 中毒患者应该立即离开 CO 环境，并吸入新鲜空气或纯氧。对于严重中毒者，最好进行高压氧舱治疗，通过 O_2 与 CO 竞争性地与 Hb 结合而明显加速 HbCO 的解离和 CO 的排出。

（2）高铁血红蛋白血症　血红蛋白中的二价铁，在氧化剂的作用下，可氧化成三价铁，形成高铁血红蛋白，也称变性血红蛋白或羟化血红蛋白。高铁血红蛋白丧失携带氧的能力，使组织缺氧。食用大量含硝酸盐的腌菜后，肠道细菌将食物中硝酸盐还原为亚硝酸盐，亚硝酸盐吸收入血形成高铁血红蛋白血症，可使皮肤与黏膜呈咖啡色或青石板色，称为"肠源性发绀"。

（二）血氧变化及临床特点

血液性缺氧时，因吸入气体中氧分压及外呼吸功能正常，故动脉血氧分压正常；因血红蛋白数量减少或性质改变，血氧容量及氧含量降低；因血氧容量及血氧含量均降低，血氧饱和度可正常；由于动脉血氧含量降低，血液流经毛细血管时血氧分压降低较快，氧向组织弥散速度减慢，导致组织缺氧和动-静脉血氧差低于正常。

本型缺氧患者一般无发绀。严重贫血者面色苍白；一氧化碳中毒者皮肤、黏膜呈樱桃红色；高铁血红蛋白血症者皮肤、黏膜呈咖啡色或青石板色。

三、循环性缺氧

循环性缺氧（circulator anoxia）是指由于组织血流量减少使组织供氧量减少而引起的缺氧，又称低动力性缺氧。

（一）原因和机制

1. 组织缺血

由于动脉压降低或动脉阻塞造成的组织毛细血管血液灌流量减少，导致组织缺血缺氧，又称缺血性缺氧。如休克、心力衰竭患者因心排血量减少可造成全身组织供血不足；动脉血栓形成、动脉炎或动脉粥样硬化造成的动脉狭窄或阻塞，可引起所支配的组织器官供血不足，引起缺血、缺氧。

2. 组织淤血

静脉压升高可使毛细血管血液回流受阻，造成组织淤血缺氧，称为淤血性缺氧。如右心衰竭可造成腔静脉回流受阻，全身广泛的毛细血管床淤血；而静脉栓塞可引起静脉回流受阻，造成局部组织淤血性缺氧。

（二）血氧变化及临床特点

单纯性循环性缺氧时，动脉血氧分压、氧含量和氧饱和度正常。由于血流缓慢，血液流经毛细血管的时间延长，从单位容积血液弥散给组织的氧量较多，静脉氧含量明显降低，动-静脉血氧含量差大于正常。由于静脉血的氧含量和氧分压较低，毛细血管中平均脱氧血红蛋白可超过 5g/dl，因而可引起发绀。

四、组织性缺氧

组织性缺氧（histogenous hypoxia）是指由组织细胞利用氧障碍所引起的缺氧，又称氧利用障碍性缺氧。

（一）原因和机制

1. 组织中毒

有些毒物可抑制某些氧化还原酶，使组织细胞的生物氧化过程发生障碍，导致缺氧，如氰化物、硫化氢、砷化物等，最典型的是氰化物。氰化物易与细胞内的氧化型细胞色素氧化酶的三价铁结合，形成氰化高铁细胞色素氧化酶，使呼吸链生物氧化中断，组织细胞利用氧障碍而引起缺氧。

2. 线粒体损伤

线粒体是进行生物氧化的主要场所，大剂量放射线照射、细菌毒素、氧自由基、钙超载等可损伤线粒体呼吸功能或线粒体结构，使细胞生物氧化障碍而缺氧。

3. 呼吸酶合成减少

维生素 B_1 是丙酮酸脱氢酶的辅酶成分，脚气病患者可因丙酮酸氧化脱羧障碍影响细胞有氧氧化过程。维生素 B_2 是黄素酶的辅酶成分，维生素 PP 是辅酶 I 和辅酶 II 的组成成分，均参与氧化还原反应。这些维生素严重缺乏可明显妨碍呼吸酶的生成，抑制呼吸链，引起组织用氧障碍而缺氧。

（二）血氧变化及临床特点

组织性缺氧时动脉血氧分压、血氧容量、血氧含量和血氧饱和度一般均正常。由于内呼吸障碍使组织不能充分利用氧，故静脉血氧分压、血氧含量较高，动-静脉血氧含量差小于正常。组织性缺氧时无发绀。由于毛细血管中脱氧血红蛋白减少，氧合血红蛋白相对增多，使皮肤与黏膜呈鲜红色。

各型缺氧的血氧变化特点见表 18-1。临床所见缺氧的原因往往不是单一的，常为混合性缺氧。例如心力衰竭，既有循环障碍引起的循环性缺氧，又可继发肺淤血、水肿而引起乏氧性缺氧。因此，对具体患者，要作全面具体地分析。

表 18-1　各型缺氧的血氧变化特点

缺氧类型	动脉血氧分压	动脉血氧含量	动脉血氧饱和度	血氧容量	动-静脉氧含量差
低张性缺氧	↓	↓	↓	N 或 ↑	↓ 或 N
血液性缺氧	N	↓	N	↓ 或 N	↓
循环性缺氧	N	N	N	N	↑
组织性缺氧	N	N	N	N	↓

注：↓ 降低；↑ 升高；N 正常。

第三节　缺氧时机体的功能代谢变化

缺氧时机体的功能和代谢变化，包括机体对缺氧的代偿性反应和由缺氧引起的代谢与功能障碍。轻度缺氧主要引起机体代偿性反应；严重缺氧则可造成细胞的功能和代谢障碍，甚至结构破坏。急性缺氧时机体往往来不及充分发挥代偿作用，以损伤表现为主；而慢性缺氧时机体的代偿反应和缺氧的损伤作用并存。各种类型的缺氧所引起的变化，既有相似之处，又各具特点，以下以低张性缺氧为例，说明缺氧对机体的影响。

一、呼吸系统的变化

（一）代偿性反应

动脉血氧分压一般要降至 60mmHg （8kPa） 以下，才会使组织缺氧，并引起机体的代偿反应，包括呼吸增强、血液循环加快，增加机体氧的摄取和血液运送氧等。

低张性缺氧，当 PaO_2 降低到 60mmHg 以下时，可刺激颈动脉体和主动脉体的外周化学感受器，反射性地引起呼吸加深加快。其代偿意义表现为：①使肺泡通气量增加，肺泡气氧分压升高；②胸廓运动的增强使胸内负压增大，使回心血量增加，增加心排血量和肺血流量，有利于氧的摄取和运输。

低张性缺氧所引起的肺通气变化与缺氧持续的时间有关。人刚到达 4000m 高原时，肺通气量立即增加，但仅比在海平面高 65%。数日后，肺通气量可高达在海平面的 5～7 倍。但久居高原，肺通气量逐渐回降，至仅比海平面者高 15% 左右。这是因为缺氧早期肺通气增加使二氧化碳排出增多，引起低碳酸血症和呼吸性碱中毒对呼吸中枢的抑制作用，使肺通气的增加受限。2～3 日后，脑脊液内的 HCO_3^- 也逐渐通过血-脑屏障进入血液，并通过肾脏代偿性地排出，使脑组织中 pH 逐渐恢复正常，消除了 pH 增高对呼吸中枢的抑制作用。此时方能充分显示缺氧兴奋呼吸中枢的作用。久居高原肺通气量回降，可能与外周化学感受器对缺氧的敏感性降低有关。长期缺氧使肺通气反应减弱，这也是一种慢性适应性反应。因为肺通气每增加 1L，呼吸肌耗氧增加 0.5ml，可能加剧机体氧的供需矛盾，故长期呼吸运动增强显然是对机体不利的。

血液性缺氧、循环性缺氧和组织性缺氧的患者，如果不合并 PaO_2 降低，则呼吸系统的代偿不明显。

（二）失代偿反应

急性低张性缺氧，如快速登上 4000m 以上的高原时，可在 1～4 天内发生肺水肿，称高原肺水肿。表现为头痛、胸闷、咳嗽、咳血性泡沫痰、呼吸困难、肺部有湿性啰音、皮肤黏膜发绀甚至神志不清。高原肺水肿的机制可能为急性缺氧使外周血管收缩，回心血量和肺血流量增加；同时缺氧使肺血管收缩，肺循环阻力增加，导致肺动脉高压，毛细血管内压增高，从而引起肺水肿。

PaO_2 低于 30mmHg 时，可直接抑制呼吸中枢，使呼吸抑制，肺通气量减少，导致中枢性呼吸衰竭。

二、循环系统的变化

（一）代偿性反应

低张性缺氧引起的代偿性心血管反应，主要表现为心排血量增加、血流分布改变、肺血管收缩与毛细血管增生。

1. 心排血量增加

可增加组织细胞的供血量，以提高全身组织的供氧量，故对急性缺氧有一定的代偿意义。心排血量增加主要原因如下。①心率加快：缺氧时因通气增加引起肺膨胀，刺激肺牵张感受器，反射性的通过交感神经兴奋引起心率加快；②心肌收缩性增强：PaO_2 降低可引起交感神经兴奋，儿茶酚胺释放增加，作用于心肌 β-肾上腺素能受体，使心肌收缩性增强；③回心血量增加：胸廓运动幅度增大及心脏活动增强，可导致静脉回心血量增加和心排血量增多。

2. 血流分布改变

缺氧时，一方面交感神经兴奋引起儿茶酚胺释放增加，使皮肤及腹腔器官的血管收缩，血流明显减少；另一方面局部组织代谢产物（如乳酸、腺苷、前列腺素）等使心、脑血管扩张，血流增加。这种血流分布的改变显然对于保证生命重要器官氧的供应是有利的。

3. 肺血管收缩

缺氧引起部分肺泡气 PO_2 降低时，可引起该部位肺小动脉收缩，使血流转向通气充分的肺泡，这是肺循环独有的生理现象，称为缺氧性肺血管收缩。肺血管的收缩反应，有利于维持肺泡通气与血流的适当比例，使流经这部分肺泡的血液仍能获得较充分的氧，从而可维持较高的 PaO_2。

知识拓展

缺氧时肺血管收缩的发生机制

缺氧引起肺血管收缩的机制较复杂，目前认为与下列因素有关。

①交感神经作用：缺氧所致交感神经兴奋可作用于肺血管的 α-肾上腺素受体引起血管收缩反应。

②体液因素作用：缺氧可使肺泡巨噬细胞、肥大细胞、肺血管内皮细胞等合成及释放多种血管活性物质，尤以缩血管物质增多占优势，如血管紧张素Ⅱ、内皮素和血栓素 A_2 等，从而导致肺小动脉收缩。

③缺氧直接对血管平滑肌作用：缺氧可抑制血管平滑肌细胞膜 K^+ 通道开放，使 K^+ 外流减少，膜电位降低，引发细胞膜去极化，从而激活电压依赖性钙通道开放，Ca^{2+} 内流增加引起肺血管收缩。

---

4. 毛细血管增生

长期缺氧时，细胞生成缺氧诱导因子增多，促使缺氧组织内毛细血管增生，密度增加。尤其是脑、心脏和骨骼肌的毛细血管增生更显著。毛细血管的密度增加可缩短氧从血管内向组织细胞弥散的距离，增加对细胞的供氧量。

（二）失代偿反应

严重的全身性缺氧时，心脏可受累，甚至发生心力衰竭。缺氧引发心功能障碍的环节包括以下几方面。

1. 肺动脉高压

肺泡缺氧所致肺血管收缩可增加肺循环阻力，导致肺动脉高压。肺动脉高压可加重右心负荷，导致右心室肥大，甚至心力衰竭。

2. 心肌的舒缩功能降低

由于心肌缺氧，能量产生不足和酸中毒，以及心肌细胞离子的改变，可导致心肌的舒缩功能降低，甚至使心肌发生变性、坏死。

3. 心律失常

严重缺氧可引起窦性心动过缓、期前收缩，甚至发生心室颤动致死。PaO_2 明显降低可经颈动脉体反射性地兴奋迷走神经导致窦性心动过缓。此外，缺氧时心肌细胞内 K^+ 减少、Na^+ 增加使静息膜电位降低、心肌兴奋性增高、传导性降低，易发生异位心律和传导阻滞。

4. 回心血量减少

严重缺氧时，呼吸中枢的抑制使胸廓运动减弱，可导致静脉回流减少。缺氧使体内产生大量乳酸、腺苷等扩血管物质，使外周血管床扩大，大量血液淤积在外周，回心血量减少，组织的供血供氧量减少。

三、血液系统的变化

（一）代偿性反应

缺氧可使红细胞数量增多，氧合血红蛋白解离曲线右移，从而增加氧的运输和释放。

1. 红细胞增多

急性缺氧时，由于交感神经兴奋，脾、肝等储血器官收缩，储存的血液进入体循环，使血液中红细胞迅速增多，增加氧的摄取和输送能力。慢性缺氧所致红细胞增多主要是骨髓造血增强所致。当低氧血流经肾近球小体时，能刺激近球细胞生成并释放促红细胞生成素，促红细胞生成素能促使干细胞分化为原红细胞，并促进其分化、增殖和成熟，加速 Hb 的合成和使骨髓内的网织红细胞和红细胞释放入血液。

2. 氧合血红蛋白解离曲线右移

缺氧时，红细胞内 2,3-DPG 增加，导致氧离曲线右移，即血红蛋白与氧的亲和力降低，易于将结合的氧释出供组织利用。但是，如果 PaO_2 低于 60mmHg（8kPa）时，则氧离曲线的右移将使血液通过肺泡时结合的氧量减少，使之失去代偿意义。

2,3-DPG 增多使氧离曲线右移，是因为：①2,3-DPG 与脱氧血红蛋白结合，可稳定后者的空间构型，使之不易与氧结合；②2,3-DPG 是一种不能透出红细胞的有机酸，增多时能降低红细胞内 pH，而 pH 下降可使血红蛋白与氧的亲和力降低，氧离曲线右移。

（二）失代偿反应

血液中红细胞过度增加，引起血液黏稠度增高，血液阻力显著增加。心脏的后负荷增大，是缺氧诱发心力衰竭的原因之一。在严重缺氧的情况下，红细胞内过多的 2,3-DPG 将妨碍血红蛋白与氧的结合，是动脉血氧含量过低，供应组织的氧更加减少。

四、中枢神经系统的变化

脑重仅为体重的 2%～3%，而脑血流量约占心排血量的 15%，脑耗氧量约为总耗氧量的 23%。脑组织的能量主要来源于葡萄糖的有氧氧化，而脑内葡萄糖和氧的储备很少，所以脑对缺氧极为敏感，缺氧可直接损害中枢神经系统功能。一般情况下，脑组织完全缺氧15s，即可引起昏迷；完全缺氧 3min 以上，可致昏迷数日；完全缺氧 8～10min，常致脑组织发生不可逆损害。

急性缺氧可引起头痛、情绪激动、思维力、记忆力、判断力降低或丧失以及运动不协调等。慢性缺氧则有易疲劳、注意力不集中、嗜睡及精神抑郁等症状。严重缺氧可导致烦躁不安、惊厥、昏迷甚至死亡。正常人脑静脉血氧分压约为 34mmHg（4.53kPa），当降至28mmHg（3.73kPa）以下时可出现精神错乱等；降至 19mmHg（2.53kPa）以下时可出现意识丧失；降至 12mmHg（1.6kPa）时将危及生命。缺氧引起脑组织的形态学变化主要是脑细胞水肿及坏死。

> **知识拓展**
>
> **缺氧时中枢神经系统功能障碍的发生机制**
>
> 缺氧引起中枢神经系统功能障碍与脑水肿和脑细胞受损有关。其发生机制主要有：①脑细胞缺氧，ATP 的生成不足，神经细胞膜电位降低，神经递质合成减少，神经冲动传导受阻；②神经细胞膜钠泵功能障碍，脑细胞水肿；③缺氧与酸中毒使脑微血管通透性增高、液体渗出，加重脑水肿；④细胞内游离 Ca^{2+} 增多、溶酶体酶的释放等，均可导致神经系统的功能障碍及神经细胞的变性、坏死。

五、组织细胞的变化

（一）代偿性反应

在供氧不足的情况下，组织细胞可通过增强利用氧的能力和增强无氧酵解过程，以获取维持生命活动所必需的能量。

1. 组织细胞利用氧的能力增强

慢性缺氧时，细胞内线粒体的数目和膜的表面积均增加，呼吸链中琥珀酸脱氢酶、细胞色素氧化酶可增加，使细胞的内呼吸功能增强。

2. 无氧酵解增强

严重缺氧时，ATP 生成减少，ATP/ADP 比值下降，以致磷酸果糖激酶活性增强，该酶是控制糖酵解过程最主要的限速酶，其活性增强可促使糖酵解过程加强，在一定的程度上可补偿能量的不足。

3. 肌红蛋白增加

慢性缺氧可使骨骼肌中肌红蛋白含量增多。肌红蛋白和氧的亲和力较大，当氧分压为 10mmHg（1.33kPa）时，血红蛋白的氧饱和度约为 10%，而肌红蛋白的氧饱和度可达 70%，当氧分压进一步降低时，肌红蛋白可释出大量的氧，供细胞利用。肌红蛋白的增加可能具有储存氧的作用。

4. 低代谢状态

缺氧可抑制细胞的各种合成代谢和离子泵功能，使之耗能减弱，呈低代谢状态，从而有利于机体在缺氧环境中生存。

以上各种代偿反应发生的快慢不同，如肺通气及心脏活动的增强可在缺氧时立即发生。但这些代偿活动本身消耗能量和氧，而红细胞的增生和组织利用氧能力的增强需较长时间，但为较经济的代偿方式。急性缺氧时以呼吸系统和循环系统的代偿反应为主；慢性缺氧者，如久居高原的居民，主要靠增加组织利用氧和血液运送氧的能力，以适应慢性缺氧，其肺通气量、心率及输出量并不多于居住海平面者。

（二）失代偿性反应

严重缺氧，如低张性缺氧者 PaO_2 低于 30mmHg（4kPa）时，组织细胞可发生严重的缺氧性损伤，器官可发生功能障碍甚至衰竭。

缺氧性细胞损伤主要为细胞膜、线粒体及溶酶体的变化。

1. 细胞膜的损伤

一般而言，细胞膜是细胞缺氧最早发生损伤的部位。缺氧时，细胞膜对离子的通透性增高，导致离子顺浓度差透过细胞膜，可出现：

（1）钠离子内流　Na^+ 内流使细胞内 Na^+ 浓度增加，可激活钠泵增加 Na^+ 排出，从而消耗 ATP。ATP 消耗量增多可促使线粒体氧化磷酸化过程增强。严重缺氧时，ATP 生成减少，使钠泵功能障碍，细胞内 Na^+ 增多，促进细胞内钠水潴留，形成细胞水肿。

（2）钾离子外流　K^+ 外流使细胞内缺 K^+，而 K^+ 为蛋白质合成代谢所必需。细胞内缺钾将导致合成代谢障碍，酶的生成减少，将进一步影响 ATP 的生成和离子泵的功能。

（3）钙离子的内流　因细胞膜通透性增高，细胞外的 Ca^{2+} 顺浓度差进入细胞内，ATP 减少将影响 Ca^{2+} 的外流和摄取，使胞质 Ca^{2+} 浓度增高。Ca^{2+} 可抑制线粒体的呼吸功能；可激活磷脂酶，使膜磷脂分解，引起溶酶体的损伤及其水解酶释出。

2. 线粒体的损伤

细胞内的氧有 80％～90％ 在线粒体内用于氧化磷酸化生成 ATP，仅 10％～20％ 在线粒体外用于生物合成、降解及生物转化作用等。轻度缺氧或缺氧早期，线粒体呼吸功能是增强的，严重缺氧首先影响线粒体外的氧利用，使神经递质的生成和生物转化过程障碍，当线粒体部位的氧分压降到临界点 1mmHg 时，可抑制线粒体内脱氢酶的功能，使 ATP 生成减少。严重缺氧时，线粒体可出现肿胀、嵴崩解、外膜破裂和基质外溢等结构破坏。

3. 溶酶体的损伤

缺氧时因酸中毒和钙超载可激活磷脂酶，使溶酶体膜磷脂被分解，溶酶体膜的稳定性因此而降低，通透性增高。严重时溶酶体肿胀、破裂，大量溶酶体酶逸出，进而导致细胞本身及其周围组织的溶解、坏死。

除以上所述神经系统、呼吸与循环系统功能障碍外，肝、肾、消化道、内分泌等各系统的功能均可因严重缺氧而受损害。

第四节　影响机体缺氧耐受性的因素

机体对缺氧有一定耐受能力。不同个体在不同的状态下对缺氧的耐受性不同，统一机体的不同部位的组织对缺氧的耐受性也有所不同。如：神经细胞的耐受性最差，仅为 3～5min，而心肌细胞的耐受性较强，可达 15～30min。此外，某些因素（如年龄、机体的功能状态、环境温度等）可以改变机体的代偿适应能力而影响机体对缺氧的耐受性。

一、机体的代谢耗氧率

机体的基础代谢增高时，如发热、中枢神经兴奋、精神过度紧张、寒冷、体力活动或甲状腺功能亢进的患者，由于耗氧多，故对缺氧的耐受性较低。相反，体温降低、神经系统的抑制等，能降低功能耗氧量使对缺氧的耐受性升高。故临床上采用低温麻醉、人工冬眠等措施来提高患者对缺氧的耐受性。

二、机体的代偿能力

机体通过呼吸、循环和血液系统的代偿性反应能增加组织的供氧。通过组织细胞的代偿性反应能提高利用氧的能力。这些代偿性反应存在着显著的个体差异，代偿能力是可以通过锻炼提高的。

三、年龄

新生儿对缺氧的耐受性高，而老年人对缺氧的耐受性低。

四、锻炼

机体对急性、重度缺氧的耐受性较低，对慢性、轻度缺氧的耐受性较高。适当的锻炼可增加肺通气量、心排血量、血红蛋白含量及骨骼肌和心肌的毛细血管密度，从而增强机体对缺氧的耐受性。轻度缺氧的刺激可调动机体的代偿能力。例如，登山者采取缓慢阶梯式攀登要比快速攀登者适应性更强，运动员在高原地区进行低氧训练可使其血中红细胞与血红蛋白含量升高，更能有效提高对缺氧的耐受性。

思考题

一、名词解释
缺氧　低张性缺氧　发绀

二、填空题
1.一氧化碳中毒属于_____性缺氧，患者皮肤黏膜呈_____色。

2.缺氧时，肺血管呈_____状态，心脑血管呈_____状态。

3.动脉血氧含量正常的缺氧类型有_____和_____两种。

4.由于血红蛋白性质改变，引起的血液性缺氧，常见的原因有_____和_____。

5.静脉血分流入动脉引起_____性缺氧，心力衰竭所致缺氧属于_____性缺氧。

6.外呼吸功能障碍引起_____性缺氧，其动脉血氧指标最具特征性变化的是_____。

三、简答题
1.低张性缺氧引起组织缺氧的机制是什么？

2.输入大量库存血液与贫血均可引起组织缺氧，其机制有无差异？

3.单纯性循环性缺氧时动-静脉氧差增大为什么会导致组织缺氧？

4.左心衰竭引起肺水肿产生什么类型缺氧，血氧指标有何变化？

5.血氧含量和血氧容量有何区别？它们在缺氧中变化是否都是平行的？

6.失血性休克产生什么类型的缺氧？血氧指标有何变化？

7.缺氧患者是否都有发绀？为什么？

8.影响机体对缺氧的耐受因素有哪些？

四、病例分析题
患者女性，16岁，因心慌、气短1年，咳嗽、咯血、腹胀和尿少2周入院。入院后经各种检查诊断为：风湿性心脏瓣膜病、心功能Ⅳ级，肺部感染。入院检查：38℃，有心力衰竭体征，双下肢水肿。入院检查后予以强心药地高辛，利尿药呋塞米等治疗，心慌、气短、水肿等症状明显减轻，患者出现全身软弱无力、腹胀、恶心、呕吐、不思进食等，并有脱水现象。血K^+2.9mmol/L，Na^+112mmol/L，即时给予治疗后症状缓解。

请问：

1.该患者有无缺氧？是什么类型？原因是什么？

2.该患者有何水、电解质代谢紊乱？

3.结合理论课上内容，请简述水肿的发生与哪些因素有关？

（赵春歌）

第十九章

休　克

【学习目标】

掌握：休克的概念、休克时微循环的变化及主要器官功能的改变，休克进展期的代偿意义。

熟悉：休克的原因和分类、始动环节，休克时机体代谢的变化。

了解：休克的防治原则。

案例导入

案例回放：

患者，男性，29 岁，因车祸急诊入院。面色苍白，口唇发绀，四肢湿冷，呼吸急促，脉搏细速。血压 75/50mmHg，HR 125 次/分，T 36.8℃。腹胀，压痛，腹肌紧张，叩诊呈浊音。

思考问题：

1. 该患者应属何种休克?

2. 送院前该患者处于休克哪一阶段?

3. 此阶段微循环变化的特点是什么?

4. 抢救此患者的原则。

休克（shock）是指机体由于严重失血失液、感染、创伤等原因引起的有效循环血量急剧减少，使组织微循环血液灌流量严重不足，引起组织细胞缺血、缺氧，各重要生命器官功能、代谢障碍及结构损伤的一个全身性病理过程。患者可出现烦躁、神志淡漠或昏迷，皮肤苍白或发绀、四肢湿冷、血压下降、脉搏细速、呼吸急促、少尿或无尿等。

医学界对休克的研究和认识水平逐步深入，经历了症状描述阶段、急性循环衰竭阶段、微循环灌流障碍学说创立阶段及亚细胞分子水平研究四个主要发展阶段。

第一节　休克的原因与分类

一、休克的原因

多种强烈的致病因子作用于机体均可引起休克。

（一）失血与失液

1. 失血

外伤、胃溃疡、肝硬化时食管静脉曲张破裂、异位妊娠、产后大出血和 DIC 等原因导致机体大量失血，血容量减少，使组织血液灌流量不足。若快速失血量超过总血量 20%，可引起失血性休克；若失血量超过总血量的 50%，则往往迅速导致患者死亡。

2. 失液

剧烈呕吐或腹泻、肠梗阻、大汗淋漓等大量体液丢失，导致血容量与有效循环血量急剧减少，可引起失液性休克。

（二）烧伤

大面积烧伤早期可因大量血浆渗出，导致体液丢失，有效循环血量减少，使组织灌流量不足以及疼痛引起烧伤性休克。晚期如继发感染，可发展为感染性休克。

（三）创伤

各种严重创伤，如大手术、骨折、挤压伤、火器伤等，可因疼痛和失血引起创伤性休克。

（四）感染

细菌、病毒、立克次体、真菌等引起的严重感染可引发休克。特别是革兰阴性菌感染，其内毒素起着重要作用，故又称内毒素性休克或中毒性休克。

（五）心脏病变

大面积急性心肌梗死、心肌炎、心包填塞及严重的心律失常均可引起心排血量明显减少，有效循环血量和组织微循环灌流量严重下降而导致心源性休克。

（六）过敏

某些过敏体质者在注射青霉素、破伤风抗毒素或疫苗后可通过Ⅰ型超敏反应机制，使微循环血管扩张，有效循环血量减少而引起过敏性休克。

（七）强烈的神经刺激

剧烈疼痛、高位脊髓麻醉或损伤可抑制交感缩血管功能，使阻力血管扩张，血管床容积增大，有效循环血量相对不足，回心血量减少，血压下降，引起的休克，称为神经源性休克。

二、休克的分类

（一）病因分类

病因分类有助于及时认识并消除病因，是目前临床上常用的分类方法。按上述病因可分为失血性休克、失液性休克、创伤性休克、烧伤性休克、感染性休克、心源性休克、过敏性休克和神经源性休克。

（二）血流动力学分类

1. 低排高阻型休克

其特征是心排出量降低，总外周阻力增高。又称低动力型休克，是最常见的休克类型。

由于皮肤血管收缩和血流量减少，使皮肤温度降低，故又称为"冷休克"。主要见于低血容量休克、心源性休克和大部分感染性休克。

2. 高排低阻型休克

其特征是心排出量增高，总外周阻力降低。又称高动力型休克。因皮肤血管扩张和血流量增多可使皮肤温度升高，故又称为"暖休克"。主要见于少部分感染性休克，临床较为少见。

（三）始动环节分类

机体有效循环血量、各系统器官正常微循环和组织灌流量的维持有赖于三个因素：①足够的血容量；②正常的血管舒缩功能，以维持与全身血容量相匹配的血管床容量；③正常的心泵功能，保证必需的心排出量和循环动力。各种病因可均可通过这三个因素中的一个或多个最终影响有效循环血量，使微循环功能障碍导致组织灌流量减少而引起休克。因此，将血容量减少、血管床容量增大和急性心泵功能障碍称为各类休克发生的三个始动环节（图 19-1）。由此将休克分为以下三类。

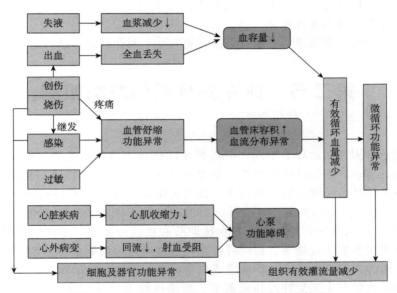

图 19-1 休克发生的原因、始动环节和共同基础

1. 低血容量性休克

低血容量性休克是指血容量减少引起的休克。常见原因有失血、失液、烧伤、创伤等。由于有效循环血量减少，回心血量和心排血量下降，血压下降，使重要器官和组织微循环灌流量明显减少。临床上常表现为三低一高，即中心静脉压、心排血量及动脉血压降低，总外周血管阻力增高。

2. 血管源性休克

由于外周血管扩张，血管床容量明显增加，大量血液淤滞在扩张的外周血管内，回心血量减少，使有效循环血量减少且分布异常而导致休克，又称分布异常性休克或低阻力性休克。机体的血管床总容量非常大，如肝毛细血管全部开放时就能容纳全身血量。血管床容量与血液总量相协调，正常时仅有 20% 毛细血管交替开放，80% 呈闭合状态，保证正常的有效循环血量，不会因血管床容积大于全身血液量而出现有效循环血量不足的现象；体内微血管的开放闭合交替进行，不会导致组织细胞缺血缺氧。血管源性休克常见于感染、过敏和强烈的神经刺激等。感染性休克或过敏性休克时，可通过内源性或外源性血管活性物质的作用使小血管特别是腹腔内脏小血管扩张，毛细血管开放增多，血管床容量明显增大，大量血液淤滞在扩张的小血管内，有效循环血量减少，组织器官微循环灌流障碍。神经源性休克时，严重脑部、脊髓损伤或麻醉，以及创伤患者的剧痛等，可抑制交感缩血管功能，使动、静脉血管张力难以维持，引起一过性血管扩张，使静脉血管容量明显增加，有效循环血量明显减少，血压下降。

3. 心源性休克

心源性休克指心泵功能障碍，心排血量急剧减少，使有效循环血量和微循环灌流量显著下降所引起的休克。其原因有心肌源性和非心肌源性两类。心肌源性休克常见于心肌本身的原因，如大面积心肌梗死、心肌病、严重的心律失常、瓣膜性心脏病及其他严重心脏病的晚期。非心肌源性休克常见于心肌以外原因，如急性心包填塞、张力性气胸、肺血管栓塞、肺动脉高压等。这些原因最终导致血液回流受阻，心舒张期充盈减少，心排血量急剧下降，致使有效循环血量严重不足，组织血液灌流量不足。这种由非心肌源性原因引起的心源性休克又称心外阻塞性休克。

临床依据休克病因和始动环节进行分类，更有利于对休克的诊断和治疗。

第二节　休克的分期与发病机制

虽然休克的病因和始动环节不同，但微循环障碍是大多数休克发生的共同基础。微循环（microcirculation）是指微动脉和微静脉之间的血液循环，是物质交换的场所。微循环由微动脉、后微动脉、毛细血管前括约肌、真毛细血管、动-静脉直捷通路、动-静脉吻合支和微静脉等部分组成（图 19-2）。微动脉、后微动脉和毛细血管前括约肌（又称前阻力血管），决定微循环灌入血量，并参与全身血压调节和血液分配。真毛细血管又称交换血管，是血管内外物质交换的主要场所。血液可经直接通路迅速回流到静脉，较少进行物质交换。微静脉又称后阻力血管，决定微循环血液流出量，参与回心血量的调节。

微循环的灌流情况主要受神经体液调节。交感神经支配微动脉和微静脉，因其神经分布的末梢在微动脉比微静脉多，所以在交感神经兴奋时，微动脉收缩比微静脉明显。微血管壁平滑肌包括毛细血管前括约肌，也受体液因素的调节，如儿茶酚胺、血管紧张素Ⅱ、血管加压素、血栓素 A_2（TXA_2）和内皮素等引起血管收缩；而组胺、激肽、腺苷、乳酸、前列环素（PGI_2）、内啡肽、肿瘤坏死因子和一氧化氮则引起血管舒张。正常生理情况下，全身血管收缩物质浓度很少发生变化，微循环的舒缩活动及血液灌流情况主要由局部产生的舒血管物质进行反馈调节，以保证毛细血管前括约肌节律性收缩与舒张和毛细血管的交替开放，调节微循环的灌流量。当毛细血管前括约肌和后微动脉收缩时，微循环缺血缺氧，局部代谢产物及扩张血管的活性物质增多，后者降低血管平滑肌对缩血管物质的反应，使毛细血管前括约肌和后微动脉扩张，微循环灌流量增多。当扩血管物质逐渐被冲走或稀释后，血管平滑肌又恢复对所需缩血管物质的反应性，使微血管再次收缩。

根据血流动力学和微循环的变化可将休克的发生过程分成三个时期。

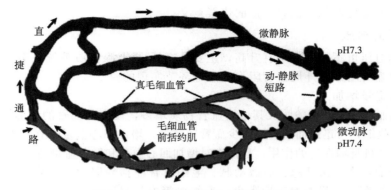

图 19-2　正常微循环结构和特点示意图

一、休克早期

休克早期又称微循环缺血期或休克代偿期。此期微循环血液灌流减少，组织缺血缺氧。

（一）微循环变化特点

此期微动脉、后微动脉、毛细血管前括约肌、微静脉持续痉挛收缩，口径明显变小，毛细血管前、后阻力增加，尤以前阻力增加更为明显。大量真毛细血管网关闭，进入真毛细血管的血量减少，微循环内血液流速减慢。血流主要通过直捷通路或动-静脉短路回流，组织灌流明显减少。此期微循环灌流特点是：少灌少流、灌少于流。主要病理生理学变化是组织呈缺血缺氧状态和代偿作用（图 19-3）。

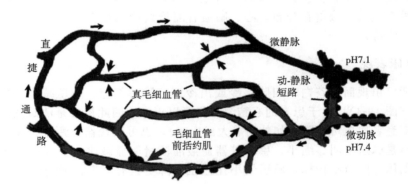

图 19-3　休克早期微循环结构和特点

（二）微循环变化的机制

休克的各种原因，可通过不同途径引起交感-肾上腺髓质系统强烈兴奋，儿茶酚胺（包括肾上腺素、去甲肾上腺素）大量释放入血，可达正常时的几十倍甚至几百倍。儿茶酚胺导致微循环小血管强烈收缩的同时，还引起大量动-静脉短路开放，使组织器官微循环灌流量锐减，加重微循环缺血。此外，休克时机体还可产生大量的其他缩血管物质，如血管紧张素Ⅱ、血管加压素、血栓素 A_2、内皮素、心肌抑制因子、白三烯等，引起小血管强烈收缩。

（三）微循环变化的代偿意义

儿茶酚胺导致微循环小血管强烈收缩，使组织器官微循环灌流量锐减，加重微循环缺血，但微循环的变化对机体也有一定的代偿意义。

1. 维持动脉血压

休克早期血压可不降低或略有升高，主要是交感-肾上腺髓质系统兴奋后通过回心血量增加、心肌收缩力增强及外周血管阻力增高等环节实现的。

（1）回心血量增加

①自身输血：由于儿茶酚胺及其他缩血管物质增多，使多数器官的微静脉、小静脉及肝脾等储血器官收缩，可迅速而短暂地减少血管床容量，增加回心血量，有利于维持动脉血压。这种代偿起到"自身输血"的作用，是休克时增加回心血量和循环血量的第一道防线。

②自身输液：由于微动脉、后微动脉、毛细血管前括约肌比微静脉对儿茶酚胺等更为敏感，导致毛细血管前阻力大于后阻力，毛细血管血流量减少，流体静压下降，使组织液回流进入血管，起到"自身输液"的作用，是休克时增加回心血量的第二道防线。

③肾素-血管紧张素-醛固酮系统激活：因抗利尿激素分泌增多使肾小管对钠、水重吸收增加，可增加回心血量，有利于血压维持。

（2）心肌收缩力　增强休克早期，交感-肾上腺髓质系统兴奋可增强心肌收缩力，使心率加快，心排血量增加，有助于血压维持。

（3）外周血管阻力增高　在回心血量和心排血量增加的基础上，全身微动脉和小动脉收缩，外周阻力增高，可减轻血压下降的程度。

2. 保证心脑血液供应

由于不同器官血管 α 受体的密度不同，血管对儿茶酚胺反应性不同。表现为皮肤、肾脏、腹腔内脏及骨骼肌的血管收缩强烈，血流量减少；心脑血管反应不明显，甚至由于腺苷等代谢产物增多可使血管扩张，从而保持或增加心脑的血流量。因此，在微循环缺血性缺氧期，这种有效的血液重新分布，心、脑血管灌流量能稳定在一定水平，保证了重要生命器官的血液供应。

（四）临床表现

此期患者可出现面色苍白、四肢湿冷或出冷汗、脉搏细速、脉压减小、尿量减少、烦躁不安等症（图 19-4）。由于患者的心脑灌流仍可以正常，因此神志是清楚的，但常显得烦躁不安。该期患者血压可骤降（如外伤等大出血时），也可因代偿作用维持正常或轻度升高或略降低；但是脉压会明显缩小，患者脏器血液灌流量明显减少。所以血压下降与否，并不是判断早期休克的重要指标，脉压缩小比血压下降更具有早期诊断意义。其主要发生机制见图 19-4。

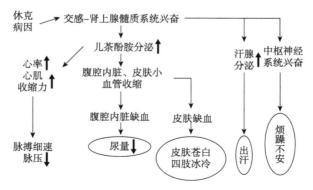

图 19-4　休克早期临床表现及发生机制

休克早期是机体代偿期，是可逆的。若尽早去除病因，及时补充血容量，恢复有效循环血量，防治休克进一步进展。否则可发展为失代偿。

二、休克进展期

休克进展期又称微循环淤血期或休克失代偿期。如果休克的原始病因不能及时消除，组织缺血缺氧持续存在，休克将继续发展进入微循环淤血缺氧期。

（一）微循环变化特点

进入本期后，内脏微循环中的血管自律运动消失，微动脉、后微动脉和毛细血管前括约肌对儿茶酚胺的反应性降低，由痉挛转为舒张，大量血液涌入真毛细血管网。此时微静脉仍处于收缩状态，使血液流出阻力增加，毛细血管后阻力大于前阻力，微循环淤血，组织灌流量进一步减少，缺氧更为严重。此期微循环灌流特点是：多灌少流，灌大于流，主要病理生理学变化是组织呈淤血性缺氧状态和失代偿（图19-5）。

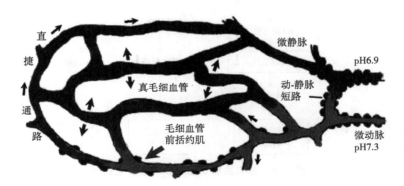

图19-5 休克进展期微循环结构和特点

（二）微循环变化的机制

休克早期的微循环持续缺血，使周围缺氧性酸性产物堆积，引起酸中毒。酸中毒使血管平滑肌对儿茶酚胺的反应性降低，尽管此时交感-肾上腺髓质系统持续兴奋，血浆儿茶酚胺浓度进一步增高，但微动脉、后微动脉及毛细血管前括约肌由收缩转为扩张状态；因微静脉对酸性环境耐受性较强，仍保持一定的收缩状态。微循环灌多流少，大量血液淤积。

较长时间的组织缺血缺氧及内毒素的作用，又可使组胺、激肽等扩血管物质增多。小血管扩张，毛细血管通透性增加，使大量液体从毛细血管进入组织间隙，血浆的外渗一方面使回心血量和心排血量减少；另一方面可使血液浓缩，造成红细胞、血小板聚集，血流缓慢、淤滞甚至血流停止。

（三）微循环变化的失代偿后果

此期因血液大量淤滞在微循环内，导致心血管系统功能恶化，机体逐渐转向失代偿。

1. 动脉血压进行性下降

由于小动脉、微动脉扩张，外周阻力下降，"自身输血"停止；由于毛细血管后阻力大于前阻力，血管内流体静压升高，"自身输液"停止，血浆渗出到组织间隙；真毛细血管网大量开放、血液被淤滞在内脏器官。以上改变加速血液流变学的恶化，引起细胞嵌塞于微循环，静脉回流受阻。这些致使回心血量急剧减少，有效循环血量进一步下降，并形成恶性循环，血压呈进行性下降趋势。

2. 心脑血液灌流量减少

当平均动脉血压小于 50mmHg 时，心脑血管对血流量的自身调节作用丧失，导致冠状动脉和脑血管血液灌流量严重减少。

（四）临床表现

此期临床表现为：①血压和脉压进行性下降、心音低钝、脉搏细速、静脉萎陷；②大脑血液灌流明显减少导致中枢神经系统功能障碍，患者表情淡漠，甚至昏迷；③肾脏血流量下降，出现少尿甚至无尿；④微循环淤血，皮肤黏膜发绀或出现花斑。其主要临床表现及发生机制如（图 19-6）。

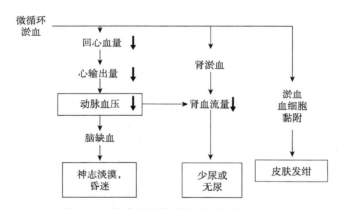

图 19-6　休克进展期临床表现及发生机制

休克进展期经积极救治仍是可逆的，故又称可逆性失代偿期。但若此期持续时间较长，则发展为休克晚期。

三、休克晚期

休克晚期又称微循环衰竭期或休克难治期。此期微循环内出现弥散性血管内凝血，所以又可称为 DIC 期。有研究发现此期尽管采取输血补液及多种抗休克治疗措施，仍难以纠正休克状态，休克不可逆，故又称休克不可逆期。

（一）微循环变化特点

此期微血管对儿茶酚胺的反应性进行性下降并发生麻痹性扩张，毛细血管大量开放，血液淤滞及血细胞聚积，微血管内有广泛的微血栓形成。血液呈"淤泥状"，血液流动缓慢或前后摆动甚至血流停止，出现不灌不流状态。病理生理学变化是组织严重缺氧，甚至出现经治疗血压已回升后，但微循环灌流无明显改善的毛细血管无复流现象（图 19-7）。

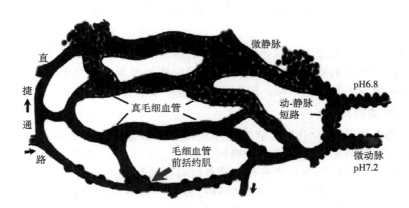

图 19-7　休克晚期微循环结构和特点

（二）微循环变化的发生机制

长期严重的酸中毒、大量一氧化氮和局部代谢产物的而是释放以及血管内皮细胞和血管平滑肌的损伤等，均可使微循环衰竭导致微循环麻痹性扩张或 DIC 形成。

微血管麻痹性扩张机制目前尚未完全明确，可能与酸中毒、一氧化氮和氧自由基等炎症介质生成增多有关。

休克晚期导致 DIC 发生的主要机制是：①血液浓缩、血细胞聚集、血黏度增高，使血液处于高凝状态，易产生 DIC。②严重的缺血、缺氧、酸中毒或内毒素等作用，可使血管内皮细胞和组织细胞损伤，血管内皮细胞受损暴露胶原纤维，通过表面接触，激活凝血因子Ⅻ，启动内源性凝血系统；组织细胞损伤可释放大量组织因子入血，激活外源性凝血系统。③严重创伤、烧伤及感染等，可因组织破坏而释放大量组织因子入血，启动外源性凝血途径。④单核巨噬细胞系统功能的下降或封闭，易产生 DIC。

休克与 DIC 可互为因果，形成恶性循环。但是，由于休克的原始病因和机体自身反应性的差异，并非所有休克患者都会发生 DIC。

（三）微循环变化的后果

进入此期的患者临床死亡率较高。

1. 循环衰竭

由于微血管对儿茶酚胺反应性进行性下降，患者出现血压进行性下降或顽固性低血压，升压药难以恢复。脉搏细弱而频速，中心静脉压下降，静脉塌陷，给静脉注射或穿刺带来极大困难。

2. 重要器官功能衰竭

因持续的严重缺氧、酸中毒及多种体液因子的作用，特别是 DIC 的发生，细胞损伤越来越严重，使患者心、脑、肺、肝、肾等多种重要器官功能障碍或衰竭。多器官衰竭是休克恶性进展为不可逆的重要原因。

（四）临床表现

1. 循环衰竭

①血压进行性顽固性降低，甚至难以测出，且给予升压药难以恢复；②心音低弱，脉搏细速，中心静脉压下降；③浅表静脉塌陷，静脉输液十分困难。

2. 并发 DIC

全身多部位出血，如皮肤黏膜出血点及皮下瘀斑、呕血、便血及其他器官出血等典型临床表现。但由于休克的原始病因和机体自身反应性的差异，不是所有的休克患者都会发生 DIC。但如果患者一旦发生 DIC，则会使休克进一步恶化。

3. 重要器官功能障碍

持续严重低血压及 DIC 引起血液灌流停止，加重细胞损伤，使心、脑、肝、肺、肾等重要器官功能代谢障碍加重，可出现呼吸困难、少尿或无尿、意识模糊甚至昏迷等多器官功能不全或多器官功能衰竭的临床表现，严重时可导致死亡。

以上休克三期的变化只概括了休克发展过程的一般规律，常见于失血、失液性休克。由于引起休克的原因和始动环节不同，其发生特点也各异。低血容量性和心源性休克，从微循环缺血缺氧期开始；严重的过敏性和神经源性休克多数从微循环淤血性缺氧期开始；严重感染性和烧伤性休克，微循环缺血缺氧期不明显，一开始就可出现微循环衰竭的表现，发生 DIC 或多器官功能障碍。

第三节 休克时机体的代谢与各器官系统功能的变化

休克时的细胞和器官功能障碍，既可继发于微循环紊乱之后，也可由休克原始病因的多种有害因子引起。

一、机体的代谢变化及细胞损伤

（一）机体的代谢障碍

1. 物质代谢障碍

休克时物质代谢变化主要为氧耗减少，糖酵解加强，糖原、脂肪和蛋白质分解代谢增强，合成代谢减弱。休克早期由于应激反应，可出现一过性高血糖和糖尿。这与血浆中胰高血糖素、皮质醇及儿茶酚胺浓度升高有关。上述激素促进脂肪及蛋白质分解，导致血中游离脂肪酸、甘油三酯、极低密度脂蛋白和酮体增多，血中氨基酸，特别是丙氨酸水平增高，尿氮排出增多，出现负氮平衡。

2. 代谢性酸中毒

缺氧引致糖无氧酵解增强，乳酸生成增多；同时，休克时肝功能障碍，不能将乳酸转化为葡萄糖，使乳酸利用障碍；肾功能障碍，使排酸功能降低，导致高乳酸血症及代谢性酸中毒。休克伴酸中毒十分常见，增多的 H^+ 与 Ca^{2+} 具有竞争作用，使心肌收缩力下降和血管平滑肌对儿茶酚胺反应性降低，导致心排出量减少、血压下降。酸中毒可损伤血管内皮，激活溶酶体酶，诱发 DIC，进一步加重微循环紊乱和器官功能障碍，使休克加重。

3. 呼吸性碱中毒

在休克早期，创伤、出血、感染等刺激可引起呼吸加深加快，通气量增加，$PaCO_2$ 下降，导致呼吸性碱中毒。呼吸性碱中毒一般发生在血压下降和血乳酸增高之前，可作为休克早期的诊断指标之一。但应注意，休克后期由于休克肺的发生，患者因通气、换气功能障碍，又可出现呼吸性酸中毒，使机体处于混合性酸碱平衡失调状态。

4. 高钾血症

休克时由于组织严重缺氧，ATP 生成减少。ATP 生成不足使细胞膜上钠泵失灵，Na^+-K^+ 转运障碍，细胞内 Na^+ 增多，导致细胞水肿；细胞外 K^+ 增多，引起高钾血症。

（二）细胞损伤

细胞损伤是各器官功能衰竭的共同病理基础。细胞损伤可由某些休克的原因直接引起，也可继发于微循环障碍。

1. 细胞膜的变化

细胞膜是休克时最早发生损伤的部位。缺氧、ATP 减少、酸中毒、高血钾、溶酶体酶、氧自由基以及其他炎症介质和细胞因子等都可损伤细胞膜，引起膜离子泵功能障碍，Na^+、Ca^{2+} 内流增加，细胞水肿。

2. 线粒体的变化

休克时线粒体肿胀，嵴断裂，钙盐沉积，外膜破裂，基质外溢。线粒体是细胞氧化磷酸化的部位，其损伤可使 ATP 合成进一步减少，甚至导致细胞死亡。

3. 溶酶体的变化

休克时缺血缺氧及酸中毒，可致溶酶体膜稳定性降低，通透性增高，肿胀伴空泡形成，严重时溶酶体膜破裂并释放溶酶体酶。溶酶体酶进入血液循环后，可收缩微血管，破坏血管平滑肌、消化基膜，增加血管壁通透性；溶酶体内蛋白酶逸出还可造成细胞自溶；激活激肽系统、纤溶系统，形成心肌抑制因子等毒性多肽，并促进组胺等炎症介质的释放。

4. 细胞死亡

休克时的细胞死亡是细胞损伤的最终结果，包括坏死和凋亡两种形式。细胞膜损伤和线粒体损伤可使膜离子泵功能受损，细胞电子传递受抑，ATP 耗竭，溶酶体破裂及细胞溶解坏死。各种休克病因均可引起细胞的炎症性活化，产生细胞因子及氧自由基等炎症介质，除导致细胞发生变性坏死外，还可导致细胞凋亡。淋巴器官和组织细胞最早发生凋亡，各器官的实质细胞及血管内皮细胞也相继发生凋亡。

二、休克时主要器官系统功能的改变

休克发生过程中几乎体内各器官的功能和结构都可发生异常改变，尤其是出现心、脑、肺、肾等重要脏器的衰竭，成为休克难治的重要因素，也是休克患者死亡的常见原因。

（一）肺功能障碍

肺是休克最常累及的器官之一，据统计其发生率高达 83%～100%。休克早期，常因呼吸中枢兴奋和呼吸加快，引起通气过度，发生低碳酸血症和呼吸性碱中毒。如果休克持续较久，肺功能可出现障碍，轻者为急性肺损伤，重者可导致急性呼吸功能衰竭，称休克肺（shock lung），严重休克肺可出现急性呼吸窘迫综合征（acute respiratory distress syndrome，ARDS）。休克肺的病理变化是明显的肺淤血、水肿、出血、肺微循环内血栓形成、局部肺不张、肺泡透明膜形成等。可使气体弥散障碍，通气与血流比例失调，动脉血氧分压及血氧含量降低。患者表现为进行性低氧血症和呼吸困难。休克肺是休克患者死亡的重要原因之一。休克肺发病基本环节为急性弥漫性肺泡-毛细血管膜损伤。发生机制与肺微血管痉挛、毛细血管壁通透性增加、肺内 DIC 形成及肺泡表面活性物质生成减少等因素有关。

（二）肾功能障碍

休克时，肾脏是最早和最易受损的器官，各类休克时常伴发的急性肾衰竭，称为休克肾（shock kidney）。休克早期，交感-肾上腺髓质系统强烈兴奋，各种缩血管物质增多使肾血管收缩，肾灌流不足，肾小球滤过率下降而发生急性肾衰竭，此时称为功能性肾衰竭。若及时恢复有效循环血量，肾灌流得以恢复，肾功能即立即恢复。如果休克持续时间较长，肾持续缺血和内毒素的作用可造成肾小管坏死，此时称为器质性肾衰竭。即使肾血流恢复，也难在较短时间内恢复肾功能。肾衰竭可使休克进一步恶化，许多休克患者常因急性肾衰竭而死亡。急性肾衰竭在临床上表现为少尿、无尿，同时伴有高钾血症、代谢性酸中毒和氮质血症。临床上常以尿量的变化作为判断肾微循环灌流情况的重要指标之一。休克监护中仔细观察尿量变化，对临床判断休克疗效和预后十分重要。

（三）心功能障碍

除心源性休克外，其他类型休克的早期通过代偿可使心功能维持正常。若休克持续发展，可引起心肌收缩功能障碍或发生心力衰竭。主要表现为心排血量减少，心指数降低，对正性肌力药物不反应。休克时，心力衰竭的发生与心肌缺氧、酸中毒、高钾血症、冠状血管内 DIC 的形成以及心肌抑制因子的作用等因素有关

（四）肝功能障碍

休克时肝血流量减少和细菌或毒素对肝实质的直接损伤作用，可导致黄疸和肝功能不全的发生。但由于肝的代谢能力较强，肝损伤常不被及时发现。肝功能障碍使肝对毒素的清除功能削弱，蛋白合成能力下降，这些变化又加重机体的损伤而形成恶性循环。在感染引起的多器官功能障碍综合征时，若发生了严重的肝损伤，患者死亡率几乎高达 100％。

（五）胃肠道功能障碍

休克时由于胃肠道缺血、淤血和 DIC 形成，引起胃肠黏膜受损及功能障碍。可出现消化道应激性溃疡和出血。临床表现有腹痛、消化不良、呕血和黑便。还可因胃肠液分泌减少，使肠道细菌大量繁殖，所产生的内毒素可因肠黏膜屏障作用的减弱而大量入血，从而加重休克。这也是休克难治的原因。

（六）脑功能障碍

脑组织耗氧量高，且能量来源只能通过糖的有氧氧化，但脑的糖原含量很少，主要靠血液供应葡萄糖。因此，脑组织对缺氧极其敏感。在休克早期，机体通过血液重新分布和代偿调节，可维持脑的血液供应，除了应激引起的烦躁不安，脑功能变化不明显。当休克加重时，由于血压显著下降，心排血量减少，当平均动脉压低于 50mmHg 或脑微循环中DIC 形成时，可致脑缺氧合并酸中毒，脑组织严重受损，患者可出现神志淡漠，甚至昏迷。脑血管通透性增高形成脑水肿，颅内压升高，严重时形成脑疝。脑疝时延髓生命中枢受压，

可导致患者死亡。

（七）多器官功能障碍综合征

多器官功能障碍综合征（multiple organ dysfunction syndrome，MODS）是指患者在短时间内同时或相继出现两个或两个以上器官系统的功能损害的临床综合征。慢性病患者在原发器官功能障碍基础上继发另一器官功能障碍，如肺源性心脏病、肺性脑病、肝肾综合征等，均不属于 MODS。MODS 是临床休克难治和致死的重要原因，常见于严重感染、创伤、烧伤、休克或复苏后，其中感染性休克时 MODS 发生率最高。MODS 的发生机制比较复杂，可能与全身炎症反应失控、促炎-抗炎介质平衡紊乱、器官微循环灌注障碍、高代谢状态和缺血-再灌注损伤等多种病理因素有关。

知识拓展

MODS 的类型

根据发病形式，MODS 可分为以下两种类型。

1. 单相速发型

由损伤因子直接引起，一般在休克复苏以后 12～36h 内原无器官功能障碍的患者同时或在短时间内相继出现两个以上器官功能障碍。如多发性创伤直接引起两个以上的器官功能障碍或原发损伤先引起一个器官功能障碍，随后又导致另一个器官功能障碍。该型发展较快，病变进程只有一个时相，器官功能损伤只有一个高峰，又称为原发型 MODS。

2. 双相迟发型

常出现在创伤、失血、感染等原发因子（第一次打击）的作用经过一定时间或经支持疗法，甚至在休克复苏后可能因为脓毒症等使患者遭受炎症因子泛滥的第二次打击，致使病情急剧的恶化，出现第二个器官功能障碍高峰。发病过程中有一相对稳定的缓解期，但以后又受到致炎因子的第二次打击，发生多器官功能障碍甚至衰竭。第一次打击可能是较轻、可以恢复的；而第二次打击常严重失控，其病情较重，可能有致死的危险。病程中有两个高峰出现，呈双相，又称为继发型 MODS。

第四节　防治原则

应针对病因和发病学环节，以恢复生命器官的微循环灌流和防治细胞损害为目的，采取综合措施进行防治。针对引起休克病因，采取积极措施，终止原始动因的作用，如止血、补充血容量、控制感染、镇痛等。休克一旦发生，就应争分夺秒对患者进行抢救，关键环节是改善微循环，恢复组织正常的血液灌流量和减轻器官功能损伤。

一、病因学防治

积极处理造成休克的病因，如止血、补液、输血、修复创伤、抗感染、抗过敏、强心等。

二、发病学防治

（一）改善微循环

1.补充血容量

各类休克都存在微循环有效灌流量不足这一共同环节。除心源性休克外，补充血容量是提高心排出量、增加有效循环血量和微循环灌流量的根本措施。

正确估计需要补液的总量至关重要，在微循环缺血期要强调"及时"和"尽早、尽快"补液，以降低交感-肾上腺髓质系统兴奋性，减少儿茶酚胺大量释放及微循环前阻力血管收缩程度，提高微循环灌流量，防止休克进程加重。在微循环淤血期，输液以"需多少，补多少"为原则。因为微循环淤血，血浆外渗，补液量应大于失液量。

补充血容量应适度，超量输液会导致肺水肿。因此，应根据心、肺功能情况，动态观察静脉充盈程度、尿量、血压和脉搏等指标，为输液量提供依据；动态监测中心静脉压（CVP）和肺动脉楔压（PAWP），可作为监护补液量的有力参考。此外，在补充血容量时，还应根据血细胞比容决定输血和输液的比例，正确选择全血、胶体或晶状体溶液，使血细胞比容控制在 $35\%\sim40\%$。

2.合理使用血管活性药物

血管活性药物分扩血管药物和缩血管药物。在纠正酸中毒的基础上，合理使用这两类药物对改善微循环和增加组织灌流量具有重要作用。一般情况下，休克早期宜选择扩血管药物，以缓解微血管因过度代偿而出现强烈收缩。但由于扩血管药可使血压一过性降低，故必须在充分扩容的基础上使用。休克中、晚期可选用缩血管药，提高血压以维持心、脑器官的血液供应，特别对肌性小静脉或微静脉起轻度选择性收缩作用，以防止容量血管过度扩张。对于过敏性休克和神经源性休克，使用缩血管药是最佳选择。总之，要针对不同情况合理配合使用血管活性药物，使之起到相辅相成的作用。

3.纠正酸中毒

酸中毒对休克发生发展起着非常重要作用，不仅可使微循环障碍加重和影响血管活性药物的疗效，还可能通过 H^+ 与 Ca^{2+} 竞争作用，直接影响心肌收缩力。酸中毒可导致高钾血症，促进 DIC 发生，对机体危害甚大，临床上应根据酸中毒的程度及时补碱纠酸。

（二）防治细胞损伤

休克时细胞损伤有原发的，也可继发于微循环障碍。改善微循环是防止细胞损伤的措施之一。临床上常可使用能量合剂、溶酶体膜稳定剂、蛋白酶抑制剂、钙拮抗剂和自由基清除剂等，改善细胞代谢防治细胞损伤。

（三）抑制过度炎症反应

阻断炎症细胞信号通路的活化、拮抗炎症介质的作用或采取血液净化疗法去除患者体内过多的毒素和炎症介质，均能减轻 MODS，提高患者生存率。

三、防治器官功能障碍和衰竭

休克时多器官功能障碍综合征重在预防。如出现应在去除病因的前提下进行综合治疗，还应针对不同器官功能障碍采取相应的治疗措施。如出现肺功能障碍时，应保持气道通畅，采用正压给氧，改善呼吸功能；如出现肾功能障碍时应尽早通过扩容改善肾灌流量，使用利尿和透析等措施；如出现急性心功能障碍时应严格控制补液量、强心利尿、降低前后负荷等措施，以防止多器官功能障碍综合征的发生。

四、营养与代谢支持

保持正氮平衡是对严重创伤、感染等患者进行代谢支持的基本原则。在摄入的营养物中，应提高蛋白质和氨基酸的量，尤其是提高支链氨基酸的比例。如条件许可，应鼓励患者经口摄食，尽可能缩短禁食时间，以促进胃肠蠕动，维持肠黏膜屏障功能。临床实践表明，经胃肠适当补充谷氨酰胺，可提高机体对创伤和休克的耐受力。

思考题

一、名词解释

休克　多器官功能障碍综合征　休克肾

二、填空题

1.肝硬化食管胃底静脉曲张破裂可导致_____性休克，严重的心律失常可导致_____性休克。

2.血管源性休克见于_____和_____。

3.休克初期，动脉血压_____，皮肤黏膜呈_____色。

4.休克早期微循环变化的特点是此时机体处于_____阶段。

5.休克时最早受累的器官是_____，它的_____是导致死亡重要原因之一。

三、简答题

1.简述休克初期微循环变化及其代偿意义。

2.简述休克早期血压变化特点及其机制。

3.什么叫休克？休克发生的始动环节是什么？

4.试述休克早期患者的典型临床表现。

5.试述休克进展期患者的典型临床表现及其微循环变化的特点。

6.试比较休克缺血性缺氧期和淤血性缺氧期的微循环变化及对机体影响的异同。

四、病例分析题

患者，黄某，男性，19岁，外出务工，不慎从高处坠落，事发后由他人救起。

面色苍白、脉搏细弱，四肢冷、出汗，左耻骨联合及大腿根部大片瘀斑、血肿。立即送医院，患者渐转入昏迷。入院体检：患者昏迷，皮肤瘀斑。BP 65/50mmHg，HR 125次/分，T 36.8℃。

请问：

1.该患者应属何种休克？

2.送入院时该患者处于休克哪一阶段？

3.此阶段微循环变化的特点是什么？

4.请从病理生理的角度提出抢救此患者的原则。

（赵春歌）

弥散性血管内凝血

○ ○
○ ○
○ ○

【学习目标】
  掌握：DIC 的概念、原因和发生机制、临床表现。
  熟悉：影响 DIC 的发生发展的因素、分期和分型。
  了解：DIC 的防治原则。

案例导入

案例回放：
  患者，女，29 岁。因胎盘早期剥离急诊入院。
  基本情况：妊娠 8 个多月，昏迷，牙关紧闭，手足强直；眼球结膜有出血斑，身体多处有瘀点、瘀斑，消化道出血，血尿；血压 80/50mmHg，脉搏 95 次/分、细速；尿少。
  实验室检查：血红蛋白 70g/L，红细胞 $2.7×10^{12}$/L，外周血见裂体细胞；血小板 $35×10^9$/L，纤维蛋白原 1.78g/L；凝血酶原时间 20.9s。尿蛋白（＋＋＋），红细胞（＋＋），4h 后复查血小板 $24×10^9$/L，纤维蛋白原 1.6g/L。
思考问题：
  1. 该患者诊断为何病？
  2. 试述该病的发生机制。

  生理情况下，血液在血管内持续地循环流动主要依靠机体凝血与抗凝血系统之间的动态平衡。当机体由于某种原因导致出血时，机体可先后启动外源性凝血系统和内源性凝血系统，同时血管痉挛，血小板激活、黏附、聚集于损伤的血管基膜，在局部引起血液凝固，形成纤维蛋白凝块，产生止血作用。凝血系统被激活的同时，抗凝血系统和纤溶系统也被激活，抗凝系统激活后可防止凝血过程的进一步扩散，纤溶系统的激活有利于局部血流的再通，保证正常的血液循环。当各种原因导致机体凝血功能异常时，会导致弥散性血管内凝血（disseminated or diffuse intravascular coagulation，DIC）。

  DIC 是指机体在各种致病因素的作用下，凝血因子和血小板被激活，大量可溶性促凝物质入血，引起广泛微血栓形成，同时继发纤维蛋白溶解功能亢进和相继出现的止、凝血功能障碍为病理特征的临床综合征。由于微血栓形成、凝血因子消耗和继发性纤维蛋白溶解，DIC 临床主要表现为出血、休克、多系统器官功能障碍和微血管病性溶血性贫血。DIC 可起源于多种疾病，发病率 0.2‰～0.5‰，死亡率则达 50% 以上，受到医学基础研究者和临床工作者的高度重视。

　　★考点提示：DIC 的概念

一、弥散性血管内凝血的原因和发生机制

（一）DIC 的发病原因

　　引起 DIC 的原因有很多种，最常见的是感染性疾病，占 31％～43％，其次为恶性肿瘤，占 24％～34％，产科并发症占 4％～12％，手术和创伤占 1％～5％。此外，肝肾疾病、代谢性疾病、休克、心血管疾病也可导致 DIC 的发生发展。DIC 常见的病因见表 20-1。

表 20-1　DIC 常见的病因

类型	主要疾病
感染性疾病	革兰阴性或阳性菌感染、病毒性肝炎、流行性出血热、病毒性心肌炎等
恶性肿瘤	转移性癌、肉瘤、恶性淋巴瘤等
产科并发症	感染流产、死胎滞留、妊娠毒血症、羊水栓塞、胎盘早剥等
创伤及手术	严重软组织损伤、挤压伤综合征、大面积烧伤、大手术等
肝肾疾病	急性肝炎、肝硬化、肾小球肾炎
代谢性疾病	糖尿病、高脂血症
休克	出血性休克、过敏性休克、内毒素性休克
心血管疾病	急性心肌梗死、心室或大动脉瘤

（二）DIC 的发生机制

　　DIC 发生机制十分复杂，但最主要的原因是由于各种因素引起血管内皮损伤和组织损伤，分别启动了内源性凝血系统和外源性凝血系统，从而引起一系列的以凝血功能失常为主的病理生理改变。

1. 组织因子释放，启动外源性凝血系统

　　组织因子（tissue factor，TF）广泛存在于人体各部位组织细胞，以脑、肺、胎盘等组织含量最丰富，当血管损伤后 TF 能与血液接触激活凝血系统。故在大手术、严重创伤、产科意外（如胎盘早期剥离、宫内死胎等）、恶性肿瘤或实质性器官严重破坏时，有大量的组织因子（即凝血因子Ⅲ）释放入血，在钙离子存在的条件下，组织因子与凝血因子Ⅶ结合，形成复合物，启动外源性凝血途径。同时，产生的凝血酶又可反馈激活凝血因子Ⅶ等因子，扩大凝血反应，引起 DIC。

2. 血管内皮损伤，启动内源性凝血系统

　　细菌、病毒、抗原-抗体复合物、创伤及大手术、缺氧、酸中毒等均可引起血管内皮损伤，使内皮下的胶原纤维暴露，由于其表面带有负电荷，可使血液中流动的无活性的凝血因子Ⅻ激活从而启动了内源性凝血系统，使血液凝固和微血栓形成。另外，凝血因子Ⅻ在激肽释放酶、纤溶酶或胰蛋白酶等可溶性蛋白水解酶的作用下被激活，反过来，凝血因子Ⅻα又激活激肽释放酶原变成激肽释放酶，后者使凝血因子Ⅻ进一步活化，从而加速内源性凝血系统的反应。激肽释放酶还可相继激活激肽、补体和纤溶系统，进一步促使 DIC 发展。

3. 血细胞大量破坏，血小板激活，释放促凝物质

　　（1）红细胞破坏　血型不合的输血、蚕豆病、恶性疟疾、急性溶血性贫血时，红细胞大量破坏并伴有较强的免疫反应的情况下，易引起 DIC。红细胞破坏时，一方面可释放出

ADP，激活血小板，释放出血小板因子（PF），促进血小板黏附、聚集、导致凝血；另一方面，红细胞膜磷脂可浓缩凝血因子Ⅶ、Ⅸ、Ⅹ及凝血酶原等凝血因子，并产生凝血反应，生成大量凝血酶，促进DIC的发生。

（2）白细胞破坏　白血病患者在放疗、化疗时白细胞大量破坏，使细胞内的组织因子样物质释放入血，从而启动外源性凝血途径引起DIC。另外，中性粒细胞和单核细胞内毒素、白细胞介素1等刺激下，合成并释放组织因子，启动凝血反应。

（3）血小板损伤　内毒素、免疫复合物、凝血酶等均可直接损伤血小板；另外，微血管内皮细胞损伤，内皮下的胶原纤维暴露，引起局部血小板黏附、聚集和释放。血小板聚集是血小板参与止血和血栓形成的重要环节。当血小板黏附于血管破损处或受到凝血酶活化后，活化的血小板与纤维蛋白原结合，在钙离子参与下，血小板之间"搭桥"使血小板聚集。被激活的血小板释放血管活性物质，如ADP、5-HT（5-羟色胺）、TXA$_2$（血栓素A$_2$），又可进一步激活更多的血小板，释放的多种促凝因子（血小板因子3、血小板因子4等），促进DIC发生。

4. 血管运动活性和血液流动性改变

在原发病发生、发展以及不同触发因素作用的过程中，常存在交感-肾上腺髓质系统兴奋，或引起血管舒缩调节活性的改变。无论是血管收缩、舒张还是血流减少、血流淤滞，都不利于促凝物质和活化凝血因子从局部清除，而更有利于纤维蛋白在局部沉降。另外，机体产生的组胺、缓激肽能增加血管通透性，使局部血液变浓，黏度增高，同样有利于微血栓形成。

5. 纤溶活性改变

体内纤溶系统的主要功能是清除沉积于血管壁的纤维蛋白、溶解血凝块，维持血流通畅。主要由纤溶酶原（plasminogen）、纤溶酶原激活物（plasminogen activator，PA）和激活物特异性抑制剂（PA inhibitor，PAI）、纤溶酶（plasmin）以及纤溶酶抑制剂组成，PA分为组织型纤溶酶原激活物（t-PA）和尿激酶型（u-PA）。凝血过程可继发性激活纤溶系统，也可以由某些因子直接激活纤溶系统而不依赖于凝血系统的激活。启动纤溶过程的关键因子为t-PA，剧烈运动、应激反应、休克、缺氧等生理和病理过程均能影响t-PA活性，而缺氧和细胞因子（TNF、IL-18等）也能使PAI释放增加，抑制纤溶系统。

6. 其他促凝血物质入血

某些物质，不但能损伤血管内皮诱发DIC，还可直接激活凝血因子促进DIC的发生。例如毒蛇或毒蜂的毒液中含有蛋白水解酶，释放入血后可促进凝血酶原转变成凝血酶，从而直接激活凝血系统。羊水、细菌、病毒、内毒素、饱和脂肪酸、某些药物（如高分子量右旋糖酐、门冬酰胺酶）入血，能直接激活凝血因子Ⅻ，启动内源性凝血系统。胰腺炎时，胰蛋白酶入血，可直接分解纤维蛋白原或纤维蛋白。

DIC的发生机制

二、影响弥散性血管内凝血的发生发展的因素

（一）单核-巨噬细胞系统功能受损

单核-巨噬细胞系统具有清除血液循环中的凝血物质、激活的凝血因子、纤维蛋白降解产物（fibrin degradation product，FDP）及其他促凝物质的作用。当单核-巨噬细胞系统功能障碍时，消除凝血物质的作用减弱，可促进DIC的发生。当单核-巨噬细胞吞噬大量坏死组织、细菌、内毒素时，使其功能处于"封闭"状态，此时机体易发生DIC。

（二）肝功能障碍

正常肝细胞能合成多种凝血因子及凝血酶原、纤维蛋白原，也能清除激活的凝血因子和纤溶物质。引起肝脏病变的一些因素（如病毒性肝炎、免疫复合物、某些药物）均可引起凝血系统激活。急性重型肝炎时可释放大量组织因子和溶酶体酶，肝硬化晚期常有部分肠源性毒性物质（包括内毒素）进入血液循环，也可激活凝血系统。肝功能严重障碍时，不仅肝脏产生的凝血因子和抗凝血因子的能力降低，使机体的凝血与抗凝血平衡处于很低分水平，且肝细胞灭活活化的凝血因子及单核-巨噬细胞的吞噬功能也降低。因此肝功能障碍极易造成血栓形成或出血现象，导致 DIC。

（三）血液高凝状态

血液高凝状态是指某些生理或病理情况下，血液凝固性增高，使有利于血栓形成的一种状态，常见于组织缺氧及酸中毒、妊娠及某些药物使用不当。

1. 缺氧和酸中毒

缺氧和酸中毒均能损伤血管内皮，使内皮下胶原暴露，激活因子Ⅻ，启动内源性凝血途径。因此，酸中毒、缺氧是引起 DIC 的一个重要因素。

2. 妊娠

妊娠后（3 周）母体内血小板及多种凝血因子（Ⅰ、Ⅱ、Ⅴ、Ⅶ、Ⅸ、Ⅹ及Ⅻ等）增多，抗凝血酶减少；另外，来自胎盘的纤溶酶原活化素抑制物（PAI-2）增加，使纤溶系统抑制而凝血活性相对加强。妊娠后，孕妇血液凝固性逐渐升高，到妊娠末期，血液呈明显的高凝状态，若出现产科意外（如宫内死胎、羊水栓塞、胎盘早期剥离等）时易导致 DIC。

3. 药物使用不当

对于有 DIC 发生倾向的患者，不适当地应用纤溶酶抑制剂（如氨基己酸），减少纤维蛋白的溶解来阻止纤溶过程，破坏体内凝血与抗凝血之间的平衡，可促进 DIC 的发生。

（四）微循环障碍

正常血液流速较快，能将血浆中出现的少量活化的凝血因子及微小的纤维蛋白凝块稀释并运走。当发生严重微循环障碍时，血小板和红细胞易聚集，加速微血栓形成。

三、弥散性血管内凝血的分期和分型

（一）DIC 的分期

根据 DIC 的发生发展过程和病理生理特点，一般可分为以下三期。

1. 高凝期

在各种病因的作用下，机体凝血系统被激活，促使凝血酶生成明显增多，各脏器微循环内微血栓大量形成。此期部分患者（尤其是急性 DIC 者）临床症状不明显，实验室检查可发现凝血时间缩短，血小板黏附性增高等。此时主要表现为血液呈高凝状态。

2. 消耗性低凝期

由于大量凝血酶产生和微循环内广泛微血栓形成，造成凝血因子和血小板大量消耗，加上继发性纤溶系统激活，患者血液处于低凝状态并有程度不一的出血表现，实验室检查可见血小板和血浆纤维蛋白原含量明显减少，凝血时间显著延长。

3. 继发性纤溶功能亢进期

此时，凝血酶及活化的凝血因子Ⅻa 等激活了纤溶系统，大量纤溶酶产生，进而使纤维蛋白降解，FDP 大量生成，患者多数有严重的出血倾向。实验室检查除原有的异常外，还可见凝血酶原时间延长，凝血块或 β 球蛋白溶解时间缩短及血浆鱼精蛋白副凝试验（3P 试验）阳性等。

知识拓展

3P 试验

3P 试验是血浆鱼精蛋白副凝试验的简称。凝血过程中形成的纤维蛋白单体可与 FDP 形成可溶性复合物，鱼精蛋白具有使纤维蛋白单体从可溶性复合物游离出来的特性，鱼精蛋白再与纤维蛋白单体聚合成不溶性纤维蛋白丝，呈胶冻状态，称 3P 试验阳性。

3P 试验阳性：常见于 DIC 伴继发性纤溶的早期。而在 DIC 后期，因纤溶物质极为活跃，纤维蛋白单体及纤维蛋白碎片 X（即大分子 FDP）均被消耗，结果 3P 试验反呈阴性。

影响 3P 试验的因素：

①抽血不顺利，抗凝不均匀，导管内抽血，标本放入冰箱或标本反复冻融，未能立即观察结果，贫血，抗凝剂不足等均会导致假阳性结果。

②应严格控制水溶箱的温度和放置时间。不然会造成假阳性或假阴性，如水温未达 37℃，重新加热至 37℃ 时会造成假阴性。

③纤维蛋白原含量过低，可出现假阴性。已使用抗纤溶治疗，3P 试验就不能用来诊断 DIC。

（二）DIC 的分型

由于 DIC 的病因、机体反应性与病情发展速度不同，临床表现也不同，一般按照病情发展的速度和机体的反应状况对 DIC 进行分型。

1. 按照 DIC 发生、发展的速度分型

（1）急性 DIC　常见于严重感染、异型输血、严重创伤和急性移植排斥反应。可在数小时或 1～2 天内发病，以休克和出血为主，病情迅速恶化。分期不明显、实验室检查明显异常。

（2）慢性 DIC　常见于恶性肿瘤、胶原病、慢性溶血性贫血。病程长，临床表现轻。常以某器官功能不全为表现。此型有时仅有实验室异常。

（3）亚急性 DIC　常见于恶性肿瘤转移、宫内死胎、结缔组织病等。可在数天内逐渐发病，临床表现介于急性和慢性之间。

2. 按 DIC 的代偿情况分型

（1）失代偿型　特点是凝血因子和血小板的消耗超过生成。常见于急性 DIC。实验室检查可见血小板和纤维蛋白原明显减少。

（2）代偿型　凝血因子和血小板的消耗与其代偿基本保持平衡。实验室检查常无异常。

（3）过渡代偿型　凝血因子和血小板生成迅速，甚至超过消耗。常见于慢性 DIC 或恢复期 DIC。

（4）局部 DIC　病变局部有凝血过程的激活，主要产生局限于某一器官的多发性微血栓症。

四、弥散性血管内凝血的主要临床表现

DIC 的临床表现复杂多样，但主要表现是出血、休克、器官功能障碍和溶血性贫血，其中最常见者为出血。

（一）出血

70%～80%的 DIC 患者以不同程度的出血为初发症状，且形式多样，涉及广泛。如：皮肤瘀点、瘀斑，紫癜，呕血，黑便，咯血，血尿，牙龈出血，鼻出血等。轻者手术创面或采血部位渗血不止；重者多部位大量出血。目前认为其出血机制如下。

1. 凝血物质大量消耗，血小板减少

在 DIC 发生发展过程中，微循环内微血栓的广泛形成，大量消耗了凝血因子和血小板，当肝脏和骨髓代偿功能不能补充所消耗的凝血物质时，血液呈低凝状态导致出血现象。

2. 继发性纤溶亢进

活化的凝血因子Ⅻa 可激活纤溶系统，使纤溶酶原变成纤溶酶。纤溶酶既能溶解已形成的微血栓纤维蛋白凝块，引起血管损伤部位再出血，还能水解多种凝血因子和凝血酶原而造成低凝状态，加重出血。

3. 纤维蛋白（原）降解产物的形成

纤维蛋白（原）降解产物是纤维蛋白原在纤溶酶作用下生成的多肽碎片，可抑制凝血酶和抑制血小板聚集，加重出血。

4. 血管损伤

DIC 的各种原始病因和继发性所致的缺氧，酸中毒，细胞因子和自由基等多种因素的作用，对微小血管管壁损害也是 DIC 发生出血的机制之一。各种致病因素引起 DIC 出血的发生机制见图 20-1。

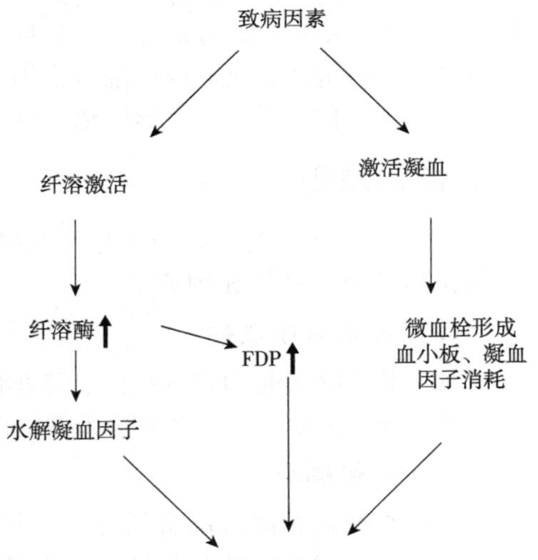

（二）休克

DIC 常伴有休克，重度休克又可促进 DIC 形成，两者可形成恶性循环。DIC 诱发休克的机制如下。

图 20-1　DIC 出血的发生机制

1. 回心血量急剧减少

毛细血管和微静脉中有广泛的血小板微聚体和纤维蛋白性微血栓形成，微循环严重障碍，加上广泛出血造成的血容量减少，以致回心血量减少，心搏出量减少，动脉压下降。

2. 外周阻力降低

肾上腺素能神经兴奋，激活激肽，补体系统生成血管活性介质（如激肽、组胺等），一方面扩张血管，降低外周阻力，导致血压降低；另一方面补体 C3a 和 C5a 使肥大细胞释放组胺，引起小血管扩张、血管通透性增加，血浆外渗，导致出血。

（三）器官功能障碍

由于 DIC 发病原因不同，受累脏器及各脏器中形成微血栓的严重程度不同，不同脏器的代谢、功能障碍或缺血性坏死的程度亦不同。轻者只有个别脏器表现出部分功能异常，重者常会同时出现或相继出现两个或两个以上脏器功能障碍，形成多器官功能障碍综合征，这是导致 DIC 患者死亡的重要原因。常见的受累器官有肾、肺、脑、心、胃肠和内分泌腺等。累及的脏器不同，有不同的临床表现。如：发生在肾脏，可累及肾入球小动脉或肾毛细血管，严重时可导致肾皮质缺血和肾小管缺血坏死。临床表现为少尿、蛋白尿、血尿、无尿，甚至尿毒症等症状。发生在肺，肺毛细血管内广泛微血栓形成，可引起肺淤血及肺出血，临床表现为气急、胸闷、发绀、血氧分压下降，为急性呼吸衰竭。发生在脑，可引起脑皮质和脑干的出血或微血栓形成，可带来嗜睡、昏迷、偏瘫和抽搐等神经症状。发生在肝，受累时可出现黄疸及肝衰竭。发生在胃肠，可引起恶心、呕吐、腹泻和消化道出血。发生在肾上腺，可引起肾上腺皮质出血性坏死和急性肾上腺皮质功能衰竭，具有明显休克症状和皮肤大片瘀斑等体征，称为华-弗综合征。

（四）微血管病性溶血性贫血

DIC 患者通常伴有的一种特殊类型的贫血，称微血管病性溶血性贫血，这种贫血除了具有溶血性贫血的一般特征外，外周血涂片中可见裂体细胞（特殊形态各异的变形红细胞），其外形呈盔形、星形、新月形等。这类特殊的红细胞产生的原因主要是当微血管内广泛微血栓形成时，红细胞随血流流经纤维蛋白网孔或血管内皮裂隙时，受到血流冲击、挤压和扭曲作用，而发生机械性损伤，变形所致。由于表面张力的改变，这种碎片容易发生溶血。

五、防治原则

由于 DIC 病情复杂，应采用综合措施进行防治。主要原则是要恢复体内正常的凝血和抗凝血的平衡，具体原则如下。

1. 积极防治原发病

预防和去除引起 DIC 的病因、终止促凝物质入血是防治 DIC 的根本措施。例如控制感染，去除死胎或滞留胎盘等。针对病因做抗白血病、抗癌治疗、抗菌治疗、抗休克及保肝治疗。

2. 改善微循环

疏通被微血栓阻塞的微循环，增加、改善重要脏器的供血。可采用扩充血容量，解除血管痉挛；应用阿司匹林等抗血小板药，以稳定血小板膜，抑制血小板黏附和聚集等措施，有效地改善微循环，提高 DIC 的治愈率。

3. 恢复凝血与纤溶间的动态平衡

（1）合理应用抗凝血药　在 DIC 的高凝期和消耗性低凝期，适当应用肝素抗凝剂及时阻断高凝血状态的恶性循环，肝素不仅可以抑制凝血系统的活化，还能促进纤溶、保护内皮细胞和减轻炎症反应。

（2）补充支持疗法　及时应用新鲜全血或血浆、浓缩血小板血浆或凝血因子制剂，尽快建立凝血与纤溶之间新的动态平衡。

4. 保护、维持重要器官功能

可通过应用人工心肺机、血液透析等办法，保护和维持心、肺、脑、肾等重要器官功能。

思考题

一、名词解释

DIC 微血管病性溶血性贫血

二、填空题

1. DIC 是以_____系统和_____系统功能紊乱为特征的病理过程。

2. DIC 分为三期，_____、_____和_____。

3. 出血开始于 DIC 的_____，而微血栓最早形成于_____。

4. DIC 时最常见的临床表现有_____、_____、_____和_____。

5. 引起 DIC 发生最重要起始环节是_____、_____。

三、简答题

1. 简述 DIC 时出血的机制。

2. 简述 DIC 时多系统器官功能障碍。

四、病例分析题

某患儿发热、呕吐、皮肤有出血点，出血点涂片检查见脑膜炎双球菌。治疗中出血点逐渐增多呈片状，血压由入院时的 92/94mmHg 降至 60/40mmHg。

请问：

1. 可能的诊断是什么？依据是什么？

2. 应进一步对该患儿做什么检查？

（杨　翠）

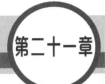

第二十一章

呼吸衰竭

【学习目标】

掌握：呼吸衰竭的概念、病因及发病机制。

熟悉：呼吸衰竭时机体功能代谢的变化。

了解：呼吸衰竭的防治原则。

案例导入

案例回放：

患者，女，72 岁，患"慢性支气管炎"30 余年，近 5 年来犯病时下肢出现水肿，平时活动时气喘吁吁，3 天前因着凉发热、咳喘加剧住院治疗。查体：神志清，发绀，桶状胸，两肺闻及湿性啰音。心率 118 次/分，心律齐。实验室检查：pH 7.31，$PaCO_2$ 51mmHg，WBC 12×10^9/L，中性粒细胞 0.79。

思考问题：

1. 该患者的主要病理过程是什么？如何引起的？
2. 患者存在怎么样的酸碱平衡失调？会对机体造成什么影响？
3. 如何使患者的血气迅速恢复正常？

呼吸是机体与环境之间进行气体交换的过程，包括外呼吸、气体在血液中的运输和内呼吸三个基本环节，是维持机体血气平衡和内环境稳态的基本生理过程。

呼吸功能不全（respiratory insufficiency）是指因外呼吸功能障碍，致使机体在静息状态下不能进行有效的气体交换，导致动脉血氧分压（PaO_2）降低，和（或）伴有二氧化碳分压（$PaCO_2$）升高，引起一系列代谢和功能紊乱的病理生理过程。呼吸衰竭（respiratory failure）是指因严重的外呼吸功能障碍，致使在海平面水平和静息状态下，成人动脉血氧分压（PaO_2）低于 60mmHg（8.0kPa），和（或）伴有二氧化碳分压（$PaCO_2$）高于 50mmHg（6.7kPa）的病理过程。它属于呼吸功能不全的晚期失代偿阶段。

呼吸衰竭的分类：按血气变化特点可以分为 I 型（低氧血症型）和 II 型（低氧血症伴高碳酸血症型）呼吸衰竭；按原发病所在的部位可分为中枢性和外周性呼吸衰竭；按发病机制可分为通气障碍型和换气障碍型呼吸衰竭；按发病急缓可分为急性和慢性呼吸衰竭。

一、病因

呼吸衰竭是外呼吸功能障碍引起的临床症状。外呼吸包括肺通气和肺换气，任何能引起肺通气和（或）肺换气功能障碍的原因均可导致呼吸衰竭。

（一）呼吸中枢受损或抑制

脑外伤、出血、水肿或肿瘤压迫或损伤呼吸中枢；严重脑缺血、缺氧、酸中毒、各种颅内感染抑制呼吸中枢兴奋性；镇静药、催眠药或麻醉药过量等影响呼吸中枢的兴奋性。

（二）神经、肌肉的功能障碍

脊髓灰质炎、重症肌无力、严重低钾血症、有机磷农药中毒等可使呼吸肌收缩力减弱，颈部或高位脊髓损伤可致呼吸肌麻痹而引起呼吸衰竭。此外，呼吸肌疲劳是慢性肺部疾病出现呼吸衰竭的重要原因。呼吸肌疲劳（respiratory muscle fatigue）是呼吸肌负荷增加所导致的收缩力和（或）收缩速度降低，不能产生足以维持足够肺泡通气量所需的压力，导致限制性肺泡通气不足，引起高碳酸血症性呼吸衰竭。

（三）胸廓和肺顺应性降低

多发性肋骨骨折、严重的脊柱畸形、气胸、胸膜纤维化等可使胸廓扩张受限；肺纤维化、肺水肿、肺淤血、肺部炎症、肺泡表面活性物质减少、硅肺等可降低肺的顺应性。胸廓和肺的顺应性降低可导致肺通气或肺换气功能下降，从而引起呼吸衰竭的发生。

（四）气道病变

气道病变多见于慢性支气管炎、支气管哮喘和阻塞性肺气肿等引起的下呼吸道狭窄或阻塞，以及支气管异物、喉头水肿等使上呼吸道狭窄或阻塞。

二、发病机制

（一）肺通气功能障碍

肺通气是指肺泡内气体与外界气体进行交换的过程。当肺通气动力减弱和（或）弹性阻力增加时，会导致肺泡扩张受到限制，引起限制性肺通气障碍；当呼吸道狭窄或阻塞时会导致肺通气阻力增大，引起阻塞性通气障碍（图 21-1）。

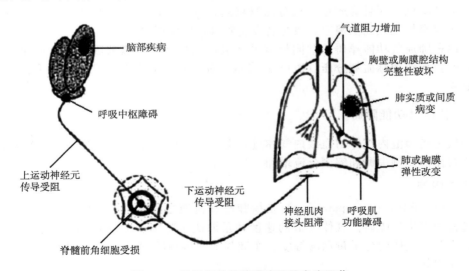

图 21-1　肺通气功能障碍病因及发病环节

1. 限制性肺通气障碍

限制性肺通气功能障碍（restrictive hypoventilation）是指肺泡扩张受限而引起的肺泡通气不足。常见原因如下。

（1）呼吸肌活动障碍　脑部病变（脑出血、脑外伤、脑炎等）或药物（催眠药、镇静药、麻醉药等）过量，致使呼吸中枢损伤或抑制；周围神经、肌肉病变（脊髓损伤、脊髓灰质炎、多发性神经炎、低钾血症、重症肌无力等）引起呼吸肌活动障碍，均可导致肺泡扩张受限而引起的肺泡通气不足。

（2）胸廓的顺应性降低　大量胸腔积液、张力性气胸、胸廓畸形、胸膜纤维化等可增加胸廓的弹性阻力和肺通气阻力，降低胸廓的顺应性，限制胸廓和肺泡扩张。

（3）肺的顺应性降低　肺泡表面活性物质减少、肺水肿、肺不张、肺纤维化等均可降低肺的顺应性，引起限制性通气障碍。

2. 阻塞性通气障碍

阻塞性通气功能障碍（obstructive hypoventilation）是指气道狭窄或阻塞导致气道阻力增大而引起的肺泡通气不足。气道阻力是肺通气过程中主要的非弹性阻力，影响其大小的主要因素是气道内径。任何能引起气道狭窄或阻塞的因素均可引起阻塞性通气障碍。按照气道狭窄或阻塞的部位不同，可分为中央性和外周性气道阻塞。

（1）中央性气道阻塞　指气管分叉处以上的气道阻塞。常见原因有气管内异物、肿瘤、喉头水肿、声带麻痹、白喉等。可分为胸腔外和胸腔内中央气道阻塞两种，胸腔外阻塞较常见。

①胸腔外中央气道阻塞：由于吸气时气道内压小于大气压，可使气道阻塞加重；呼气时气道内压大于大气压，使阻塞减轻，故患者表现为吸气性呼吸困难。

②胸腔内中央气道阻塞：由于吸气时气道内压大于胸内压，可使气道阻塞减轻；呼气时气道内压小于胸气压，使阻塞加重，故患者表现为呼气性呼吸困难。

（2）外周性气道阻塞　指气道内径小于 2mm 的细小支气管阻塞，常见于慢性阻塞性肺疾病。细小支气管与周围肺泡紧密相连，其管壁薄，无软骨支撑，管径可随呼吸扩大和缩小。吸气时随着肺泡的扩张，细支气管受周围弹性组织的牵拉，其口径变大和管道伸长，呼气时则小气道缩短变窄。慢性阻塞性肺疾病主要侵犯此类小气道，不仅可使管壁增厚、痉挛和顺应性降低，而且管腔也可被分泌物堵塞，在呼气时由于胸内压大于气道内压，小气道受压时狭窄加重或完全阻塞，故患者发生呼气性呼吸困难。

以上两种肺通气功能障碍的共同特点是肺泡通气量减少，氧的吸入和二氧化碳的排出均出现障碍，导致动脉血氧分压（PaO_2）降低，和二氧化碳分压（$PaCO_2$）升高，引起 II 型呼吸衰竭。

（二）肺换气功能障碍

肺换气是指肺泡内气体与血液内气体进行交换的过程。肺换气功能障碍包括弥散障碍、肺泡通气与血流比例失调和解剖分流增加。

1. 弥散障碍

弥散障碍（diffusion impairment）是指肺泡和血液之间的 O_2 和 CO_2 经过呼吸膜进行交换的过程中发生的障碍。气体弥散的速度和量取决于呼吸膜的面积和厚度、呼吸膜两侧的气体分压差、气体的分子量和溶解度、血液与肺泡接触的时间等（图 21-2）。导致弥散障碍的常见原因如下。

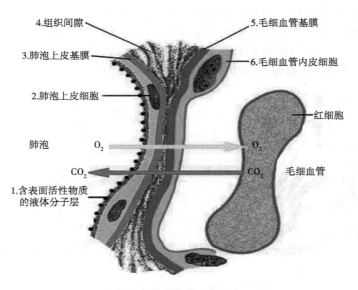

图 21-2　呼吸模式意图

（1）呼吸膜面积减少　正常成人呼吸膜的总面积约为 $80m^2$，但静息状态参与换气的仅为 $35\sim40m^2$，故储备量较大，只有当呼吸膜面积减少一半以上时，才会发生换气功能障碍。常见于严重的肺实变、肺不张、肺叶切除等。

（2）呼吸膜厚度增加　呼吸膜是气体交换的通道，呼吸膜的厚度与单位时间内的气体弥散量呈反变关系。肺纤维化、肺水肿、肺透明膜形成、间质性肺炎等疾病可导致呼吸膜厚度增加，使气体弥散距离增大，弥散速度减慢。

由于 CO_2 的弥散速度比 O_2 快，故单纯性弥散障碍一般不会引起 $PaCO_2$ 升高，仅有 PaO_2 降低，属于Ⅰ型呼吸衰竭。

2.肺泡通气与血流比例失调

正常成人在静息状态下，每分钟肺泡的通气量（V）约为 4L/min，肺血流量（Q）约为 5L/min，两者比值（V/Q）约为 0.8，此时肺泡换气效率最高（图 21-3）。常见的肺泡通气与血流比例失调（ventilation-perfusion imbalance）有以下类型。

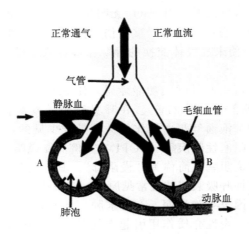

图 21-3　正常肺泡通气与血流示意图

（1）部分肺泡通气不足　肺部疾病如慢性阻塞性肺疾病、肺纤维化、肺水肿和肺不张等引起肺通气障碍，使病变部位肺泡通气量显著减少，而血流量未相应减少，使 V/Q 比值显著降低，致使流经此处的静脉血未经充分氧和便掺入到动脉血流中，使 PaO_2 降低，这种情况类似于动-静脉短路，故称功能性分流，又称静脉血掺杂（图 21-4）。

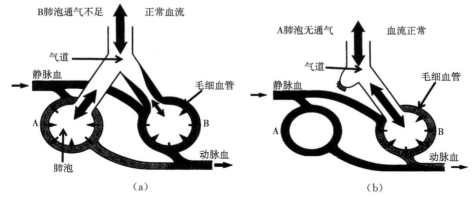

图 21-4　部分肺泡通气不足示意图

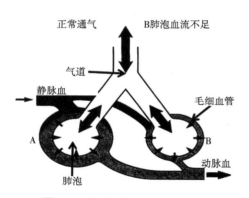

图 21-5　部分肺泡血流不足示意图

（2）部分肺泡血流不足　肺部血管疾病（如肺血管强烈收缩、肺动脉栓塞等）使部分肺泡血流不足而通气正常，使 V/Q 比值显著升高，肺泡内气体与血液未进行充分的气体交换，与气道内气体情况类似，故称无效腔样通气（图 21-5）。

肺泡通气与血流比例失调中，功能性分流和无效腔样通气都会引起 PaO_2 降低，而 $PaCO_2$ 的高低取决于机体的代偿能力。代偿能力强时，CO_2 排出增加，$PaCO_2$ 可以正常或降低；当失代偿时，则 $PaCO_2$ 升高。

3. 解剖分流增加

正常生理状况下，肺内仅有少量血液可直接经肺动-静脉吻合支或支气管静脉-肺静脉交通支，不经过肺泡氧合过程直接流入肺静脉，对 PaO_2 无明显影响，但因血管交通支确实存在故称为解剖分流，也称真性分流。当机体受到严重创伤、休克、肺不张和肺实变等时，会引起肺内动-静脉短路开放增加，使未经气体交换的静脉血液掺入动脉血，导致 PaO_2 降低，类似解剖分流。

综上所述，多种因素可引起外呼吸功能障碍，使 PaO_2 低于 60mmHg 和（或）$PaCO_2$ 高于 50mmHg，导致呼吸衰竭（图 21-6）。在呼吸衰竭的发病机制中，单纯的通气不足、单纯的弥散障碍、单纯的肺泡通气与血流比例失调是较少见的，这些因素往往同时存在或相继发生作用。现以慢性阻塞性肺疾病（COPD）为例简要说明。COPD是指由慢性支气管炎和肺气肿引起的慢性气道阻塞，简称为"慢阻肺"。其特征是管径小于 2mm 的小气道阻塞和阻力增高，是引起慢性呼吸衰竭的最常见原因，其发生机制如下。

①阻塞性通气障碍：因炎细胞浸润、充血水肿、黏液腺及杯状细胞增殖等引起支气管壁肿胀；因气道高反应性、炎性介质作用引起支气管痉挛；因黏液分泌增多、纤毛损伤等引起支气管阻塞；因小气道阻塞、肺泡弹性回缩力降低引起气道等压点上移。

②限制性通气障碍：因表面活性物质消耗过多及Ⅱ型上皮细胞受损引起肺泡表面活性物质减少。

③弥散功能障碍：因肺泡壁损伤引起肺泡弥散面积减少和肺泡膜炎性增厚。

④肺泡通气与血流比例失调：因气道阻塞引起部分肺泡通气不足；因微血栓形成引起部分肺泡的血流不足。

★考点提示：呼吸衰竭的病因及发病机制

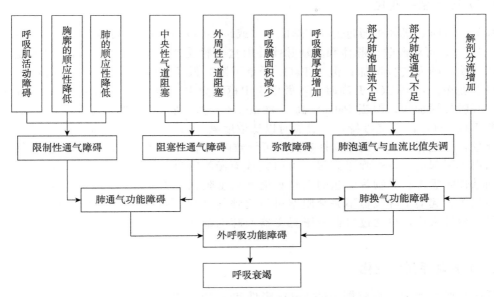

图 21-6　呼吸衰竭发生机制

三、机体的功能、代谢变化

呼吸衰竭所致的 PaO_2 降低和 $PaCO_2$ 升高，可引起全身各系统功能和代谢的变化。早期，主要表现为代偿性的适应性反应，可改善组织供氧、调节酸碱平衡失调和电解质紊乱。当呼吸衰竭严重时，机体则出现失代偿，可发生严重的功能代谢紊乱，甚至危及生命。

（一）酸碱平衡及电解质代谢紊乱

1. 代谢性酸中毒

可见于各型呼吸衰竭，是呼吸衰竭最常见的酸碱平衡失调。严重缺氧致无氧代谢增强，乳酸等酸性代谢产物生成增多。此外，呼吸衰竭等原因所致的缺氧又可引起肾血管收缩，肾血流量降低，出现功能性肾功能不全，导致肾小管排酸保碱功能降低，致使代谢性酸中毒进一步加重。

2. 呼吸性酸中毒

Ⅱ型呼吸衰竭时，因外呼吸功能障碍致使 CO_2 潴留，$PaCO_2$ 升高，血浆 H_2CO_3 浓度原发性升高，引起呼吸性酸中毒。

3. 呼吸性碱中毒

Ⅰ型呼吸衰竭时 PaO_2 降低可刺激外周化学感受器，反射性兴奋呼吸中枢，使呼吸加深加快，肺代偿性过度通气，导致 CO_2 排出过多，使血浆 H_2CO_3 浓度减少，引起呼吸性碱中毒。

4. 电解质紊乱

代谢性酸中毒和呼吸性酸中毒时，细胞内 K^+ 外移和肾小管分泌 K^+ 减少，引起血 K^+ 升高；呼吸性酸中毒时，血浆中 CO_2 潴留，其弥散进入红细胞内与 H_2O 结合生成 H_2CO_3，H_2CO_3 解离成 H^+ 和 HCO_3^-，通过红细胞膜 HCO_3^- 和血浆中 Cl^- 交换增加，使血 Cl^- 降低；呼吸性碱中毒时血 K^+ 降低，血 Cl^- 升高。

（二）呼吸系统变化

呼吸衰竭时，机体可通过 PaO_2 降低和（或）$PaCO_2$ 升高调节呼吸活动。当 PaO_2 低于 60mmHg 时，可刺激颈动脉体和主动脉体外周化学感受器，反射性的兴奋呼吸中枢，使呼吸加深加快，肺通气量增加；但当 PaO_2 严重下降，低于 30mmHg 时，则抑制呼吸中枢，呼吸减弱变慢。当 $PaCO_2$ 升高时，可作用于中枢（为主）和外周化学感受器，使呼吸中枢兴奋，呼吸加深加快；但当 $PaCO_2$ 高于 80mmHg 时，则可抑制呼吸中枢，此时的呼吸活动主要靠低 PaO_2 的环境维持，故吸氧时以低浓度氧（30％左右）为宜。

此外，引起呼吸衰竭的原发性疾病也可导致呼吸幅度、频率、节律的变化和呼吸困难。如脑出血等引起的中枢性呼吸衰竭，可引起浅而慢的呼吸，甚至出现潮式呼吸、抽泣样呼吸、间歇性呼吸等；异物等引起的上呼吸道不完全阻塞可引起吸气性呼吸困难；慢性阻塞性肺疾病等引起的下呼吸道不完全阻塞可引起呼气性呼吸困难；肺顺应性降低所致的限制性通气障碍性疾病，可通过兴奋牵张感受器或肺毛细血管旁感受器，反射性地引起呼吸变浅变快。

（三）循环系统的变化

呼吸衰竭所致的一定范围内的 PaO_2 降低和 $PaCO_2$ 升高，可反射性兴奋心血管运动中枢，使心率加快、心肌收缩力增强，皮肤和内脏等外周血管收缩，心和脑重要生命脏器的血管扩张，从而回心血量增加，心排血量增加，血压升高，血流重新分布，有利于保证心、脑重要器官的血液供应。严重的 PaO_2 降低和 $PaCO_2$ 升高时，则可直接抑制心血管中枢，导致心肌收缩力减弱、血压降低、心率失常等严重后果。

此外，呼吸衰竭可引起心肌损伤和肺动脉高压，导致右心室肥大，甚至右心衰竭，称为肺源性心脏病。心肌损伤主要与呼吸衰竭引起的缺氧、酸中毒和高钾血症有关。呼吸衰竭引起肺动脉高压的机制主要有：①缺氧和酸中毒引起肺细小动脉收缩；②慢性呼吸衰竭使肺小动脉长期缺氧、收缩，致使管壁平滑肌肥大、增生，引起管壁增厚，管腔狭窄；③肺部疾病如肺动脉栓塞、肺小动脉炎等使肺循环阻力增加，引起肺动脉高压；④慢性呼吸衰竭所致的长期缺氧，引起红细胞代偿性增多，使血液黏稠度增加，肺循环血流阻力增大。

（四）中枢神经系统变化

中枢神经系统对缺氧最敏感。轻度缺氧可使中枢神经系统的兴奋性增高，严重时将发生一系列中枢神经系统的功能障碍，直接危及生命。呼吸衰竭时引起的缺氧、二氧化碳潴留和酸中毒等，可导致中枢神经系统功能紊乱，引起一系列神经精神症状出现，此病理过程称为肺性脑病（pulmonary encephalopathy）。

肺性脑病

当 PaO_2 低至 60mmHg 时，可出现视力和智力的轻度下降；当 PaO_2 低至 50mmHg 以下时，会出现一系列神经精神症状，如头痛、烦躁不安、定向和记忆障碍、精神错乱、嗜睡、抽搐甚至昏迷等；当 PaO_2 低于 20mmHg 时，数分钟内就可导致神经细胞的不可逆损伤。

当 $PaCO_2$ 升高，超过 80mmHg 时，可引起头晕、头痛、烦躁不安、言语不清、扑翼样震颤、精神错乱、嗜睡、抽搐、呼吸抑制、昏迷等临床表现，此又称为二氧化碳麻醉（carbon dioxide narcosis）。

（五）肾功能变化

呼吸衰竭所致的 PaO_2 降低和 $PaCO_2$ 升高可引起交感神经兴奋，反射性引起肾血管收缩，使肾血流量减少，肾小球滤过率降低；并可导致不同程度的肾功能损伤，轻者出现蛋白尿、血尿和管型尿，严重者可导致急性肾衰竭，出现少尿、氮质血症，甚至尿毒症等表现。

（六）消化系统变化

呼吸衰竭所致的 PaO_2 降低和 $PaCO_2$ 升高引起交感神经兴奋，使胃肠血管收缩，胃肠黏膜上皮细胞缺血、缺氧而变性、坏死，使黏膜糜烂、出血和溃疡形成，患者出现恶心、呕吐、消化不良、腹痛等消化道症状。

四、防治原则

1. 积极防治原发病

针对引起呼吸衰竭的原发病进行积极治疗。对慢性阻塞性肺疾病患者，呼吸道感染是加重或诱发呼吸衰竭的重要因素，应积极预防和控制感染，及时去除诱因。

2. 纠正缺氧，提高 PaO_2

各种类型的呼吸衰竭都会引起缺氧，氧疗是纠正缺氧的重要措施。Ⅰ型呼吸衰竭只有缺氧而无二氧化碳潴留，可吸入高浓度的氧（一般不超过 50%）；Ⅱ型呼吸衰竭患者吸氧原则以持续低浓度、低流量为宜，一般持续吸入 30%左右浓度的氧气，流量控制在 1～2L/min。

3. 改善肺通气，降低 $PaCO_2$

增加肺通气的方法有：①解除呼吸道阻塞，如清除气道异物、吸痰、气管切开、解除支气管痉挛等；②合理使用呼吸兴奋剂，增强呼吸动力；③合理使用呼吸机或人工辅助通气；④补充营养，改善呼吸肌功能。

4. 改善内环境，预防并发症

纠正酸碱平衡失调和电解质紊乱，防治肺性脑病、右心衰竭和肾衰竭，补充营养和热量，防止呼吸肌疲劳。

知识拓展

呼吸衰竭患者的氧疗

氧疗是氧气吸入疗法的简称，是指通过提高吸入气体中的氧浓度，以缓解或纠正机体缺氧状态，提高动脉血氧分压和动脉血氧饱和度，促进组织新陈代谢，维持机体生命活动的一种医疗措施。氧疗的指征是：存在动脉低氧血症、机体又处于缺氧状态，或虽无动脉低氧血症但机体处于高危缺氧状态和或不能耐受低氧状态。任何一种类型的呼吸衰竭都有动脉低氧血症，呼吸衰竭是氧疗的绝对适应证。

　　呼吸衰竭患者都应尽快将 PaO_2 提高到 60mmHg（8.0kPa）或以上。Ⅰ型呼吸衰竭患者，仅有 PaO_2 降低而无二氧化碳潴留，给患者吸入高浓度的氧（一般不超过50％浓度），可快速将动脉血氧分压提高到 60mmHg 以上。Ⅱ型呼吸衰竭既有 PaO_2 降低又有 $PaCO_2$ 升高，应给患者吸入低浓度的氧（小于30％浓度），流量控制在 1～2L/min，持续或间断给氧，使 PaO_2 回升到 60mmHg 即可。因为Ⅱ型呼吸衰竭伴有高碳酸血症，其呼吸中枢化学感受器对二氧化碳反应性降低，呼吸的维持主要靠低氧血症对颈动脉窦、主动脉体化学感受器的刺激，反射性兴奋呼吸中枢。若吸入高浓度氧，PaO_2 迅速上升，使外周化学感受器失去了低氧血症的刺激，患者的呼吸变慢而浅，肺泡通气量下降，$PaCO_2$ 则上升，严重时患者可陷入二氧化碳麻醉状态，这种神志改变往往与 $PaCO_2$ 上升的速度有关，所以需要进行低浓度氧疗。

思考题

一、名词解释

呼吸衰竭　　限制性通气障碍　　肺性脑病

二、填空题

1. Ⅰ型呼吸衰竭时 PaO_2 ＿＿＿＿＿＿，$PaCO_2$ ＿＿＿＿＿＿。
2. Ⅱ型呼吸衰竭时 PaO_2 ＿＿＿＿＿＿，$PaCO_2$ ＿＿＿＿＿＿。
3. 由于＿＿＿＿＿＿或引起的肺泡通气不足称为阻塞性通气障碍。
4. 无效腔样通气是指部分肺泡的 V/Q 比值＿＿＿＿＿＿。
5. 呼吸衰竭发生的关键环节是＿＿＿＿＿＿和＿＿＿＿＿＿。

三、简答题

1. 简述肺通气障碍的类型和原因。
2. 简述弥散障碍的类型及原因。

四、病例分析题

　　患者，女，4 岁，5 天前吃饭时曾出现呛咳，剧烈咳嗽后稍缓解，这期间未就医，一直有间断性咳嗽，2 天前突发高热、咳喘症状加重。现因高热、咳喘加剧入院治疗。体格检查：心率 112 次/分，呼吸 45 次/分。呼吸急促，面色发绀，右肺有弥散性湿性啰音。血气分析：pH 7.32，PaO_2 50mmHg，$PaCO_2$ 56mmHg，WBC $11.0×10^9/L$。

请问：

1. 患者是否存在呼吸衰竭？若存在，属于哪一类型的呼吸衰竭？
2. 该患者呼吸衰竭的发病机制如何？

（聂雪丽）

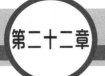

心力衰竭

○○○○○○○○○○○○○○○○○○○○○○○○○○○○○○○○○○○○○○○
○○○○○○○○○○○○○○○○○○○○○○○○○○○○○○○○○○○○○○○
○○○○○○○○○○○○○○○○○○○○○○○○○○○○○○○○○○○○○○○

【学习目标】

掌握：心力衰竭的概念、发病机制及机体的功能和代谢变化。

熟悉：心力衰竭的原因、诱因、分类及机体的代偿反应。

了解：心力衰竭的防治原则。

案例导入

案例回放：

患者，女性，50岁。风湿病史20余年，7年前被诊断为风湿性心脏病。近日上呼吸道感染后出现胸闷、气短、劳累后心悸，夜间不能平卧，双下肢水肿。查体：心率110次/分，心律不齐，呼吸60次/分，双颧绀红，颈静脉怒张，肝颈静脉回流征阳性，肝肋下2.5cm。双肺底闻及湿性啰音，心尖部可闻及舒张期隆隆样杂音。

思考问题：

1.该患者处于什么病理过程？诊断依据是什么？

2.此病理过程的发生机制是什么？

心脏是维持血液循环的泵器官，通过其节律性的收缩和舒张促使血液在心血管系统内循环流动。心脏的泵功能包括收缩期射血和舒张期充盈两个方面，影响心排血量的基本因素包括心脏压力负荷、心脏容量负荷、心肌收缩力和心率等。在生理条件下，心脏的泵功能能够适应机体不同水平的代谢需求，表现为心排血量可随机体代谢率的升高而增加，这称为心力储备（cardiac reserve）。

心力衰竭（heart failure）是指在各种致病因素的作用下，心脏的收缩和（或）舒张功能发生障碍，使心排血量绝对或相对减少，即心泵功能降低，以致不能满足机体代谢需要的病理生理过程或综合征。心功能不全（cardiac insufficiency）与心力衰竭在本质上是相同的，心功能不全是指心泵功能下降从完全代偿到失代偿的全过程，而心力衰竭只是心功能不全的失代偿阶段，患者表现出明显的临床症状和体征。二者本质相同，只是程度不同。

心力衰竭是多种心血管疾病的严重和终末阶段，是全球慢性心血管疾病防治的重要内容。欧美流行病学数据显示成人心力衰竭患病率为1%～2%，并随年龄增加而增长，70岁以上的老年人甚至超过10%。美国的数据显示心力衰竭患病率呈不断增长的趋势，1994～2003年10年间增长了34%。在美国每年约有40万新增加的心力衰竭患者，65岁以上的老年人中有 6%～10% 受到心力衰竭的困扰。我国近年的调查结果表明，恶性肿瘤、脑血管疾病、心脏病已成为城镇居民的前三位死因。据世界卫生组织预测，至 2020 年以心力衰竭及脑卒中为代表的心、脑血管病将成为全球第一位的致死和致残原因，心力衰竭的防治已成为关系人口健康的重要公共卫生问题。

第一节　心力衰竭的病因、诱因和分类

一、病因

引起心力衰竭的原因很多，但总体上可归纳为两类，即心肌本身舒缩功能障碍和心脏负荷过重。

1. 原发性心肌舒缩功能障碍

主要由心肌本身的结构破坏和代谢障碍所致。

（1）心肌的病变　常见于各种心肌炎、心肌病、心肌中毒和心肌梗死等心肌病变，由于心肌细胞的变性、坏死、纤维化，使心肌舒缩功能发生障碍。

（2）心肌代谢障碍　常见于休克、贫血、冠状动脉粥样硬化、肺源性心脏病等引起的心肌缺氧或维生素 B_1 缺乏，使心肌能量代谢出现障碍，导致产能减少、酸中毒等，从而使心肌舒缩功能下降。

2. 心脏负荷过重

（1）容量负荷过重　容量负荷又称前负荷。左心室前负荷过重常见于主动脉瓣或二尖瓣关闭不全，右心室前负荷过重常见于室间隔缺损、肺动脉瓣或三尖瓣关闭不全；主要是由于血液逆流，使心室舒张末期血容量过度增加而导致容量负荷过重。此外，当甲状腺功能亢进症、严重贫血等高动力循环状态及过量过快输液时，左、右心室的前负荷都增加。

（2）压力负荷过重　压力负荷又称后负荷。左心室后负荷过重常见于高血压病、主动脉瓣狭窄等；右心室后负荷过重常见于肺动脉瓣狭窄、肺动脉高压等；血液黏稠度显著增加时，左、右心室的后负荷都增加。

二、诱因

临床调查发现，约90%的心力衰竭患者都存在明显的诱因，其主要通过使心肌耗氧增加或心肌供氧减少，促使心力衰竭的发生。常见的诱因如下。

1. 感染

它是心力衰竭发生的最常见诱因，尤其是呼吸道感染。其诱发心力衰竭的机制是：①感染引起的发热可致代谢率增高、心率加快，使心肌耗氧增加，心脏负荷加重；②细菌等病原微生物及其产物（如毒素等）可直接损害心肌，使心肌舒缩功能降低；③心率加快，使心脏舒张期缩短，导致心肌供血供氧减少；④呼吸道感染加重右心负荷，影响心肌供血供氧。

2. 心律失常

尤其是快速型心律失常，使心舒张期严重缩短导致心室充盈不足，引起心排血量减少，冠脉血流量下降；心率加快，心肌耗氧增加，二者共同作用使心泵功能下降。此外，心动过缓、严重房室传导阻滞等也能诱发心力衰竭。

3. 水电解质和酸碱平衡失调

水钠潴留使血容量增加，增加心脏容量负荷；血钾升高或降低可影响心肌收缩性，导致心律失常；酸碱平衡失调可直接或间接影响心肌的舒缩功能而诱发心力衰竭。

4. 妊娠与分娩

妊娠期血容量增加，心率加快，心搏出量增加，机体处于高动力循环状态，心脏容量负荷加重；分娩期交感-肾上腺髓质系统兴奋，使静脉回流量增加，心脏容量负荷增加，并且外周小血管收缩，外周阻力增加，使心脏压力负荷加重。

5. 其他

紧张、劳累、情绪激动、寒冷、酗酒、暴饮暴食、饥饿、输液过多过快等都可成为心力衰竭的诱因。

三、分类

心力衰竭的分类方法有多种，常见分类方法、临床类型及特点可归纳如表 22-1。

表 22-1　心力衰竭的类型及临床特点

分类方法	类型	临床特点及病因
发病速度	急性心力衰竭	起病急骤，发展迅速，机体尚来不及代偿，常致心源性休克；多见于急性心肌梗死、严重心肌炎等
	慢性心力衰竭	临床较常见，起病缓慢，病程较长，失代偿后出现心腔扩大、淤血、水肿等症状；常见于高血压病、心瓣膜病和肺动脉高压等
心排血量	低排血量型	发生时心排血量低于正常水平；常见于高血压病、冠心病、心瓣膜病、心肌炎等
	高排血量型	心排血量较发病前有所下降，但仍在正常或高于正常水平；常见于严重贫血、甲状腺功能亢进症、动-静脉瘘等
发病部位	左心衰竭	因左心室损伤或负荷过重，导致泵血功能下降，引起肺淤血；常见于高血压病、冠心病、心肌病二尖瓣关闭不全、主动脉瓣狭窄或关闭不全等
	右心衰竭	因右心室损伤或负荷过重，导致体循环静脉淤血；常见于慢性肺源性心脏病、肺动脉瓣狭窄、二尖瓣狭窄等
	全心衰竭	指左、右心同时衰竭或一侧心力衰竭波及另一侧，如左心衰竭发生后可逐渐引起右心衰竭。可见于心肌病、心肌炎、严重贫血、高血压病等
舒缩功能障碍	收缩性心力衰竭	其临床标志是左心室射血分数减少，常见于冠心病和心肌病等
	舒张性心力衰竭	主要由于心脏顺应性降低，需要充盈压高于正常水平才能充盈心腔。常见于肥厚性心肌病、缩窄性心包炎、心包填塞等

第二节　心力衰竭的发生机制

心力衰竭的发生机制比较复杂，迄今尚未完全认识。不同原因所引起的心力衰竭，其发生机制也不尽相同。目前认为最基本的机制是心肌舒缩功能障碍。

一、心肌收缩功能降低

1. 心肌结构破坏

当心肌严重缺血缺氧、心肌炎、心肌病、心肌中毒或负荷过重时，心肌发生变性、坏死、纤维化、凋亡等，引起心肌收缩相关蛋白的破坏、减少，导致心肌收缩性降低。

2. 心肌能量代谢障碍

心肌收缩是一个主动耗能的过程，故只有当能量供应充足且心肌细胞能有效利用能量时才能保证心脏正常活动。心肌的能量代谢包括能量的生成、储存和利用三个阶段，其中任何环节发生障碍均可导致心肌收缩力下降。其中最易发生在能量的生成和利用障碍。

（1）心肌能量生成障碍 心肌细胞所需能量几乎全部来自有氧氧化，具有需氧量大、摄氧能力强及对缺氧敏感的特点，故心肌能量生成障碍的主要是由心肌供氧不足或有氧氧化发生障碍所致。如缺血性心脏病、休克、严重贫血等均可导致心肌缺血、缺氧，使能量生产不足；维生素 B_1 缺乏时可致焦磷酸硫胺素生成减少，使丙酮酸氧化发生障碍，影响能量的生成；心肌过度肥大时，因心肌肥大不均衡性增生，毛细血管数目相对减少，弥散距离增大，导致缺血缺氧，能量生成不足。

（2）心肌能量利用障碍 心肌细胞内氧化磷酸化过程中产生的 ATP，经肌球蛋白头部的 ATP 酶的作用而水解，为心肌收缩提供能量。心肌过度肥大时，肌球蛋白头部的 ATP 酶活性降低，ATP 水解发生障碍，导致能量利用发生障碍。

3. 心肌兴奋-收缩耦联障碍

Ca^{2+} 是心肌兴奋-收缩耦联的关键离子。心肌细胞除极时引发胞质内 Ca^{2+} 浓度快速变化，将心肌电活动与机械活动耦联，故任何影响 Ca^{2+} 转运和分布的因素都会引起心肌兴奋-收缩耦联障碍导致心力衰竭。

（1）肌浆网对 Ca^{2+} 的摄取、储存和释放减少 心肌收缩时的 Ca^{2+} 主要来自肌浆网。心肌收缩后复极化时，肌浆网利用其上的 Ca^{2+} 泵逆浓度差将细胞质内 Ca^{2+} 摄取、储存，当心肌除极兴奋时再向细胞质内释放 Ca^{2+}，使心肌收缩。当心肌缺血缺氧时，ATP 生成不足，肌浆网上 Ca^{2+} 泵活性下降，导致肌浆网摄取 Ca^{2+} 的能力下降，摄取和储存的 Ca^{2+} 不足，使心肌再次兴奋时 Ca^{2+} 释放减少。

（2）细胞外 Ca^{2+} 内流障碍 心肌收缩时所需的 Ca^{2+} 除大部分来自肌浆网外，还有 10%～20% 来自细胞外。细胞外 Ca^{2+} 内流除可升高细胞内 Ca^{2+} 浓度，还可诱发肌浆网释放 Ca^{2+}。心肌过度肥大时，心肌细胞膜上 β 受体减少，细胞内去甲肾上腺素含量也减少，导致心肌细胞膜上受体依赖性 Ca^{2+} 通道开放受阻，Ca^{2+} 内流减少；酸中毒时，细胞膜上 β 受体对去甲肾上腺素的敏感性降低，也可导致 Ca^{2+} 内流减少；此外，高钾血症时，K^+ 可竞争性地抑制 Ca^{2+} 内流，导致心肌兴奋-收缩耦联障碍。

（3）Ca^{2+} 与肌钙蛋白结合障碍 心肌细胞兴奋时，胞质内 Ca^{2+} 迅速升高到一定浓度，使 Ca^{2+} 与肌钙蛋白快速结合才能完成兴奋-收缩耦联。当酸中毒时，H^+ 可以竞争性抑制 Ca^{2+} 与肌钙蛋白结合，引起 Ca^{2+} 与肌钙蛋白结合受阻，导致心肌兴奋-收缩耦联障碍。

二、心室舒张功能异常

心脏的射血功能不但取决于心肌的收缩性，还决定于心室的舒张功能和顺应性。临床上大约有 30% 的心力衰竭患者是由舒张功能障碍所致，其确切机制目前尚不完全清楚，可能与下列因素有关。

1. 钙离子复位延缓

当心肌细胞复极化时，胞质中的 Ca^{2+} 被肌浆网的 Ca^{2+} 泵重新摄入肌浆网或排出胞质外，使胞质中的 Ca^{2+} 浓度迅速下降到兴奋前的状态，这样才能引起 Ca^{2+} 与肌钙蛋白解离，使心肌舒张。但当心肌缺血缺氧时，由于 ATP 供应不足，Ca^{2+} 泵活性下降，使肌浆网摄取、储存 Ca^{2+} 障碍或胞质内 Ca^{2+} 排出受阻，引起钙离子复位延缓，胞质中的 Ca^{2+} 浓度不能迅速下降到 Ca^{2+} 与肌钙蛋白解离的水平，导致心室舒张功能障碍。

2. 肌球-肌动蛋白复合体解离障碍

心肌舒张需要使肌球蛋白头部与肌动蛋白作用点解离，此过程需要 Ca^{2+} 及时从肌钙蛋白结合处解离，并且需要消耗 ATP。故当心肌缺血缺氧引起 ATP 供应不足时，可致肌球-肌动蛋白复合体解离障碍，导致心肌舒张不全或延缓。

3. 心室舒张势能减少

心室舒张功能一方面取决于心肌本身的舒张性能；另一方面还取决于心室的舒张势能。心室的舒张势来自心室的收缩，心室收缩力越强，产生的舒张势能就越大，心室的舒张也就越充分。故凡是能削弱心肌收缩力的因素，都可通过减少舒张势能而影响心室的舒张。

4. 心室顺应性降低

心室顺应性是指心室在单位压力改变下所引起的容积变化，与僵硬度呈反比关系。心室顺应性降低的主要原因是室壁厚度增加（如心肌肥大）和（或）室壁组成成分的改变，如心肌炎、间质增生和心肌纤维化等。

三、心脏各部分舒缩活动不协调

为保证心功能的稳定和有足够的心排血量，心脏各部分之间的舒缩活动必须处于高度协调的状态。如果心房、心室各部分之间舒缩活动的协调性被破坏，将致心泵功能紊乱而使心排血量减少。最常见的原因是各种因素引起的各种类型的心律失常。

总之，心力衰竭的发生、发展往往是多种机制共同作用的结果（图 22-1）。

★**考点提示：心力衰竭的发生机制**

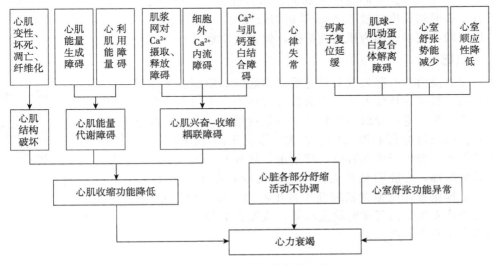

图 22-1 心力衰竭的发生机制

第三节　心力衰竭发病过程中机体的代偿反应

机体受损和心脏负荷过重时，机体会出现一系列的代偿活动。若通过代偿能使心排血量完全满足机体正常活动的需要，称为完全代偿，可不出现心力衰竭的临床表现；若通过代偿心排血量只能满足机体安静状态下的需要，称不完全代偿；若通过代偿心排血量不能满足机体安静状态下的需要，则称为失代偿，机体表现出心力衰竭的明显症状和体征。心力衰竭发展过程中机体的代偿活动可以分为两方面：一是心脏本身的代偿；另一是心脏以外的代偿。

一、心脏本身的代偿

1. 心率加快

心率加快是最快速、有效的代偿反应。其发生机制主要是：①心排血量减少，对压力感受器（主动脉弓、颈动脉体）的刺激减弱，使迷走神经兴奋性降低及交感神经兴奋性增强，心率加快；②心排血量减少，使心室舒张末期容积和压力升高，右心房和腔静脉压力升高，刺激该处的压力感受器，反射性使交感-肾上腺髓质系统兴奋，儿茶酚胺释放增加，作用于心肌细胞膜上 β 受体，使心率加快，心肌收缩力增强。

心率加快在一定范围内可以提高心排血量，对维持动脉血压、保证心脑重要器官供血具有积极代偿意义。但当心率过快（成人超过 180 次/分）时，使心肌耗氧量增加、心脏舒张期过短，导致冠脉灌流减少、心室充盈不足，心排血量明显下降，引发心力衰竭。

2. 心肌紧张源性扩张

根据 Frank-Starling 定律，在一定范围内，心肌收缩力与心肌纤维初长度成正相关，肌节长度达 $2.2\mu m$ 时，心肌收缩力最大。心力衰竭发生过程中，因心排血量减少，使心室舒张末期容积增加，心腔扩张，致使心肌初长度增加，心肌收缩力增强，心排血量增加，这种伴有心肌收缩力增强的心腔扩张称为紧张源性扩张；但若心室舒张末期容积过大，心腔过度扩张，心肌初长度超过 $2.2\mu m$ 最适初长度时，心肌收缩力反而降低，这种不伴有心肌收缩力增强的心腔扩张称为肌源性扩张，失去代偿意义。

3. 心肌肥大

心肌肥大是由于心脏长期负荷过重而引起的心肌细胞体积增大、心脏重量增加，是一种慢性代偿方式。心肌肥大有两类：①向心性肥大，是由于心脏长期压力负荷过重，导致心肌肌节呈并联性增生，使心肌纤维增粗。其特征为心室壁明显增厚而心腔无明显扩大，常见于高血压病、主动脉狭窄等；②离心性肥大，是由于长期容量负荷过重，导致心肌肌节呈串联性增生，心肌纤维长度增加，心腔明显扩大。一定程度的心肌肥大使心肌总收缩力增加，维持心排血量，使患者长时间不发生心力衰竭；但当心肌过度肥大时，肥大的心肌将发生不同程度的缺血缺氧，收缩力下降，使心功能由代偿转向失代偿而发生心力衰竭。

心肌肥大

二、心脏以外的代偿

1. 血容量增加

血容量增加是慢性心力衰竭发生过程中主要的代偿方式之一。心力衰竭发生过程中，激活了交感-肾上腺髓质系统和肾素-血管紧张素-醛固酮系统，使肾血管收缩，肾小球滤过率降低；醛固酮和抗利尿激素分泌增加，肾小管重吸收钠、水增加，体内钠水潴留，血容量增加。

2. 血流重新分配

心力衰竭发病过程中，交感-肾上腺髓质系统兴奋，儿茶酚胺分泌增加，皮肤、内脏等外周血管收缩，而心脑血管不收缩，使体内血液重新分配，保证心脑等重要器官的血液供应。但外周血管长期收缩，可使周围器官长期供血不足，导致脏器功能紊乱；且外周阻力增加可使心脏压力负荷过大，促发心力衰竭。

3. 红细胞增多

心力衰竭时，心排血量减少，肾脏供血不足，刺激肾脏合成、释放促红细胞生成素增多，促进骨髓造血，使红细胞生成增多，血液携氧能力增强，具有代偿意义。但红细胞过多可使血液黏滞性增大，心脏负荷增加。

4. 线粒体数目增加

组织细胞可通过使线粒体数目增加等代偿方式增加组织细胞利用氧的能力。

综上所述，在心力衰竭发病的过程中，机体在神经-体液机制的调节下，会调动心脏本身及心脏以外的多种机制进行代偿（图22-2）。这些代偿会贯穿于心力衰竭发病的全过程，决定着心力衰竭是否发生及发生的快慢和程度。

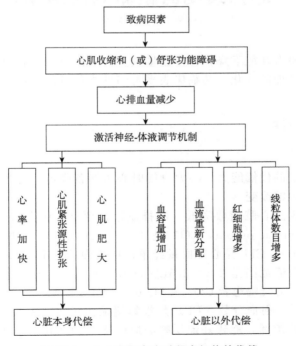

图22-2 心力衰竭发病过程中机体的代偿

心肌不平衡生长

心肌肥大是慢性心力衰竭发生过程中强有力的代偿形式，但其代偿作用是有一定限度的。目前认为，代偿性心肌肥大是一种不平衡的生长形式，其不平衡生长是肥大心肌由代偿转变为失代偿的基础。心肌肥大引起的不平衡生长主要表现如下。

①在器官水平上，不平衡生长主要表现为心脏重量的增长超过了支配心脏的交感神经元轴突的生长，使心脏内交感神经分布的密度显著降低，从而导致心肌收缩性减弱。

②在组织水平上，不平衡生长主要表现为心肌内毛细血管的生长显著落后于心肌细胞体积的增大，所以单位重量的肥大心肌内毛细血管数目减少。

③在细胞水平上，不平衡生长主要表现为细胞体积和重量的增加大于其表面积的增加，即肥大心肌的表面积与重量之比显著降低，故细胞表面积相对减少，使细胞膜上离子转运的能力减弱，包括 Ca^{2+} 内流相对不足，从而使心肌细胞的功能降低。其次，肥大心肌内线粒体数量与心肌细胞体积的比值减小，所以肥大心肌内生物氧化作用相对减弱。

④在分子水平上，不平衡生长主要表现为肌球蛋白分子的头部和尾部的比值降低，即头部在整个分子中所占的比重减少。而头部正是 ATP 酶所在的部位，头部比重的减少，就可使 ATP 酶的活性随之相对降低，故使心肌能量利用发生障碍，心肌收缩力减弱。

第四节　心力衰竭时机体的代谢和功能变化

心力衰竭时，心脏泵功能下降，心排血量减少，致使组织器官血液灌流减少及静脉淤血，引起机体代谢和功能的变化，其临床表现可归纳为低排出量综合征、肺循环淤血和体循环淤血三大综合征。

一、低排出量综合征

1. 心泵血功能降低

心力储备反映心脏的代偿能力，心力衰竭时心力储备降低，这也是各种心脏疾病导致心功能降低时最早出现的改变。

（1）心排血量减少及心脏指数降低　心排血量是评价心脏泵血功能的重要指标之一，正常成人心排血量（cardiac output，CO）是 $3.5\sim5.5L/min$，其缺点是不利于横向比较。心脏指数（cardiac index，CI）是心排血量经单位体表面积标准化后的心脏泵血功能指标，横向可比性较好，正常值范围是 $2.5\sim3.5L/$（$min\cdot m^2$）。心力衰竭时，CO 和 CI 都有绝对或相对降低。多数心力衰竭患者 $CO<3.5L/min$，$CI<2.2L/$（$min\cdot m^2$）。

（2）射血分数降低　射血分数（EF）是指每搏输出量占心室舒张末期容积的百分比，是评价心室射血效率的指标，能较好地反映心肌收缩力的变化，其正常值是 $0.56\sim0.78$。心力衰竭时，EF 降低。

（3）心室充盈受损　心力衰竭时，由于 EF 降低，心室射血后剩余血量增加，使心室收缩末期容积增大,即心室容量负荷增大,使心室充盈受限。临床上通常以肺毛细血管楔压(PCWP)反映左心房压和左心室舒张末压;以中心静脉压反映右心房压和右心室舒张末压。在心力衰竭早期阶段可出现心室舒张末压升高。

(4)心率加快 心率加快是心功能不全早期最早和最明显的症状之一,这与心功能不全早期的交感神经兴奋有关。随着心排血量的进行性降低,心排血量的维持对心率加快的依赖程度也会相应增加。但是,当心率过快时不但会使心排血量转而降低,而且还可造成缺血、缺氧,加重心肌损害。

2. 心排血量不足

(1)动脉血压的变化 急性心力衰竭时,因心排血量急剧减少,可使血压下降,甚至发生心源性休克;慢性心力衰竭时,机体通过各种代偿方式(如心率加快、外周小动脉收缩和血容量增加等),可使血压维持在正常水平。

(2)皮肤苍白或发绀 因心排血量减少和交感神经兴奋,皮肤血管收缩,导致皮肤苍白、皮温下降、出冷汗。严重者,可致静脉回流受阻,组织循环时间延长,使血液中脱氧血红蛋白含量增多而出现发绀。

(3)疲乏无力、失眠、嗜睡 心力衰竭时,由于心排血量减少,致使大脑供血供氧减少,引起中枢神经系统功能紊乱。患者出现头痛、失眠、烦躁不安、嗜睡,甚至昏迷。心力衰竭时,因心排血量减少,致全身肌肉供血减少,能量代谢降低,肌肉活动供能减少,出现疲乏无力。

(4)尿量减少 心力衰竭时,因心排血量减少,引起交感神经兴奋,使肾动脉收缩,肾血流量减少,导致肾小球滤过率下降;抗利尿激素和醛固酮分泌增多,使肾小管重吸收钠水增加,最终致尿量减少。

二、肺循环淤血

左心衰竭时,因心室舒张末期容积增加,致使肺静脉血液流动受阻,引起肺循环淤血。临床上主要表现为不同形式的呼吸困难和肺水肿。呼吸困难是指患者感到呼吸费力,喘不过气,伴有呼吸用力及呼吸频率、幅度的改变,是肺淤血、肺水肿的共同表现。肺循环淤血和水肿的严重程度不同,其呼吸困难的表现形式也不同。

1. 劳力性呼吸困难

劳力性呼吸困难是指伴随着者体力活动而发生的呼吸困难,休息后可减轻或消失,是左心衰竭的早期表现。其发生机制是:①体力活动时回心血量增多,加重肺淤血;②活动时心率加快,心舒张期缩短,冠脉灌流不足,心肌缺氧加重;③活动时机体需氧量增加,而心力衰竭时心排血量减少,缺氧加重,反射性兴奋呼吸中枢,呼吸加深加快,加重呼吸困难。

2. 端坐呼吸

左心衰竭严重时,患者在安静状态下也感呼吸困难,平卧时加重,被迫采取端坐或半卧位以减轻呼吸困难的状态称端坐呼吸。其发生机制是:①端坐位时,膈肌下移,使胸腔容积增大,有利于呼吸运动;②端坐位时,下肢血液回流减少及下肢水肿液吸收入血减少,减轻了肺淤血和肺水肿,缓解呼吸困难。

3. 夜间阵发性呼吸困难

夜间阵发性呼吸困难指患者夜间入睡后突感气闷而被惊醒,立即坐起喘气和咳嗽后减轻缓解。其发生机制为:①入睡后迷走神经兴奋,支气管收缩,使气道阻力增大;②平卧时,下半身静脉血回流增多,加重肺淤血、水肿;③平卧时,膈肌上移,胸廓容积减少,不利于肺通气；④熟睡后中枢神经系统处于相对抑制状态，对传入刺激的敏感性降低，只有当肺淤血较重、缺氧达到一定程度时才能兴奋呼吸中枢，患者感到呼吸困难而惊醒。

三、体循环淤血

右心衰竭或全心衰竭时可引起体循环淤血，主要表现为体循环静脉系统过度充盈，相应器官充血水肿等。

1. 静脉淤血和静脉压升高

右心衰竭或全心衰竭时，因心室舒张末期残余血量增多，致静脉回流受阻，体循环静脉系统淤血，充盈过度，压力升高。临床上表现为颈静脉怒张、肝-颈静脉反流征阳性（按压肝脏后颈静脉异常充盈）等。

2. 心源性水肿

心源性水肿是右心衰竭或全心衰竭时的主要表现之一。首先出现在身体的下垂部位，严重时可累及全身。其发生机制主要是钠水潴留和毛细血管流体静压升高。

3. 肝大及肝功能异常

右心衰竭引起肝淤血，表现为肝大、肝区疼痛和肝功能异常等，长期肝淤血可引起淤血性肝硬化。

4. 胃肠功能变化

右心衰竭引起胃肠道淤血、水肿，致消化道功能降低，表现为食欲缺乏、恶心、呕吐、腹胀和腹泻等。

综上所述，心力衰竭时机体发生功能、代谢变化基础是低排出量、肺循环淤血和体循环淤血。此外，机体的变化与心力衰竭发生的急缓、程度和部位有关。如左心衰竭时主要表现为肺循环淤血，并有不同程度的低排出量；急性右心衰竭时主要表现为低排出量，而慢性右心衰竭时主要表现为体循环淤血；全心衰竭时三方面表现都存在（图 22-3）。

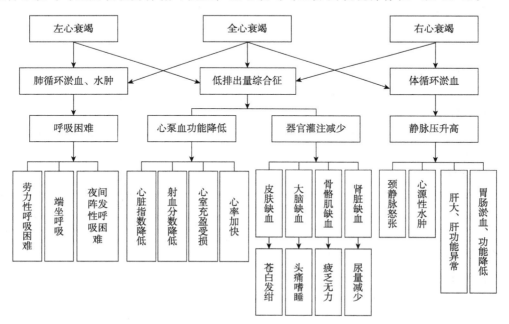

图 22-3 心力衰竭时机体功能和代谢的变化

第五节 心力衰竭的防治原则

心脏是维持血液循环的动力器官，心力衰竭的发生使心泵功能降低，威胁患者生命。为了防止心肌的进一步损伤，延缓心力衰竭的发病过程，降低死亡率，提高运动耐量，改善生活质量，心力衰竭的防治尤为重要。根据心力衰竭的病因和发生机制，其防治原则可归纳为如下几个方面。

1. 防治基本病因、消除诱因

先要采取积极措施防治心力衰竭发生的原因，治疗原发性心肌舒缩功能障碍，降低心脏的过度负荷。在心力衰竭的治疗、护理过程中，要及时消除各种诱因，如感染、心律失常、紧张和劳累等，这样可以起到减轻症状，控制病情的作用。此外，要密切观察病情变化，及时救治急性心力衰竭。

2. 改善心肌舒缩功能

对于因心肌收缩力减弱所致的心力衰竭，可适当应用正性肌力药物，如洋地黄类制剂，可显著提高心肌收缩力，具有显著疗效。其他的非洋地黄类正性肌力药物，如多巴胺、多巴酚丁胺等亦可根据病情选择使用。磷酸二酯酶抑制剂（如米力农及氨力农等）兼有正性肌力和扩张血管作用，其作用类似于多巴胺和硝普钠的联合应用，既不加快心率又不诱发心律失常，可用于治疗顽固性心力衰竭。此外，对于顺应性下降为主的心力衰竭患者，还可以选择钙通道阻滞药、β受体阻滞药等通过降低心肌耗氧量、改善心肌血供等提高心肌的顺应性，从而改善心肌功能。但由于β受体阻滞药对心肌功能有抑制作用，因此对于严重心力衰竭患者要慎用。另外，还可以应用血管紧张素转换酶抑制药，如卡托普利、依那普利等，其具有保护心肌细胞、利于心脏适应负荷过重及促进心脏功能恢复的作用，并且还能防止心肌过度肥大和重构，对心力衰竭患者的近期和远期均有效果，尤其远期效果较好。

3. 减轻心脏的前、后负荷

（1）降低心脏后负荷 降低心脏的后负荷，可以减轻心脏的射血阻力，增加心排血量。可以科学、合理选用动脉血管扩张药。如血管紧张素转换酶抑制药（如卡托普利、依那普利等）及肼屈嗪。严重或急性心力衰竭时可应用酚妥拉明、硝普钠等降低外周阻力，减轻心脏后负荷。其中硝普钠还有扩张静脉血管作用，故还可降低前负荷。

（2）调整心脏前负荷 心脏前负荷过大可引起或加重心力衰竭；前负荷过可致心室充盈不足，心排血量减少。对于严重心力衰竭患者，可适当应用静脉血管扩张药，以减轻前负荷。如硝酸甘油，既可扩张静脉血管，减少回心血量，又可降低左室舒张末压，增加冠状动脉舒张期灌流。前负荷过低时，通常可通过监测肺毛细血管楔压或中心静脉压适当补充血容量，有利于增加心排血量。

4. 控制水肿

适当限制钠盐的摄入，合理使用利尿药，能有效减轻心脏前负荷、减轻组织水肿，改善器官功能。

5. 纠正水、电解质和酸碱平衡失调

对于心力衰竭的患者，在强心、利尿、扩血管减轻前后负荷的同时，还要对水、电解质和酸碱平衡失调进行纠正。

知识拓展

心力衰竭的病理分期

按照心脏的病变及有无心力衰竭的症状，分为四期。

A 期：心力衰竭高危期，尚无器质性心脏（心肌）病或心力衰竭症状，如患者有高血压、心绞痛、代谢综合征，使用心肌毒性药物等，可发展为心脏病的高危因素。

B 期：已有器质性心脏病变，如左心室肥厚，LVEF 降低，但无心力衰竭症状。

C 期：器质性心脏病，既往或目前有心力衰竭症状。

D 期：需要特殊干预治疗的难治性心力衰竭。

心力衰竭的分期对每一个患者而言只能是停留在某一期或向前进展而不可能逆转。如 B 期患者，心肌已有结构性异常，其进展可导致 3 种后果：患者在发生心力衰竭症状前死亡；进入到 C 期，治疗可控制症状；进入 D 期，死于心力衰竭，而在整个过程中猝死可在任何时间发生。为此，只有在 A 期对各种高危因素进行有效的治疗，在 B 期进行有效干预，才能有效减少或延缓进入到有症状的临床心力衰竭。

思考题

一、名词解释

心力衰竭　夜间阵发性呼吸困难　端坐呼吸

二、填空题

1.心力衰竭发生过程中心脏本身的代偿方式有_____、_____、_____。

2.心肌肥大的两种形式是_____、_____。

3.心肌收缩功能障碍引发心力衰竭的机制包括_____、_____。

4.左心衰竭可出现的呼吸困难形式有_____、_____、_____。

三、简答题

1.心力衰竭的常见病因有哪些？

2.心肌舒张功能障碍引发心力衰竭的发生机制有哪些？

四、病例分析题

患者，男，65 岁。有高血压病史 25 年。现因劳动后出现呼吸困难 3h 而入院。患者入院时气促乏力，大汗淋漓，面色苍白，口唇发绀，咳嗽，咳白色泡沫状痰。体格检查：血压 180/110mmHg，心率 120 次/分，律齐。心界向左下明显扩大，两肺布满湿性啰音和哮鸣音。辅助检查：胸部 X 线检查显示两肺纹理增粗，心腔扩大。

请问：

1.请对此患者做出初步诊断，并写出诊断依据。

2.请简述该患者病情发生发展的过程。

（聂雪丽）

第二十三章

肾 衰 竭

○○
○○
○○

【学习目标】

掌握：急性肾衰竭、慢性肾衰竭和尿毒症的概念，急、慢性肾衰竭时机体的功能和代谢的变化。

熟悉：急性肾衰竭的原因、分类及发病机制，慢性肾衰竭的发展过程。

了解：慢性肾衰竭的发生机制，尿毒症时机体的功能和代谢的变化。

案例导入

案例回放：

患者，女，48岁，因"水肿3年，夜尿增多1年，乏力、厌食1个月"就诊。患者3年前无明显诱因出现晨起眼睑水肿，曾测血压150/90mmHg，此后水肿间断出现，均未予以重视。近1年来夜尿增多，每晚3～4次。近1个月无诱因地感到乏力、厌食，有时伴恶心、腹胀，无腹痛、腹泻或发热。自服多潘立酮无效，乏力、厌食症状进行性加重，遂就诊。查体：T 36.8℃，R 20次/分，P 90次/分，BP 160/100mmHg。慢性病容，贫血貌，双眼睑轻度水肿，皮肤有氨味。实验室检查：血常规：Hb 88g/L；尿常规：蛋白（＋＋），RBC（＋＋）；血生化：Cr 900μmol/L，HCO$_3^-$ 15mmol/L，血磷升高。B超显示双肾缩小。

思考问题：

1.请对该患者进行初步诊断，并说出诊断依据。

2.分析患者各种临床表现的发生机制。

肾脏是人体重要的生命器官，具有多种生理功能。①排泄功能：排出体内代谢产物、药物和毒物；②调节功能：调节水、电解质和酸碱平衡及维持血压；③内分泌功能：分泌肾素、促红细胞生成素、1,25-(OH)$_2$维生素D$_3$和前列腺素，并灭活甲状旁腺激素和促胃液素等。

当各种病因引起肾功能严重障碍时，会导致多种代谢产物、药物和毒物在体内蓄积，水、电解质和酸碱平衡失调和肾脏内分泌功能障碍，此病理生理过程称为肾功能不全（renal insufficiency）。肾衰竭（renal failure）是肾功能不全的晚期阶段。根据发病的急缓和病程长短，可分为急性肾衰竭和慢性肾衰竭，二者发展到严重阶段均会出现明显的自身中毒症状即尿毒症（uremia）。

第一节 急性肾衰竭

急性肾衰竭（acute renal failure，ARF）是指各种原因在短期内引起肾脏泌尿功能急剧障碍，以致机体内环境发生严重紊乱的病理过程。临床表现有水中毒、氮质血症、高钾血症和代谢性酸中毒。多数患者伴有明显的少尿或无尿，称少尿型 ARF；少数患者尿量并不减少，但存在肾脏排泄功能障碍，氮质血症明显，称为非少尿型 ARF。

一、病因和分类

根据病因不同，可将急性肾衰竭分为肾前性、肾性和肾后性三种。

（一）肾前性急性肾衰竭

肾前性急性肾衰竭主要是指因肾供血不足引起的肾衰竭，常见于各型休克的早期。如失血、脱水、创伤、感染、心力衰竭及错用血管收缩药等，引起有效循环血量减少和肾血管强烈收缩，导致肾血液灌流量下降，肾小球滤过率（GFR）显著降低。此时，患者出现少尿和氮质血症等，但肾小管功能尚正常，肾脏无器质性病变，故又称功能性急性肾衰竭。

（二）肾性急性肾衰竭

由肾实质器质性病变引起的 ARF 称为肾性急性肾衰竭，临床上以肾缺血和肾毒物引起的急性肾小管坏死最常见。常见原因如下。

1. 急性肾小管坏死

引起急性肾小管坏死的常见原因有：①肾缺血和再灌注损伤，常见于各类休克未及时抢救而发生持续性肾缺血或休克好转后再灌注损伤，均可引起肾小管坏死；②肾毒物，如抗生素（庆大霉素、新霉素、卡那霉素、甲氧西林、头孢菌素等）、重金属（汞、铅、砷等）、磺胺类药物、细菌内毒素、生物毒素（毒蕈、蛇毒等）、某些有机化合物（甲醇、甲苯、四氯化碳、氯仿等）、X 线造影剂、肌红蛋白和血红蛋白等，在经肾小管排泄可直接损伤肾小管，造成肾小管上皮细胞变性、坏死。

2. 肾脏疾病

发生于肾小球、肾间质和肾血管的各种疾病，如急性肾小球肾炎、急性肾盂肾炎、急进型高血压、红斑狼疮性肾炎、两侧肾动脉硬化及血栓形成、栓塞等，均可引起肾实质损害，导致急性肾衰竭。

（三）肾后性急性肾衰竭

肾后性急性肾衰竭主要是指由于尿路（从肾盂到尿道口）梗阻引起的急性肾衰竭。常见于双侧尿路结石、盆腔肿瘤、前列腺增生、前列腺癌等引起的尿路梗阻。

二、发病机制

不同原因所致急性肾衰竭的发病机制也不同，但其各种临床表现主要是由肾小球滤过率（GFR）下降所致。各种肾细胞（肾小管上皮细胞、内皮细胞、系膜细胞等）的损伤是

GFR 下降的病理生理学基础。下面以肾缺血、肾毒物等引起的 ARF 为例进行阐述。

（一）肾血流减少

1. 肾灌注压下降

因肾动脉呈直角与腹主动脉相连，又粗又短，故肾灌注压受全身血压的影响较显著，各种原因引起的循环血量不足均可引起肾血流量减少。当动脉血压在 $80\sim160$ mmHg 时，通过肾血流自身调节可使肾血流量和 GFR 保持稳定；但当动脉血压低于 80mmHg 时，肾血流失去自身调节，GFR 降低。

2. 肾血管收缩

休克、毒物等引起 ARF 初期的发病机制是：①交感-肾上腺髓质系统兴奋，血中儿茶酚胺增多；②肾缺血或肾毒物损伤近曲小管和髓襻，使其重吸收 Na^+ 和 Cl^- 减少，原尿中 Na^+ 含量增多，刺激远曲小管起始部的致密斑，使其释放肾素，激活肾素-血管紧张素系统（RAS）；③前列腺素、激肽生成减少；④内皮素合成增加。这些因素均可导致肾入球小动脉收缩，使有效滤过压和 GFR 降低。

3. 肾血管内皮细胞肿胀

肾缺血使肾血管内皮细胞膜上"钠泵"失灵，肾缺血-再灌注损伤产生大量的氧自由基，这些均可损伤肾血管内皮细胞，造成肾血管内皮细胞肿胀和管腔狭窄。

4. 肾血管内凝血

其发生与肾衰竭时血流动力学改变有关，肾血流动力学改变使肾微循环内纤维蛋白原增多、血小板和红细胞聚集、白细胞黏附和嵌顿等，发生肾内 DIC，从而堵塞血管。

（二）肾小球病变

急性肾小球肾炎、狼疮性肾炎等可使肾小球滤过膜受累，滤过膜面积减少，导致 GFR 降低。

（三）肾小管阻塞

肾缺血、肾毒物等引起肾小管坏死时的细胞碎片、异型输血时的血红蛋白、挤压综合征时的肌红蛋白等，均可在肾小管内形成各种管型，阻塞肾小管管腔，使原尿不易通过；同时肾小管腔内压力升高，又引起肾小囊内压升高，导致肾小球滤过压下降，GFR 降低。

（四）原尿回漏

持续的肾缺血和肾毒物作用，肾小管上皮细胞变性、坏死、脱落，原尿即可经受损的肾小管壁处返漏入周围肾间质，在造成尿量减少的同时又使肾间质水肿。而肾间质水肿又压迫肾小管，造成囊内压升高，使 GFR 减少，导致少尿。

综上所述，急性肾衰竭的发病机制（图 23-1）是多种因素共同或先后作用的结果。

三、机体功能、代谢的变化

（一）少尿型急性肾衰竭

少尿型急性肾衰竭的发展过程可分为少尿期、多尿期和恢复期三个阶段。

1. 少尿期

此期是病情最危重阶段。此期显著特点为尿的变化和内环境严重紊乱。持续几天到几

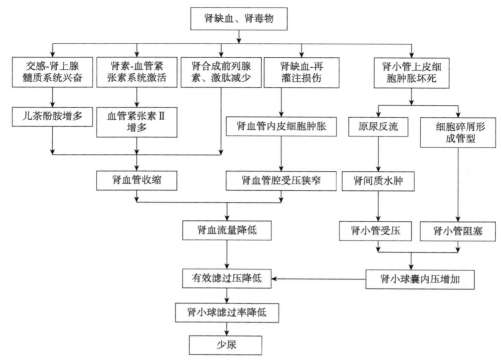

图 23-1 急性肾衰竭的发病机制

周，持续越久，预后越差。

（1）尿的变化　少尿（尿量＜400ml/24h）或无尿（尿量＜100ml/24h）是此期的主要特征，其发生机制与肾小球滤过率降低、肾小管阻塞及原尿反流等因素有关。此外，肾实质损伤还可引起血尿、蛋白尿、管型尿等；肾小管重吸收障碍可引起低比重尿和尿钠升高。

（2）水中毒　其发生的主要原因是：①肾排水减少；②抗利尿激素分泌增多；③分解代谢致内生水增多；④摄入水过多。由于水潴留，细胞外液呈低渗状态，使水向细胞内转移而引起细胞水肿。严重时可致脑水肿、肺水肿和心力衰竭。因此，对于 ARF 患者，应严密观察和记录出入水量，严格控制补液量和补液速度。

（3）高钾血症　是 ARF 患者最危险的变化，是少尿期致死的常见原因。其发生的主要原因是：①尿量减少使肾排钾减少；②组织损伤、分解代谢增强等使大量钾释放到细胞外液；③酸中毒时细胞内 K^+ 外逸；④输入库存血或食入含钾较高的食物或药物等；⑤低钠血症使远曲小管的钾钠交换减少。高钾血症可引起心律失常和传导阻滞，严重时可致心室颤动或心脏停搏。

（4）代谢性酸中毒　具有进行性、不易纠正的特点。其发生原因是：①GFR 降低，使酸性代谢产物在体内蓄积；②肾小管分泌 H^+ 和 NH_3 能力降低，使 HCO_3^- 重吸收减少；③分解代谢增强，体内固定酸产生增多。酸中毒可抑制心血管系统和中枢神经系统，并促进高钾血症的发生。

（5）氮质血症　正常成人血清尿素氮为 3.57～7.14mmol/L，当血中非蛋白氮（尿素、肌酐、尿酸等）含量显著升高时称为氮质血症。其发生主要是由于肾脏排泄功能障碍和体内蛋白质分解增加所致。少尿期氮质血症进行性加重，严重时可出现尿毒症。

2. 多尿期

此期特点是尿量进行性增多，当尿量增加至 400ml/24h 以上时，标志着急性肾衰竭已进入多尿期，说明肾小管上皮细胞已有再生，病情好转。

此期的发生机制是：①肾小球滤过功能逐渐恢复，而新生肾小管上皮细胞功能尚不成熟，其重吸收功能仍低下；②肾间质水肿消退，肾小管内管型被冲走，肾小管阻塞被解除；③少尿期潴留在血中的尿素等代谢产物经肾小球大量滤出，增加原尿渗透压，引起渗透性利尿。

多尿期的早期，由于肾功能尚未完全恢复，氮质血症、高钾血症及酸中毒并不能立即得到改善；后期，由于水电解质大量排出，易发生脱水、低钾血症和低钠血症。此期持续 1～2 周，可进入恢复期。

3. 恢复期

此期尿量开始减少逐渐恢复正常，血中非蛋白氮含量减少，水、电解质代谢紊乱和酸碱平衡失调逐渐得到纠正，但肾小管功能需要数月甚至更长时间才能完全恢复，少数患者由于肾小管上皮细胞和基膜破坏严重，可致肾组织纤维化而转变为慢性肾衰竭。

（二）非少尿型急性肾衰竭

非少尿型急性肾衰竭多由肾毒性物质所引起，以氨基糖苷类抗生素及造影剂多见。此型患者肾脏的病理损害较轻，GFR 下降程度不严重，但有尿浓缩功能障碍，故尿量较多，尿量平均在 1000ml/24h 左右，且多无高钾血症，尿钠含量较低，但有氮质血症。此型患者的临床症状较轻，病程短，并发症少，预后较好。但由于尿量减少不明显，容易被临床忽视而漏诊。

少尿型和非少尿型 ARF 可以相互转化，少尿型经治疗后可转化为非少尿型；而非少尿型因漏诊或治疗不当可转化为少尿型，病情恶化，预后不佳。

★考点提示：急性肾衰竭时机体功能、代谢的变化

四、防治原则

1. 积极治疗原发病

对引起 ARF 的原发病应积极进行治疗，如抗休克、抗感染，慎用对肾有损害的药物，解除尿路梗阻，治疗肾炎等。

2. 纠正水、电解质代谢紊乱及酸碱平衡失调

在少尿期严格控制钠、水的摄入量，是治疗 ARF 最重要的一环，要坚持"量出为入"的原则，防治水中毒的发生；轻度代谢性酸中毒无须治疗，严重时应予补碱，必要时进行透析治疗；高钾血症时可采用透析疗法、静脉滴注葡萄糖和胰岛素、使用钾离子拮抗药等方法治疗。在多尿期，要注意及时补充水、钠、钾和维生素等。在恢复期要注意加强营养。

3. 控制氮质血症

应限制蛋白质摄入，给予葡萄糖及必需氨基酸，促进蛋白质合成，降低血尿素氮含量。

4. 透析疗法

应用腹膜透析、血液透析可排出患者体内有毒物质，安全度过危险期，以提高治愈率，降低死亡率。

第二节 慢性肾衰竭

慢性肾衰竭（chronic renal failure，CRF）是指各种慢性肾疾病导致肾单位进行性破坏，以致残存的肾单位不能充分排出代谢产物和维持内环境稳定，使体内逐渐出现代谢废物和毒物潴留，水、电解质和酸碱平衡失调及肾内分泌功能障碍，并伴有一系列临床症状的病理过程。

一、慢性肾衰竭的病因

引起 CRF 的病因有多种，主要分成三类。

1. 肾小球病变

如慢性肾小球肾炎、糖尿病肾病、高血压性肾小动脉硬化、系统性红斑狼疮等。其中以慢性肾小球肾炎引起的慢性肾衰竭最常见，占 50％～60％；但糖尿病肾病和高血压肾病也是 CRF 的常见原因。

2. 肾间质病变

如慢性肾盂肾炎、尿酸性肾病、先天性多囊肾等以慢性肾间质性肾炎为主要病变的疾病。

3. 尿路慢性梗阻

如尿路结石、肿瘤、前列腺增生等。

二、慢性肾衰竭的发展过程

CRF 是一个缓慢而逐渐发展的过程，根据肾功能损害的程度不同，一般可分为肾储备功能降低期、肾功能不全期、肾衰竭期和尿毒症期四个阶段。

（一）肾储备功能降低期

肾脏有强大的储备和代偿能力。在肾脏病变的早期，肾脏可以通过多种方式进行代偿，故此期又称为代偿期。当部分肾单位损伤后，健存肾单位将动用储备能力加强功能，并发生代偿性肥大。通过这些适应性代偿，肾脏仍能维持内环境的相对稳定。此时内生肌酐清除率在正常值的 30％以上，血尿素氮和肌酐多在正常范围之内，临床上无症状。但在大手术休克等应激状态下，则可发生内环境紊乱，诱发肾功能不全。

（二）肾功能不全期

当超过 50％的肾单位受损时，肾脏的代偿能力下降，肾脏将不能维持内环境稳定，内生肌酐清除率下降至正常值的 25％～30％，出现轻度至中度的氮质血症，并有多尿和夜尿，还可出现酸中毒、贫血、乏力、食欲减退等症状，即肾功能不全。当肾负担加重时，肾功能会显著恶化，出现肾衰竭。

（三）肾衰竭期

此期肾功能显著恶化，内生肌酐清除率下降至正常值的 20％～25％，有较重的氮质血症、血尿素氮和肌酐均升高，患者多尿、夜尿和严重贫血，并出现尿毒症的部分症状，如头痛、恶心、呕吐、腹泻、乏力等，还伴有代谢性酸中毒、高磷血症、低钙血症等。

（四）尿毒症期

此期是 CRF 发展的最严重阶段，内生肌酐清除率下降至正常值的 20％以下，氮质血症严重，有显著的水、电解质紊乱和酸碱平衡失调及多系统功能障碍。临床上出现尿毒症的症状。

三、慢性肾衰竭的发病机制

CRF 的发生机制目前尚不清楚，主要有以下几种学说。

（一）健存肾单位学说

肾脏疾病使部分肾单位进行性破坏而丧失功能，肾功能则由正常或受损较轻的所谓健存肾单位通过代偿使其功能增强，从而维持机体内环境的稳定。但随着病程的进展，健存肾单位逐渐减少，当减少到通过各种代偿也不能维持内环境稳定时，临床上就出现肾衰竭的临床表现。

（二）矫枉失衡学说

矫枉失衡学说是对健存肾单位学说的补充，是指机体在肾小球滤过率降低的适应性代偿过程中发生新的失衡，这种失衡使机体进一步受到损害。当肾损伤引起肾单位进行性减少时，为了排出体内过多的溶质，如血磷增高，机体可通过分泌如甲状旁腺激素（PTH）来影响上皮细胞的转运功能，减少对原尿中磷的重吸收，以增加磷的排泄，使血磷水平趋向正常水平。但 PTH 分泌增多可影响机体其他系统的功能，如使溶骨活动增强而致肾性骨营养不良，还可致软组织坏死、皮肤瘙痒、神经传导障碍等。故这种矫枉失衡使肾功能不全进一步加剧。

（三）肾小球过度滤过学说

该学说认为，多数肾单位的破坏促使健存肾单位的肾小球处于高灌注、高压力和高滤过状态，因长期负荷过重，使肾小球纤维化和硬化而丧失功能，导致健存肾单位越来越少，加剧肾衰竭的发生。

除以上学说外，还有肾小管-肾间质损伤学说，并且随着研究的深入，还发现脂质代谢紊乱、多肽因子等在 CRF 发病机制中也发挥着重要作用，这些新的研究还有待进一步完善。但是，任何单一的学说都难以解释 CRF 的所有表现，只有从多因素综合考虑，才能更全面的认识其发病机制。

四、慢性肾衰竭时机体功能和代谢的变化

（一）尿的变化

1. 尿量的变化

（1）夜尿　正常人每日尿量约 1500ml，白天尿量约占总尿量的 2/3，夜间尿量只占1/3。若夜间尿量与白天相近或超过白天尿量就称为夜尿。CRF 时因健存肾单位不足，要通过夜以继日的工作来排出过多的水分和代谢废物，因此夜尿增多。

（2）多尿　24h 尿量超过 2000ml 时称为多尿。CRF 时健存肾单位功能加强，滤的原尿量超过正常量，并且原尿中溶质多、流速快，发生渗透性利尿，加之肾间质损害使尿浓

缩功能降低，从而出现多尿。

（3）少尿　当健存肾单位极度减少时，24h尿量少于400ml，称为少尿。

2. 尿比重和尿渗透压的变化

正常人尿比重的是1.002～1.035。在CRF早期，肾浓缩能力减退而稀释功能正常，故出现低比重尿。当尿比重最高只能到1.020时，称为低渗尿。随着病情发展，肾浓缩和稀释功能均丧失，使尿的渗透压接近血浆晶状体渗透压，尿比重固定在1.008～1.012，尿渗透浓度为266～300ml/L，称为等渗尿。

3. 尿液成分的改变

CRF引起肾小球滤过膜通透性增强或肾小管上皮细胞的损伤均可导致蛋白尿的出现。此外，一些慢性肾疾病（如肾小球肾炎）可引起肾小球基膜破坏，导致出现血尿、脓尿。

（二）水、电解质和酸碱平衡失调

1. 水、钠代谢紊乱

CRF时肾脏对水钠的调节能力减退，当水摄入量增加时，可发生水潴留、水肿、水中毒，甚至充血性心力衰竭；若水摄入过少或伴有呕吐、腹泻引起体液丢失，则容易发生血容量减少、脱水等。

2. 钾代谢障碍

CRF早期，由于患者多尿、呕吐、腹泻、应用排钾利尿药等可致低钾血症。晚期，由于患者少尿、酸中毒、使用保钾利尿药等可致高钾血症。低钾血症和高钾血症均可影响神经肌肉的应激性，并可导致心律失常。

3. 钙、磷代谢障碍

常出现血磷增高，血钙降低。

（1）高磷血症　CRF早期GFR下降，肾排磷减少，使血磷升高，同时血钙降低，而后者又导致PTH分泌增多，抑制近端小管对磷的重吸收，增加磷的排出，使血磷暂时维持正常水平。但CRF晚期，健存肾单位显著减少，肾小球滤过率明显下降，导致血磷排出障碍，加上继发性PTH分泌增多，加强了溶骨过程，使血磷不断升高，形成恶性循环。

（2）低钙血症　因血液中钙磷浓度的乘积为一常数，血磷升高则血钙降低；CRF时由于肾实质破坏，1,25-$(OH)_2$-维生素D_3合成减少，使肠道钙吸收减少；血磷升高，肠道磷酸根分泌增加，与钙结合形成磷酸钙，阻碍钙的重吸收，这些均可使血钙降低。

4. 代谢性酸中毒

CRF时肾小球滤过率降低，酸性产物在体内蓄积；继发性PTH分泌增多，抑制了碳酸酐酶的活性，肾小管上皮细胞泌H^+和NH_3及重吸收HCO_3^-能力降低；机体分解代谢增强，固定酸产生增多，这些共同作用引起代谢性酸中毒，它是CRF时常见的内环境紊乱。

（三）氮质血症

CRF早期，血中非蛋白氮并无明显升高。但若CRF发展到晚期，由于肾单位的大量破坏和GFR显著下降，血中非蛋白氮的含量会明显升高，引起氮质血症。由于内生肌酐清除率（尿中肌酐浓度×每分钟尿量/血浆肌酐含量）与肾小球滤过率的变化呈平行关系，因此，临床上常采用内生肌酐清除率来判断病情的严重程度。

（四）肾性高血压

肾性高血压是指各种肾实质病变引起的高血压，是 CRF 常见并发症之一，其发生机制是：①CRF 时，由于肾单位的减少，使肾排水、排钠功能降低，引起钠水潴留，导致血容量增加和心排血量增多，血压升高；②某些肾脏疾病如肾小球肾炎等，引起肾小球血流量减少，激活 RAAS 系统，血管收缩，外周阻力增加，血压升高；③CRF 时，由于肾实质的破坏，导致肾脏生成激肽、PGA_2 和 PGE_2 等扩血管物质减少，外周阻力增加，引起血压升高。

肾性高血压

（五）肾性贫血

CRF 时常伴有贫血，其发生机制是：①CRF 时，由于肾实质的破坏，引起促红细胞生成素分泌减少，导致骨髓红细胞生成减少；②CRF 时，由于肾单位减少，使 GFR 明显下降，导致体内毒性物质潴留，其可抑制骨髓造血，并使红细胞破坏增多；毒性物质还可导致出血及铁的吸收和利用障碍。

（六）肾性骨营养不良

肾性骨营养不良也称肾性骨病，是 CRF 的严重并发症。主要表现为儿童的肾性佝偻病和成人的骨质软化、骨质疏松、纤维性骨炎及转移性钙化等。其发生机制与 CRF 时的代谢性酸中毒、高血磷低血钙、PTH 分泌增多、$1,25\text{-}(OH)_2\text{-}$维生素 D_3 合成减少等有关。

（七）出血倾向

CRF 患者常伴出血倾向，多表现为鼻出血、皮下出血、胃肠出血等。其发生机制主要与体内毒性物质蓄积，导致血小板功能障碍所致。

★考点提示：慢性肾衰竭时机体功能、代谢的变化

第三节　尿　毒　症

尿毒症（uremia）是急、慢性肾衰竭的最严重阶段，代谢废物和内源性毒性物质在体内潴留，水、电解质和酸碱平衡发生紊乱和内分泌调节失调，引起一系列自身中毒症状病理过程。发生的主要病因是糖尿病和高血压病，其发病率逐年升高，患者只能靠透析或肾移植来维持生命。

一、尿毒症毒素

尿毒症患者血浆中有 200 多种代谢产物或毒物，其中很多可引起尿毒症症状，故称为尿毒症毒素。下面介绍几种常见的尿毒症毒素。

1. PTH

可引起肾性骨营养不良、皮肤瘙痒、贫血、高脂血症；刺激促胃液素释放，导致溃疡形成；破坏血-脑屏障；促进钙进入施万细胞或轴突，引起神经细胞损害；参与可致尿毒症痴呆的脑内铝蓄积；增加蛋白质分解等。

2. 胍类化合物

胍类化合物是体内精氨酸的代谢产物，包括甲基胍、二甲基胍、肌酐等。甲基胍毒性

最强，可致体重下降、呕吐、腹泻、肌肉痉挛、嗜睡、贫血、心室传导阻滞等。

3. 尿素

尿素可引起头痛、厌食、恶心、呕吐、糖耐量降低和出血倾向等。研究发现，其毒性作用与其代谢产物氰酸盐有关。

4. 多胺

多胺是氨基酸代谢产物，包括精胺、精脒、尸胺和腐胺，可引起厌食、恶心、呕吐和蛋白尿，促进红细胞溶解，抑制 Na^+-K^+-ATP 酶的活性，增加微血管壁的通透性，促进肺水肿、心包积液、脑水肿等的发生。

5. 未知中分子物质

其化学结构不明，推测为多肽类物质。在体外可抑制成纤维细胞增生、白细胞吞噬作用、淋巴细胞增生及细胞对葡萄糖的利用等。

二、尿毒症时机体功能和代谢的变化

1. 神经系统

尿毒症患者常出现精神、神经方面的症状，发生率高达 80% 以上，其主要有两种的表现形式。

（1）中枢神经系统功能紊乱　是尿毒症的主要表现，表现为头晕、头痛、烦躁不安、理解力和记忆力减退等，严重时可出现神经抑郁、嗜睡，甚至昏迷，临床称之为尿毒症脑病。

（2）周围神经病变　常为多发性的周围神经功能普遍消失，其特征是从远端向近端发展，先下肢后上肢，先感觉后运动再混合性神经功能丧失，表现为乏力、肢体麻木、腱反射减弱或消失，最后可发生麻痹。

2. 消化系统

消化系统是尿毒症患者最早和最突出的表现，主要有食欲减退、厌食、恶心、呕吐或腹泻、胃肠道出血等。这些症状可能与肠道菌的尿素酶分解尿素产氨增多，促胃液素灭活减少刺激胃酸分泌产生溃疡有关。恶心、呕吐也与中枢神经功能障碍有关。

3. 心血管系统

主要表现为心力衰竭和心律失常，其发生与钠水潴留、肾性高血压、酸中毒、高钾血症等有关。此外，尿素可直接刺激心包引起纤维素性心包炎，患者可有心前区疼痛，听诊可闻及心包摩擦音。

4. 呼吸系统

患者酸中毒时，呼吸加深加快，严重时可出现潮式呼吸或深大呼吸。由于尿素在唾液酶作用下可生成氨，故患者呼出的气体有氨味。严重时患者可因钠水潴留、心力衰竭、低蛋白血症等而出现肺水肿。此外，因尿素刺激胸膜可引起纤维素性胸膜炎。

5. 皮肤变化

患者常出现皮肤瘙痒、干燥、脱屑、皮肤灰黄、色素沉着、尿素结晶在皮肤表面沉积形成尿素霜和转移性钙化。皮肤瘙痒可能与毒性产物对皮肤感受器的刺激及继发性 PTH 升高导致皮肤钙沉积有关。

6. 免疫系统

常出现免疫系统功能障碍，主要表现为细胞免疫显著抑制，而体液免疫功能正常或稍减弱。患者常有严重感染，是导致死亡的主要原因之一。

7. 内分泌、代谢紊乱

尿毒症时常有多种内分泌功能紊乱，如甲状旁腺功能亢进、促红细胞生成素减少、甲状腺功能减退、性腺-垂体功能失调等，内分泌功能的紊乱引发一系列临床症状。代谢障碍主要表现为糖原合成不足，糖耐量降低；蛋白质合成减少、分解加强、丢失过多，患者出现低蛋白血症、恶病质等体征；血液中甘油三酯含量升高，出现高脂血症等。

三、防治原则

（1）积极治疗原发病。

（2）去除加重肾负荷的因素　控制高血压，纠正水、电解质和酸碱平衡失调，控制感染，避免使用肾毒性药物等。

（3）饮食疗法　采取低盐、低蛋白、高热量饮食，并适当补充微量元素和维生素。

（4）采用腹膜透析和血液透析，延长生命。

（5）进行肾移植可恢复肾功能，是目前治疗尿毒症最有效的方法。

知识拓展

糖尿病肾病

糖尿病肾病是糖尿病患者最严重的并发症之一。在我国的发病率亦呈上升趋势，目前已成为终末期肾脏病的第二位原因，仅次于各种肾小球肾炎。糖尿病肾病是糖尿病全身微血管病并发症之一，主要是指糖尿病性肾小球硬化，是一种以血管损害为主的肾小球病变。

目前糖尿病肾病发病机制尚不清楚，许多学者认为其是在一定的遗传背景下和部分危险因素共同作用的结果。糖尿病肾病早期肾体积增大，肾小球滤过率增加，呈高滤过状态，多无症状，血压可正常或偏高；以后逐渐出现间隙蛋白尿或微量白蛋白尿，随着病程的延长出现持续蛋白尿、水肿、高血压、肾小球滤过率降低，进而肾功能不全、尿毒症，是糖尿病主要的死亡原因之一。

糖尿病肾病发生率随着糖尿病的病程延长而增高。1型糖尿病患者发生糖尿病肾病多在起病10～15年，而2型糖尿病患者发生糖尿病肾病的时间则短，与年龄大、同时合并较多其他基础疾病有关。糖尿病肾病常同时合并其他器官或系统的微血管病，如糖尿病视网膜病变和外周神经病变等，并且由于其存在复杂的代谢紊乱，故一旦发展到终末期肾脏病，往往比其他肾脏疾病的治疗更加棘手，因此及时防治对于延缓糖尿病肾病的具有重大意义。

思考题

一、名词解释

急性肾衰竭　慢性肾衰竭　尿毒症

二、填空题

1. 少尿是指24h尿量少于_____，无尿是指24h尿量少于_____。

2. 按照病因的不同，急性肾衰竭可分为_____、_____、_____三类。

3. 急慢性肾衰竭最危险的并发症，也是致死的主要原因之一是_____，急慢性肾衰竭发展的最严重阶段是_____。

4.慢性肾衰竭时血磷_____，血钙_____。

三、简答题

1.简述急性肾衰竭的发生机制。

2.简述肾性贫血的发生机制。

四、病例分析题

患者，女，40岁。患慢性肾小球肾炎12年，反复出现眼睑水肿。以"反复水肿12年，无尿2天"入院。近5年来尿量增多，夜间尤甚，24h尿量约2000ml。近2年来夜尿更加明显，每天尿量达2500~3500ml，尿比重固定在1.010左右。近10天来尿少，水肿加重，恶心，无食欲，全身皮肤瘙痒，四肢麻木，偶抽搐。2天来无尿，头晕、恶心加重急诊入院。体检：血压150/100mmHg。实验室检查：RBC 1.42×10^{12}/L，Hb 45g/L，血磷1.9mmol/L，血钙1.2mmol/L（正常值2.25~2.75mmol/L）。血肌酐1.78mmol/L（正常值0.43~1.06mmol/L），尿素氮10.0mmol/L（正常值1.8~6.8mmol/L），肌酐清除率24ml/min（正常值80~130ml/min）。尿蛋白（＋＋），RBC 100~150/HP，管型2~3/HP。

请问：

1.患者是否出现慢性肾衰竭？依据是什么？

2.患者是否有高血压？若有，其发生机制是什么？

3.患者是否有尿毒症？表现在哪些方面？

（聂雪丽）

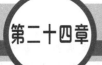

第二十四章

肝性脑病

○ ○
○ ○
○ ○

【学习目标】

掌握：肝性脑病的概念、血氨增多的机制及氨对中枢的毒性作用。

熟悉：肝性脑病的病因、分类、诱因及假性神经递质的种类。

了解：肝性脑病治疗原则。

案例导入

案例回放：

患者，男，42岁，5年前诊断为肝硬化，平素状态良好。因春节放假家庭及朋友聚会较多，连续几天摄入大量酒精及肉类食物后开始出现反应迟钝、烦躁、谵妄、扑翼样震颤等，最后出现昏迷。经医院抢救患者逐渐清醒。

思考问题：

1.请对患者做出初步诊断。

2.该患者为什么出现昏迷？简述其发生机制。

　　肝脏是人体最大的消化腺和代谢器官，参与体内的消化、代谢、排泄、解毒、分泌和免疫等多种生理过程。当各种致病因素引起肝损伤，使肝脏代谢、分泌、合成、解毒和免疫等各项功能障碍，导致机体出现黄疸、出血、感染和重要器官功能紊乱的病理生理过程称为肝功能不全。肝功能不全的晚期称为肝衰竭，是指肝功能严重障碍引起的一系列临床综合征，主要表现为肝性脑病和肝肾综合征。

　　肝性脑病（hepatic encephalopathy）是指在排除其他已知脑疾病的前提下，继发于严重肝病的神经精神综合征，临床表现为人格改变、行为异常、扑翼样震颤、意识障碍、昏迷直至死亡。临床上按照神经精神症状的轻重分为四期：一期（前驱期），有轻微的神经精神症状，表现为欣快、焦虑、反应迟缓、睡眠节律的变化、轻微的扑翼样震颤；二期（昏迷前期），一期症状加重，可出现行为异常、嗜睡、定向理解力减退、精神错乱和经常出现的扑翼样震颤等；三期（昏睡期），昏睡能唤醒，明显精神错乱、语无伦次等；四期（昏迷期），完全丧失神志，不能唤醒，对疼痛刺激无反应。

肝肾综合征

肝肾综合征

肝肾综合征（hepatorenal syndrome，HRS）是指由各种肝脏疾病发展到严重阶段引起肾灌注不足而导致的功能性肾衰竭。调查研究发现，HRS发生的危险性与肝病的严重程度成正比，故HRS多发生于重型肝炎、失代偿期肝硬化和肝癌晚期患者。

目前HRS的发生机制尚不完全清楚，主要有两个基本理论学说，一是肝肾直接相关理论学说，该学说认为肾脏的低灌注只与患病肝脏有关，而与全身血流动力学方面的紊乱无关，其主要依据是严重肝病时，肝源性的血管收缩因子合成或释放增加，而血管舒张因子减少，导致血管收缩，进而肾脏血流量减少；另一是充盈不足理论学说，该学说认为肾脏低灌注与全身血流动力学变化有关，HRS只是严重肝病动脉充盈不足的外周表现之一，其主要依据是严重肝病时血流动力学呈现高心排血量和全身血管阻力降低的病理生理现象，而肾低灌注是全身血液循环改变的反应。HRS预后不佳，多于发生肝肾综合征后的3～10天内死于肝或肾衰竭引起的各种并发症。临床上改善肝脏病变及防止其发展是预防HRS的根本。

第一节　肝性脑病的病因和分类

现临床上按照肝脏病变、神经精神症状和体征及病程将肝性脑病分为A、B、C三型。

1. A型肝性脑病

A型肝性脑病即急性肝衰竭相关性肝性脑病，起病急，病情凶险，多无明显诱因。常见于急性重型病毒性肝炎、急性药物性肝病、急性中毒性肝病等，肝细胞广泛坏死致肝功能急剧下降，患者迅速发生昏迷，预后差。

2. B型肝性脑病

B型肝性脑病即无内在肝病的门体旁路相关性肝性脑病，少见，由门-体静脉分流术引起，肝结构正常，无器质性肝病。

3. C型肝性脑病

C型肝性脑病即肝硬化伴门静脉高压或门体分流相关的肝性脑病，最常见，常继发于各种慢性肝病，如肝炎后肝硬化、酒精性肝硬化、血吸虫性肝硬化、营养不良性肝硬化、慢性药物性肝硬化、原发性肝癌等。

肝性脑病的病理变化

人类对肝性脑病的认识已有百年的历史，通常认为其无明显的特异性结构变化，但是最近的研究发现肝性脑病存在神经病理学改变，其脑组织主要受累细胞是星形胶质细胞，并且其变化多被认为是继发性改变。

继发于急性肝功能不全的肝性脑病，其病理变化主要表现为星形胶质细胞肿胀及明显的细胞毒性脑水肿，临床表现为颅内压明显增高，常有脑疝形成；而继发于慢性肝功能不全的肝性脑病，其病理学特征是阿尔茨海默病Ⅱ型星形细胞增多症及轻度的脑水肿，其急性发作时亦可有颅内压升高。肝性脑病的病理变化是脑组织功能和代谢障碍的继发表现。

第二节　肝性脑病的发病机制

肝性脑病的发生机制尚不完全清楚，大量研究资料表明，肝性脑病的发生主要是由于脑组织功能和代谢障碍所致。其发生机制主要有氨中毒学说、假性神经递质学说、血浆氨基酸失衡学说和 γ-氨基丁酸学说等。每种机制学说都能从一定角度解释肝性脑病的发生发展，并为临床治疗提供理论依据，但并不能解释全部。

一、氨中毒学说

正常人体内氨的生成与清除之间维持着动态平衡，血氨不超过 $59\mu mol/L$。当血氨生成增多而清除不足时，血氨升高，增多的血氨通过血-脑屏障进入脑内，作为神经毒素引起肝性脑病。临床上有 $80\%\sim90\%$ 的肝性脑病患者有血氨升高，采取降血氨治疗能取得一定疗效。

（一）血氨升高的原因

氨的生成过多和清除减少是血氨增高的主要原因。

1. 氨产生增多

血氨主要来自肠道，少部分来自肾和肌肉。

（1）肠道产氨增加　正常成人肠道每天产氨约 4g，经门静脉入肝，转变成尿素而被解毒。肝功能严重障碍时：①肝硬化时门静脉血流受阻，引起肠黏膜淤血、水肿或因胆汁分泌减少，食物消化、吸收和排空发生障碍，致使未经消化吸收的蛋白质在肠道内潴留，同时肠道内细菌繁殖生长活跃，释放的氨基酸氧化酶和尿素酶增多，在酶的作用下氨基酸分解产氨增多；②严重肝病合并上消化道出血时，血液蛋白在肠内细菌作用下可产生大量的氨；③肝肾综合征时发生氮质血症，大量尿素弥散至胃肠道内，在肠道细菌尿素酶的作用下，产氨增加。此外肠道中氨的吸收与肠道内的 pH 关系密切，当肠道 pH 较低时，NH_3 与 H^+ 结合成不能被吸收的 NH_4^+ 而随粪便排出；反之，当肠道 pH 较高时，NH_3 生成增多，吸收入血增多。

（2）肌肉产氨增加　肝性脑病前期，患者高度不安和躁动，使肌肉活动增强，使肌肉中腺苷酸分解代谢增强而产氨增加。

（3）肾脏产氨增加　肾小管上皮细胞内含有谷氨酰胺酶，可将谷氨酰胺变为谷氨酸，同时生成氨，氨可被分泌至肾小管管腔，也可再吸收入血。当肾小管管腔内原尿的 pH 偏低时，则氨的分泌增加而吸收入血减少；但若肾小管管腔内原尿的 pH 偏高，则氨吸收入血增多而分泌减少，使血氨升高。

2. 氨的清除不足

氨的清除主要是在肝脏经鸟氨酸循环合成尿素，再经肾脏排出体外。通常生成 1 分子的尿素，能清除 2 分子氨，同时需消耗 3 分子的 ATP。肝性脑病时氨清除不足的原因主要有：①肝功能严重障碍时，ATP 供给不足；②肝内鸟氨酸循环的酶系统严重受损，发生鸟氨酸循环障碍，使尿素合成能力显著降低而引起血氨清除不足；③门-体侧支循环建立，使来自肠道的部分氨绕过肝脏，未经肝清除而直接进入体循环，引起血氨升高。

（二）氨对脑的毒性作用

氨进入脑内与多种因素有关。NH_3 属于弱碱性，血中仅为 1％，主要以 NH_4^+ 形式存在，NH_4^+ 不易通过血-脑屏障，当血浆 pH 增高时 NH_3 增多，可自由通过血-脑屏障，进入脑内。血-脑屏障的通透性直接影响氨的入脑量，如果血-脑屏障通透性增高，即使血氨不升高，进入脑内的氨也可增加。细胞因子、自由基等可使血-脑屏障通透性增高，氨进入脑增加，可加重肝性脑病，这也是部分患者血氨浓度不高，但也会发生严重肝性脑病的原因。进入脑内的氨增高，可产生如下作用。

1. 干扰脑细胞能量代谢

脑内的能量主要来源于葡萄糖的有氧氧化。氨通过血-脑屏障进入脑内后可在多个环节干扰葡萄糖的有氧氧化过程，使 ATP 生成减少、消耗过多，导致脑细胞完成各种功能所需的 ATP 严重不足，不能维持中枢神经的兴奋活动，从而引起中枢神经系统功能障碍。

2. 氨使脑内某些神经递质发生改变

进入脑内的氨增多后可使抑制性神经递质增多，如 γ-氨基丁酸、谷氨酰胺；而兴奋性神经递质减少，如乙酰胆碱、谷氨酸，使神经递质之间平衡失调，导致中枢神经系统功能紊乱。

3. 氨对神经细胞膜的抑制作用

有研究表明，脑内氨升高后可干扰神经细胞膜上 Na^+-K^+-ATP 酶的活性，竞争性抑制 K^+ 进入细胞内，使细胞内外 Na^+、K^+ 分布异常，导致脑细胞膜电位和兴奋性、传导性的异常。

氨中毒是肝性脑病的重要发病机制，但并不能解释所有肝性脑病患者的发生过程，如在临床中，约有 20％肝性脑病患者的血氨是正常的，但有神经精神症状；还有部分患者，虽然存在血氨升高，但是并不发生肝性脑病。由此可见，氨中毒学说并不是肝性脑病唯一的发生机制。

★考点提示：血氨升高的原因及血氨的毒性作用

二、假性神经递质学说

该学说认为去甲肾上腺素和多巴胺是脑干网状结构突触部位传递神经冲动的正常神经递质，主要功能是保持机体觉醒状态。当肝功能障碍和门静脉血液绕过肝脏分流时，肠道内产生的某些胺类未经肝脏解毒，便由血液带到中枢及外周神经系统的肾上腺素能神经元内，形成假性神经递质（false neurotransmitter），即羟苯乙醇胺和苯乙醇胺，取代了正常的神经递质，使神经突触部位冲动传递发生障碍，从而引起神经系统的功能障碍，使机体觉醒状态不能维持，从而导致肝性脑病的发生。

（一）假性神经递质的产生

正常情况下，食物中的蛋白质在肠道内分解成氨基酸，其中芳香族氨基酸如苯丙氨酸、酪氨酸、色氨酸等，经肠道细菌氨基酸脱羧酶的作用可分解成苯乙胺和酪胺，经肠黏膜吸收入血，在肝脏内经单胺氧化酶作用被分解清除。当严重肝病或经门-体分流时，一方面由于肠道淤血，使肠内腐败分解过程增加，产生胺增加，被吸收的苯乙胺和酪胺增加。另一方面，肝内酶系统受损，单胺氧化酶活性降低，使苯乙胺和酪胺不能被肝脏有效地分解清除。其次，由于经侧支循环分流，苯乙胺和酪胺绕过肝脏直接进入体循环，进入中枢神经系统增多。

进入脑干网状结构的神经细胞后，苯乙胺和酪氨在非特异性 β-羟化酶作用下，生产苯乙醇胺（phenylethanolamine）和羟苯乙醇胺（octopamine）。苯乙醇胺和羟苯乙醇胺在化学结构上与正常的神经递质多巴胺、去甲肾上腺素很相似（图 24-1），但其传递信息的生理功能远远低于正常神经递质，故称为假性神经递质。

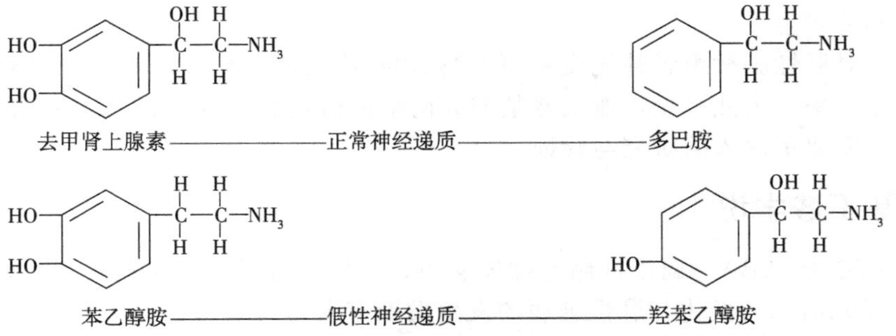

图 24-1　正常神经递质及假性神经递质的结构图

（二）假性神经递质的毒性作用

当脑干网状结构中假性神经递质增多时，将被神经细胞突触小体摄取、储存，取代正常的神经递质，使传至大脑皮质的兴奋冲动受阻，大脑功能被抑制，患者出现神志变化，甚至昏迷。大脑锥体外系基底神经节含有抑制性多巴胺神经元和兴奋性乙酰胆碱神经元，当羟苯乙醇胺取代多巴胺后，抑制性多巴胺神经元功能丧失，兴奋性乙酰胆碱神经元占优势，可出现扑翼样震颤；当外周交感神经末梢递质去甲肾上腺素被苯乙醇胺取代后，可引起小动脉扩张，外周血管短路开放，出现高输出量、低外周阻力的循环状态，使肾脏血流量减少，引起功能性肾功能不全。

假性神经递质学说的根据之一是应用左旋多巴可以明显改善肝性脑病的病情，这是因为左旋多巴易透过血-脑屏障进入脑内，并在脑内最终转变成多巴胺和去甲肾上腺素，使脑内正常神经递质增加，与假性神经递质竞争，使神经传导功能恢复，促进患者的觉醒。

三、血浆氨基酸失衡学说

肝性脑病患者常可见到血浆氨基酸失衡，即芳香族氨基酸（AAA）增多，如苯丙氨酸、酪氨酸和色氨酸；而支链氨基酸（BCAA）减少，如缬氨酸、亮氨酸、异亮氨酸。肝性脑病时，两者比值 BCAA/AAA 可由正常时的 3～3.5 可下降至 0.6～1.2。

（一）血浆氨基酸失衡的原因

由于肝功能严重障碍，致使胰岛素和胰高血糖素在肝内的灭活减弱，血液中两者的浓度均升高，但胰高血糖素升高更显著，致使胰岛素/胰高血糖素比值下降，胰高血糖素致使蛋白质分解代谢增强，体内分解代谢大于合成代谢。由于蛋白质分解代谢占优势，大量的芳香族氨基酸从肌肉和肝释放入血，而肝功能障碍时，不能将其降解或进行糖异生，致使血浆芳香族氨基酸含量增高；而血中胰岛素增多可促进肌肉摄取和利用支链氨基酸，致使血浆中支链氨基酸减少，从而两者比值 BCAA/AAA 降低。

（二）血浆氨基酸失衡与肝性脑病的关系

在正常生理情况下，支链氨基酸和芳香族氨基酸在通过血-脑屏障时是利用同一载体转运的，在通过血-脑屏障时他们之间发生竞争。当 BCAA/AAA 比值降低时，芳香族氨基酸进入脑内增多。当脑中苯丙氨酸增多时可抑制酪氨酸羟化酶的活性，而酪氨酸脱羧酶的活性却可提高，致使大量的酪氨酸在脑内合成儿茶酚胺的途径受抑制，其在脱羧酶的作用下生成酪胺，酪胺再经 β-羟化酶作用生成羟苯乙醇胺；苯丙氨酸在脱羧酶的作用下生成苯乙胺，并经 β-羟化酶作用生成苯乙醇胺，使脑内假性神经递质增多而正常神经递质合成减少，导致肝性脑病的发生。

临床上，对肝性脑病患者补充支链氨基酸仅能缓解部分患者的神经精神症状，却不能改变患者的生存率，由此可见，血浆氨基酸失衡学说虽是假性神经递质学说的补充和发展，但两种学说尚需要更深入的研究与验证。

四、γ-氨基丁酸学说

γ-氨基丁酸（GABA）属于抑制性神经递质，介导突触后及突触前神经抑制。目前认为 GABA 能神经元活动的变化与肝性脑病的发生发展有密切关系。

GABA 主要储存在突触前神经元的囊泡中，当突触前神经元兴奋时，GABA 从囊泡中释放出来，与突触后神经元胞膜上的 GABA 受体结合，引起突触后膜对 Cl^- 的通透性升高，由于细胞外的 Cl^- 浓度比细胞内高，Cl^- 由细胞外进入细胞内，产生超极化，发挥突触后抑制作用；当 GABA 作用于突触前的轴突末梢时，也可使轴突膜对 Cl^- 的通透性增高，由于轴质内的 Cl^- 浓度比轴突外高，Cl^- 由轴质内流向轴突外，进而产生去极化，使末梢在冲动到来时释放神经递质的量减少，从而发挥突触前抑制作用。

神经细胞内的谷氨酸在谷氨酸脱羧酶的作用下生成 GABA；而血中的 GABA 主要是肠道细菌作用于肠内容物而产生，进入肝脏被分解。当肝脏功能严重障碍时，GABA 分解减少或通过侧支循环绕过肝脏，致使血中 GABA 含量增加，通过血-脑屏障的 GABA 随之增多，并大量与 GABA 受体结合，使 GABA 能神经元突触前或突触后抑制性活动增强，导致中枢神经系统功能抑制，产生肝性脑病。

五、其他神经毒质的毒性作用

研究发现，很多的神经毒质可能也参与了肝性脑病的发生发展过程，如脂肪酸、硫醇、锰等。肝功能严重障碍时导致脂肪代谢障碍，使血中的短链脂肪酸增多，从而抑制脑能量代谢，影响神经冲动的传导。含硫的蛋氨酸经肠道细菌作用后可产生毒性较强的含硫化合物，正常时可在肝脏内解毒降解，但当肝功能严重障碍时，则可产生毒性作用。锰正常情况下由肝胆管排出，当肝功能严重障碍时血锰升高可导致星形胶质细胞病变，影响谷氨酸摄取及能量代谢。此外，酚、吲哚、甲基吲哚等均与肝性脑病的发生有一定关系。

总之，肝性脑病的发病机制较为复杂，每一种学说都不能独立的解释肝性脑病的全部表现。随着研究的深入，逐渐明确了诸多因素间的内在联系及其相互作用，这为临床治疗措施的综合实施提供了理论依据，提高了肝性脑病的治愈率。

第三节　肝性脑病的诱因和防治原则

一、诱发因素

多数肝性脑病患者均有明显的诱因，常见诱因如下。

1. 氮负荷增加

氮负荷增加是最常见的诱因。如肝硬化合并上消化道出血、过量蛋白饮食、输血等可致外源性氮负荷加重，使血氨升高诱发肝性脑病；而便秘、感染、氮质血症、低钾性碱中毒、尿毒症等可致内源性氮负荷过重，诱发肝性脑病。

2. 血-脑屏障通透性增高

正常情况下，某些神经毒质如 GABA 等并不能通过血-脑屏障，但当严重肝病、感染、饮酒、脑内能量代谢障碍等可使血-脑屏障的通透性增高，神经毒质进入脑内诱发肝性脑病。

3. 脑敏感性增高

严重肝病时，体内各种神经毒质增多，使脑对药物或氨等毒性物质的敏感性增高。因此，使用镇痛药、麻醉药、镇静药以及氯化铵等药物时，可诱发肝性脑病。此外，缺氧、感染、电解质紊乱等也可增强脑对毒性物质的敏感性，易诱发肝性脑病。

二、防治原则

1. 治疗原发病

应针对原发病如肝炎、肝硬化等进行积极治疗。

2. 消除诱因

诱因在肝性脑病的发生过程中具有重要作用，消除诱因可有效预防肝性脑病。①严格控制蛋白质的摄入量，减少氮负荷。每天蛋白质摄入量不宜超过 40g，能量来源应以糖为主，注意补充适量维生素，减少蛋白质的分解；②避免食用粗糙、质硬的食物，防治消化道大出血；③灌肠或导泻清除肠内积食，防止便秘，减少肠内毒性物质吸收入血；④预防因利尿、放腹水、低血钾等情况诱发肝性脑病；⑤慎用镇痛药、镇静药和麻醉药，防止诱发肝性脑病。

3. 降低血氨

降低血氨的措施如下：①口服抗生素，抑制肠道菌群，减少氨的产生；②口服乳果糖等降低肠道 pH，减少肠道产氨，利于氨的排出；③应用门冬氨酸鸟氨酸制剂降血氨；④纠正水、电解质代谢紊乱和酸碱平衡失调，尤其注意纠正碱中毒。

4. 其他

可给患者左旋多巴，促使患者觉醒；也可口服或肌注支链氨基酸为主的氨基酸混合液，纠正氨基酸失衡等。

知识拓展

肝性脑病的健康教育

肝性脑病又称肝性昏迷，是严重肝病引起的、以代谢紊乱为基础的中枢神经系统功能失调的综合病症，其主要临床表现是意识障碍、行为失常和昏迷。肝性脑病是肝病患者常见的死亡原因之一，肝性脑病重在预防，并要做到早发现、早治疗。健康教育尤为重要。

（1）疾病知识指导 向患者和家属介绍肝脏疾病和肝性脑病的有关知识，指导其认识肝性脑病的各种诱发因素，要求患者自觉避免诱发因素，如戒烟酒，限制蛋白质的摄入，不滥用对肝脏有害的药物，避免各种感染，保持排便通畅等。

（2）用药指导　指导患者严格按医嘱规定的剂量、用法服药，了解药物的主要不良反应，避免服用损害肝脏的药物，定期随访。

（3）健康宣教指导　家属给予患者精神支持和生活照顾，帮助患者树立战胜疾病的信心。使患者及家属了解肝性脑病的早期征象，指导家属学会观察患者的思维、性格、行为及睡眠等方面的改变，以便及时发现病情变化，及早治疗。

思考题

一、名词解释

肝性脑病　氨中毒学说　假性神经递质

二、填空题

1.关于肝性脑病发生机制的学说主要有 _____、_____、_____、_____。

2.血氨生成增多的三条主要途径是_____、_____、_____。

3.肝性脑病患者血浆氨基酸的异常表现是_____增多，_____减少。

三、简答题

1.简述血氨的脑毒性作用。

2.肝性脑病的常见诱因有哪些？

四、病例分析题

患者，男，39岁，有乙型肝炎病史12年，现因乏力、腹胀、尿少、下肢肿胀10个月，便血2天入院。查体：神志淡漠、少语，不应答或答非所问，计算力定向力障碍，巩膜黄染。腹部高度隆起，有移动性浊音，腹壁浅静脉怒张，前胸有散在蜘蛛痣，肝未触及，脾位于肋下2.5cm，双下肢水肿。实验室检查：HBsAg（＋），谷丙转氨酶100U，黄疸指数22，RBC 3.8×10^{12}/L，血小板 90×10^9/L。大便隐血（＋＋＋），血清白蛋白31g/L，球蛋白45g/L，白球比例为0.68/1。

请问：

1.请对此患者做出诊断，并写出诊断依据。

2.该患者为什么出现精神神经症状？其发生机制如何？

（聂雪丽）

中英文名词对照索引

参考文献

［1］ 张军荣，杨怀宝.病理学基础.第 3 版.北京：人民卫生出版社，2015.

［2］ 陈命家.病理学与病理生理学.第 3 版.北京：人民卫生出版社，2014.

［3］ 王斌，陈命家.病理学与病理生理学.第 7 版，北京：人民卫生出版社，2014.

［4］ 丁运良.病理学与病理生理学.第 3 版.北京：高等教育出版社，2014.

［5］ 李玉林.病理学.第 8 版.北京：人民卫生出版社，2013.

［6］ 丁运良，丁凤云.病理学与病理生理学.第 2 版.南京：江苏科学技术出版社，2014.

［7］ 商战平.病理学与病理生理学.北京：中国协和医科大学出版社，2012.

［8］ 高子芬，李良，宋印利.病理学.第 4 版.北京：北京大学医学出版社，2014.

［9］ 孙景洲，刘文.病理学基础.南京：江苏科学技术出版社，2015.

［10］ 张军荣，李夏.病理学与病理生理学.北京：人民卫生出版社，2016.

［11］ 刘红.病理学与病理生理学.第 2 版.北京：科学出版社，2014

［12］ 冷静，冯一中.病理学.北京：科学出版社，2010.

［13］ 吴义春.病理学与病理生理学.南京：江苏科学技术出版社，2012.

［14］ 石远凯，孙燕.临床肿瘤内科手册.第 6 版.北京：人民卫生出版社，2015.

［15］ 步宏.病理学与病理生理学.第 3 版.北京：人民卫生出版社，2014.

［16］ 宋晓环，张俊会.病理学.武汉：华中科技大学出版社，2015.

［17］ 苏鸣，刘立新.病理学.第 2 版.武汉：华中科技大学出版社，2014.

［18］ 王岩梅，刘立新.病理学与病理生理学.西安：西安交通大学出版社，2012.

［19］ 杨建平，杨德兴.病理学与病理生理学.武汉：华中科技大学出版社，2010.

［20］ 王建枝，殷莲华.病理生理学.第 8 版.北京：人民卫生出版社，2013.

［21］ 李树香，徐香兰.病因病理学基础.第 2 版.北京：人民卫生出版社，2014.

［22］ 李桂源.病理生理学.第 3 版，北京：人民卫生出版社，2015.

［23］ 方义湖，孙景洲.病理学与病理生理学.武汉：华中科技大学出版社，2014.

［24］ 金惠铭，王建枝.病理生理学.第 8 版.北京：人民卫生出版社，2013.

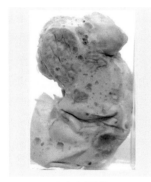
（a）切面观

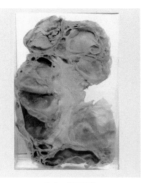
（b）表面观

彩图 2-2　肾压迫性萎缩（肉眼观）

肾盂积水，压迫周围肾组织，肾实质变薄呈囊泡状

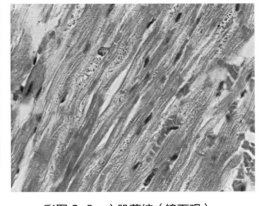
彩图 2-3　心肌萎缩（镜下观）

萎缩的心肌纤维变窄，在核两端可见棕黄色脂褐素颗粒

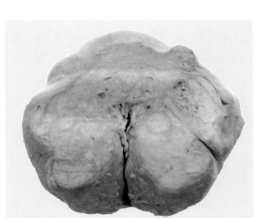
彩图 2-4　前列腺增生（肉眼观）

前列腺体积增大，切面呈灰白色结节状

正常细胞　颗粒变性　胞质疏松化　气球样变

彩图 2-5　细胞水肿模式图

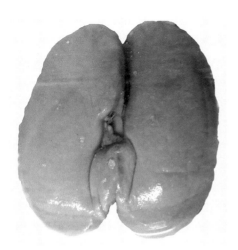
彩图 2-6　肾水肿（肉眼观）

肾体积增大，包膜紧张，颜色变淡，失去
正常组织的光泽（或称肾浑浊肿胀）

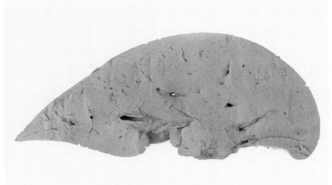
彩图 2-7　脂肪肝（肉眼观）

肝体积增大，淡黄色，切面有油腻感

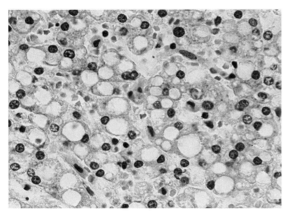

彩图 2-8　肝细胞脂肪变性（镜下观）

肝细胞质中见大小不等的空泡，部分细胞核
偏向细胞一侧

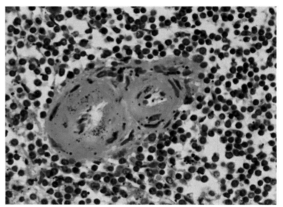

彩图 2-9　脾中央动脉玻璃样变性（镜下观）

原发性高血压时，脾中央动脉管壁增厚，管腔相对狭
小，动脉壁内见红染、均质的玻璃样变物质

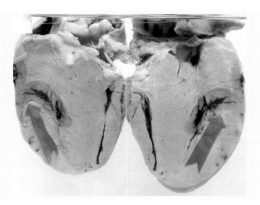

彩图 2-10　心肌凝固性坏死（肉眼观）

坏死灶（→）不规则形，干燥灰白色，与健康组
织间有明显分界线

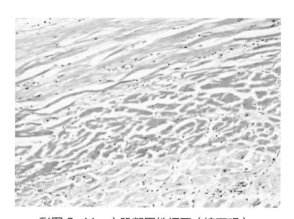

彩图 2-11　心肌凝固性坏死（镜下观）

坏死的心肌细胞嗜酸性增强，细胞核消失，
但心肌细胞的轮廓仍存在

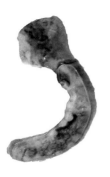

彩图 2-12
阑尾湿性坏疽（肉眼观）

阑尾肿胀坏死呈污黑色

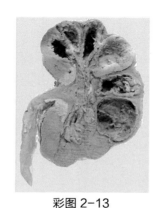

彩图 2-13
肾结核空洞（肉眼观）

肾结核患者，肾脏坏死物经输尿管
排出，肾脏内形成空腔，即空洞

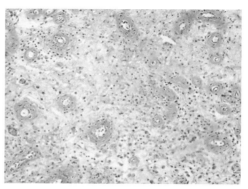

彩图 2-14　肉芽组织（镜下观）

大量新生的毛细血管，周围有成纤维细胞及
一定数量的炎细胞

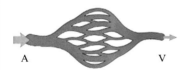

彩图 3-1　动脉充血

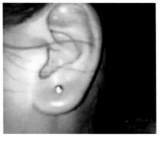

彩图 3-2　充血（肉眼观）

耳垂组织红肿，体积增大

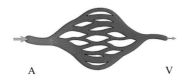

彩图 3-3　静脉充血

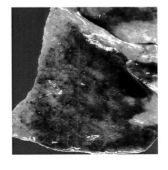

彩图 3-4　急性肺淤血（肉眼观）

肺组织肿胀，包膜紧张，颜色暗红

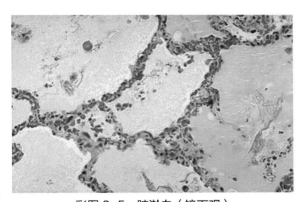

彩图 3-5　肺淤血（镜下观）

肺泡壁毛细血管和小静脉高度扩张，有红细胞和
粉红色液体渗出到肺泡腔

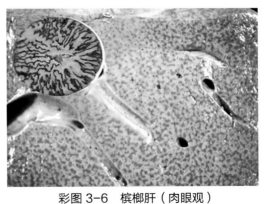

彩图 3-6　槟榔肝（肉眼观）

长期慢性肝淤血时，肝的表面及切面可见呈红
（淤血区）黄（脂肪变性区）相间的状似槟榔
切面的条纹，称为槟榔肝

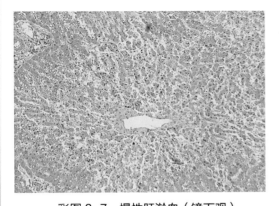

彩图 3-7　慢性肝淤血（镜下观）

肝小叶中央静脉和周围的肝窦扩张，充满红细
胞；肝小叶中央区肝细胞萎缩，肝小叶周边区
肝细胞脂肪变性

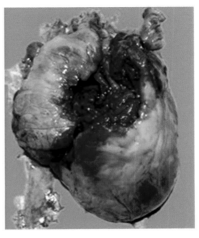

彩图 3-8　心脏破裂大出血（肉眼观）

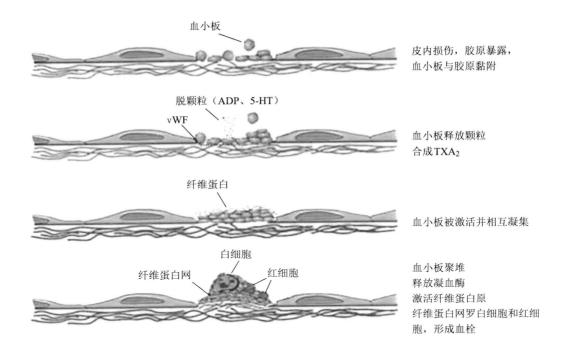

血小板

皮内损伤，胶原暴露，
血小板与胶原黏附

脱颗粒（ADP、5-HT）

vWF

血小板释放颗粒
合成TXA₂

纤维蛋白

血小板被激活并相互凝集

白细胞

纤维蛋白网   红细胞

血小板聚堆
释放凝血酶
激活纤维蛋白原
纤维蛋白网罗白细胞和红细
胞，形成血栓

彩图 3-9　血栓形成过程示意图

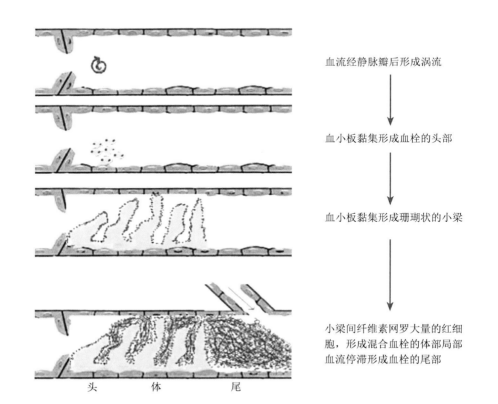

血流经静脉瓣后形成涡流

血小板黏集形成血栓的头部

血小板黏集形成珊瑚状的小梁

小梁间纤维素网罗大量的红细
胞，形成混合血栓的体部局部
血流停滞形成血栓的尾部

头　　体　　尾

彩图 3-10　静脉血栓形成过程示意图

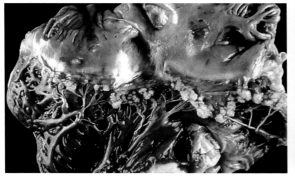

彩图 3-11 白色血栓（肉眼观）

心瓣膜游离缘可见灰白色小结节状，
质硬、粗糙，不易脱落

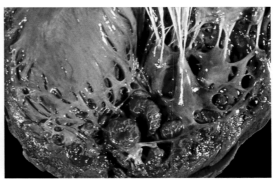

彩图 3-12 混合血栓（肉眼观）

粗糙、干燥、圆柱状，灰白色和
红褐色层状交替的结构

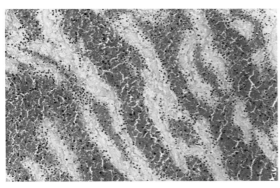

彩图 3-13 混合血栓（镜下观）

似珊瑚的血小板小梁，周边有中性粒细胞附着，
梁间的纤维蛋白网络着大量的红细胞

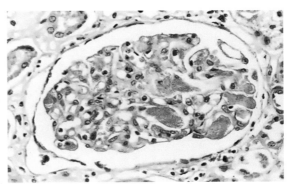

彩图 3-14 透明血栓（镜下观）

主要是均质红染的纤维蛋白

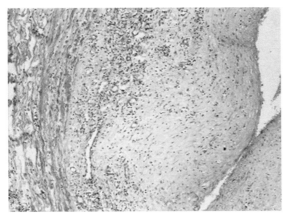

彩图 3-15 血栓机化（镜下观）

肉芽组织长入血栓中形成机化

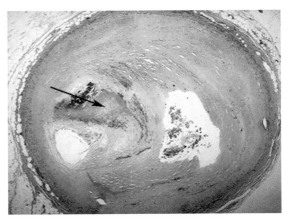

彩图 3-16 血栓钙化（镜下观）

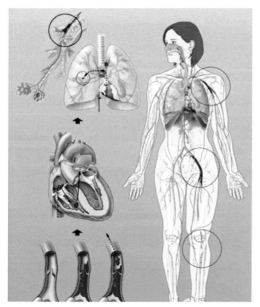

彩图 3-18　肺动脉栓塞的示意图

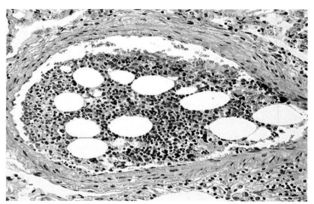

彩图 3-19　脂肪栓塞（镜下观）

血管腔内可见大小不等的脂滴，圆形或卵圆形，HE切片上呈空泡状

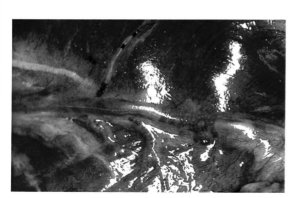

彩图 3-20　气体栓塞（肉眼观）

血管腔内可见多量气泡

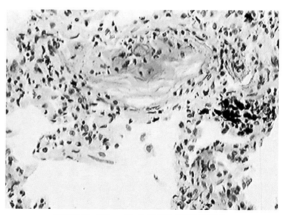

彩图 3-21　羊水栓塞（镜下观）

血管腔内可见胎脂、胎粪等羊水成分

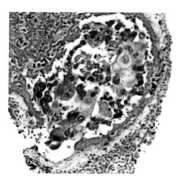

（a）肿瘤细胞栓塞

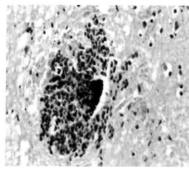

（b）菌落栓塞

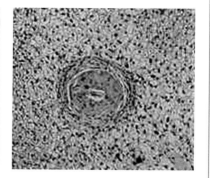

（c）虫卵栓塞

彩图 3-22　其他栓塞（镜下观）

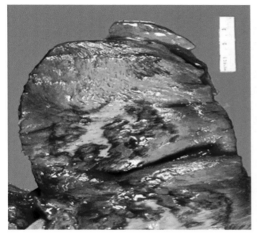

彩图 3-23　心肌梗死（肉眼观）

梗死灶灰白色，不规则，呈地图状

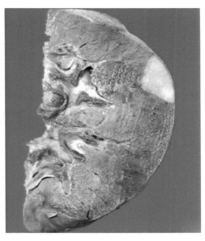

彩图 3-24　肾贫血性梗死（肉眼观）

梗死灶灰白色，呈锥形，尖端指向肾门

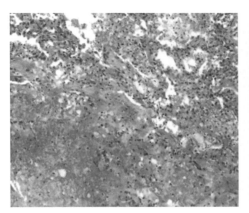

彩图 3-25　肺出血性梗死（镜下观）

梗死灶可见大量红细胞

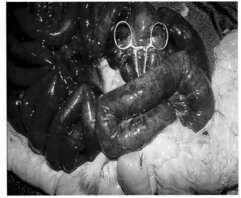

彩图 3-26　肠出血性梗死（肉眼观）

肠呈节段性梗死，梗死灶暗红色，湿润

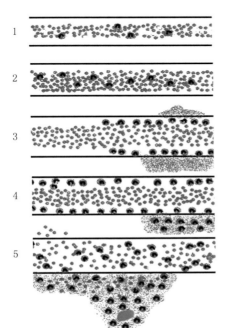

彩图 4-1　炎症的血管反应示意图

1. 细动脉短暂收缩；
2. 血管扩张，血流加速；
3. 血流变慢，血浆渗出；
4. 白细胞游出血管外；
5. 游出的白细胞在趋化因子的吸引下向炎区聚集
   并发挥作用，红细胞也可被动漏出

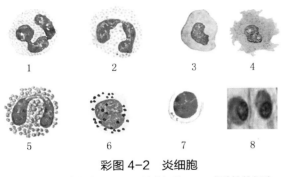

彩图 4-2　炎细胞

1，2—中性粒细胞；3，4—巨噬细胞；5—嗜酸性粒细胞；
6—嗜碱性粒细胞；7—淋巴细胞；8—浆细胞

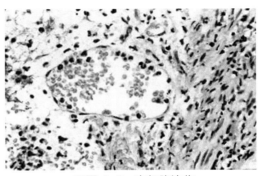

彩图 4-3　白细胞边集

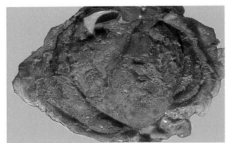

（a）肉眼观

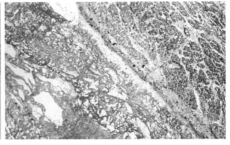

（b）镜下观

彩图 4-6　绒毛心

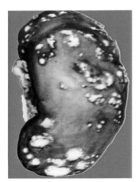

（a）肉眼观

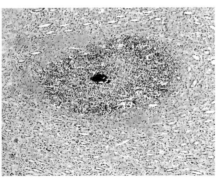

（b）镜下观

彩图 4-7　肾脓肿

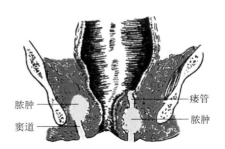

彩图 4-8　窦道、瘘管示意图

肛管直肠周围脓肿有窦道、瘘管形成

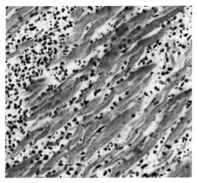

彩图 4-9　急性蜂窝织炎性阑尾炎的肌层

阑尾肌层可见大量中性粒细胞弥漫性浸润

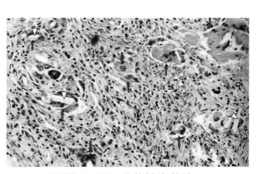

彩图 4-10　异物性肉芽肿

↑指的是异物巨细胞，△指的是异物

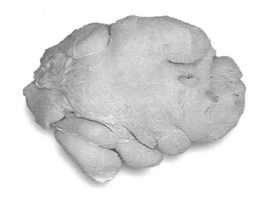

彩图 5-2 脂肪瘤（肉眼观）

可见肿瘤分叶状生长，有完整包膜，
手术易摘除，术后复发少

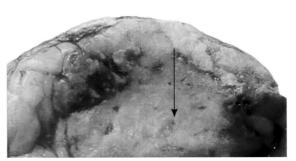

彩图 5-3 肿瘤的浸润性生长（肉眼观）

如（→）所示，可见瘤体呈不规则团块状，
无包膜，与周围组织分界不清楚

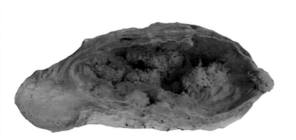

彩图 5-4 膀胱癌（肉眼观）

图为剖开的膀胱切面，可见多个菜花状肿物
（→）突出于膀胱内表面（外生性生长）

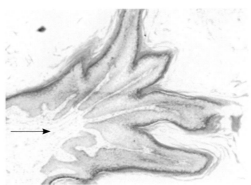

彩图 5-5 乳头状瘤（镜下观）

瘤体形成多个乳头状突起，并有血管结缔组织间质伸向乳
头状突起的内部，构成其轴心（→），表面覆盖增生上皮，分化良好

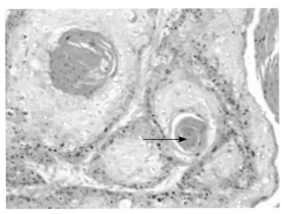

彩图 5-6 鳞状细胞癌（镜下观）

可见异型性明显的上皮样癌细胞聚集成不规则
的条索、片块状癌巢，与间质分界清楚。癌巢中
可见层状的角化物（→）

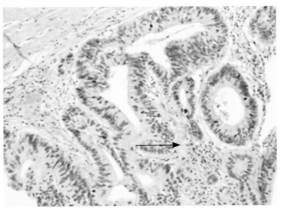

彩图 5-7 腺癌（镜下观）

癌细胞形成大小不等、形态不规则的腺样结构。腺样
结构拥挤，可呈"背靠背""共壁""筛状"等结构；
癌细胞排列紧密、重叠或层次增多，常失去极向，异型
性明显，可见病理性核分裂象（→）

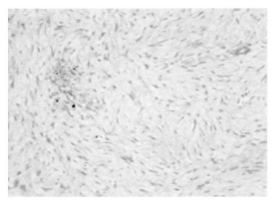

彩图 5-8　纤维瘤（镜下观）

肿瘤由分化好的成纤维细胞、纤维细胞和胶原纤维构成，排列成编织状，间质为血管及疏松结缔组织

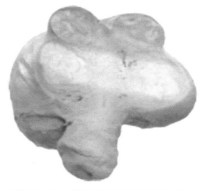

彩图 5-9　良性肿瘤的膨胀性生长
（子宫平滑肌瘤，肉眼观）

瘤体呈多个结节状，包膜完整，与周围
组织分界清楚

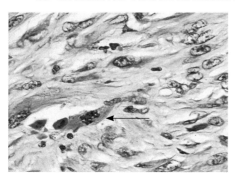

彩图 5-10　纤维肉瘤（镜下观）

瘤细胞丰富，异型性明显，可见病理性核分裂象（→）

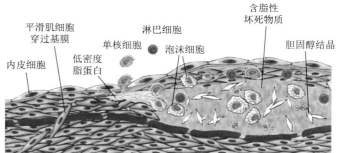

彩图 6-2　单核细胞和平滑肌细胞迁入内膜
及泡沫细胞形成模式图

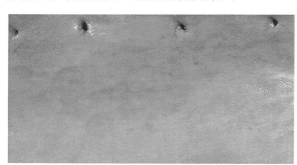

彩图 6-3　脂纹与脂斑（肉眼观）

动脉内膜表面可见脂纹

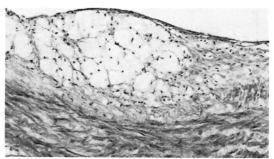

彩图 6-4　脂纹与脂斑（镜下观）

动脉内膜中见大量泡沫细胞

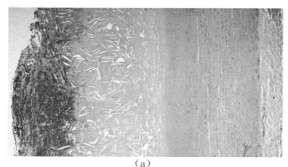

（a）

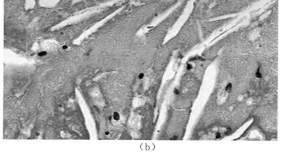

（b）

彩图 6-5　动脉粥样硬化（粥样斑块镜下观）

（a）中膜内无定形坏死物及胆固醇结晶（低倍）；（b）胆固醇结晶（高倍）

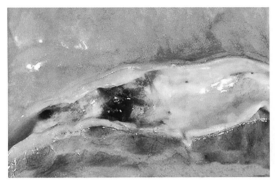

彩图 6-6 斑块破裂出血（肉眼观）

冠状动脉粥样斑块内出血

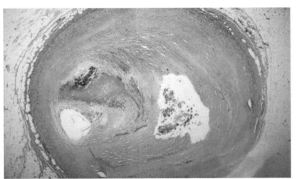

彩图 6-7 冠状动脉血栓形成与再通（镜下观）

血栓形成后再通，可见两个狭窄的通道

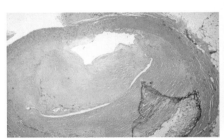

彩图 6-8 钙化（镜下观）

冠状动脉管壁见蓝色钙化

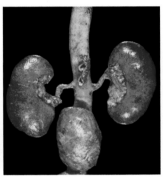

彩图 6-9 腹主动脉瘤（肉眼观）

腹主动脉管壁局部向外明显扩张

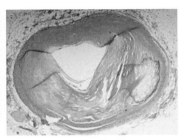

**彩图 6-10
血管管腔狭窄（镜下观）**

冠状动脉粥样硬化管腔变窄

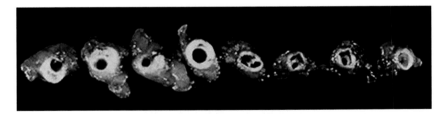

彩图 6-11 冠状动脉粥样硬化前降支横切面（肉眼观）

冠状动脉前降支的横切面有明显粥样硬化及管腔狭窄，左边动脉的近端部分尤为明显

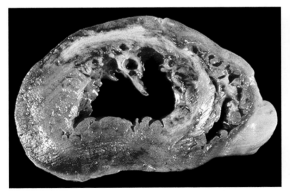

彩图 6-12 心肌梗死（肉眼观）

左心室前壁及室间隔前2/3梗死，灰白色

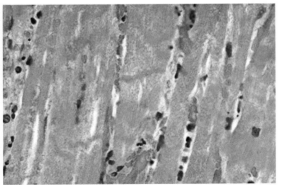

彩图 6-13 心肌梗死1~2天（镜下观）

心肌纤维有暗红的收缩带经过，
心肌细胞核几乎全部消失,有炎细胞浸润

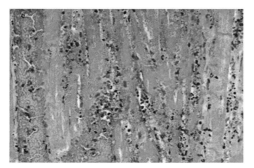

彩图 6-14　心肌梗死3~4天（镜下观）

心肌纤维胞质内见波浪状横带，血管充血出血，
中性粒细胞浸润

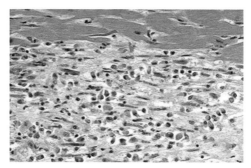

彩图 6-15　心肌梗死1~2周（镜下观）

上方为残存的正常心肌，下方坏死的心肌中可见
肉芽组织

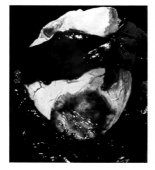

彩图 6-16
心脏破裂（肉眼观）

心尖可见破裂口，暗红色的
血块为心包积血

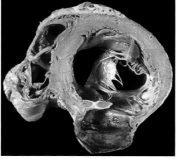

彩图 6-17
室壁瘤（肉眼观）

左心室前壁菲薄处局限性
向外膨隆

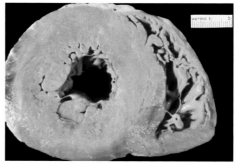

彩图 6-19　向心性肥大（肉眼观）

心脏横切面见左心室肌壁明显增厚，乳头
肌和肉柱增粗，心腔略小

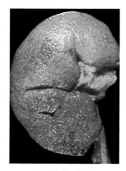

彩图 6-20
原发性颗粒性
固缩肾（肉眼观）

肾体积缩小，
表面布满细小颗粒

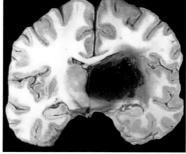

彩图 6-21　脑出血（肉眼观）

高血压脑基底节区出血

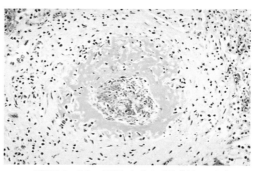

彩图 6-22　恶性高血压肾（镜下观）

细动脉壁纤维素样坏死

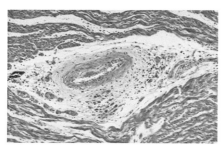

彩图 6-23　风湿小体（镜下观低倍）

心肌间质血管旁可见梭形的风湿小体

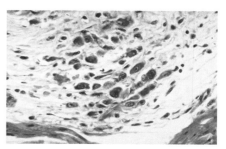

彩图 6-24　风湿小体（镜下观高倍）

风湿细胞核大，核膜清晰，染色质聚集于核中央

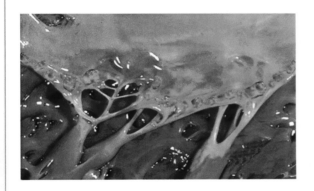

彩图 6-25 风湿性心内膜炎（肉眼观）

二尖瓣闭锁缘上可见粟粒样大小的赘生物

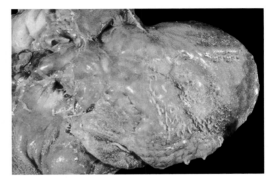

彩图 6-26 风湿性心外膜炎（肉眼观）

心外膜表面可见大量纤维蛋白覆盖，似"绒毛"

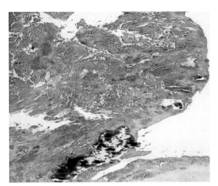

**彩图 6-27
亚急性感染性心内膜炎（镜下观）**

赘生物由血小板、纤维素、坏死组织、
炎细胞及细菌菌落构成

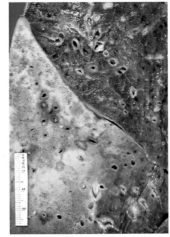

**彩图 7-1
大叶性肺炎（肉眼观）**

病变肺叶肿大，灰白色，质实如肝

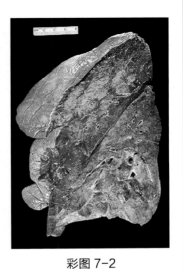

**彩图 7-2
小叶性肺炎（肉眼观）**

切面上散在分布的灰黄色实变
病灶，大小不等，形状不规则

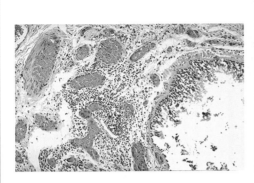

彩图 7-3 慢性支气管炎（镜下观）

支气管黏膜纤毛粘连、倒伏，纤毛柱状上皮坏死、
脱落，支气管黏膜及黏膜下充血、水肿，
淋巴细胞、浆细胞浸润

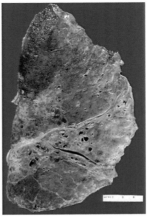

**彩图 7-4
支气管扩张症（肉眼观）**

肺切面的下叶可见
多个扩张的支气管

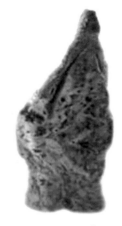

彩图 7-5 肺气肿（肉眼观）

病变肺组织体积明显膨大，
边缘圆钝，缺乏弹性，色灰白，
切面见大小不等囊腔

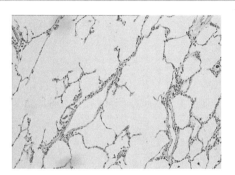
彩图 7-6　肺气肿（镜下观）
肺泡扩张，肺泡间隔变窄断裂，
相邻肺泡融合形成较大的囊泡腔

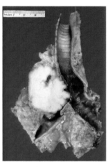
彩图 7-7
中央型肺癌（肉眼观）
癌组织从支气管壁向周围肺组织浸润、扩
散，在肺门部形成包绕支气管的巨大肿块

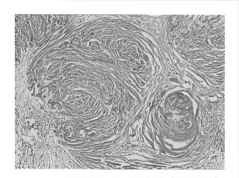
彩图 7-8　硅结节（镜下观）
结节呈椭圆形，结节内
胶原纤维发生玻璃样变性

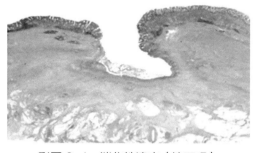
彩图 8-1　消化性溃疡（镜下观）
溃疡底部由表面至深层大致分四层

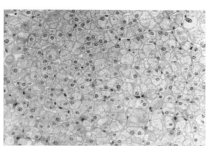
彩图 8-2　肝细胞气球样变
肝细胞胀大呈球形，胞质几乎完全透明

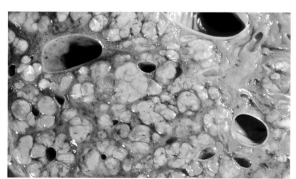
彩图 8-3　肝硬化（肉眼观）
切面见小结节，大小相仿

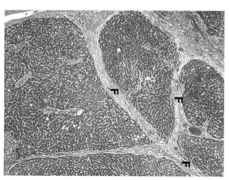
彩图 8-4　肝硬化（镜下观）
纤维组织（F）将肝小叶分割包绕成假小叶

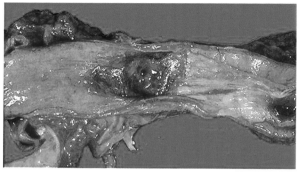
彩图 8-5　溃疡型食管癌（肉眼观）
肿瘤表面形成溃疡

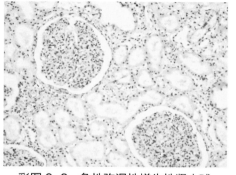
**彩图 9-2　急性弥漫性增生性肾小球
肾炎（镜下观）**
肾小球体积增大，细胞数量明显增多

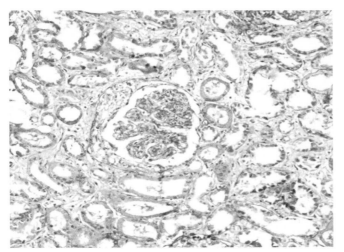

彩图 9-3　新月体性肾小球肾炎（镜下观）
肾小球囊腔内形成新月体(→)

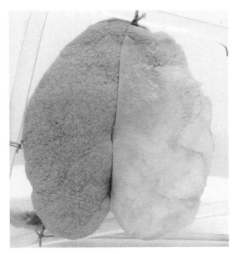

彩图 9-4　慢性肾小球肾炎（肉眼观）
可见肾脏体积缩小，色苍白，质硬韧，
肾脏表面有大量细颗粒突起

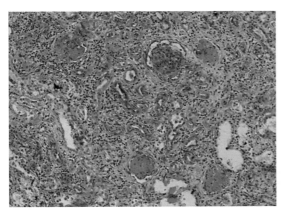

彩图 9-5　慢性肾小球肾炎（镜下观）
肾小球玻璃样变和纤维化，肾小管萎缩或消失。
间质纤维增生，炎细胞浸润

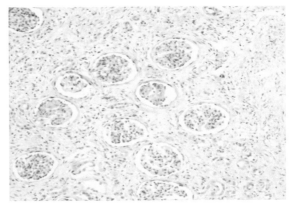

彩图 9-6　慢性肾盂肾炎（镜下观）
肾小球无明显改变，可见球囊周围纤维化，
间质纤维组织增生

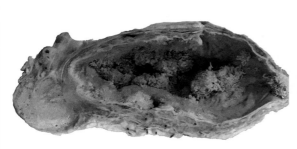

彩图 9-7　膀胱癌（肉眼观）
可见多个癌灶，大小不等，呈乳头状生长

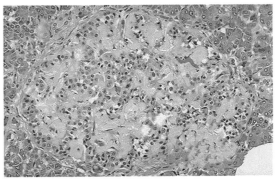

彩图 10-1　2型糖尿病（镜下观）
胰岛出现粉红色的淀粉样变性

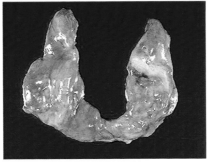

彩图 10-2　桥本甲状腺炎（肉眼观）

对称的、萎缩的甲状腺

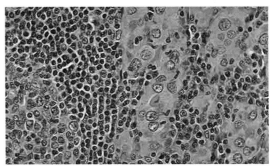

彩图 10-3　桥本甲状腺炎（镜下观）

大量淋巴细胞浸润

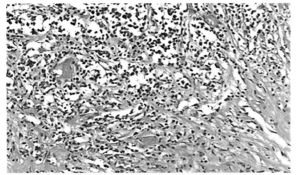

彩图 10-4　慢性纤维性甲状腺炎（镜下观）

大量纤维组织增生、玻璃样变，伴有淋巴细胞浸润

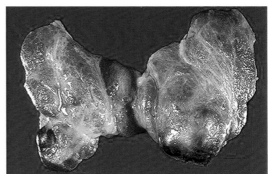

彩图 10-5　甲状腺肿（肉眼观）

甲状腺左下极可见一个大的胶样囊肿，
右下极有一小胶样囊肿

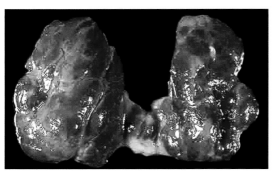

彩图 10-6　结节性甲状腺肿（肉眼观）

甲状腺肿大，呈结节状

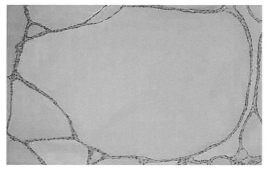

彩图 10-7　结节性甲状腺肿（镜下观）

滤泡不规则增大，扁平上皮组织处于非增殖状态

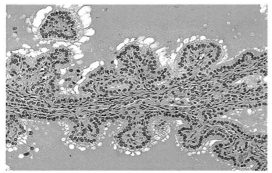

彩图 10-8　Graves 病（镜下观）

甲状腺增生上皮呈高柱状，邻近上皮细胞的胶质内可见清晰空泡

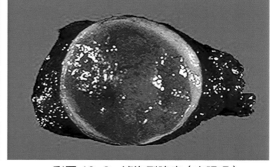

彩图 10-9　滤泡型腺瘤（肉眼观）

肿瘤组织有薄层白色包膜包绕

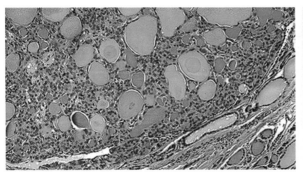

彩图 10-10　滤泡型腺瘤（镜下观）

左上为滤泡型腺瘤组织，右下是正常的甲状腺滤泡

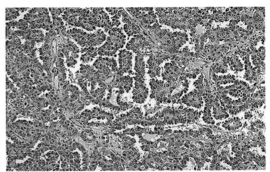

彩图 10-11　甲状腺乳头状癌（镜下观）

乳头分支多，乳头中心有薄层纤维血管间质

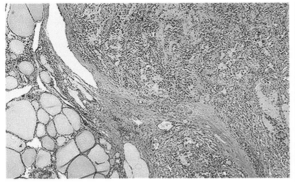

彩图 10-12　甲状腺髓样癌（镜下观）

右侧见甲状腺髓样癌

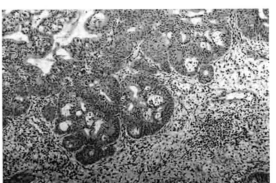

彩图 11-1　慢性子宫颈炎（镜下观）

腺体鳞状上皮化生

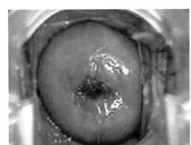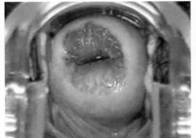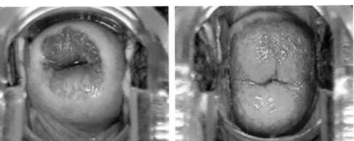

彩图 11-2　慢性子宫颈炎（肉眼观）

轻、中、重度宫颈糜烂

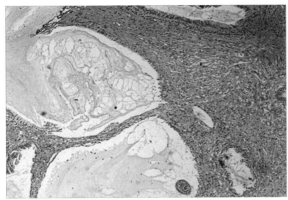

彩图 11-3　纳博特囊肿（镜下观）

腺体扩张呈囊状，黏液潴留

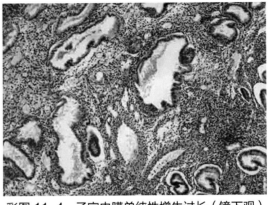

彩图 11-4　子宫内膜单纯性增生过长（镜下观）

间质密集，腺体扩张、不规则，细胞无异型

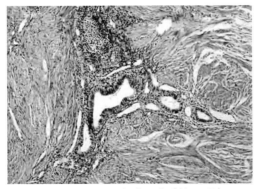

彩图 11-5 子宫腺肌症（镜下观）

子宫肌层见多少不等的子宫内膜腺体和间质

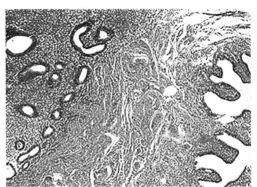

彩图 11-6 输卵管子宫内膜异位症（镜下观）

可见典型的子宫内膜腺体和间质

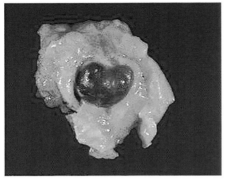

彩图 11-7 乳腺纤维囊性变（肉眼观）

可见病灶呈囊状，乳腺可触诊到不明原因的"肿块"

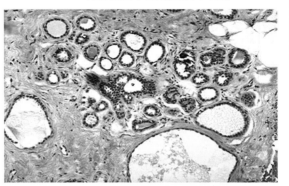

彩图 11-8 乳腺纤维囊性变（镜下观）

小导管和腺泡扩张，部分上皮呈乳头状增生，间质纤维组织增生

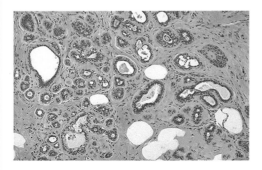

彩图 11-9 乳腺硬化性腺病（镜下观）

纤维间质中小导管增生

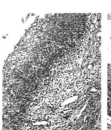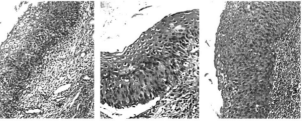

彩图 11-10 子宫颈上皮内瘤变（镜下观）

从左至右分别为CIN Ⅰ、Ⅱ、Ⅲ级

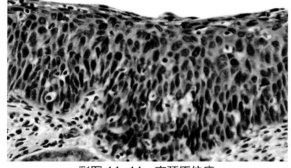

彩图 11-11 宫颈原位癌

细胞异型明显，累及全层，但尚未突破基膜

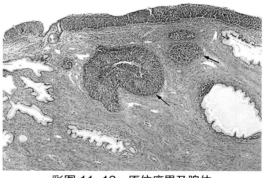

彩图 11-12 原位癌累及腺体

宫颈原位癌伸入腺体内，腺体基膜完整

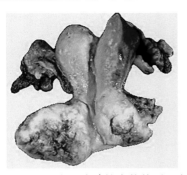

彩图 11-13　子宫颈癌（外生菜花型，肉眼观）

表面呈菜花状突起，局部出血坏死

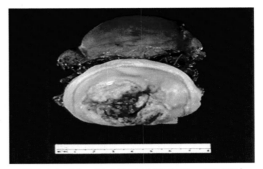

彩图 11-14　子宫颈癌（溃疡型，肉眼观）

病变局限于宫颈，肿瘤呈黄褐色

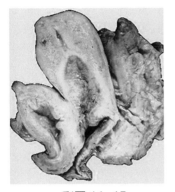

彩图 11-15

子宫颈癌直接蔓延（肉眼观）

癌组织向前累及膀胱，向后侵及直肠

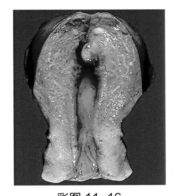

彩图 11-16

子宫平滑肌瘤（肉眼观）

可见子宫肌层、黏膜下有大小不等
的结节状肿物

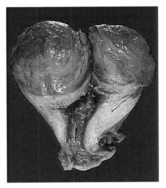

彩图 11-17

子宫肌瘤红色变性（肉眼观）

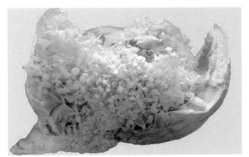

彩图 11-19　葡萄胎（肉眼观）

绒毛水肿，形成壁薄含透亮液体的成串囊泡，状似葡萄

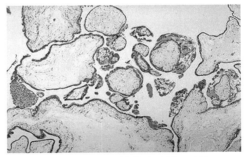

彩图 11-20　葡萄胎（镜下观）

绒毛间质水肿，滋养层细胞增生，间质血管消失

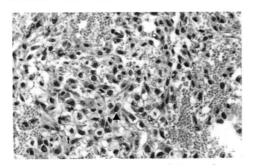

彩图 11-21　绒毛膜癌（镜下观）

细胞滋养层细胞及合体滋养层细胞高度增生，异型明显，
呈团片状排列，不含血管和间质，组织中未见绒毛

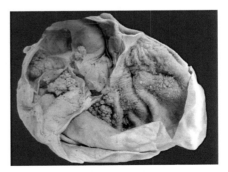

彩图 11-22　卵巢浆液性囊腺瘤（肉眼观）

呈囊性，囊内壁有乳头状突起

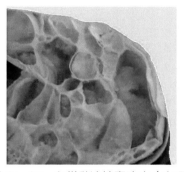

彩图 11-23　卵巢黏液性囊腺瘤（肉眼观）

肿瘤呈囊状，多房性，内含胶冻样黏液

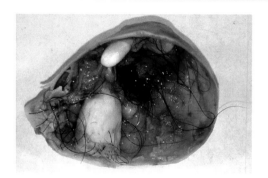

图 11-24　卵巢成熟囊性畸胎瘤，又称
"皮样囊肿"（肉眼观）

肿瘤呈囊性，囊壁附有牙齿、毛发

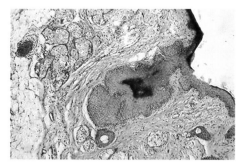

彩图 11-25　成熟性囊性畸胎瘤（镜下观）

瘤组织内可见皮脂腺、毛囊和角化物等

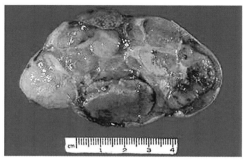

彩图 11-26　精原细胞瘤（肉眼观）

右侧是残留正常睾丸的少量边缘。
肿块质软、棕褐色、分叶状

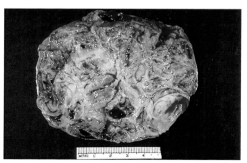

彩图 11-27　卵巢颗粒细胞瘤（肉眼观）

肿瘤部分区呈白色，伴出血，切面呈杂色

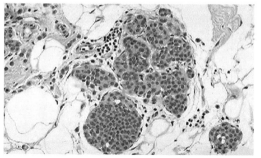

彩图 11-28　乳腺小叶原位癌（镜下观）

由末端乳腺导管与腺泡内的瘤性细胞增生
形成，瘤细胞小而圆

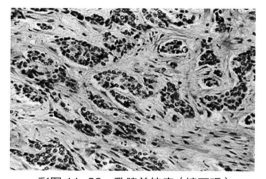

彩图 11-29　乳腺单纯癌（镜下观）

癌细胞呈团块状排列，瘤实质和间质大致相等

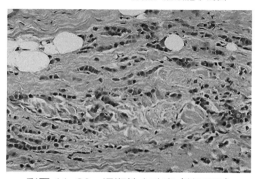

彩图 11-30　浸润性小叶癌（镜下观）

纤维间质中可见浸润性小叶癌癌细胞列兵样排列
的特征性病变

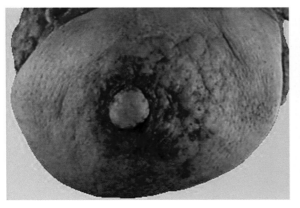

彩图 11-31　乳腺癌（肉眼观）

乳头凹陷，肿块表面皮肤呈橘皮样外观

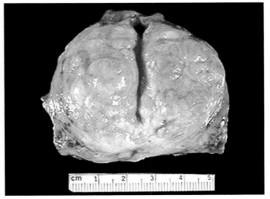

彩图 11-32　前列腺增生症（肉眼观）

前列腺明显增大，切面呈结节状，部分区域可见
扩张成小囊的腔隙

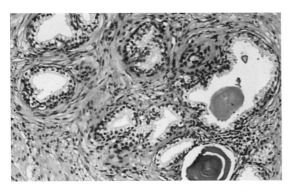

彩图 11-33　前列腺增生症（镜下观）

腺体数目增加，腺腔扩张，上皮细胞双层排列，
腺腔内可见淀粉小体

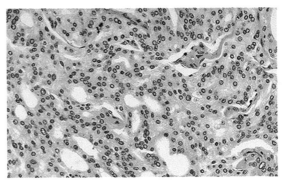

彩图 11-34　前列腺癌（镜下观）

前列腺癌中腺体仍可辨认，但其间缺少间质且
核染深色

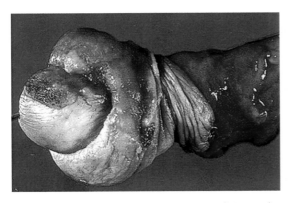

彩图 11-35　阴茎龟头的鳞状细胞癌（肉眼观）

暗红色的肿块表面有溃疡形成，未行包皮切除术

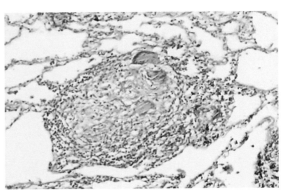

彩图 12-1　结核结节（镜下观）

中央轻微的干酪样坏死，周围见类上皮细胞
和朗汉斯巨细胞

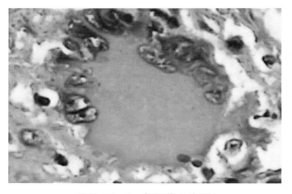

彩图 12-2 朗汉斯巨细胞

细胞体积大,核排列成花环或马蹄状,数目不等,
胞质丰富淡染

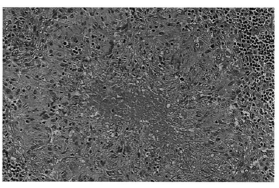

彩图 12-3 干酪样坏死(镜下观)

结节中央的干酪样坏死物红染,无结构,呈细颗粒状

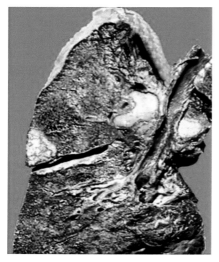

彩图 12-4 肺结核原发综合征(肉眼观)

右肺胸膜下的干酪样坏死为原发灶,肺门淋巴结
增大并发生干酪样坏死,气管旁淋巴结已受累

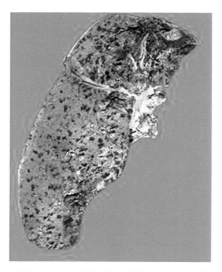

彩图 12-6 局灶型肺结核(肉眼观)

肺尖部可见卵圆形灰白色病灶

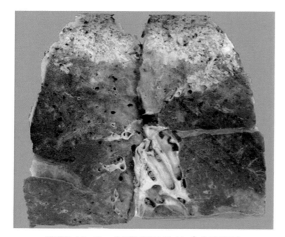

彩图 12-8 浸润型肺结核(肉眼观)

病灶位于肺尖部,为渗出性病变,境界不
清楚,可见结核结节

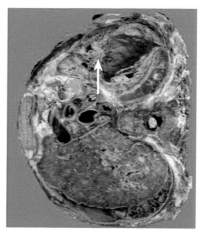

**彩图 12-10 慢性纤维空洞型
肺结核(肉眼观)**

右肺上叶可见一不规则的厚壁空洞(↑)

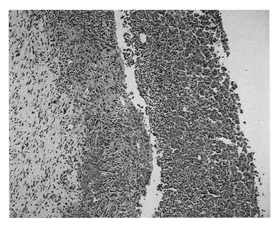

彩图 12-11 慢性纤维空洞型肺结核（镜下观）

洞壁由内（右）到外（左）分别为三层：内层为干酪样坏死物；中层为结核性肉芽组织；外层为纤维结缔组织

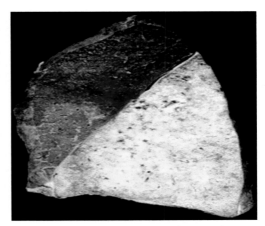

彩图 12-12 干酪性肺炎（肉眼观）

肺切面见呈黄白色，有大片干酪样坏死

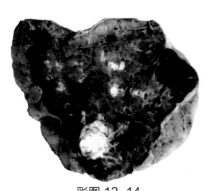

彩图 12-14
肺结核球（肉眼观）

肺叶上有一灰白色病灶，呈球形，较大，边界清楚

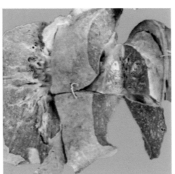

彩图 12-15
急性粟粒性肺结核病（肉眼观）

肺脏各叶散在分布均匀的黄白色粟粒大小的结节，境界清楚

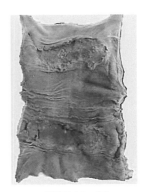

彩图 12-16
溃疡型肠结核（肉眼观）

肠黏膜面有多个溃疡形成，溃疡的长轴与肠管长轴垂直

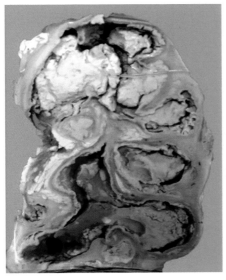

彩图 12-17 肾结核（肉眼观）

病灶呈干酪样，累及整个肾，残存肾脏萎缩

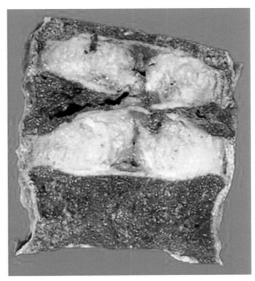

彩图 12-18 脊椎结核（肉眼观）

椎体发生干酪样坏死，邻近的椎间盘和椎体受累

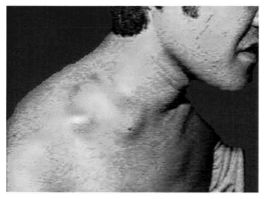

彩图 12-19　颈部淋巴结结核（肉眼观）

颈部有多个淋巴结结核病灶形成

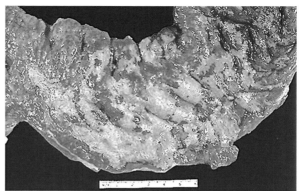

彩图 12-20　细菌性痢疾（肉眼观）

肠黏膜表面散在分布有较多灰白色的假膜，外观呈地图样

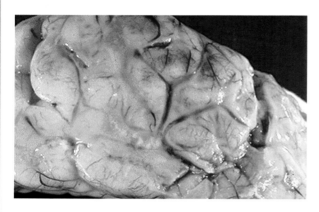

彩图 12-21　流行性脑脊髓膜炎（肉眼观）

脑膜表面血管高度扩张充血，蛛网膜下腔内见大量的
脓性渗出物

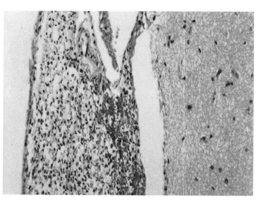

彩图 12-22　流行性脑脊髓膜炎（镜下观）

脑膜表面血管高度扩张充血，蛛网膜下腔内
见大量的脓性渗出物

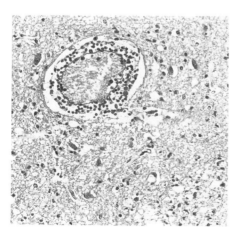

彩图 12-23　流行性乙型脑炎（镜下观）

淋巴细胞围绕脑血管呈袖套状浸润

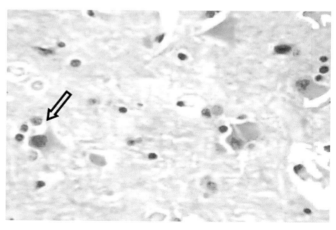

彩图 12-24　噬神经细胞现象（镜下观）

神经细胞被小胶质细胞和中性粒细胞吞噬

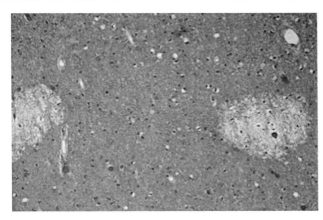

彩图 12-25 软化灶（镜下观）

脑组织坏死、液化，质地疏松，淡染，呈筛网状

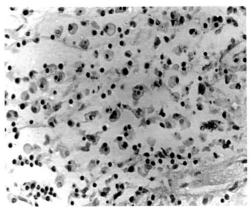

彩图 12-26 伤寒肉芽肿（镜下观）

大量伤寒细胞增生，其胞质内可见吞噬的淋巴细胞、
红细胞和组织碎片

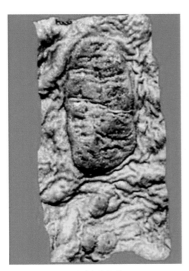

(a) 髓样肿胀期

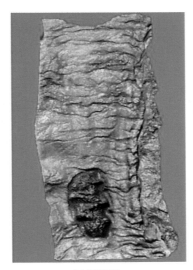

(b) 坏死期

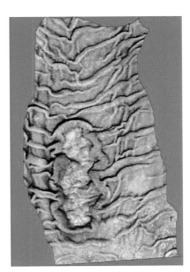

(c) 溃疡期

彩图 12-27 伤寒肠道病变（肉眼观）

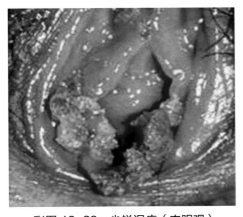

彩图 12-28 尖锐湿疣（肉眼观）

小而尖的突起，可互相融合形成鸡冠状
或菜花状团块，顶端可感染溃烂

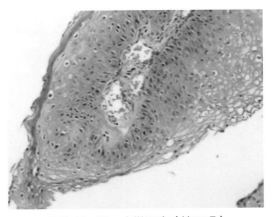

彩图 12-29 尖锐湿疣（镜下观）

鳞状上皮呈乳头状增生，棘层肥厚，
棘层中表层内出现挖空细胞

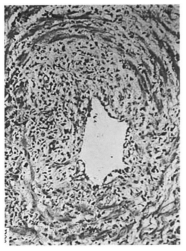

彩图 12-30 梅毒血管炎（镜下观）
小血管壁及其周围大量淋巴细胞、单核细胞
和浆细胞浸润，血管腔狭窄或闭塞

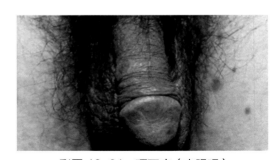

彩图 12-31 硬下疳（肉眼观）
局部皮肤红、肿，表面有渗出和溃疡形成，质硬

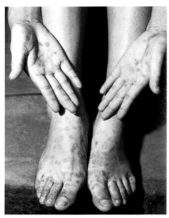

彩图 12-32 梅毒疹（肉眼观）
手和足广泛对称分布的褐红色斑疹

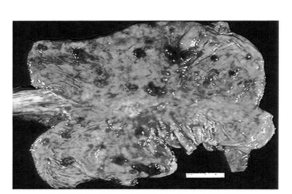

彩图 12-33 卡波西肉瘤（肉眼观）
胃黏膜面分布的紫棕色结节

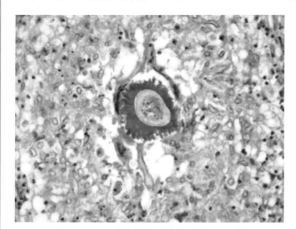

彩图 12-34 急性虫卵结节（镜下观）
结节中央有数个成熟的虫卵，虫卵周围见大量
嗜酸性粒细胞浸润

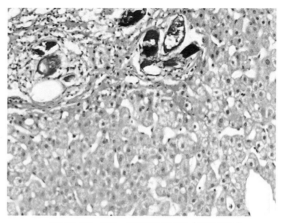

彩图 12-35 假结核结节（镜下观）
虫卵内毛蚴死亡，坏死物质逐渐被巨噬细胞清除，
虫卵破坏或钙化，其周围有少量类上皮细胞，伴有
淋巴细胞浸润，形态上类似结核结节